Dr. med. Alfred Lohninger

Herzraten variabilität

Das HRV-Praxis-Lehrbuch

2., überarb. Auflage

facultas

Alle Inhalte dieses Lehrbuches wurden sowohl vom Autor als auch vom Verlag auf sorgfältigste Weise erwogen und geprüft. Dennoch kann keine Garantie für den Einsatz der Herzratenvariabilität (HRV) im medizinisch-therapeutischen Bereich auf Basis der Inhalte des vorliegenden Lehrbuchs übernommen werden. Eine Haftung seitens des Autors oder des Verlags wird somit ausgeschlossen.
Die im Buch angeführten Angaben zu quantitativen Ergebnissen von Messungen der Herzratenvariabilität wurden mit der Analysesoftware der Autonom Health GesundheitsbildungsGmbH® Wien durchgeführt. Abweichungen zu anderen Analysesystemen, vor allem in den Frequenzbereichen der HRV, liegen in unterschiedlichen Berechnungsmethoden begründet und sind ein bekanntes Phänomen im Bereich der Biosignalverarbeitung.

Wegen stilistischer Klarheit und leichterer Lesbarkeit wurde im Text auf die Verwendung weiblicher Sprachformen verzichtet. Die männlichen Formen gelten inhaltlich für alle Geschlechter gleichermaßen.

Bibliografische Information der Deutschen Nationalbibliothek
Die Deutsche Nationalbibliothek verzeichnet diese Publikation in der Deutschen Nationalbibliografie; detaillierte bibliografische Daten sind im Internet über http://dnb.d-nb.de abrufbar.

2., überarb. Auflage 2021

Umschlaggestaltung: Facultas Verlags- und Buchhandels AG
Umschlagbild: © abhijith3747 – Adobe Stock
Lektorat: Mag. Katharina Stadler
Satz: Hannes Strobl, Neunkirchen
Druck: Finidr, Tschechien
ISBN 978-3-7089-2140-2 (print)
ISBN 978-3-99111-391-1 (epdf)

TREE ONE FOR TITLE
Mit der Erscheinung dieses Buches haben wir **zusammen mit der Druckerei FINIDR** einen neuen Baum gepflanzt.

FSC www.fsc.org
MIX
Papier aus verantwortungsvollen Quellen
FSC® C014138

Zum Geleit

„Messen, was messbar ist. Was nicht messbar ist, messbar machen." So formulierte Galileo Galilei vor mehr als 400 Jahren das Ziel der modernen Naturwissenschaften.

Galileos Credo bleibt auch im 21. Jahrhundert eine Herausforderung. Vor allem, wenn es um so komplexe Themen geht wie den Stress. Der ist im allgemeinen Sprachgebrauch zwar omnipräsent, im medizinisch-wissenschaftlichen Rahmen aber schwer zu quantifizieren. Das gilt nicht zuletzt für die wichtige Fragestellung: Ab wann fängt Stress an, krank zu machen?

Mit der Herzratenvariabilitäts(HRV)-Analyse steht uns inzwischen ein Verfahren zur Verfügung, das Stress und seine Folgen tatsächlich messbar macht. Der Wiener Gynäkologe und Chronomediziner Dr. med. Alfred Lohninger gilt als einer der weltweit führenden Experten auf dem Gebiet der HRV-Analytik. Er half nicht nur, die Methode zu etablieren, sondern entwickelte auch eine spezielle Software, die es erlaubt, Stressfolgen nicht nur messbar, sondern auch höchst eindrucksvoll sichtbar zu machen.

Es ist sicherlich kein Zufall, dass Dr. Lohninger ursprünglich aus der Gynäkologie und Geburtshilfe kommt. Dort nämlich hat die HRV-Analytik ihren Ursprung. Zur Schwangerschafts- und Geburtsüberwachung wird bereits seit mehr als 50 Jahren das Cardiotocogramm herangezogen, also der Herzton-Wehenschreiber. Und jeder Geburtshelfer weiß: Wenn sich die Herzratenvariabilität des Feten zunehmend einschränkt, so droht Gefahr. Dann nämlich kommt das Ungeborene in Stress.

Es hat lange gedauert, bis diese Methode, die in der fetalen Diagnostik seit Jahrzehnten fest etabliert ist, auch auf den Erwachsenen übertragen wurde. Inzwischen aber ist sie ein anerkanntes Instrument zur Funktionsdiagnostik des autonomen Nervensystems und ein etablierter Parameter für Morbidität und Mortalität einer Vielzahl von Herz-Kreislauf-Erkrankungen. Immer mehr befruchtet die HRV-Analytik darüber hinaus auch weitere Gebiete – von der Sport- über die Arbeitsmedizin bis hin zur Onkologie. Nicht zuletzt hat sie auch eine enorme Bedeutung für jenes medizinische Gebiet, für das ich mich besonders engagiere: die Präventions- und Anti-Aging Medizin. Denn chronischer Stress ist nicht nur ein Krankmacher. Er ist auch ein Altmacher.

Dr. Lohninger behandelt die HRV-Thematik in diesem hochwertigen Praxislehrbuch umfassend und vermittelt das für die Zukunft so notwendige HRV-Grundwissen ebenso erschöpfend wie didaktisch geschickt. Viele praktische Beispiele veranschaulichen die Methode, ihre Anwendungsgebiete und die wichtigsten Problemstellungen. Als ungemein hilfreich erweist sich dabei die umfangreiche Datenbank mit

Ergebnissen und Erkenntnissen aus über 25.000 HRV-Langzeitmessungen (2017), die Dr. Lohninger über viele Jahre hinweg gesammelt und ausgewertet hat.

Das Buch richtet sich an Studierende der Medizin, aber auch an Ärzte, Psychologen und alle diejenigen, die beabsichtigen, mit der Methode zu forschen, beziehungsweise dies bereits tun. Schon heute kann es als ein Standardwerk der HRV-Analytik bezeichnet werden. Ich wünsche dem Lehrbuch die verdiente Anerkennung und Verbreitung.

Prof. Dr. med. Bernd Kleine-Gunk

Präsident der Deutschen Gesellschaft für Prävention und Anti-Aging Medizin (GSAAM)

Vorwort zur 2. Auflage

„Das Buch möge ein Wegbereiter sein für die HRV auf ihrem erfolgreichen Weg zum Wohl der Menschen“, war mein Schlusssatz im Vorwort zur 1. Auflage.

Der Satz war mir damals wichtig und heute ist er es noch mehr. Warum? Die HRV wird – völlig zu Recht – als Schlüsseltechnologie für das Gesundheitsmanagement der Zukunft gesehen. Das Phänomen der Variabilität der Herzschlagfolge ermöglicht über den längsten Zeitraum – nämlich bereits Monate vor dem ersten Atemzug im Mutterleib bis zum letzten Atemzug, mit dem man sein Leben aushaucht – auf einfache Weise, jederzeit und beliebig lange, etwa jede Sekunde, verlässliche Gesundheitsdaten zu gewinnen. Keine andere Methode vermag eine solche Anforderung an eine individualisierte, selbstkompetente Lebensstilmedizin auf Augenhöhe so umfassend zu erfüllen wie die HRV.

Der, mit der Nutzung dieses mächtigen Instruments verbundenen Verantwortung gerecht zu werden, erfordert – wie jede Disziplin, in der Menschen mit Menschen interagieren –, neben der Verwendung der richtigen Messinstrumente auch Wissen und Erfahrung. Gemeinsam mit der für gute Arbeit mit der HRV ebenfalls unabdingbar erforderlichen intelligenten Software sind dann alle Kompetenzen gesichert.

Ich freue mich, dass es in der vorliegenden Neuauflage mittels QR-Code nun auch digitalen Zugang zu wichtigen Grafiken und Tabellen gibt.

www.facultas.at/hrv2

In diesem Sinn danke ich Ihnen, dass Sie die HRV zur Beschäftigung mit der eigenen Gesundheit und der anderer nutzen wollen.

Klosterneuburg, im September 2021

Dr. med. Alfred Lohninger

Vorwort zur 1. Auflage

Bei funktionellen Magnetresonanztomografie-Untersuchungen kann man quasi dem Gehirn beim Arbeiten zusehen. Seit den öffentlichkeitswirksamen Publikationen zahlreicher Ergebnisse steigen die Erwartungen an das Forschungsgebiet der psychophysischen Funktionsdiagnostik verständlicherweise stark an. Die neueren Möglichkeiten der Biosignalgewinnung durch immer kleinere Sensorik mit immer größerer Leistungsfähigkeit und die immer besser werdende Datenverarbeitung durch Internet basierte Informationstechnik rückt so auch diese Methode der vegetativen Funktionsdiagnostik, die Herzratenvariabilität (HRV), immer mehr in den Mittelpunkt, und zwar nicht nur der klinischen Forschung. Auch als Gesundheits-Monitoring und als Lifestyle-Produkt erfährt diese Methode immer größere Verbreitung.

Große Möglichkeiten bringen naturgemäß immer auch große Gefahren mit sich. Bei den überaus zahlreichen HRV-Anwendungen liegen diese Gefahren neben jenen in der Signalerfassung und -verarbeitung selbst – Stichwort: Abtastrate, Elektrodenqualität, Filtersysteme – ganz besonders in der Interpretation der jeweiligen Messergebnisse. Messdaten sind nämlich nicht zu interpretieren, sondern immer anhand von Berechnungen zu analysieren. Im Fall der HRV sind dies nachvollziehbare, auf physiologischen Gesetzmäßigkeiten und den Ergebnissen validierter wissenschaftlicher Publikationen beruhende, mathematische Zusammenhänge. Sie sind aus den jeweils vorliegenden Zahlen und Fakten einer oder mehrerer Messungen zu berechnen und zu dokumentieren. Die legitimen visuellen Befundungen jeglicher durch Analysesoftwares erstellter Grafiken müssen stets durch ihnen entsprechende, korrekt berechnete und in Zahlenwerten dargestellte HRV-Parameter bewiesen sein.

Darin liegt das Wesen verantwortungsvoller Arbeit mit dieser hochfaszinierenden Methode begründet. Sie vermag einfacher und umfassender als andere, die bio-psycho-sozio-emotionalen Aspekte eines Individuums über beliebig lange Zeit in all ihren Nuancen zu erfassen.

Nach mehr als 15 Jahren intensiver Beschäftigung mit der HRV, der Ausbildung vieler Hunderter Kolleginnen und Kollegen, der Entwicklung einer umfassenden Analysesoftware zur HRV mit mehr als 25.000 Langzeitmessungen erscheint nun dieses Buch als Wissens- und Erfahrungs-Kompendium zum faszinierendsten Kapitel meines ärztlichen Tuns.

Die vielen Messungen und damit verknüpften Begegnungen mit völlig unterschiedlichen Menschen: vom jugendlichen Selbstoptimierer über faszinierende Künstler und Wirtschaftskapitäne bis zu Patienten in allen Stadien ihrer Erkrankung, die Betreuung unterschiedlichster Institutionen und Gesundheitsdienstleister in ihrer Arbeit mit der HRV, alles das hat mein theoretisches Verständnis für die Grundlagen der Methode mit solchem für deren praktische Umsetzung angereichert. Da ich die praktische Handhabbarkeit, die klare Verstehbarkeit und vor allem die nachweisliche Sinnhaftigkeit jedes Werkzeugs, mit dem man am Menschen arbeitet, für das Wichtigste erachte, halten Sie nun auch ein Praxis-Lehrbuch in Händen. Es soll ein weiterer Wegbereiter sein für die HRV auf ihrem erfolgreichen Weg zum Wohl der Menschen.

Wien, im Jänner 2017 Dr. med. Alfred Lohninger

Inhaltsverzeichnis

Teil 1

Medizinische und technische Grundlagen zur Herzratenvariabilität (HRV)

1 Die Messbarkeit von Gesundheitsmerkmalen

Unser autonomes Nervensystem, das Vegetativum, koordiniert, synchronisiert und lenkt alle wesentlichen Körperfunktionen. Die Analyse von Stammhirnfunktionen und autonomem Nervensystem unter Alltagsbedingungen bei einem Minimum an Messaufwand bietet ein Maximum an diagnostischer Relevanz. Die klare grafische Darstellung der Messergebnisse setzt hinsichtlich Aussagekraft und Verstehbarkeit neue Maßstäbe. Diese wissenschaftlichen Erkenntnisse machte sich die AUTONOM HEALTH GesundheitsbildungsGmbH® zunutze. In jahrelanger Forschungsarbeit entwickelte sie das AUTONOM HEALTH LEBENSFEUER®.

In diesem Praxis-Lehrbuch werden HRV-Spektrogramm und Lebensfeuer®-Spektrogramm synonym verwendet. Das dargestellte HRV-Know-how spiegelt die langjährige Erfahrung auf dem Gebiet der HRV und basiert auf dem Messen der HRV des Menschen, dem Analysieren und Bewerten seines momentanen Gesundheitszustandes, dem Erkennen der notwendigen Maßnahmen und den daraus resultierenden Empfehlungen für ein besseres, gesünderes und leistungsfähigeres Leben.

Der Autor hat darauf verzichtet, sehr tiefgehende Detailinformationen zu allgemein zugänglichem Wissen ins Lehrbuch aufzunehmen. Das kann sich der interessierte Leser ganz einfach durch entsprechende Internetquellen zugänglich machen. Es gibt eine riesige Zahl an frei zugänglichen Studien, Dissertationen etc. zum Thema. Stattdessen liegt der Hauptfokus auf der Vermittlung von wertvollem Praxiswissen.

2 Geschichte der HRV

Schon im 3. Jh. n. Chr. beschrieb der Arzt Wang Shu-Ho (180–270) in seinem Standardwerk zur Pulsdiagnostik in der Traditionellen Chinesischen Medizin: *„Wenn der Herzschlag so regelmäßig wie das Klopfen des Spechts oder das Tröpfeln des Regens auf dem Dach wird, wird der Patient innerhalb von vier Tagen sterben."*

Das Phänomen regelmäßiger Schwankungen der Herzfrequenz wurde danach erst wieder 1733 vom englischen Landpfarrer, Physiologen und Physiker Stephen Hales (1677–1761) beschrieben. Durch direkte arterielle Punktion entdeckte er die atemabhängige Schwankung von Blutdruck und Herzfrequenz beim Pferd.

Die klinische Relevanz der HRV wurde erstmals 1963 von E.H. Hon und S.T. Lee beschrieben. Sie bemerkten, dass fetalem Stress eine Änderung der Intervalle zwischen den Herzschlägen vorangeht, noch bevor Veränderungen in der Herzfrequenz selbst auftreten.

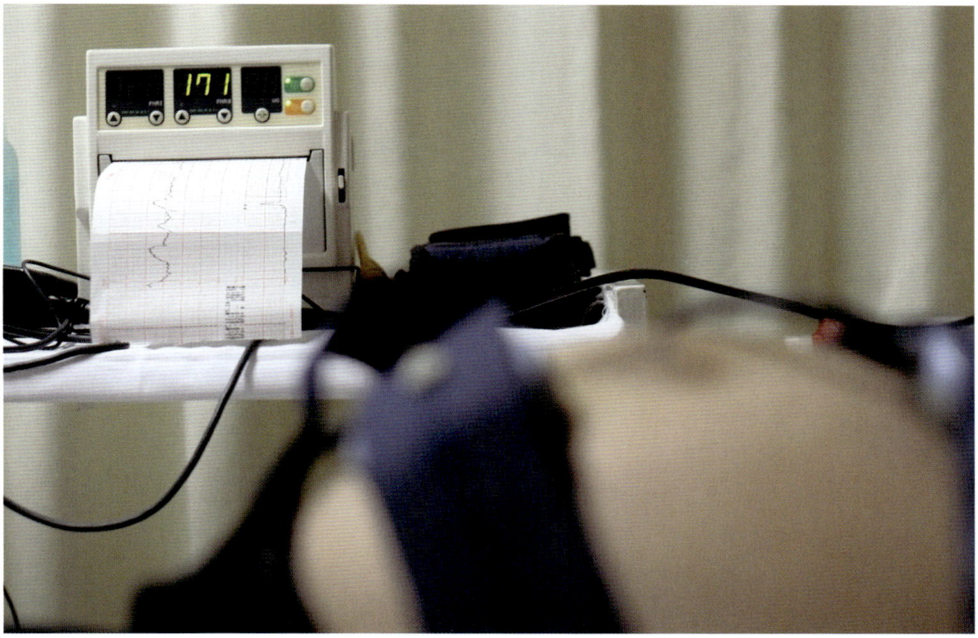

Abb. 1.1 Die Variabilität des Herzschlags während der Geburt erlaubt Aussagen über den Gesundheitszustand des Neugeborenen (© ronnisugiharto, iStock).

1978 beschrieben Wolf et al. als Erste den Zusammenhang zwischen HRV und Mortalität nach einem myokardialen Infarkt. Dieser wurde 1996 auch von der Task Force of the European Society of Cardiology and the North American Society of Pacing and Elektrophysiology nachgewiesen. Die Bedeutung der HRV als hochsensitives und valides Screening-Instrument konnte seit den 1990er-Jahren hervorgehoben werden. Damals bestätigten verschiedene Studien, dass die HRV einen starken und unabhängigen Wert für die kardiale Risikostratifizierung, aber auch für die Vorhersage der generellen Mortalität aufweist (Algra et al., 1993; Thayer et al., 2010). Billmann (2011) beschreibt sehr ausführlich, wie sich die HRV in der Medizingeschichte historisch entwickelt hat. Die Task Force erkennt in ihrer Übersichtsarbeit 1996, dass die HRV ein großes Potenzial bei der Beurteilung der Rolle des autonomen Nervensystems sowohl bei gesunden Individuen als auch bei Patienten mit kardiovaskulären und nichtkardiovaskulären Erkrankungen besitzt (Parekh & Lee, 2005).

Im Vergleich zu anderen neueren bildgebenden Diagnoseformen führt die HRV noch ein Schattendasein. Über 170.000 Arbeiten zum Neuroimaging stehen gut 50.000 zur HRV gegenüber. Dabei ist es bemerkenswert, dass mehr als 15.500 in den letzten fünf Jahren publiziert wurden. Analysen, wie in der Folge beschrieben, sind erst seit wenigen Jahren möglich – und das per Mausklick via Internet.

Literatur

Algra A et al. Heart rate variability from 24-hour electrocardiography and the 2-year risk for sudden death. Circulation 1993; 88: 180–185.

Billmann G. Heart rate variability – a historical perspective. Front Physiol 2011; 2: 86.

Hon EH, Lee ST. Electronic evaluation of the fetal heart rate. VIII. Patterns preceding fetal death, further observations. Am J Obstet Gynecol 1963, 87: 814–826.

Hon EH, Lee ST. Electronic evaluation of the fetal heart rate. Am J Obstet Gynecol 1963; 75: 1214.

Parekh A, Lee C. Heart rate variability after isocaloric exercise bouts of different intensities. Med Sci Sports Exerc 2005; 37: 599–605.

Task Force of the European Society of Cardiology and the North American Society of Pacing and Electrophysiology. Heart rate variability: standards of measurement, physiological interpretation, and clinical use. Circulation 1996; 93: 1043–1065.

Thayer J, Yamamoto S, Brosschot J. The relationship of autonomic imbalance, heart rate variability and cardiovascular disease risk factors. Int J Cardiol 2010; 141: 122–131.

Wolf M et al. Sinus arrhythmia in acute myocardial infarction. Med J Aust 1978; 2: 52–53.

3 Wie kann man Gesundheit messen?

Alles messen, was messbar ist – und messbar machen, was noch nicht messbar ist.
Galileo Galilei, 17. Jh.

Seit der Aufklärung unternimmt die medizinische Wissenschaft enorme Anstrengungen, Aufbau und Funktion des Menschen im wahrsten Sinn des Wortes „scheibchenweise" zu begreifen. Es wird seziert, extrahiert, biopsiert, mikroskopiert, titriert, photometriert und so weiter.

Punktuelles Messen isolierter Parameter ermöglicht es in der Tat, Krankheiten zu entdecken, zu verstehen und zu behandeln. Eine Vielzahl, entscheidenden Krankheits- und Heilungsprozessen zugrunde liegender, dynamischer (patho-)physiologischer Steuerungsprozesse kann aber nur durch das Messen und Verstehen von Abläufen über längere Zeiträume entschlüsselt werden.

Das Steuerungssystem jedes Menschen ist ohne Wenn und Aber sein Nervensystem. Woraus besteht es? Wie funktioniert es? Was davon kann man wie messen? Das Nervensystem wird morphologisch in drei Anteile und funktionell in vier separiert. In ihrer tatsächlichen Funktion arbeiten die beschriebenen Systeme einander bedingend und untrennbar synergistisch (Schmidt et al., 2010).

3.1 Das zentrale Nervensystem (ZNS)

Das ZNS, bestehend aus Gehirn und Rückenmark, ist verantwortlich für:

- Bewegung und Körperhaltung
- Koordination aller lebensnotwendigen Systeme (Organfunktion, Hormonhaushalt)
- Verarbeitung von Informationen aus Umwelt und Körperinnerem
- Kognition (Bewusstsein, Sprache, Denken, Lern- und Erinnerungsvermögen, Aufmerksamkeit und Vorstellungsvermögen)
- Gefühle und Triebe

3.2 Das periphere Nervensystem

Das periphere Nervensystem umfasst alle weitverzweigten Nervenbahnen, die außerhalb von Gehirn und Rückenmark liegen und bis in die entlegensten Bereiche des Körpers reichen.

Es besteht zum einen aus dem somatischen Nervensystem, das sensorische Reize wie Temperatur, Berührung oder Schmerz zum Gehirn, dem Ort der bewussten Wahrnehmung, weiterleitet, und zum anderen aus dem vegetativen Nervensystem. Das somatische Nervensystem bildet jene Nervenfasern, die Impulse zu den Muskeln leiten und so Bewegung ermöglichen. Es dient somit der bewussten Interaktion des Menschen mit der Außenwelt.

Im Gegensatz zum somatischen entzieht sich das vegetative Nervensystem der unmittelbaren bewussten Kontrolle. Deshalb wird es auch als autonomes Nervensystem oder Vegetativum bezeichnet.

3.3 Das autonome Nervensystem (ANS)

Das autonome Nervensystem steuert alle wesentlichen Funktionsabläufe im menschlichen Organismus. Das Ausmaß und die Nutzung der neuronalen Verbindungen des ANS zum gesamten Atmungs-, Herz-Kreislauf-, Verdauungs-, Hormon-, Sinnes- und Nervensystem etc. wird von der genetischen Disposition und der Sozialisation des Menschen geprägt.

Die Kernkompetenz des ANS liegt im Aufrechterhalten der Homöodynamik des Gesamtsystems (Gramann & Schandry, 2009). Permanentes Anpassen und Koordinieren erlauben ein Höchstmaß an bedarfsgerechtem Pendeln zwischen Leistung (Sympathikusanteil des ANS) und Erholung (Parasympathikusanteil des ANS). Der ökonomisierende Einfluss des ANS bildet die Grundlage für die den Menschen auszeichnende Lern- und Entwicklungsfähigkeit. Aber nicht nur der Mensch in seiner psychoemotionalen Form lernt. Auch das phylogenetisch „alte" ANS kann als adaptiv lernfähige Struktur verstanden werden.

Das ANS steht mit allem Wesentlichen in Verbindung und besetzt eine Hauptrolle im kybernetischen System Mensch. Folglich liegt es auf der Hand, dass musterhafte Aktivitäten des ANS selbst als Indikatoren individuell entwickelter Funktionszustände erkannt werden können. Die grundsätzliche Ausrichtung des

ANS entwickelt sich im Sinne permanenter Feedback-Schleifen zwischen den tatsächlich im Organismus erzielten Effekten und sämtlichen diesen zugrunde liegenden Informationen der Innen- und Außenwelt.

Spricht man über Funktionen des Nervensystems oder Gehirns, so denkt man im Wesentlichen an Denken, Fühlen oder die Steuerung von Bewegungen durch unsere Nervenzellen. All dies sind Leistungen unseres Nervensystems, die wir zum größten Teil bewusst selbst beginnen und am eigenen Leibe bemerken können. Wenn wir z. B. wollen, dass sich der Arm hebt, so hebt sich der Arm usw.

Bestimmte Anteile unseres Nervensystems arbeiten im Gegensatz dazu, ohne dass wir etwas davon merken. Dies beruht darauf, dass wir im Gehirn Entscheidungen treffen und die Umsetzung dieser Entscheidungen über Nervenimpulse durch das Rückenmark und weiter über die Nervenbahnen an die Muskeln erfolgt. Diese Anteile des Nervensystems gehören vor allem zum autonomen Nervensystem – dem Vegetativum.

3.3.1 Das Vegetativum lügt nicht

Der Begriff autonomes Nervensystem kann durchaus so verstanden werden, als dass hier automatisch ablaufende lebensnotwendige Vorgänge gesteuert werden. Sie können aufgrund ihrer Wichtigkeit vom Menschen willentlich nicht direkt, allenfalls nur indirekt – zum Beispiel über vertiefte Atmung – beeinflusst werden (Birbaumer & Schmidt, 2006).

Die Hauptaufgabe des vegetativen Nervensystems besteht darin, unser inneres Milieu an die unentwegt wechselnden Bedingungen und Erfordernisse unseres Daseins anzupassen, also die innere Balance und Anpassungsfähigkeit aufrechtzuerhalten. Diese Homöodynamik reguliert lebenswichtige Vitalfunktionen wie z. B. Herzschlag, Blutdruck, Atmung, Verdauung, Wasserhaushalt, Stoffwechsel und Fortpflanzung. Da diese Regulationsprozesse automatisch ablaufen und gleichzeitig auf alle Informationen aus dem Körperinneren und der Umwelt unbewusst reagiert wird, gilt das Vegetativum zu Recht als Instanz, die nicht lügen kann und der auch nichts entgeht.

Durch „Mitinnervation" des Vegetativums bei Aktivität ausgewählter Strukturen im Gehirn werden sinnvolle Anpassungen an das Gesamtsystem bei bestimmten körperlichen und geistigen Aktivitäten bewerkstelligt: z. B. der erniedrigte Puls und die regelmäßige Atmung im Schlaf über den zentralen Rhythmusgeber *Nucleus suprachiasmaticus* am Kreuzungspunkt der Sehnervenbahnen, oder die Abnahme der Atemtätigkeit bei angespanntem Nachdenken über Hirnrindenaktivität im Frontalhirn. Ein vegetatives Regelsystem stellt auch das automatische Auftreten körperlicher Unruhe beim Absinken der Körpertemperatur dar, die im Hypothalamus geregelt wird. Ebenso erfolgt die Regulation des Spannungszustands der Muskulatur – und damit der Körperhaltung – über Informationen aus verschiedensten Hirnarealen. Diese generieren ihrerseits wieder hemmende und aktivierende Impulse aufgrund von Informationen, die über die Sinnesorgane aufgenommen wurden und von anderen bewussten und unbewussten Quellen aus dem Körperinneren und der Umwelt stammen. Nicht nur die Körperhaltung, sondern alle emotionalen Stimmungen führen zu einer automatischen Mitaktivierung des Vegetativums. Denken wir nur an die enorme Leistungsanpassung im Zuge einer Wut- oder Angstreaktion.

Funktionell betrachtet werden die lebenserhaltenden Aufgaben des Vegetativums zwar unter Mitwirkung des gesamten Nervensystems erbracht, letztlich aber von Sympathikus und Parasympathikus sowie dem enterischen und dem afferenten System ausgeführt (Schmidt et al., 2010; Birbaumer & Schmidt, 2006).

Das enterische System – kurz ENS, auch Darmnervensystem oder Darmhirn genannt – besteht aus einem komplexen System von Nervenzellen, das nahezu den gesamten Magen-Darm-Trakt durchzieht. Es reguliert sich und die gesamte Verdauungsfunktion weitgehend selbstständig und wird in der Nahrungsaufnahme und Entleerungsfunktion von Sympathikus und Parasympathikus moduliert.

Das afferente System vervollständigt das Vegetativum durch die für jede funktionierende Autoregulation unabdingbaren Feedbackschleifen. Insgesamt gibt es dreimal so viele afferente wie efferente Nervenbahnen im autonomen Nervensystem. Sensoren der afferenten Bahnen erfassen unter anderem Temperatur, Schmerz, Blutdruckänderungen, Appetit, Sättigungsgefühl, Stuhldrang, aber auch die Konzentration an Sauerstoff und Kohlendioxid und den pH-Wert im Blut. Efferente Nervenbahnen sind hingegen für die Regulation von Organfunktionen zuständig.

3.3.2 Sympathikus – der Leistungsnerv

Der funktionelle Ursprung des Sympathikus liegt in den Strukturen des Groß-, Mittel- und Stammhirns. Im medizinischen Sprachgebrauch werden meist erst seine Nervenkerngebiete im Rückenmark und die das Rückenmark verlassenden Nervenstränge als „der Sympathikus" bezeichnet.

Vom Rückenmark des neunten Halswirbelsegments abwärts bis zum zweiten Lendenwirbelsegment ziehen die sogenannten präganglionären Fasern zu drei verschiedenen Zielstrukturen, die als Ganglion bezeichnet werden. Funktionell sind dies Umschaltstellen in der Fortleitung von Nervenimpulsen. Anatomisch ist ein Ganglion nichts anderes als eine Ansammlung von Nervenzellkörpern.

1. Von den seitlich entlang der Wirbelsäule liegenden paravertebralen Ganglien ziehen bis zu zwanzigmal mehr sogenannte postganglionäre Nervenfasern, um die Blutgefäße, Schweißdrüsen und Haare des Rumpfes zu erreichen, als aus dem Rückenmark hingeführt haben. Die 23 Ganglien jeder Seite stehen miteinander in Verbindung wie eine Strickleiter und werden auch als Grenzstrang *(Truncus sympathicus)* bezeichnet. Die enorme Aufgabe des Regulationssystems kann folgendermaßen veranschaulicht werden: Die Fasern des obersten Schaltkreises des Grenzstrangs, das *Ganglion cervicale superius*, begleiten sozusagen die Halsschlagader und andere große Blutgefäße. Sie erreichen mit diesen und auch in Begleitung von parasympathischen Nervenfasern alle Strukturen im und am Kopf. So werden nicht nur der Spannungszustand von Muskeln und Gefäßen, sondern auch Tränen-, Speichel-, Schweiß- und Talgdrüsen, Schleimhäute, Sinnesorgane, kurzum sämtliche im Kopfbereich befindlichen Funktionen in feinsten Nuancen gesteuert.

2. Vom fünften Brustwirbel bis zum zweiten Lendenwirbel ziehen Fasern des Sympathikus direkt zu den vor der Wirbelsäule liegenden Umschaltpunkten, den sogenannten prävertebralen Ganglien. Sie

liegen an den Abgängen der drei großen unpaarigen Gefäßstämme der Hauptschlagader im Bauch *(Aorta abdominalis) (Ganglion coeliacum, Ganglion mesentericum superius, Ganglion mesentericum inferius)* oder ziehen direkt zu Ganglien in der Wand der zu versorgenden Organe (intramurale Ganglien). Von den prävertebralen Ganglien ausgehend werden Bewegung, Blutversorgung und Drüsenaktivität der Organe des Brust- und Bauchraums sowie des Beckens gesteuert.

3. Beim Nebennierenmark handelt es sich um die dritte Form eines sympathischen Ganglions, das über Fasern des Sympathikus aus dem Rückenmark kommend angesteuert wird. Das Nebennierenmark wandelt Noradrenalin in Adrenalin um, ein Hormon, das bei Stresssituationen ins Blut ausgeschüttet wird.

Nur die adäquate Wandlung von elektrischen Signalen der Nerven in chemische Signale an Verbindungspunkten gewährleistet die effektive und effiziente Sicherung der Funktionen des autonomen Nervensystems. Als Überträgerstoff (Neurotransmitter) des Sympathikus in den präganglionären (vom Rückenmark kommenden) Nervenfasern fungiert Acetylcholin. Das zweite (postganglionäre) Nervenzentrum überträgt seine Impulse auf das Zielorgan mittels Noradrenalin. Ausnahmen bilden die Übertragung der Impulse auf Schweißdrüsen, die über Acetylcholin erregt werden, und auf das Nebennierenmark, das über Stimulierung durch Acetylcholin aus den Aminosäuren Phenylalanin und Tyrosin Dopamin synthetisiert. Daraus werden schließlich Noradrenalin und Adrenalin hergestellt, die als Hormone über den Blutkreislauf im gesamten Körper (systemisch) wirken.

Als „Leistungsnerv" stimuliert der Sympathikus die gesamte ergotrope – damit meint man auf Leistung ausgerichtete – Kaskade zusammenwirkender Funktionen aller Strukturen im Körper, die die Leistungsbereitschaft erhöhen. Damit ist aber keineswegs gemeint, dass es ausschließlich zu aktivierenden Impulsen kommt. Evolutionär betrachtet ist der Sympathikus für das nackte Überleben verantwortlich. Das heißt, er moduliert sämtliche Organfunktionen Richtung Kampf und/oder Flucht und trägt dabei zu einer sinnvollen Gesamtwirkung bei. Anders ausgedrückt: Er adaptiert den Organismus auf eine momentane erhöhte Leistungsfähigkeit (Gramann & Schandry, 2009) und wird so vor allem bei Stress aktiviert (Taralov et al., 2015). Dazu gehört auch, dass Sympathikusaktivität einen hemmenden Einfluss auf die meisten Organe im Bauch und Beckenbereich ausübt. Verdauungsprozesse sind auf der Flucht fehl am Platz. So werden die Magen-Darm-Peristaltik verlangsamt und die Entleerungsmuskeln von Harnblase und Mastdarm gehemmt. Die meisten Blut- und Lymphgefäße in Bauch und Becken werden verengt. Exokrine Drüsen, die ihr Sekret über einen Ausführungsgang in einen Körperhohlraum oder die Körperoberfläche abgeben, wie Darm, Magen und Leber, werden ebenfalls gehemmt. An den Langerhans´schen Inselzellen der Bauchspeicheldrüse wird beispielsweise die Insulinausschüttung reduziert. Gemeinsam mit dem Abbau von Glykogenspeichern (Stärke, Mehrfachzucker) in Muskel- und Leberzellen steht Glukose als sofort verwertbarer Einfachzucker zur Verfügung.

Endokrine Drüsen, die ihr Sekret (Hormone) ohne Ausführungsgang direkt ins Blut abgeben, werden hingegen zum Teil veranlasst, auf Hochtouren zu laufen. Die Schilddrüse wirft die Motoren an, indem sie den Grundumsatz erhöht. Sie veranlasst den Hypothalamus zu vermehrter Produktion von Wachstumshormonen. Die aktivierte Nebenniere schüttet aus ihrem Mark vermehrt das Stresshormon Adrenalin aus.

Die Nebennierenrinde produziert mehr Cortisol, das körpereigene Abwehrreaktionen hemmt. Die Niere produziert mehr Renin, ein Hormon, das den Blutdruck erhöht. Durch Sympathikusaktivität werden auch vermehrt männliche Sexualhormone gebildet, die unter anderem aggressives Verhalten fördern.

An der Körperoberfläche wirkt der Sympathikus fördernd auf die Tätigkeit der Schweiß-, Talg- und Duftdrüsen. So ist das Schwitzen auch ohne körperliche Anstrengung durch erhöhte Erregung des sympathischen Systems möglich. Das kann sich durch feuchte Hände, eine feuchte Stirn oder Angstschweiß bemerkbar machen. Das durch die Hemmung von Verdauungsprozessen eingesparte Blutvolumen wird zugunsten der Skelettmuskulatur umverteilt. Sie ist auch angehalten, die vermehrt bereitgestellte Energie zu verbrauchen, indem der Spannungszustand vor allem der Rumpf-, Nacken- und Kaumuskulatur zum Schutz vor Verletzungen massiv erhöht wird. Um auch den für die Verbrennung vermehrt bereitgestellter Glukose notwendigen Sauerstoff im nötigen Ausmaß zur Verfügung zu stellen, erweitert das auf die $ß_2$-Rezeptoren der Lunge treffende Noradrenalin der Lunge die Bronchien. Dadurch wird das Atemvolumen erhöht. Die flüssige Schleimsekretion ist im gesamten Atmungssystem reduziert.

Nicht zuletzt entfaltet der Neurotransmitter des Sympathikus an den $ß_1$-Rezeptoren des Herzens mehrfache Wirkungen. Die Herzfrequenz wird erhöht (positiv chronotrop), die Kontraktionskraft wird verstärkt (positiv inotrop), die Erregungsleitung wird beschleunigt (positiv dromotrop), die Reizschwelle für die elektrochemische Erregung des Herzens wird reduziert (positiv bathmotrop) und die Geschwindigkeit, mit der der Herzmuskel erschlafft um sich möglichst rasch wieder kontrahieren zu können, wird erhöht (positiv lusitrop). Schließlich führt Sympathikusaktivität auch zu einer Erweiterung der Herzkranzgefäße, um die Versorgung des in extremer Weise geforderten Organs zu gewährleisten.

Die Vervielfachung der sympathischen Nervenfasern in deren Weiterleitung über postganglionäre Strukturen und die Tatsache, dass die Wirkung von Noradrenalin erst nach Wiederaufnahme (Rückresorption) in die sympathische Nervenendigung über den sogenannten präsynaptischen Spalt erlischt, erklärt die – im Vergleich zum Parasympathikus – wesentlich stärkere und länger andauernde Wirkung des Sympathikus. Menschen können dadurch ausdauernder und intensiver kämpfen und flüchten, als nichts zu tun. Auf der anderen Seite führt die gegenwärtige 24/7-Kultur dazu, den Sympathikotonus permanent aufrechtzuerhalten. Das dient als Erklärung für die Zunahme an Verspannungen, Kopf- und Kreuzschmerzen, Zähneknirschen, Infektanfälligkeit, Schlafstörungen, Verstopfung, Magenschmerzen und anderen Störungen im psychosomatischen Formenkreis.

3.3.3 Parasympathikus – der Ruhe- und Ordnungsnerv

Der Name Parasympathikus ist nicht wirklich passend, da dieser weder anatomisch noch funktionell als Anhängsel des Sympathikus gesehen werden kann. Darüber hinaus sind beide Systeme in ihrer funktionellen Bedeutung gleichwertig.

Die Ursprungszellen des Parasympathikus liegen im Gehirn und im Rückenmark des Kreuzbeins *(Sacrum)*, also oberhalb und unterhalb der Nervenkerne des Sympathikus. Man unterscheidet auch zwischen einem kranialen (vom Kopf kommenden) und einem sacralen (vom Kreuzbein kommenden) Parasympathikus. Dort, wo der Parasympathikus keine Kernareale besitzt, also im Mark von Hals-, Brust- und Bauchwirbelsäule, wird er durch parasympathische Anteile aus vier Hirnnerven, also der *Pars cephalica* (dem vom Kopf kommenden Parasympathikus) ersetzt.

Der dritte Hirnnerv, *Nervus oculomotorius* (Augenbewegungsnerv), verursacht eine Verengung (Miosis) der Pupillen und moduliert die Brechkraft der Augenlinse (Akkommodation).

Der siebente Hirnnerv, *Nervus facialis* (Gesichtsnerv), innerviert Muskulatur und Haut im Gesichtsbereich und überträgt Geschmacksempfindungen vom weichen Gaumen sowie den vorderen zwei Dritteln der Zunge. Er reguliert das Hörvermögen, die Tränendrüsen, die Nasenschleimhäute und die Speicheldrüsen an Rachen, Unterkiefer und unter der Zunge.

Der neunte Hirnnerv, *Nervus glossopharyngeus,* was so viel heißt wie Zungen-Rachen-Nerv, ist für den Schluckakt verantwortlich. Seine parasympathisch efferenten Fasern versorgen die Ohrspeicheldrüse. Afferente Fasern leiten Informationen über die Druck- und chemischen Verhältnisse der Halsschlagader ins Gehirn. Schließlich übernimmt er noch die Übertragung der Geschmackswahrnehmung aus dem hinteren Zungendrittel.

Der zehnte Hirnnerv, *Nervus vagus* – von lat. *vagari* „umherschweifen", „vagabundieren" –, ist der größte Nerv des Parasympathikus. Deshalb bezeichnet man ihn in seiner Gesamtheit auch gerne einfach als Vagus. Er entspringt wie auch die drei bereits beschriebenen Hirnnerven dem untersten Abschnitt des Hirnstamms. Seine wichtigsten nicht vegetativen Funktionen sind die motorische Steuerung von Kehlkopf (Stimmbänder), Rachen und oberer Speiseröhre sowie die Übermittlung von Geschmacks- und Berührungsempfindungen aus Zungen-, Rachen-, Kehlkopfbereich und äußerem Gehörgang. Seinem Namen alle Ehre bereitend, ziehen seine verzweigten Äste durch den gesamten Brust- und den größten Teil des Bauchraums und innervieren praktisch alle Organe, die in diesen beiden Körperhöhlen liegen. Nur Enddarm, Harnblase und Geschlechtsorgane werden durch getrennt angeordnete Ganglien des sacralen Teils des Parasympathikus versorgt. Der Vagus selbst enthält sowohl somatomotorische Nervenfasern für willkürliche Bewegungen der quergestreiften Muskulatur als auch viszeromotorische Nervenfasern für die unwillkürliche Bewegung glatter Muskulatur. Er führt somatosensible Nervenfasern für bewusst wahrnehmbare Körperempfindungen wie Berührung oder Schmerz und viszerosensible Nervenfasern für Körperempfindungen, die von den Eingeweiden ausgehen. Und er führt sensible Fasern für die Übertragung von Informationen, die von den Sinnesorganen zum Gehirn gelangen sollen.

Die Wirkung des Vagus auf die inneren Organe ist folgende:

- Am Herz wirkt der Vagus entgegengesetzt den zuvor beschriebenen Sympathikus vermittelten Wirkungen, führt also zur Verlangsamung des Pulses, zu herabgesetzter Erregbarkeit und verlangsamter Erregungsüberleitung.
- An den Bronchien löst der Vagus eine Verengung der Bronchien (Bronchokonstriktion) und vermehrte Schleimsekretion aus.

- Die Modulation des enterischen Nervensystems durch den Parasympathikus fördert die Verdauung durch Erhöhung der Peristaltik und Sekretion von Verdauungsenzymen.
- In der Leber fördert Vagusaktivität die Glykogenbildung (Bildung von Stärke aus Zucker zur Energiespeicherung).
- In der Gallenblase führt der Vagus durch Kontraktion der glatten Muskulatur zur Entleerung von Gallenflüssigkeit.
- Die vagusvermittelte Durchblutungssteigerung der Bauchspeicheldrüse regt die Sekretion verdauungsfördernder Enzyme an.

Die *Pars sacralis* – der Kreuzteil des Parasympathikus – entspringt dem zweiten bis vierten Rückenmarksegment des Kreuzbeins.

- Am unteren Dickdarm führt er über einen Dehnungsreflex zu einer Häufigkeits- und Intensitätszunahme der peristaltischen Wellen der glatten Muskulatur in der Darmwand des Enddarms und zu einer Entspannung der glatten Muskulatur des inneren Schließmuskels des Anus. Der äußere Schließmuskel ist ein Skelettmuskel und untersteht damit der willkürlichen Kontrolle.
- Das Harnlassen unterliegt größtenteils der Kontrolle des Parasympathikus. Er presst durch Kontraktion der glatten Muskulatur der Harnblasenwand die gesamte Harnblase zusammen.
- In den Genitalien bewirkt der sacrale Parasympathikus eine Vasodilatation (Gefäßerweiterung). Sie führt zur Erektion, Verlängerung der Vagina und zum Anschwellen der Klitoris.

Der Parasympathikus dient also der Energiebereitstellung und -speicherung und fördert dahingehend aufbauende und regenerierende Körperprozesse (Gramann & Schandry, 2009).

Als Neurotransmitter (Überträgerstoff) fungiert im parasympathischen System prä- und postganglionär Acetylcholin, das durch Acetylcholinesterase sofort inaktiviert werden kann. Im parasympathischen Teil des Vegetativums zieht immer nur eine Nervenbahn zu den meist in unmittelbarer Nähe des Zielorgans oder sogar im Zielorgan liegenden Ganglien. Mit anderen Worten: Parasympathische Aktivität entfaltet sich naturgemäß kürzer und schwächer als sympathische, beziehungsweise muss immer wieder neu stimuliert werden, um Wirkung aufrechtzuerhalten. Dafür erweisen sich die sogenannten vagalen Kardiomotoneurone der Atemmuskulatur als besonders wirksam, die in der Postinspirationsphase (in der Zeit nach dem Einatmen) aktiviert werden.

Seine Bedeutung als Ruhe-, Ordnungs- und Gesundheitsnerv erlangt der Parasympathikus durch die Tatsache, dass das rhythmisch harmonisch verlaufende Konzept biologischer Selbstordnungsprozesse vor allem im Erholungszustand gegeben ist, dann, wenn der medizinisch als Vagotonus bezeichnete Zustand erreicht wird (Fleisher, 1996; McCraty & Shaffer, 2015).

3.3.4 Das Zusammenwirken von Sympathikus und Parasympathikus

Im Gegensatz zum ergotropen Sympathikus, der für das Abrufen von Leistung zuständig ist, schaltet der trophotrope Parasympathikus alle Systeme auf Wiederherstellung der Leistungsfähigkeit. Er schafft die

Voraussetzungen für Leistungserbringung: Energie, die von funktionierenden Systemen am besten genutzt wird.

Zum besseren Verständnis kann man sich den Energiehaushalt eines Menschen so vorstellen, als ob er von einer wiederaufladbaren Batterie versorgt werden würde. Ist der Sympathikus „eingeschaltet", wird die Batterie entladen. Es wird Energie verbraucht und Leistung erbracht. Steht der Schalter auf „Parasympathikus", wird die Batterie aufgeladen.

Nach gängiger Lehrmeinung werden Sympathikus und Parasympathikus als „die großen Antagonisten" dargestellt. In der physiologischen Realität ist es jedoch nicht so, dass sich der Sympathikus quasi automatisch ausschaltet, wenn auf den Parasympathikus gedrückt wird und umgekehrt. Beide sind auch nicht als Kippschalter ausgeführt, sondern als Regler, die unabhängig voneinander bedient werden können. Nur im Tiefschlaf reguliert sich der Sympathikus auf wenige Prozent seiner Leistung herunter, der Parasympathikus hingegen in seine absoluten Höchstwerte hinauf.

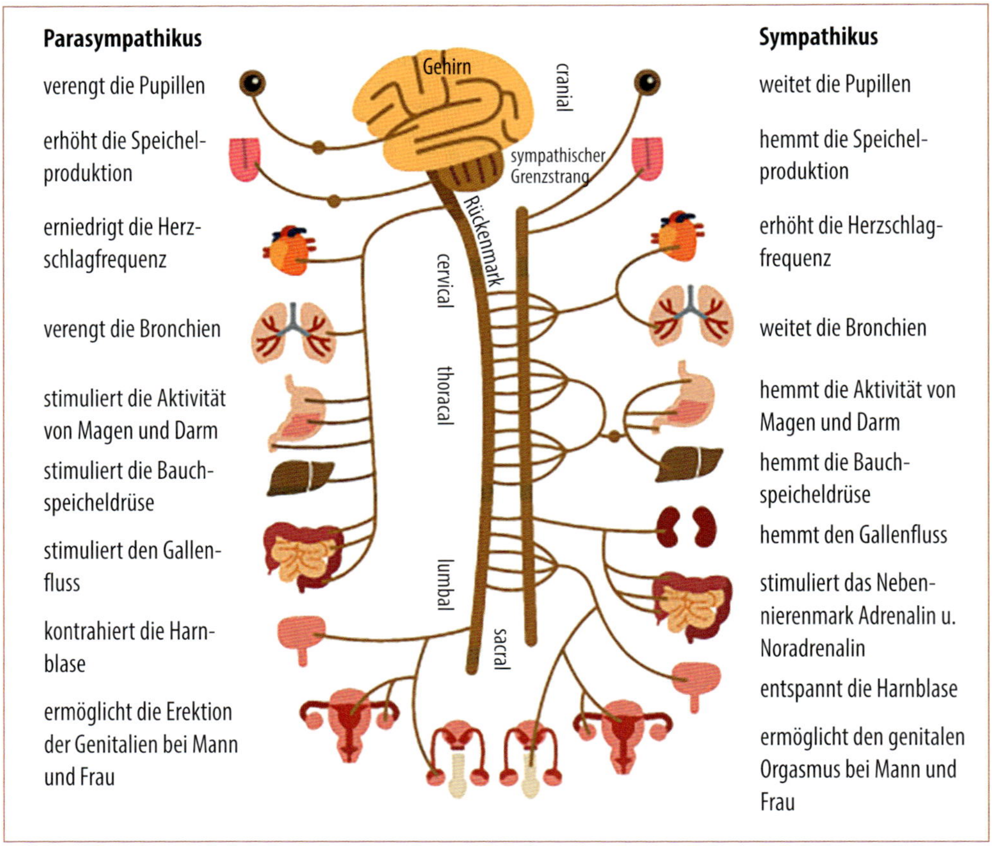

Abb. 1.2 Das Schema zeigt eine Auswahl von Zielorganen sowie die antagonistische Wirkungsweise von Sympathikus und Parasympathikus (© tudmeak, iStock).

Sympathikus und Parasympathikus fungieren zwar als funktionelle Gegenspieler. Sie arbeiten jedoch nicht gegeneinander, sondern im Sinne perfekt aufeinander abgestimmter Mitspieler (Task Force, 1996). In den Spektralanalysen der HRV findet diese perfekte Ökonomie ihr Spiegelbild. In Momenten optimaler Performance – man spricht von Flow-Zuständen – „brennt das Lebensfeuer®" sowohl im Bereich des Sympathikus als auch in jenem des Vagus, also über alle Frequenzbereiche „lichterloh". Das geniale Zusammenspiel von Sympathikus und Vagus im natürlichen Rhythmus des Lebens findet sich in der Ästhetik von HRV-Spektrogrammen Gesunder wieder (Fleisher, 1996; McCraty & Shaffer, 2015).

3.4 Autonome Regelsysteme

Anpassungsprozesse an Umwelteinflüsse und Reize aus dem Körperinneren vollziehen sich als oszillierende Funktionen biologischer Systeme. Mit anderen Worten: Die Schwingungsfähigkeit von Organsystemen um einen Sollbereich bestimmt die (Wieder-)Herstellungskapazität von Gesundheit. Innerhalb aller adaptiv-antizipativ schwingenden Regelsysteme, die untereinander viele Wechselwirkungen aufweisen, sind jene für Kreislauf und Atmung von grundlegender Bedeutung.

Bei den Baroreflexen, die den Blutdruck regulieren, unterscheidet man ein Hochdruck-System, das den arteriellen Blutdruck reguliert, mit Rezeptoren an der Halsschlagader *(Glomus caroticus)* und der Hauptschlagader *(Aorta)*, und ein Niederdruck-System mit Rezeptoren im rechten Vorhof des Herzens und in den Lungenarterien. Sie bringen das sauerstoffarme Blut vom Herzen zur Lunge (Birbaumer & Schmidt, 2006).

Sinkender Blutdruck führt zu einem Rückgang der Aktivierung der Druckrezeptoren in Haupt- und Halsschlagadern. Dies bedingt ein über den Hirnstamm vermitteltes Nachlassen der Vaguswirkung und führt damit indirekt zu einer Zunahme der Herzfrequenz. Gleichzeitig kommt es zu einer Sympathikusaktivierung. Sie führt zu einer Umschichtung von Blut aus Kapazitätsgefäßen in den Kreislauf, weiterhin zu einer Zunahme des peripheren Gefäßwiderstands und zusätzlich zu einer Steigerung der Schlagkraft des Herzens. Bei einer Zunahme des arteriellen Blutdrucks verhalten sich die beschriebenen Reflexe umgekehrt. Verflechtungen mit anderen Nervenzellgruppen im Hirnstamm, im Hypothalamus und dem limbischen System adaptieren somit den Blutdruck an unterschiedlichste körperliche, mentale und emotionale Bedürfnisse.

Die Periodendauer der beschriebenen Impulsmuster liegt im konstitutionell determinierten Bereich von 9–11 Sekunden. Sie findet sich daher im vom Sympathikus dominierten Frequenzbereich der HRV bei etwa 0,10 Hertz.

Der sogenannte vestibuloautonome Reflex verläuft vom Gleichgewichtsorgan im Innenohr zu vegetativen Zentren im Hirnstamm. Im Fall eines abrupten Lagewechsels, zum Beispiel beim Aufspringen aus dem Bett, wird in einer Reflexzeit von 0,43 Sekunden die Vagusaktivität reduziert und der Sympathikus aktiviert zur Aufrechterhaltung der Hirndurchblutung. In der sogenannten Kipptisch-Versuchsanordnung, bei der passive Lagewechsel bei Probanden exakt gesteuert werden können, kann die vegetative Balance durch HRV-Messung und anderer Parameter bestimmt werden.

Ein weiterer wichtiger humoraler, also nicht durch Nervenimpulse, sondern Hormonwirkung gesteuerter Volumenreflex zur Blutdruckregulation wird bei Veränderungen der Nierendurchblutung ausgelöst. Bei Abnahme der Nierenperfusion wird aus speziellen hormonproduzierenden Zellen, dem juxtaglomerulären Apparat der Niere, Renin freigesetzt. Das führt sowohl zu einer Zunahme des zirkulierenden Blutvolumens als auch zu einem Anstieg des Widerstands in den peripheren Blutgefäßen. Dieses Reflexsystem findet sich in der Darstellung der Frequenzspektren der HRV-Messung in der VLF-Fraktion (Very Low Frequency).

Alle Qualitäten der Atmung, also Atemfrequenz, Atemtiefe, Betonung von Ein- und/oder Ausatmung, Atempausen, Betonung von Bauch- oder Brustatmung, können willkürlich gesteuert, ver-lernt und (wieder) er-lernt werden. Die Atmung folgt dabei autonomen Steuerungsprozessen.

Das Zusammenspiel von Sympathikus und Parasympathikus ist beim Atmen am deutlichsten erkennbar. Sympathische Aktivierung tritt bei der Einatmung auf, Vagusaktivierung nach der Einatmung und in der ersten Phase der Ausatmung. Einatmen führt zur Beschleunigung des Herzschlags, Ausatmen zur Verlangsamung. Erwachsene atmen in Ruhe etwa 12- bis 20-mal pro Minute aus und ein. Dieser relativ rasche Rhythmus findet sich im Spektrogramm der HRV im High Frequency Bereich (HF), der ausschließlich durch Vagusaktivierung moduliert wird. Der Überhang an Vagusaktivität bei vertieftem Atmen wird durch die Tatsache erklärt, dass die Information der bei Inspiration aktivierten Lungendehnungsrezeptoren mit dem Vagusnerv in den Hirnstamm gelangen. Dort werden Nervenimpulse getriggert, die die Einatmung begrenzen und/oder die Ausatmung verlängern. Durch bewusste Atmung wird das autonome Nervensystem beeinflusst, was wiederum eine Auswirkung auf die Gesundheit hat.

3.5 Schlaf und Regeneration

Wie leistungsfähig wir uns tagsüber fühlen, hängt stark davon ab, wie wir geschlafen haben. Ein ausreichend langer, tiefer und entspannter Schlaf sorgt dafür, dass alle körperlichen und kognitiven Prozesse im Laufe eines Tages normal und störungsfrei ablaufen können. Schlaf ist aber nicht nur für das zentrale Nervensystem (ZNS) von immenser Bedeutung. Während wir schlafen, laufen essenzielle zelluläre Reparaturvorgänge ab, die u. a. für die Herzgesundheit wichtig sind. Auch für Körperwachstum ist Schlaf unerlässlich. So schlafen Säuglinge täglich bis zu 16 Stunden.

3.5.1 Schlafarchitektur

Eine gesunde Schlafarchitektur ist charakterisiert durch die Aneinanderreihung von Schlafphasen unterschiedlicher Schlaftiefe. Auf Leicht- und Tiefschlafphasen, die auch als Langsamer Wellen-Schlaf bezeichnet werden und im Elektroenzephalogramm als langsame Wellen imponieren (auch SWS – Slow Wave Sleep), folgen Traumschlafphasen, die auch als REM-Schlafphasen (nach Aserinsky & Kleitman, 1953) bezeichnet werden (REM – Rapid Eye Movement) (Gramann & Schandry, 2009). Eine Tiefschlafphase, gefolgt von einer Traumschlafphase, wird als Basic-Rest-Activity-Cycle (BRAC) bezeichnet. Im Idealfall besteht ein Nachtschlaf aus fünf BRAC.

Herzrate (HR) und HRV sind im Wesentlichen vom Tag-Nacht-Rhythmus abhängig. Vanderwalle et al. (2007) haben gezeigt, dass Herzrate, SDNN, RMSSD, HF und LF einen endogenen circadianen Rhythmus aufweisen. Die Herzrate war in ihrer Untersuchung am höchsten um 16.59 Uhr und die vier HRV-Parameter erreichten höchste Werte zwischen 05.00 und 07.00 Uhr. Das entspricht bei den meisten Menschen der letzten Tiefschlafphase. Bei der wiederholten täglichen Gabe von Melatonin, einem Hormon, das für die Wach-Schlaf-Rhythmik verantwortlich ist und dessen Produktion im Körper durch Tageslicht gehemmt wird, und der dadurch längeren Schlafdauer wurde eine Phasenverschiebung der Höhenpunkte beobachtet. Dies deutet auf eine potenzielle Rolle von Melatonin in der Regulierung des Wach-Schlaf-Rhythmus und seiner Effekte auf die HRV hin.

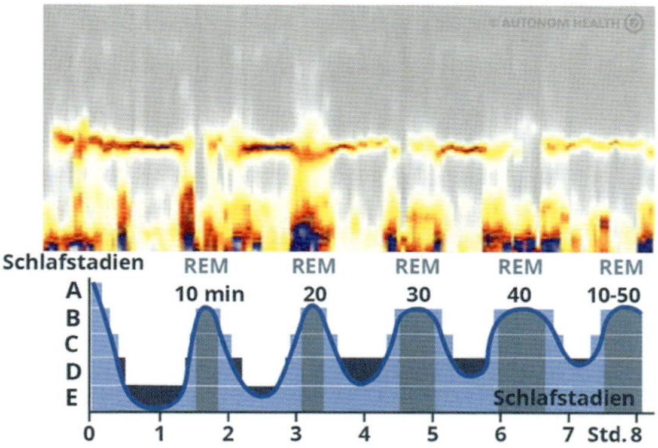

Abb. 1.3 Tief- und Traumschlafphasen während einer Nacht (Quelle: Autonom Health®, 2016).

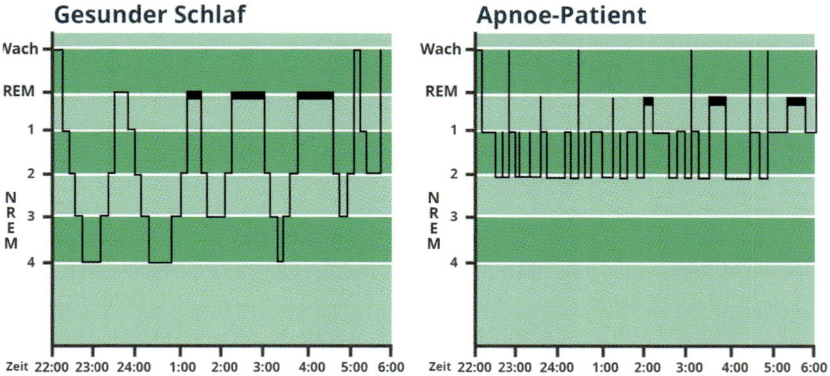

Abb. 1.4 Darstellung der Tief- und Traumschlafphasen bei einem Gesunden und einem Apnoe-Patient (Quelle: Autonom Health®, 2016).

3.5.2 Wechsel von Tiefschlaf- und REM-Schlafphasen

Die jeweilige Dauer von Tiefschlaf- und REM-Schlafphasen liegt zwischen 90 und 120 Minuten. In einer normalen Nacht werden meist fünf Schlafzyklen durchlaufen. Dabei zeigen Tief- und Traumschlaf kontroversielle zeitliche Dominanz: längster und intensivster Tiefschlaf findet im ersten Schlafzyklus statt, der Traumschlaf ist am längsten in der letzten Phase des Schlafs. Der Traumschlaf nimmt etwa 15 % (alter Mensch) bis 25 % (Jugendlicher) der Gesamtschlafdauer ein. Das entspricht ein bis zwei Stunden.

3.5.3 Schlafphasen/Schlafzyklen

Verschiedene Schlafphasen folgen regelmäßig etwa alle 90 Minuten aufeinander:

1. Einschlafphase
2. Tiefschlaf
3. Leichtschlaf
4. REM-Schlaf

Dieses Auf und Ab von verschiedenen Schlaftiefen kann sich in einer normalen Nacht mit sieben bis acht Stunden Schlafdauer bis zu fünfmal wiederholen. Dabei verändern sich die prozentualen Anteile der Schlafphasen pro Zyklus allmählich. Gegen Morgen verlieren die Tiefschlafphasen an Länge, dagegen nehmen die Traumschlafphasen zu. Die Schlaftiefe verringert sich demnach zunehmend in der zweiten Nachthälfte. Dann überwiegt der REM-Schlaf gegenüber dem eher um Mitternacht vorherrschenden Tiefschlaf.

Schlafenszeitverteilung im Durchschnitt während einer erholsamen Nacht:

Einschlafen:	2–5 %
Leichtschlaf:	44–45 %
Mittelleichtschlaf:	3–8 %
Tiefschlaf:	10–15 %
REM-Schlaf:	20–25 %
Wachanteil (Arousals):	5 %

Tiefschlaf

Diese Schlafphase hat die heilsamste und regulierendste Wirkung, da hier Regeneration bis in den Zellkern ermöglicht wird. Lagewechsel und leichte Bewegungen des Körpers finden statt. Es gibt auch Traumanteile in dieser Schlafphase zur deklarativen Gedächtnisbildung (45 bis 65 Minuten).

Traumschlaf

Diese Schlafphase wird aufgrund des Phänomens des Rapid Eye Movement (REM), also der schnellen Augenbewegung, auch als REM-Schlaf bezeichnet.

In dieser intensiven Traumschlafphase schlägt das Herz schneller. Die Atemfrequenz steigt, und doch erscheint der Körper regungslos. Ein Muskeltonus ist fast nicht vorhanden. Die Muskulatur erscheint wie gelähmt. Selbst Muskeleigenreflexe, z. B. der Patellarsehnenreflex, erlöschen im Traumschlaf. Es bewegt sich nichts. Die Pupillen sind weit und die Augen regen sich unter den Lidern. Die Augäpfel rollen sehr schnell und unkoordiniert in alle Richtungen. Wenn diese Phase im Sitzen durchgemacht wird, klappt der Kopf meist in Richtung Brustkorb oder rollt von einer Schulter auf die andere. Oft finden sich Anzeichen sexueller Erregung (1–5 Minuten).

Gesunder Schlaf ist von entscheidender Bedeutung für die normale Funktion des Zentralnervensystems. Dabei werden die Träume als hochkomplexer Bestandteil jedes Schlafs intensiv erforscht. Nielsen und seine Kollegen fanden heraus, dass Menschen mit häufigen Albträumen in der Nacht nach einem REM-Schlafentzug eine niedrigere HRV im Schlaf im Vergleich zu der Gruppe ohne Albträume aufwiesen. Bei der Kontrollgruppe ist die High Frequency (HF) in der Nacht nach dem REM-Schlafentzug im Vergleich zu der Nacht davor angestiegen. Das war bei der Gruppe mit häufigen Albträumen nicht der Fall. Bei dieser Gruppe ist die HF in der REM-Phase und der zweiten Tiefschlafphase abgefallen. Im Low Frequency (LF) Anteil der HRV wurde eine ähnliche Entwicklung beobachtet. In der Albtraum-Gruppe ist die LF in der Nacht nach dem REM-Schlafentzug im Vergleich zu der Nacht davor angestiegen (Nielsen et al., 2010).

3.5.4 Basaler Ruhe-Aktivitäts-Zyklus (BRAC)

Der Basic Rest and Activity Cycle bzw. Basale Ruhe-Aktivitäts-Zyklus gibt an, wie Leistungs- und Erholungsbereitschaft in einem natürlichen Rhythmus wechseln. Der Begriff kommt aus der Schlafforschung und beschreibt den Schlafzyklus, der zwischen 90 und 120 Minuten dauert (REM-Phasen, Tiefschlafphasen). Am Tag durchlaufen wir in jedem Zyklus je eine Phase subjektiv wahrgenommener erhöhter und verminderter Leistungsfähigkeit. Im HRV-Spektrogramm sollte die Periodizität am Tag nur angedeutet vorliegen. Wenn sie deutlich erkennbar wird, weist dies auf Übermüdung hin, ihr Wegfall auf Burn-out-Tendenz oder Krankheit.

3.5.5 Powernapping

„Da heute alles von Powerkeks über Powerdrink bis hin zur Powerfrau mit ‚Power' sein muss, darf natürlich das Powernapping hier nicht fehlen. Das viel beschworene Mittagsschläfchen besitzt eine eigene Note. Es dauert maximal 20 Minuten. Döst und schlummert man länger, bleibt man für den Rest des Tages müde und matt. Schlafforscher haben herausgefunden, dass dieses Powernapping eine Tiefschlafphase ersetzt und die gesamte Leistungsfähigkeit verbessert. So ein Nickerchen kann jeder kurz mal zwischendurch einrichten. Außer den Sechs- bis Zehnjährigen, den Grundschulkindern, ist jeder Mensch dafür gebaut, zwischendurch mal runterzufahren." (Auszug aus Alfred Lohninger: Einfach Gesund: Anleitung zur artgerechten Haltung von Menschen. Bern 2016, S. 165.)

Cellini et al. (2016) untersuchten den Effekt von Powernaps und fanden heraus, dass Mittagsschläfchen den gleichen Effekt auf das autonome System haben wie der nächtliche Schlaf.

Literatur

Bertsch K et al. Stability of heart rate variability indices reflecting parasympathetic activity. Psychophysiology 2012; 49: 672–682.

Birbaumer N, Schmidt R. Biologische Psychologie (6., vollst. überarb. u. erg. Aufl.). Heidelberg: Springer 2006.

Cellini N et al. Heart rate variability during daytime naps in healthy adults: autonomic profile and short-term reliability. Psychophysiol 2016; 53: 473–81.

Del Paso G et al. The utility of low frequency heart rate variability as an index of sympathetic cardiac tone: a review with emphasis on a reanalysis of previous studies. Psychophysiology 2013; 50: 477–487.

Fleisher L. Heart rate variability as an assessment of cardiovascular status. J Cardiothorac Vasc Anesth 1996; 10: 659–671.

Gramann K, Schandry R. Psychophysiologie (4., vollst. überarb. Aufl.). Weinheim: Beltz 2009.

Lohninger A. Einfach gesund: Anleitung zur artgerechten Haltung von Menschen. Bern: Cameo 2016.

McCraty R, Shaffer F. Heart rate variability: new perspectives on physiological mechanisms, assessment of self-regulatory capacity, and health risk. Glob Adv Health Med 2015; 4: 46–62.

Nielsen T et al. Changes in cardiac variability after REM sleep deprivation in recurrent nightmares. Sleep 2010; 33: 113–122.

Schandry R. Vom Herz zum Hirn. Deutsche Med Wochenschrift 2003; 128: 2707–2711.

Schmidt F, Lang F, Heckmann M. Physiologie des Menschen: mit Pathophysiologie (31. Aufl.). Berlin: Springer 2010.

Taralov ZZ, Terziyski KV, Kostianev SS. Heart rate variability as a method for assessment of the autonomic nervous system and the adaptions to different physiological and pathological conditions. Folia Med (Plovdiv) 2015; 57: 173–180.

Task Force of the European Society of Cardiology and the North American Society of Pacing and Electrophysiology. Heart rate variability: standards of measurement, physiological interpretation, and clinical use. Circulation 1996; 93: 1043–1065.

Thayer JF, Yamamoto SS, Brosschot JF. The relationship of autonomic imbalance, heart rate variability and cardiovascular disease risk factors. Int J Cardiol 2010; 141(2): 122–131.

Vandewalle G et al. Robust circadian rhythm in heart rate and its variability: influence of exogenous melatonin and photoperiod. J Sleep Res 2007; 16: 148–155.

4 Das Herz als Messinstrument

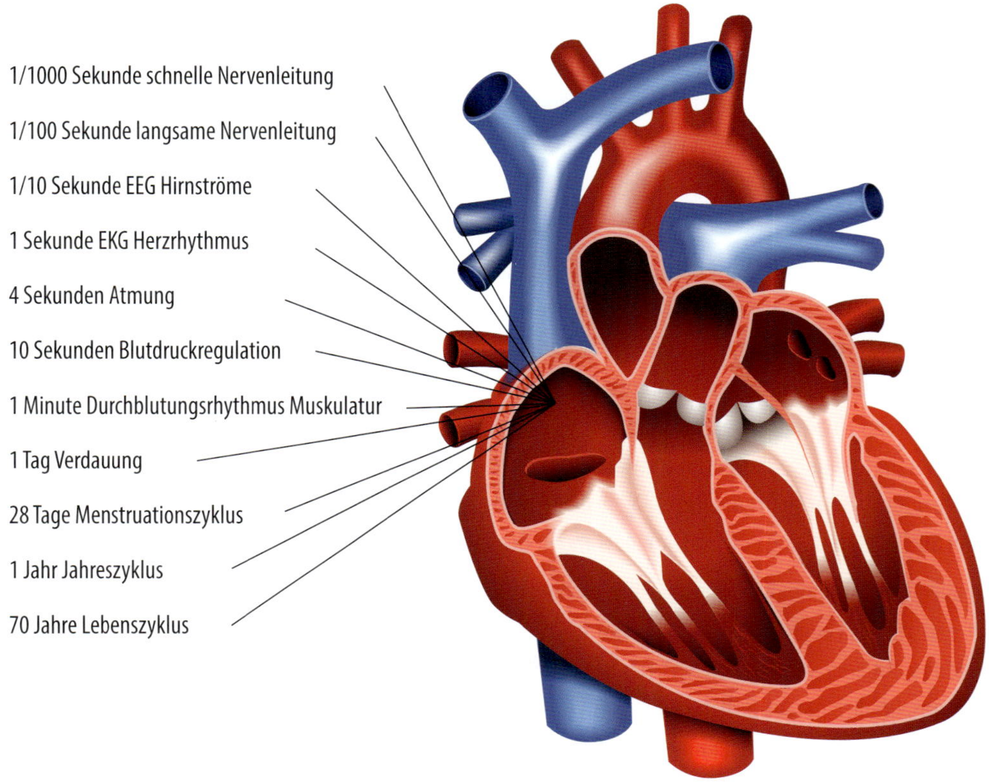

Abb. 1.5 Alle Rhythmen spiegeln sich im Rhythmus des Herzens (© sajithsaam, iStock).

„Wie soll man das Herz beschreiben, ohne ein Buch zu füllen?" schrieb Leonardo da Vinci. Der vielfältigen Bedeutung des Herzens gerecht werden zu wollen, würde wohl auch den Umfang dieses Buches sprengen. Daher werden nur jene Aspekte beleuchtet, die dem Verständnis der folgenden Kapitel dienen sollen.

In der **Traditionellen Chinesischen Medizin** (TCM) wird das Herz mit dem Kaiser verglichen, der mit größter Weisheit und Liebe über den gesamten Organismus herrscht. Als Vermittler zwischen universellem Bewusstsein und irdischem Dasein ist das Herz der Sitz von *Shen*. *Shen* kann mit Geist übersetzt werden. Es bezeichnet die beseelende Kraft, die mit dem physischen Leib verbunden ist. Das Bewusstsein des Herzens geht aber weit über den Verstand und das logische Denken des Menschen, das der Milz unterstellt ist, hinaus. Man kann *Shen* deshalb auch eher als Wahrnehmen übersetzen. Die Emotion, die zum Herz gehört, ist die Freude.

Wie in der TCM wird das Herz auch in der **Traditionellen Europäischen Medizin** (TEM) dem Element Feuer zugeordnet. Paracelsus verglich das Herz mit der Sonne, deren Kraft und Wärme Leben ermöglicht. Dank ihr schwingt der Rhythmus des Lebens. Der Wechsel von Wärme und Kälte, hell und dunkel bestimmt unser Leben, wie auch die rhythmische Bewegung unseres Herzens unser Leben bestimmt. In der heutigen Zeit wird der Verstand dem Gehirn zugerechnet. Paracelsus sah das ganz anders. Für ihn waren die Seele und die Vernunft im Sonnenorgan Herz verkörpert. Die solaren Wahrnehmungen wurden dann im mondhaften, das heißt passiven Hirn verarbeitet. In der französischen und englischen Sprache hat das Lernen und Verinnerlichen immer noch mit dem Herzen zu tun: *apprendre par cœur* und *learn by heart* bedeutet „auswendig lernen".

In der **anthroposophischen Medizin** (AM) hat das Herz ebenfalls eine zentrale Stellung. Es ist das Zentrum der Organkräfte, das das Blut, den Lymphstrom und sämtliche Gewebeflüssigkeiten der Organe aufnimmt. Somit ist es ein „Sinnesorgan" zur Wahrnehmung der Organe. Es nimmt einerseits über die untere Hohlvene und die Pfortader die Informationen aus dem Stoffwechsel wahr, andererseits über die obere Hohlvene die Einprägungen durch die Sinnes-Nerven-Tätigkeit des oberen Menschen. Das Herz hat die Fähigkeit, die Impulse der peripheren Organe aufzunehmen und zu prüfen. So erklärt sich, dass eine zu große oder zu geringe Organtätigkeit eine Auswirkung auf das Herz-Kreislauf-System hat. Umgekehrt hat aber auch das Herz eine Wirkung auf die übrigen Organe.

In allen drei traditionellen Medizin-Philosophien wird das Herz als übergeordnetes Organ angesehen. Es ist der Sitz des Feuers, respektive der Wärme, und somit auch des Geistes, des „Ich", und es steht in Verbindung mit dem „großen Ganzen". Das Herz nimmt innere und äußere Veränderungen wahr und reagiert sehr empfindlich darauf. Es hat ein Bewusstsein und eine sehr feine Wahrnehmung. Und es reagiert, wenn unsere Lebensweise nicht der inneren Wahrheit entspricht. Es dient also der Fremd- und Selbstwahrnehmung. Ein Herz im Gleichgewicht kann mit der Umwelt in Kontakt treten und kommunizieren. Es kann Freude und Liebe empfinden.

Das Herz nimmt also alle äußeren und inneren Impulse auf und speichert sie. Bei einem zu großen Ungleichgewicht kommt es zu einer Überfremdung des Herzens und die seelische Befindlichkeit und die Ich-Organisation werden gestört. In allen drei Philosophien wird dies in unterschiedlicher Sprache und Symbolik beschrieben (Devaux, 2012).

Aus **schulmedizinischer Sicht** nimmt das Herz ebenfalls eine Sonderstellung ein. Seine Lage in der mittleren Körperhöhle zwischen dem „schnellen" Zentralnervensystem im Kopf und dem „langsamen" Verdauungssystem in der Bauchhöhle lässt es eine funktionell rhythmische Mittelstellung einnehmen. Gleichzeitig ist es die unmittelbare Nähe zum rhythmischen Organ Lunge, die die Herzaktion mit jedem Atemzug in Gleichklang zu bringen versucht und damit gleichsam eine Einladung liefert an die anderen rhythmischen Systeme – also alle Systeme –, mit Herz und Lunge mitzuschwingen.

Letztendlich ist es so, dass alle bewussten und unbewussten Informationen von Nervenendigungen und Nervenzentren, Sinnesorganen und hormonellen Impulsen, also Schmerz, Müdigkeit, Anspannung, Angst,

Freude, Durst, Völlegefühl etc., schlussendlich die Aktivität des Herzens andauernd verändern, und zwar beginnend im Mutterleib und endend mit dem letzten Schlag, der den Eintritt des Todes bedeutet. Und so wie alle Organe Impulse erhalten, um zum Wohle eines Ganzen zu funktionieren, und gleichzeitig Informationen weiterleiten, um Grundlagen zu schaffen zur Koordination des Ganzen, zeigt sich diese Wechselwirkung mit allen Strukturen und Funktionen des Organismus beim Herzen besonders ausgeprägt. Quasi exekutiert wird dieses permanente adaptiv-antizipative „Schwingen" des Herzens vom autonomen Nervensystem.

Sympathikusaktivität führt dazu, dass Noradrenalin in den synaptischen Spalt diffundiert und ß-Rezeptoren an den Schrittmacherzellen des Sinusknotens erreicht, die daraufhin die Entladungsfrequenz der automatischen Sinusknotenzellen steigert. Mit anderen Worten: Nach einer Latenzzeit von 1–2 Sekunden – durch die Diffusion – kommt es durch Sympathikusaktivität zu einer Zunahme der Herzfrequenz, die nach 30–60 Sekunden ihr Maximum erreicht (Schmidt et al., 2010). Mit steigender Herzrate kommt es gleichzeitig auch zu einer Verkürzung der Diastole und somit zu einem Leistungsplateau des Herzens. Dadurch ergibt es sich, dass ein Leistungsmaximum trotz Steigerung des Sympathikotonus nur eine gewisse Zeit aufrechterhalten bleiben kann, bevor die Ressourcen erschöpft sind, wie bei einem Myokardinfarkt.

Der Metabolismus des Überträgerstoffs des Parasympathikus Acetylcholin ist ein wesentlich schnellerer. Deshalb tritt eine Stimulation des Sinusknotens durch den Vagus – also eine Verlangsamung der Herzfrequenz – bereits nach 150 Millisekunden auf. Die im Sinusknoten reichlich vorkommende Acetylcholintransferase wiederum kann die Wirkung des Acetylcholins rascher wieder aufheben, als der Abstand zwischen zwei Herzschlägen andauert. Der Vagus kann die Herzaktion demnach instantan, im Beat-to-Beat-Modus verändern.

Sympathikus und Vagus wirken praktisch immer gleichzeitig auf den Schrittmacherknoten ein, wobei der Vagus den Sinusknoten rascher erregen kann als der Sympathikus. Der Sinusknoten beantwortet Vagusreize im Frequenzbereich von 0–0,40 Hz, Sympathikusreize im Bereich von 0–0,15 Hz. Das bedeutet, dass Sinusknotenmodulationen oberhalb von 0,15 Hz ausschließlich durch Parasympathikusaktivität bedingt sind, während sich bei Frequenzen unter 0,15 Hz sowohl sympathische als auch parasympathische Anteile widerspiegeln (Torbati, 2011).

Nachdem das Herz also eine enorme Fülle an Information in sich aufnimmt und nach außen trägt, bietet es sich als „Auskunftsorgan" geradezu an. Umso mehr, als es seine Informationen als stärkste elektromagnetische Kraftquelle mit 2,4 Watt Leistung an jede Körperzelle weiterleitet. Man erhält etwa jede Sekunde eine Information, rund 100.000 in 24 Stunden. Das ist eine riesige Datenmenge, die auf einfachste Weise über ein einfaches Elektrokardiogramm (EKG) erfasst, gespeichert und weiterverarbeitet werden kann.

Die Decodierung der – nur scheinbar – verborgenen Informationen liegt in der Ursachenforschung von Anpassungsvorgängen, die die Muster der Herzschlagfolge bedingen. Das Zusammenspiel von Vagus und Sympathikus, die Einwirkung von autonomen Reflexbögen und anderen inneren und äußeren Rhythmen hat immer gute Gründe, dient immer der bestmöglichen Reaktion auf innere und äußere Reize und folgt ausschließlich physiologischen Gesetzmäßigkeiten.

Literatur

Devaux Y. Die Sprache der Organe in der Traditionellen Europäischen Naturheilkunde, der Anthroposophischen und der Traditionellen Chinesischen Medizin. Diplomarbeit an der Schule für angewandte Naturheilkunde Zürich, 2012.

Heimann J, Franke-Gricksch N. Der Puls des Lebens. Die Signale des Herzens verstehen. Stauffen: PACs Verlag 2015.

McCraty R, Shaffer F. Heart rate variability: new perspectives on physiological mechanisms, assessment of self-regulatory capacity, and health risk. Glob Adv Health Med 2015; 4: 46–62.

Okano Y et al. Implication of base heart rate in autonomic nervous function, blood pressure and health related QOL. Clin Exp Hypertens 2005; 27: 169–178.

Schmidt F, Lang F, Heckmann M. Physiologie des Menschen: mit Pathophysiologie (31. Aufl.). Berlin: Springer 2010.

Singh J et al. Reduced heart rate variability and new-onset hypertension. Insights into pathogenesis of hypertension: The Framingham heart study. Hypertension 1998; 32: 293–297.

Torbati P. Wechselbeziehungen zwischen dem psychophysischen Funktionszustand des Organismus und dem Craniosacralen Rhythmus. Masterthesis am Zentrum für Gesundheitsberufe Tirol, 2011.

5 Grundlagen der HRV

„Die Herzfrequenzvariabilität stellt nach Meinung der modernen Kardiologie den wichtigsten Prognoseparameter für Herz- und Immungesundheit dar und gestattet darüber hinaus eine Aussage über die allgemeine Regulationsfähigkeit und Gesundheit des Gesamtorganismus. Menschen, deren Herzfrequenzvariabilität eingeschränkt ist, entwickeln über kurz oder lang statistisch signifikant gravierende Gesundheitsstörungen wie Herzkrankheiten, Depressionen und Neuropathien bis hin zum Krebs. Eine Verbesserung der Variabilität im Herzschlag durch gezielte lebensstilmedizinische Interventionen gestattet es, alle Arten an Medikamenten einschließlich Psychopharmaka einzusparen, weil dadurch die Anpassungsfähigkeit des Gesamtorganismus verbessert wird."

(Österreichisches Ärztemagazin 37/2004)

5.1 Herzratenvariabilität (HRV) – was ist das?

Durch die Wissenschaft der Chronobiologie – (griech. *chronos* = die Zeit) wird deutlich, dass alle Abläufe in der Natur in definierten Zeitabständen erfolgen. Die Chronobiologie erkundet nun, wie diese innere Uhr alle lebenden Organismen steuert. Der Mensch wird als „Zeitphänomen" betrachtet.

Die rhythmischen Veränderungen im Menschen zeigen sich an der Unterschiedlichkeit des Herzschlages. Er wird von der inneren Uhr, der Atmung, von Emotionen und von äußeren Einflüssen gesteuert; d. h., das Herz reagiert unmittelbar auf alles, was der Mensch im Außen erlebt und im Inneren denkt und fühlt. Bei gesunden Menschen reagiert das Herz als High-Tech-Instrument ununterbrochen auf diese äußeren und inneren Signale mit fein abgestimmten Veränderungen (Variationen) der Herzschlagfolge. So steigt die Herzfrequenz bei körperlicher Anstrengung oder Stress und sinkt in Ruhe oder während des Schlafens.

Dieses Phänomen nennt man Herzratenvariabilität, abgekürzt HRV. Die HRV beschreibt also die Fähigkeit des Herzens, den zeitlichen Abstand von einem Herzschlag zum nächsten laufend zu verändern und sich so flexibel ständig wechselnden Herausforderungen anzupassen. Schon Shaffer et al. (2014) postulierten: *„The healthy heart is not a metronome."* Sie meinten damit, dass sich ein gesundes kardiovaskuläres System durch eine hohe HRV auszeichnet. Je flexibler also das autonome Nervensystem eines Individuums ist, desto eher ist es in der Lage, mit angemessener Emotionsregulation auf die Umwelt zu reagieren (Appelhans & Lueken, 2006), und desto höher ist seine erhaltene Adaptionsfähigkeit und damit auch die HRV. Eine reduzierte HRV steht hingegen für ein Ungleichgewicht im autonomen Nervensystem (Birkhofer et al., 2005).

Damit ist die HRV ein Maß für die allgemeine Anpassungsfähigkeit eines Organismus. Die Steuerung geschieht durch das Aktivieren des Sympathikus (im Sinne der Anspannung) und des Parasympathikus (im Sinne der Erholung). Verantwortlich für das Beschleunigen oder Entschleunigen des Herzschlages ist das autonome Nervensystem (Shaffer et al., 2014; McCraty & Shaffer, 2015).

Dabei ist das optimale Maß an Variabilität wichtig: Eine zu hohe HRV kann sich nachteilig auf den Energieverbrauch des Organismus auswirken (Shaffer et al., 2014). Eine zu niedrige HRV ist mit verschiedenen physischen und psychischen pathologischen Krankheiten verbunden (Thayer et al., 2010), wie Angststörungen (Chalmers et al., 2014), affektiven Störungen (McCraty et al., 2011; Yeragani et al., 1998), Herzerkrankungen, Diabetes, Neuropathie und Myokardinfarkten (Thayer et al., 2010), aber auch mit mentalem Stress (Ruediger et al., 2004).

Ein Meister der TCM verglich diese Vitalität mit der Fähigkeit einer jungen, elastischen Weide, sich einem Sturm anzupassen. Je stärker der Wind, desto weiter die Schwingung, bis sich der Sturm legt und der Baum wieder eine Mittelstellung in Ruhe einnehmen kann. Ebenso kann man das Organsystem des Menschen betrachten: flexibel in jungen Jahren, sich langsam verhärtend und die Elastizität verlierend im Alter. Ob man nun die Biegsamkeit oder Beweglichkeit der Gefäße, der Gelenke oder des Geistes betrachtet – das Prinzip ist immer das gleiche.

5.2 Messmethodik der HRV

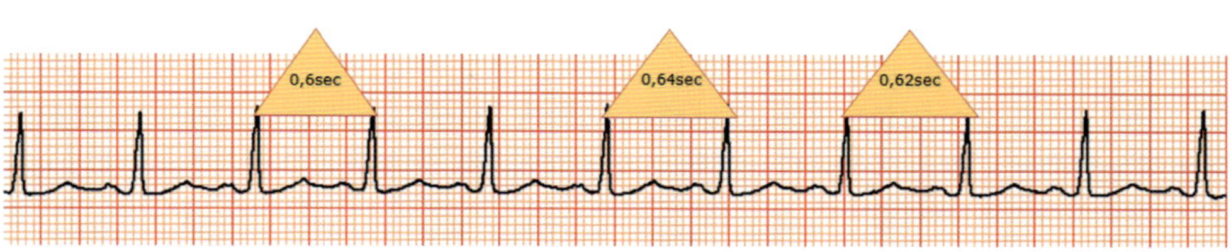

Abb. 1.6 Aufzeichnung der Zeitreihenintervalle (Quelle: Autonom Health®, 2017).

Mit einem Elektrokardiogramm werden die Zeitreihen der RR-Intervalle aufgezeichnet (Gramann & Schandry, 2009). Das RR-Intervall ist die Zeit zwischen zwei R-Zacken, also der Zeitspanne zwischen der elektrischen Erregung (Depolarisation) der Herzkammern. Diese Zeitreihen werden dann hinsichtlich ihrer Stärke, Zeitskala und inneren Muster quantifiziert. Unterschieden wird zwischen einer Kurz- und einer Langzeitanalyse. Die Messung von Kurzzeitintervallen (Zeitbereich mind. 5–15 min) ermöglicht eine zeitlich flexible Beurteilung der HRV mit vergleichbar geringem Aufwand. In der klinischen Anwendung findet überwiegend eine Analyse der Langzeitvariabilität statt. Hierbei erfolgt die Auswertung über ein kontinuierlich aufgezeichnetes 24-Stunden-EKG.

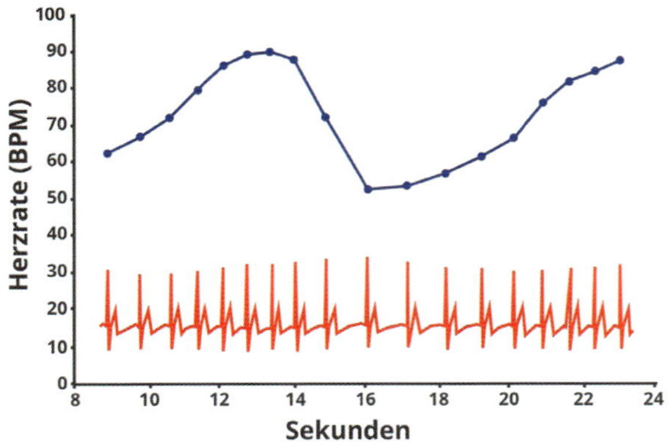

Abb. 1.7 Das EKG wird unten in rot und die Herzrate oben in blau dargestellt. Die Zeit zwischen den einzelnen Herzschlägen zwischen 0 und 13 Sekunden wird immer kürzer und die Herzschläge werden mehr. Nach 13 Sekunden verlangsamt sich der Herzschlag wieder (Quelle: Autonom Health®, 2017).

Die HRV basiert auf der Messung der Folgeabstände zwischen zwei R-Zacken des QRS-Komplexes im Elektrokardiogramm. Genau genommen muss noch einmal zwischen der Beat-to-Beat- und der Peak-to-Peak-Analyse unterschieden werden. Erst eine hochauflösende HRV-Messung mit einer hohen Abtastrate führt zu einer genaueren Abbildung und Erfassung der R-Zackenspitze. Reine Beat-to-Beat-Analysen erfassen gerade höhere Herzfrequenzen kaum und ungenau (Engel, 2010).

5.3 Technische Grundlagen für HRV-Analysen

HRV-Messungen erfordern gewisse technische Voraussetzungen. Um einwandfrei verwertbare und valide analysierbare HRV-Messdaten bereitstellen zu können, müssen bestimmte technische Standards eingehalten werden. Um HRV-Analysen erstellen zu können, sind folgende Abläufe mit Hard- und Softwarekomponenten notwendig:

1. EKG-Ableitung

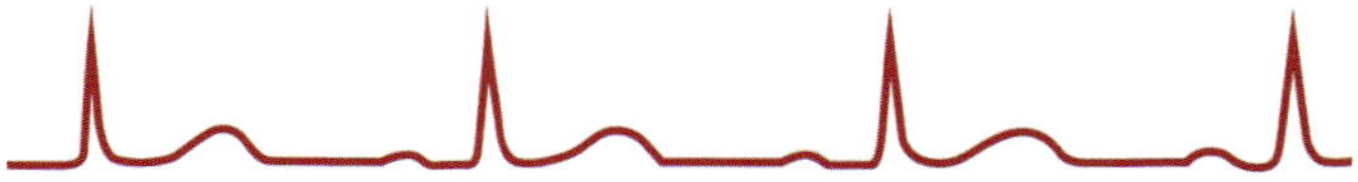

Abb. 1.8 Darstellung einer EKG-Ableitung (Quelle: Autonom Health®, 2017).

Aufzeichnen der elektrischen Erregungsströme des Herzens durch Mehr- oder Einkanal-EKG-Ableitungen.

2. R-Zacken-Detektion

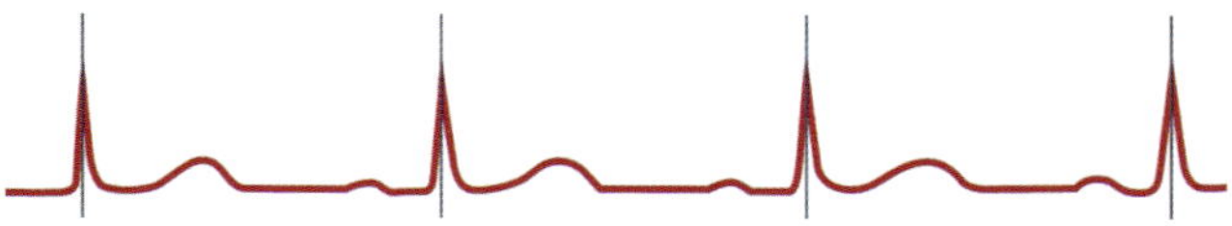

Abb. 1.9 Darstellung einer R-Zacken Detektion (Quelle: Autonom Health®, 2017).

Erfassen der R-Zacken innerhalb des PQRST-Komplexes. R-Zacken entsprechen der Depolarisation der Kammer.

3. RR-Zeitabstands-Bestimmung

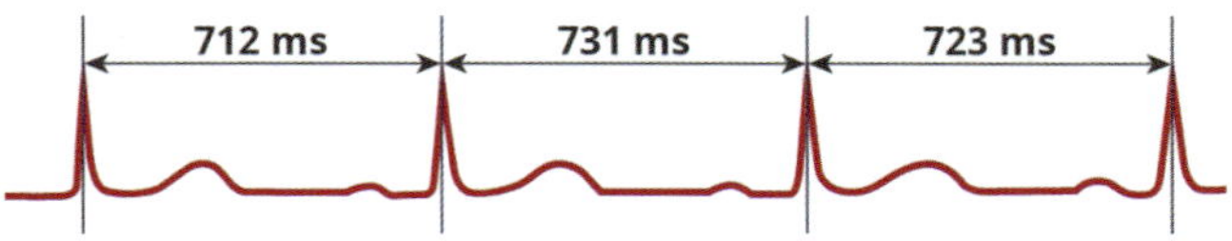

Abb. 1.10 Darstellung einer RR-Zeitabstands-Bestimmung (Quelle: Autonom Health®, 2017).

Berechnen der unterschiedlichen Zeitabstände zwischen den einzelnen R-Zacken.

4. RR-Zeiten-Speicherung in einer Zahlenkolonne (Rohdaten)

819
829
849
841
861
921
855
892
920

Abb. 1.11 Rohdaten aus einem EKG (Quelle: Autonom Health®, 2017).

Entstehen des Rohdatenmaterials, einer Zahlenkolonne von rund 100.000 Werten in 24 Stunden.

5. Artefaktkorrekturen durch intelligente Filtersysteme

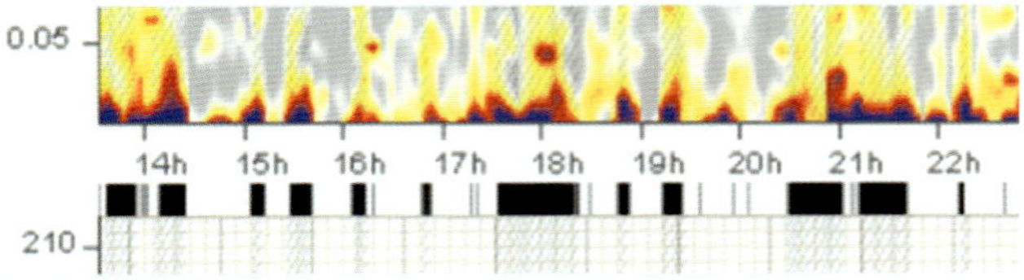

Abb. 1.12 Artefaktkorrektur durch intelligente Filtersysteme (Quelle: Autonom Health®, 2016).

Herausfiltern von Extrasystolen und Artefakten durch intelligente Systeme. Sie beeinflussen die Daten der Analyse nicht. Der Prozentanteil der gefilterten Herzschläge wird berechnet und angegeben.

6. RR-Rohdaten-Weiterverarbeitung in zeitkonsistente Zahlenreihen

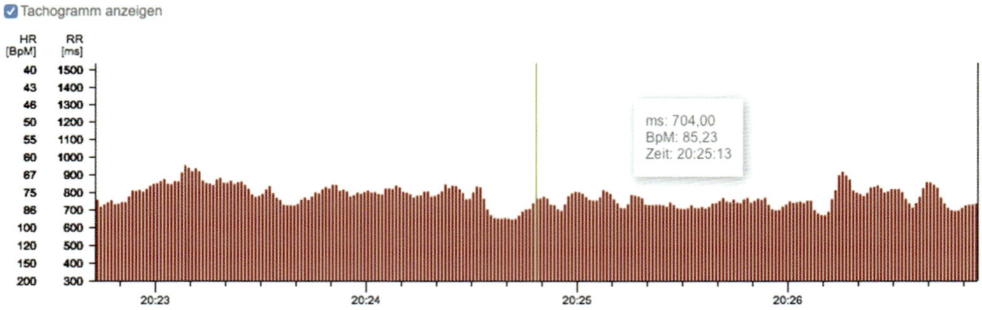

Abb. 1.13 Beispiel eines Tachogramms aus der HRVmed (Quelle: Autonom Health®, 2016).

Um weitere HRV-Analysen, vor allem im Frequenzbereich, exakt berechnen zu können, müssen die RR-Rohdaten dergestalt extrapoliert werden, dass sie regelmäßigen Ein-Sekunden-Abständen entsprechen.

7. HRV-Analyse im Zeit-, Frequenz- und Phasenbereich

$$\mathrm{RMSSD} = \sqrt{\frac{\sum_{i=1}^{n-1}(NN_i - NN_{i+1})^2}{n-1}}$$

Phasen-bereich	SD1	SDQ, SDw, stdb	[ms]	Die Standardabweichung der Punktabstände zum Querdurchmesser quantifiziert die spontane (kurzzeitige) Variabilität.
	SD2	SDL, SD-längs, stda	[ms]	Die Standardabweichung der Punktabstände zum Längsdurchmesser beschreibt langfristige HRV-Änderungen.

Abb. 1.14 Beispiel zur Berechnung und Darstellung in der Fachliteratur ausgewiesener HRV-Parameter (Quelle: Autonom Health®, 2017).

In der Fachliteratur ausgewiesene Parameter und Grafiken zur HRV werden berechnet und dargestellt.

8. HRV-Datenanalyse und Darstellung der Messergebnisse

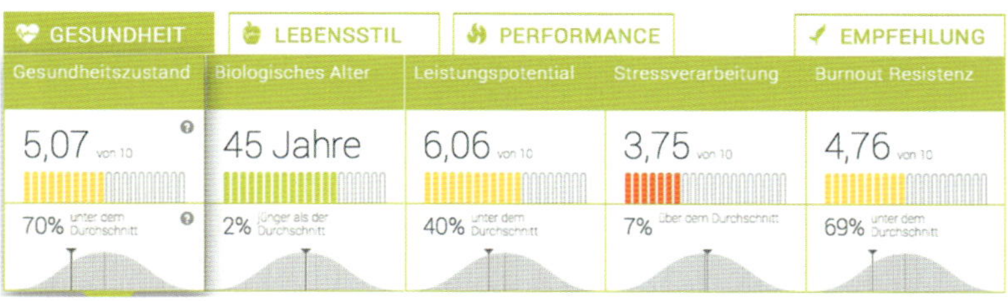

Abb. 1.15 Beispielhafter Ergebnisbericht „My Autonom Health" (Quelle: Autonom Health®, 2016).

Auf physiologischen Gesetzmäßigkeiten beruhende Algorithmen ermöglichen Aussagen zu verschiedenen Gesundheits- und Lebensstilmerkmalen.

5.3.1 Eingangssignale zur Ableitung des EKG

Das Elektrokardiogramm, kurz EKG, eine Kombination aus den beiden altgriechischen Wörtern *kardía* (Herz) und *grámma* (Geschriebenes), wird in der Fachliteratur am häufigsten als die Aufzeichnung der elektrischen Aktivitäten aller Herzmuskelfasern beschrieben. Eine solche Dokumentation ist durchführbar, weil jeder Kontraktion des Herzmuskels eine elektrische Erregung vorausgeht. Ausgelöst wird sie normalerweise vom Sinusknoten. Sie läuft über ein elektrisches Leitungssystem aus spezialisierten Herzmuskelzellen weiter zu den übrigen Herzmuskelzellen. Die elektrischen Spannungsänderungen am Herzen lassen sich an der Körperoberfläche messen und im Zeitverlauf aufzeichnen. Dadurch ergibt sich ein immer wiederkehrendes Bild der elektrischen Herzaktion, der PQRST-Komplex (Abb. 1.16).

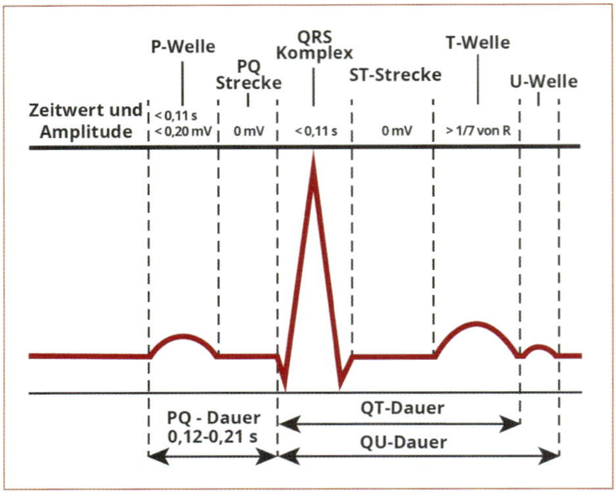

Abb. 1.16 Darstellung einer EKG-Ableitung im PQRST-Komplex (Quelle: Autonom Health®, 2017).

Ein EKG misst die der Erregungswelle des Herzmuskels zugehörigen Aktionsströme nicht direkt. Es lassen sich lediglich Projektionen dieser Ströme an der Hautoberfläche messen. Will man die Aktionsströme aus verschiedenen Blickwinkeln betrachten, sollte man unterschiedliche Ableitungsachsen auswählen. Ströme können zudem nur dann voll erfasst werden, wenn sie sich parallel zu den Ableitungsachsen ausbreiten (Wittling & Wittling, 2012).

5.3.1.1 EKG-Ableitverfahren im Überblick

Hiller gliedert die EKG-Ableitsysteme in nichtinvasive und invasive Verfahren. Zu den wichtigsten nichtinvasiven Ableitsystemen, bei denen die Ableitelektroden an der Körperoberfläche angebracht werden, rechnet er:

- Standardableitung nach Einthoven
- unipolare Extremitätenableitung nach Goldberger
- unipolare Brustwandableitungen nach Wilson
- orthogonale Ableitung nach Frank
- räumliches hochauflösendes Thorax-EKG (Body Surface Mapping)

Daneben führt er eine Reihe invasiver EKG-Ableitungen an. Sie heben die elektrische Aktivität gewisser Herzbezirke deutlich hervor. Allerdings sind für die HRV invasive Ableitungsverfahren keineswegs erforderlich (Hiller, 2005) und nicht in der Alltagspraxis anwendbar.

Pionierarbeit im Bereich der nichtinvasiven Ableitsysteme hat der niederländische Arzt Willem Einthoven (1860–1927) mit seiner Standardableitung geleistet. Als Erster beschäftigte er sich systematisch mit dem Aufzeichnen und der Interpretation dieser Aktionsströme. Er bezeichnete dieses Dokumentieren als Elektrokardiogramm (EKG) und die Messpositionen als Ableitungspunkte oder Ableitpositionen. Die Einthoven-Ableitung wird zwischen den Armen und Beinen gemessen, wobei das rechte Bein als Bezugspotenzial dient. Das sogenannte Einthoven-Dreieck wird hypothetisch durch die drei Elektrodenpositionen gebildet. In seiner Mitte stellt man sich das Herz als elektrischen Dipol vor (Abb.1.17). Das ermöglicht das Messen der von verschiedenen Herzmuskelbereichen ausgesandten elektrischen Potenzialdifferenzen (Wittling & Wittling, 2012).

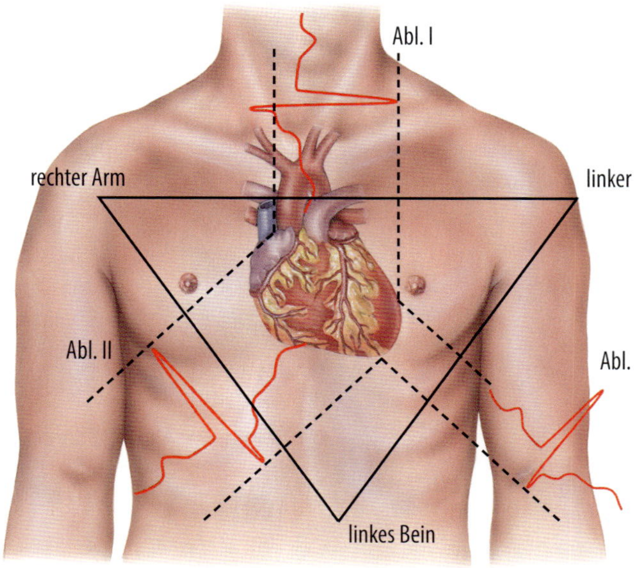

Abb. 1.17 Darstellung der bipolaren Signalableitung nach Einthoven (© MedicalArtInc, iStock + kolibra, Adobe Stock).

Die EKG-Ableitung an den Extremitäten reagiert sehr leicht auf herzfremde Muskelpotenziale, wie z. B. auf Bewegung. Deswegen eignet sie sich nur bedingt für die HRV-Analyse und wegen der Verkabelungsart überhaupt nicht für Messungen während einer Bewegung oder für Langzeitmessungen. Ebenso wenig geeignet für die HRV-Anwendung sind die EKG-Ableitung nach Goldberger (unipolare Extremitätenableitung) und die sechs unipolaren Brustwandableitungen V1–V6 nach Wilson aufgrund der Ableitungen an Armen und Beinen (Hiller, 2005).

Die bipolare Brustwandableitung nach dem deutschen Kardiologen Wolfgang Nehb erweist sich als aufgrund der deutlich höheren EKG-Potenzialspannungen weit weniger störanfällig gegen Bewegungsartefakte (Wittling & Wittling, 2012). Bei den Nehb-Ableitungen handelt es sich um bipolare Thoraxableitungen zur Ergänzung der Standard-Extremitätenableitung. Diese EKG-Ableitungsart ist durch die Verlagerung des Einthoven-Dreiecks in die Herznähe und die Übertragung auf die Brustwand entstanden. Sie bildet ein kleines Herzdreieck mit den Eckpunkten. Somit hat sich die Nehb-Ableitung als eine für die HRV geeignete Standardableitungsform bewährt (Abb. 1.18).

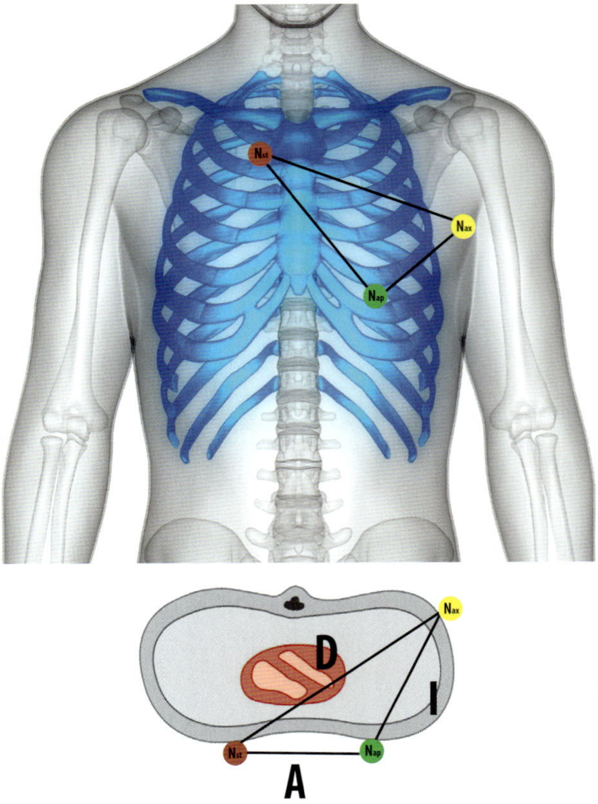

Abb. 1.18 Darstellung der Nehb-Ableitung (© magicmine, iStock).

5.3.1.2 Einkanal-EKG

Zwar liefern Einkanal-EKG-Ableitungen keine verlässliche Eignung für medizinische Befunde über die Pathologie des Herzens, trotzdem genügen sie den HRV-Anforderungen. Denn, wie in Abbildung 1.19 ersichtlich, beschäftigt man sich bei der HRV-Analyse im Wesentlichen mit den Positionen der R-Zacken. Da bei der HRV-Analyse vor allem die feinen Variationen des Herzschlags im Vordergrund stehen, ist es bei keiner anderen Form der EKG-Analyse so wichtig, kontinuierlich hochwertige Messdaten als Analysegrundlage zur Verfügung zu haben. Unabdingbare Basis für eine saubere Signalübertragung ist eine nicht unterbrochene EKG-Messung. Sie kann nur mit hochwertigen Klebeelektroden und ausreichend hoher Frequenz erreicht werden (Wittling & Wittling, 2012).

Im HRV-Bereich schafft die Ableitung weiterer Kanäle nichts weiter als Redundanz. Sie ist nur dann vorteilhaft, wenn Signale einer Ableitungsebene durch Muskel- oder Bewegungsartefakte massiv gestört sind. Denn für eine verlässliche HRV-Diagnostik, und hier besonders für HRV-Langzeitmessungen, ist das Aufzeichnen der gesamten Morphologie des QRS-Komplexes eines EKGs nicht erforderlich, im Gegensatz zum möglichst genauen Erfassen der R-Zacken (Wittling & Wittling, 2012).

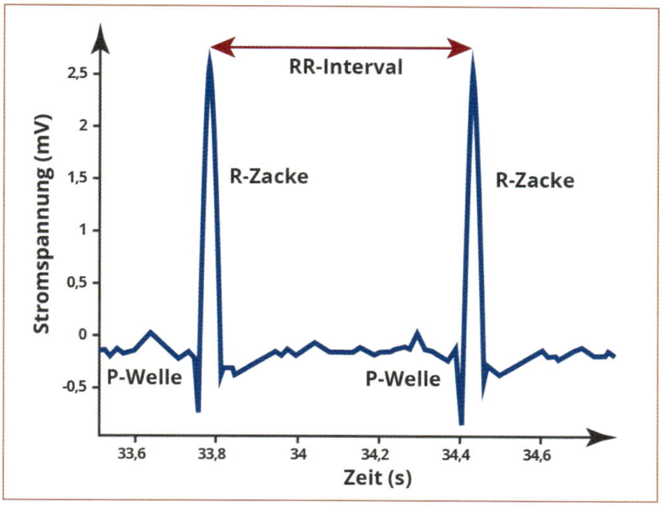

Abb. 1.19 Darstellung der RR-Zeitintervalle (Quelle: Autonom Health®, 2017).

Das ist über Einkanal-EKGs ganz einfach durchführbar. Es genügt das Anlegen von Elektroden an lediglich zwei Ableitungspunkten am Brustkorb. Dabei ist eine Positionierung parallel zur Erregungswelle der Herzkammern entscheidend, um die Aktionsströme des Herzmuskels an der Hautoberfläche zu messen (Wittling & Wittling, 2012). Da sich das Herz in der Regel in der linken Hälfte des Brustkorbs ausdehnt, und zwar schräg vom Oberrand des Brustbeins bis zur linken Brustwarze, wird eine Elektrode am oder unterhalb des rechten Schlüsselbeins angelegt. Die zweite wird etwas unterhalb oder außerhalb der linken Brustwarze positioniert.

5.3.2 Elektroden

Voraussetzung für das Messen von Potenzialen an der Körperoberfläche ist eine Koppelung zwischen dem menschlichen Körper und der Messelektronik (Wittling & Wittling, 2012). Dazu sollte man mit leitfähigem Gel beschichtete Elektroden nutzen. In der Praxis haben sich Gel-Klebeelektroden mit dezentraler Konnektierung sehr bewährt. Bei dieser Art von EKG-Elektroden sind das Gel-Depot und der Elektrodenanschluss versetzt zueinander angeordnet. Das verhindert das Abheben der Elektrode von der Haut, falls am Kabel gezogen wird. Ein weiterer wesentlicher Vorteil ist, dass im Aufdrücken des Druckknopfes auf den Elektrodenanschluss kein Gel aus dem Depot in die umliegende Klebefläche gepresst werden kann. Abbildung 1.20 zeigt EKG-Elektroden mit dezentraler Konnektierung. Sie liefern stabile EKG-Signale für die HRV-Langzeitanalyse.

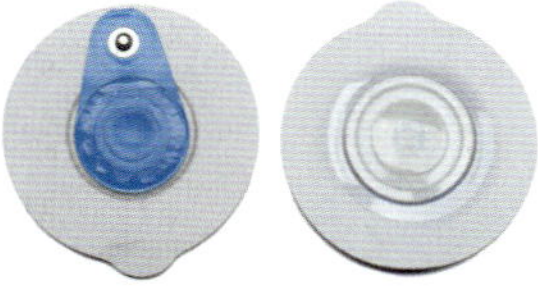

Abb. 1.20 Beispielhafte Gel-Klebeelektroden (Quelle: Autonom Health®, 2017).

5.3.3 Abtastrate bei HRV-Geräten

Man spricht von Abtastrate bzw. Messfrequenz (engl. *sampling*), wenn man in längeren zeitgleichen Abständen Messproben von einem Nutzsignal nimmt (Wittling & Wittling, 2012). Sie wird in der Einheit Hertz (1 Hz = 1 Ereignis pro Sekunde) angegeben. Damit wird ausgedrückt, mit wie vielen Messwerten bzw. Messpunkten pro Sekunde ein aufgezeichnetes Messsignal in einem dafür geeigneten Messgerät, etwa einem HRV-Rekorder, gespeichert wird. Die Abtastrate oder -frequenz bestimmt die zeitliche Auflösung dieser digitalen Signale.

1996 hat die American Heart Association für das Langzeit-EKG eine minimale Abtastrate von 250 Hz und eine Abtastfrequenz von 500 Hz für das Ruhe-EKG empfohlen (Task Force, 1996). Basierend auf theoretischen und praktischen Versuchen, empfehlen auch die Task Force der Europäischen und Amerikanischen Gesellschaften für Kardiologie sowie weitere Arbeitsgruppen das Anwenden einer Abtastrate von mindestens 250 Hz für das EKG bei HRV-Analysen. In der Fachliteratur begegnet man nicht selten einer Empfehlung von 1.000 Hz (u. a. Sammito et al., 2014).

Entsprechend dem sogenannten Nyquist-Shannonschen Theorem sollte man die Abtastfrequenz so wählen, dass sie mindestens das Doppelte der maximalen im Signal vorkommenden Frequenz beträgt. Damit verhindert man einen Informationsverlust (Stearns, 1999). Das heißt, die höchste im Spektrum dargestellte Frequenz hängt von der Abtastrate der RR-Intervallreihe ab. Um eine Frequenz von 1 Hz im Spektrum darzustellen, muss die Zeitreihe mit mindestens 2 Hz abgetastet werden (Penzel et al., 1997).

Misst man alle 1–2 Millisekunden, gehen weder Informationen verloren, noch kann etwas übersehen werden. Dadurch ist das punktgenaue Erfassen der R-Zacken gewährleistet. Selbst „Ausreißer" werden aufgezeichnet. Daher spielen mehrfach-komplexe Filtersysteme einer Analysesoftware eine wesentliche Rolle für die Aufzeichnung sauberer Daten.

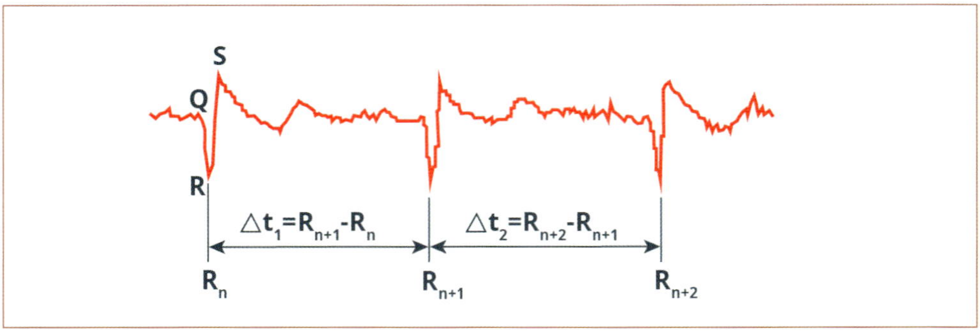

Abb. 1.21 Darstellung des QRS-Komplexes mit Referenzmarken für die Frequenzbestimmung (Quelle: Autonom Health®, 2017).

Beim Erfassen der HRV ist es nicht nur ausschlaggebend, mit welcher Software die Eingangssignale analysiert werden. Entscheidend ist auch, wie das Aufzeichnen der Signale erfolgt.

Zur HRV-Berechnung werden aus dem EKG die Schlag-zu-Schlag-Intervalle des Herzens extrahiert (Malberg & Wessel, 2006). Die entstehenden Tachogramme kann man mit verschiedenen linearen und nichtlinearen Methoden analysieren. Abweichungen vom dynamischen Normverhalten lassen direkte Rückschlüsse auf den Zustand sowohl der kardiovaskulären Regulation zu als auch – quasi über das Messinstrument Herz – der vegetativen Funktionalität des Individuums.

Die Rolle der Abtastfrequenz wird im Zusammenhang mit der Signalaufzeichnung für HRV-Analysen oft diskutiert. Untersuchungen wiesen nach, dass bei der Analyse von RR-Intervallen mit statistischen Spektralanalysemethoden die Problematik der Abtastfrequenz des EKG-Signals als sekundär einzustufen ist. Voraussetzung ist, dass die dafür entscheidende mathematisch korrekte Analysemethodik eingesetzt wird. Damit bleiben hohe Abtastfrequenzen nur für Signalanalysen erforderlich (Rüdiger et al., 2006).

5.3.3.1 Was ist die richtige Abtastrate?

Eine hohe Abtastrate wird durch EKG-Geräte, spezielle HRV-Sensoren und einige Brustgurte ermöglicht. Der Verlauf des Herzschlags kann völlig transparent aufgezeichnet werden. Die meisten Brustgurte messen die Herzrate jedoch in zu großen Abständen. Das bringt unweigerlich Ungenauigkeiten mit sich. Falsche Werte aufgrund von Störungen können nicht unterschieden werden. Messungen mit Ohrclip oder Smartphone-Kamera nutzen die Lichtdurchlässigkeit der Haut. Sie erfassen die Schwankungen des durchfließenden Blutes, die sogenannte Pulswelle. Folglich mischt sich die Regulation der Gefäßstrecke in die Ergebnisse ein.

In der Praxis hat sich als brauchbarer Kompromiss zwischen der Abtast-Genauigkeit und der aufzuzeichnenden Datenmenge eine Abtastfrequenz von 1.000 Hz erwiesen (Sammito et al., 2014). Höhere Abtastfrequenzen von beispielsweise 4.000 Hz bringen kein valideres HRV-Analyseergebnis. Es vervielfacht sich dadurch lediglich die zu verarbeitende Datenmenge. Das ist besonders für Langzeit- und Onlineanalysen nachteilig, die die Daten über das Internet verschicken. Problematisch sind langsamere Abtastfrequenzen im Bereich von 128 Hz. Völlig inakzeptabel sind noch langsamere Abtastfrequenzen von bis zu 40 Hz (Wittling & Wittling, 2012).

5.3.3.2 Risiken einer zu niedrigen Abtastrate

Messfehler sind eine der häufigsten Ursachen für auftretende Probleme beim Verwenden zu niedriger Abtastraten. Sie entstehen durch das sogenannte Phasenrauschen. Beim Auswerten einer aufgezeichneten Messung werden die verschiedenen Messwerte mit einer Linie verbunden, um ein EKG-Bild zu erstellen. Ist kein Messwert genau am Umbruch einer EKG-Linie vorhanden, wird der fehlende Spitzenwert näherungsweise berechnet. Verfügt ein EKG-Rekorder über eine geringe Abtastrate von beispielsweise 128 Hz, ergibt sich eine wesentlich höhere Fehlerquote beim Berechnen des Spitzenwertes (R-Zacke) als bei einer Abtastrate von angenommen 1.000 Hz. Vor allem dann, wenn die Herzfrequenz, zum Beispiel durch Sport, ansteigt, wird bei einer niedrigen Messfrequenz die Abweichung vom wirklichen zu einem berechneten Spitzenwert immer größer. Der Grund ist, dass immer weniger Information in der gleichen Anzahl von Messwerten steckt und die Spitzen und Umbrüche einer EKG-Linie immer häufiger theoretisch errechnet werden müssen. Damit vergrößert sich die Abweichung von der Realität immer mehr (Wittling & Wittling, 2012).

Eine höhere Abtastrate und eine echte Peak-to-Peak-Analyse bedeuten also hohe Genauigkeit und einen entsprechend hohen Realitätsbezug der gemessenen bzw. berechneten HRV. Deshalb sollte man für die HRV-Messung spezielle EKG-Monitore mit einer höheren Abtastrate verwenden. Optimal sind 1.000 Hz. Durch diese hohe Abtastrate lassen sich die Schwankungen der RR-Intervalle auf 1 ms genau messen.

Zu niedrige Abtastraten treffen meist nicht den genauen R-Peak. Das führt zu Abweichungen der Messwerte. Man bezeichnet diese abweichenden Fehler als Alias-Effekte oder Aliasing. Die Bezeichnung Alias kommt daher, dass sich höhere Frequenzen als niedrigere Frequenzen ausgeben. Abbildung 1.22 zeigt ein rekonstruiertes Signal (rote Linie), das dem Alias-Effekt unterliegt, weil das Originalsignal (grüne Linie) zu langsam abgetastet wurde. Folglich setzt die Wahl der richtigen Abtastfrequenz intensive Kenntnisse über die im abzutastenden Signal maximal vorkommenden Frequenzen voraus, damit man mindestens mit der doppelten Frequenz abtasten kann (Wittling & Wittling, 2012).

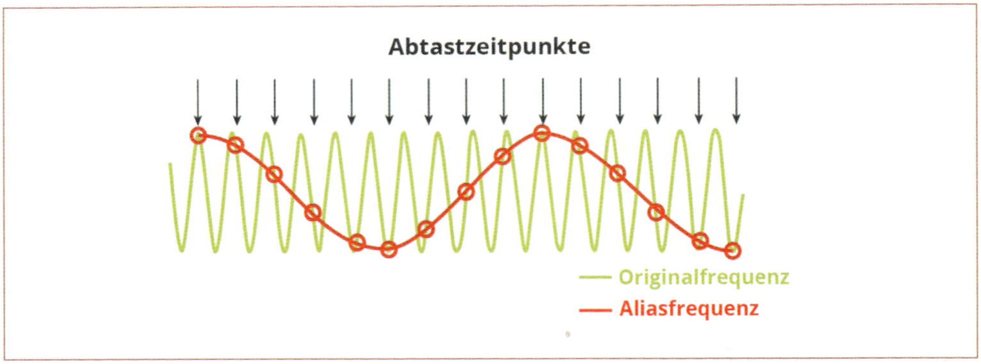

Abb. 1.22 Alias-Effekt durch Abtasten mit einer zu niedrigen Frequenz (Quelle: Autonom Health®, 2017).

Ein weiterer wesentlicher Aspekt für die genaue Aufnahme der RR-Intervalle ist der Unterschied zwischen der Beat-to-Beat- und der Peak-to-Peak-Methode. Aufgrund der ständig steigenden Popularität der HRV-Analyse entwickelte man neben dem EKG weitere technische Monitore zum Erfassen der HRV. Viele dieser Geräte verwenden die sogenannte Beat-to-Beat-Methode. Sie erfasst das Signal über die Breite der P- bis zur T-Welle und setzt einen randomisierten Messpunkt in das Signal. Diese Methode führt, genau wie eine zu geringe Abtastrate, zu Abweichungen des tatsächlichen RR-Intervalls. Die Variabilität von hohen Herzfrequenzen lässt sich mit der Beat-to-Beat-Methode kaum bis gar nicht messen. Um die HRV möglichst genau zu messen, sollte man die Peak-to-Peak-Methode wählen, denn sie misst den Abstand der Herzschläge über die präzise R-Zacken-Detektion (Engel, 2010).

Abbildung 1.23 veranschaulicht das: Gegenübergestellt wird das Abtasten zweier EKG-Monitore, eines mit 128 Hz (links) und eines mit 1.000 Hz (rechts). Man sieht genau, dass der R-Peak bei 128 Hz nicht exakt erfasst wird. Bei hohen Herzfrequenzen werden die Abweichungen noch größer bzw. es werden nicht mehr alle RR-Intervalle erfasst. Fazit: Um die RR-Intervalle genau zu messen, ist die richtige Abtastrate ausschlaggebend.

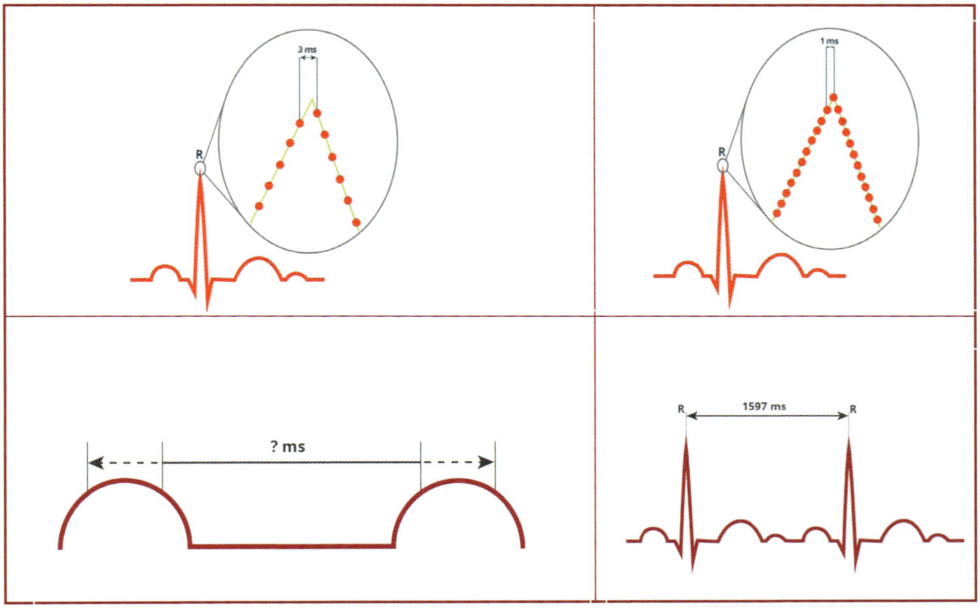

Abb. 1.23 Signalerfassung mit 128 Hz (links) und 1 kHz (rechts) und die Gegenüberstellung einer Beat-to-Beat- zu einer Peak-to-Peak-Analyse (Quelle: Autonom Health®, 2017).

Schlussfolgernd kann festgehalten werden: Um exakte HRV-Diagnosen stellen zu können, sollte man mit großer Sorgfalt vorgehen. Dazu ist es zwingend notwendig, hochwertige, genaue EKG-Rekorder zu nutzen und keine einfachen Pulsmessgeräte. Um die Abstände mit hoher zeitlicher Genauigkeit bestimmen zu können und um eine saubere Peak-to-Peak-Aufzeichnung zu gewährleisten, ist eine Abtastrate von 1.000 Hz optimal.

5.3.3.3 Nachteile einer zu hohen Abtastrate

Wählt man eine zu hohe Abtastrate, entstehen zum einen mehr und vor allem unnötige Daten, die analysiert und gespeichert werden müssen. Zum anderen treten auch mehr Überlagerungen von äußerem

Rauschen und Signalstörungen auf (Malberg & Wessel, 2006). Der erste Nachteil lässt sich jedoch gegenüber einer möglichen Fehldiagnostik mit geeigneten technischen Maßnahmen ausgleichen, etwa mit leistungsfähiger Vorverarbeitung sowie mit Rechen- und Speichertechnik. Durch elektromagnetische Abschirmung und teilweise auch schon durch nur geringe Änderungen der Geräte-Anordnung ergeben sich auch keine Signalstörungen. Zu ihrer Detektion und Eliminierung hat sich außerdem eine ganze Reihe von Verfahren etabliert, wie beispielsweise verschiedene digitale Filter.

Mittlerweile ist das EKG-Aufzeichnen mit Abtastfrequenzen von 40 bzw. 100 Hz zur HRV-Analyse unzeitgemäß. Bei einer so niedrigen Abtastrate verlieren sich wesentliche Signalanteile.

Das Problematische daran ist, dass all dies möglicherweise zu falschen diagnostischen Interpretationen führt. Um die Anzahl der Fehlanalysen zu verringern, fordern HRV-Experten deshalb ausdrücklich, sich gründlich mit der Abtastfrequenz als gerätetechnischem Parameter auseinanderzusetzen (Malberg & Wessel, 2006).

5.3.3.4 Die Relevanz der Abtastrate im Sport und bei hoher Pulsbelastung

Besonders in den höheren Pulsbereichen ist eine entsprechende Abtastrate ausschlaggebend. Hier gilt es, Unschärfen in der Messgenauigkeit auszuschließen. Diese Anforderungen erfüllen Geräte mit einer Abtastrate von 1.000 Hz. Misst man Personen beim Sport, kann eine Abtastrate von z. B. 128 Hz die Qualität der Messung mindern. Erwiesenermaßen geht nämlich die Gesamtvariabilität mit der körperlichen Belastung und der damit einhergehenden steigenden Herzfrequenz extrem zurück. Dementsprechend werden bei geringer Abtastrate immer weniger Informationen in der gleichen Anzahl von Messwerten verarbeitet. Folglich müssen die Spitzen und Umbrüche einer EKG-Linie immer häufiger theoretisch berechnet werden. Die Abweichungen vergrößern sich dadurch vom wirklichen zu einem berechneten Spitzenwert immer mehr. Als Ergebnis entspricht die erhobene HRV nicht mehr der Realität. Anders formuliert: Mit einer hohen Abtastrate und einer echten Peak-to-Peak-Analyse erzielt man hohe Genauigkeit und entsprechend hohen Realitätsbezug der gemessenen bzw. berechneten HRV. Doch auch hier gilt es zu beachten, dass einer hohen Abtastrate logischerweise mathematische Grenzen gesetzt sind. Die Merkformel „je höher die Abtastrate, desto präziser die Datenaufzeichnung" schließt eine zu hohe Abtastrate nicht mehr ein.

Beispielrechnung:

Ein Sportler misst mit einem HRV-Gerät mit einer Abtastrate von 1.024 Hz und einer Messungenauigkeit von 1–2 sec bei 24-Stunden-Messdauer.

Bei einer Trainingspulsrate von 190 BpM folgen die Pulsschläge mit einem Abstand von T = 0,316 sec aufeinander. Durch die Abtastrate von fs = 1.024 Hz können Abweichungen von +/- 0,0005 sec auftreten. Der Bereich für die Periodendauer ist also tmin = 315,5 ms bis tmax = 316,5 ms und liegt damit unter 2 Promille. Das würde bei einer Pulsrate von 190 BpM bedeuten, dass zwischen 189,7 und 190,3 BpM gemessen werden. Das ist eine Abweichung von +/- 0,16 % und damit nicht relevant für das Training. Bei niedrigeren Pulsraten wird die Abweichung prozentuell noch geringer.

Der Sportler, der im Pulsbereich von 190 BpM trainiert, hat mit einer Abtastrate von 1 kHz eine maximale Varianz zwischen RR 315,790 msec und RR 315,799 msec. Das ist nicht relevant. Wirklich wichtig ist die Exklusion unphysiologischer Daten, was ein ausgereiftes Filtersystem UND die Verifizierung der Daten durch ein exaktes Tachogramm erfordert.

5.3.4 HRV-Sensoren

Bis hierher wurde dargestellt, wie extrem wichtig qualitativ hochwertige EKG-Signale bei der HRV-Analyse sind. Denn jeder einzelne Verarbeitungsschritt von der Signalgewinnung bis zur Interpretation muss transparent und nachvollziehbar sein.

Man kann zum Erfassen der Abstände zwischen zwei normalen Herzaktionen zwischen verschiedenen Messsystemen wählen (Sammito et al., 2014):

- Stationäre EKG-Geräte sind zweckmäßig für Laboruntersuchungen bzw. im intensivmedizinischen Bereich.
- Mobile Messsysteme eignen sich für Felduntersuchungen und im Berufsalltag.

Zu den mobilen Messsystemen gehören 24-Stunden-EKG-Geräte und Brustgurtsysteme mit direkter Speicherung bzw. Speicherung auf einem externen Datenmodul, etwa in einer separaten Pulsuhr.

Hier die Vor- und Nachteile der verschiedenen Messsysteme:

	EKG	nicht invasiv	visuelle Überprüfbarkeit der RR-Zacken-Detektierung	tragbare Geräte, für Alltagsmessungen geeignet	Medizinprodukt	HRV-relevante Abtastrate
Stationäres 24h-EKG	✔	✔	✔		✔	✔
Mobiles 24h-EKG	✔	✔		✔	✔	✔
Brustgurtsysteme mit Speicherung in separater Pulsuhr		✔		✔		(✔) bedingt
Brustgurtsysteme mit direkter Speicherung im Brustgurt		✔		✔		(✔) bedingt

Abb. 1.24 Vor- und Nachteile verschiedener Messsysteme (Quelle: Autonom Health®, 2016).

Optische Aufnehmer eignen sich nicht zur Datengewinnung, weil sie nicht die Zeitabstände zwischen den R-Zacken messen (Wittling & Wittling, 2012). Sie bestimmen aus der Pulswelle bzw. deren erster Ableitung in einem unscharfen Bereich zwischen S-Welle und T-Welle den Zeitpunkt der Herzkontraktion. Als Folge lässt sich ähnlich wie beim Abtasten mit zu niedriger Frequenz mit dieser Methode die Position der R-Zacke nicht korrekt ermitteln. Die damit gemessenen RR-Zeiten sind unpräzise. Insbesondere bei höheren Herzfrequenzen und der damit einhergehenden Verkürzung der RR-Abstände stoßen diese Systeme irgendwann an ihre Grenzen.

5.3.5 Artefaktbereinigung: die Rolle der Filtersysteme in der HRV

Um die unterschiedlichen HRV-Parameter sauber berechnen und eine valide Aussage daraus ableiten zu können, müssen im Vorfeld die RR-Intervalle sorgfältig berechnet werden. Erst dann können sie unter anderem der Spektralanalyse zugeführt werden. Die zeitlichen Abstände zwischen den aufeinanderfolgenden Herzschlägen, d. h. die RR-Zeiten als Rohdaten in einer Zahlenkolonne, dienen als Ausgangsdaten für alle nachfolgenden Berechnungen. Achtung: Die Folge von RR-Zeiten kann artefaktbehaftet sein. Das hat organische oder technische Gründe. Aber das ist kein Problem. Ein geschultes Auge erkennt die Artefakte an der EKG-Kurve oder nach der QRS-Detektion in der Folge der RR-Intervalle bzw. im Scatterplot (Poincaré-Plot) als „Ausreißer".

Entscheidender Grund für die Korrektur von Artefakten durch ein intelligentes Filtersystem ist das Vermeiden von falsch-positiven HRV-Ergebnissen durch nicht interpretierbare Variabilität, wie sie etwa bei Personen mit Arrhythmien auftritt. Aufwändige Korrekturalgorithmen sortieren solche Artefakte automatisch heraus und ersetzen sie durch berechnete RR-Intervalle. Allerdings gibt es dabei eine Bedingung: Die RR-Intervalle dürfen vorher nicht geschnitten, gemittelt oder interpoliert werden.

Beim Korrigieren von RR-Intervallen muss sorgfältig darauf geachtet werden, dass artefaktbelastete Bereiche nicht einfach herausgeschnitten werden. Denn dabei würde nicht nur die Gesamtzeit der Aufzeichnung verkürzt, sondern auch die Phasenlage des Signals verletzt.

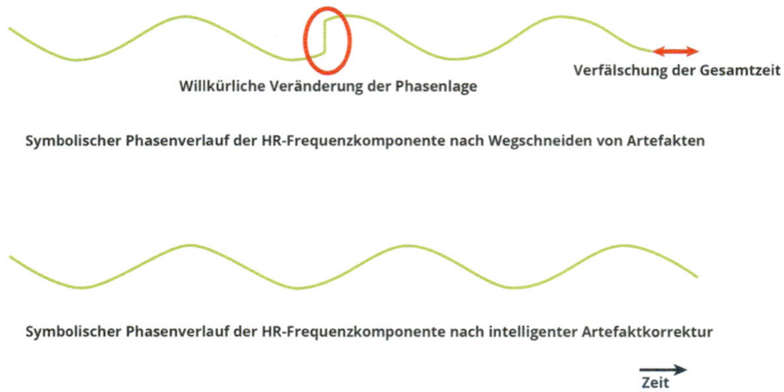

Abb. 1.25 Inadäquate Artefaktkorrektur (Quelle: Autonom Health®, 2017).

Technisch ausgereifte Filtersysteme filtern auch Extrasystolen heraus. Deshalb spricht man in der HRV nicht von RR-, sondern von NN-Intervallen, den Abständen von Normal- zu Normalschlag.

Angegeben werden soll der Prozentanteil gefilterter Herzschläge einer Messung. Genauso muss der jeweilige von der Messung ausgeschlossene Bereich in den Grafiken (Pulskurve, Spektrogramm) klar ersichtlich sein. Qualitativ hochwertige Langzeitmessungen weisen überwiegend gefilterte Anteile von nur wenigen Prozentpunkten auf (Sammito & Böckelmann, 2014). In diesen Fällen sind sie uneingeschränkt beurteilbar.

5.4 Pulsniveau und Pulsverlauf

Der am einfachsten verstehbare Parameter der Herzschlagfolge ist der Puls, von lat. *pulsus* = Schlag, Stoß. Als Puls bezeichnet man die durch die Kontraktion des Herzens bewirkte wellenförmige Bewegung des Blutes durch die Blutgefäße. Gemessen wird der Puls durch Tasten der Pulswelle, indem man eine oberflächlich gelegene Arterie gegen einen Knochen oder Muskel drückt und die Anzahl der Pulswellen während 60 Sekunden erfasst.

Das Erfassen der elektrisch vermittelten, die Kontraktion des Herzens bewirkenden Stimulation des Herzmuskels erlaubt eine besonders exakte Bestimmung der tatsächlichen Herzschlagfolge. Mit anderen Worten, die tatsächliche Herzfrequenz kann mittels EKG sehr genau gemessen werden.

Das Messen der Zeitspanne von einem Herzschlag zum nächsten ermöglicht es, nicht allein die Anzahl der Schläge pro Minute – also die Frequenz – zu messen, sondern die exakte Herzrate, quasi den „exakten Puls" von Schlag zu Schlag anstatt eines einzigen Mittelwertes über einen längeren Zeitraum.

Ein millisekundengenaues Erfassen der Zeit, die von einer elektrischen Erregung der Herzkammern bis zur nächsten verstreicht, erlaubt es, mittels einer einfachen Berechnung die exakte Herzrate, also den aktuellen Pulswert zu bestimmen.

Als Herzrate oder Herzfrequenz wird die Anzahl der Herzschläge pro Minute bezeichnet (Birbaumer & Schmidt, 2010; Gramann & Schandy, 2009). Eine Zeitspanne von z. B. 1.000 Millisekunden zwischen zwei Herzschlägen wird zum Nenner einer einfachen Bruchrechnung, der Wert 60.000 Millisekunden, das entspricht 1 Minute, ist der Zähler. Als Ergebnis erhält man die Herzrate pro Minute. In diesem Beispiel sind das 60 BpM, 60 Beats per Minute, also eine Herzrate von 60 Schlägen pro Minute.

$$\frac{60\,000\text{ ms}}{\text{RR-Strecke in ms}} = \text{BpM}$$

Abb. 1.26 Formel zur Berechnung der Beats per Minute (Quelle: Autonom Health®, 2016).

$$\frac{60\,000}{1000} = 60\text{ BpM} \qquad \frac{60\,000}{300} = 200\text{ BpM} \qquad \frac{60\,000}{2000} = 30\text{ BpM}$$

Abb. 1.27 Beispiel zur Berechnung der Beats per Minute (Quelle: Autonom Health®, 2016).

Auf diese Weise lässt sich der Pulsverlauf – von Schlag zu Schlag exakt „elektrisch" gemessen – sowohl in Zahlen als auch in beliebigen Grafiken darstellen.

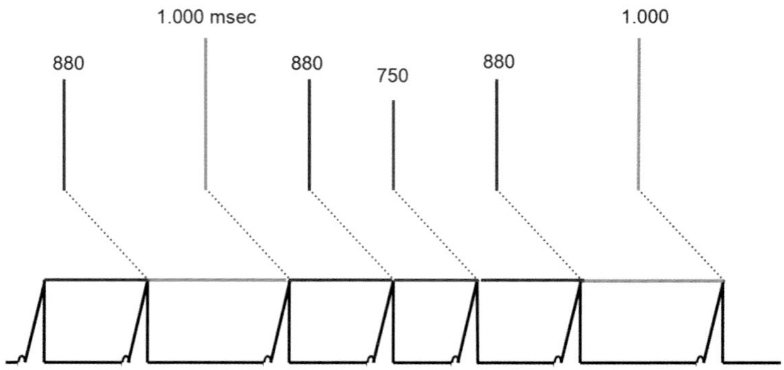

Abb. 1.28 Darstellung der zeitlichen Abstände zwischen zwei Herzschlägen (Quelle: Autonom Health®, 2014).

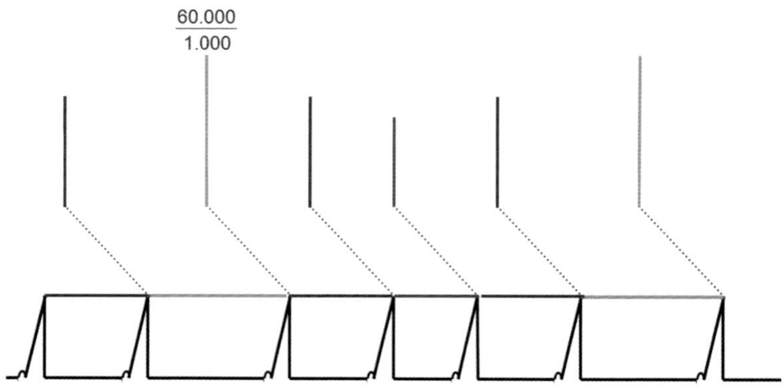

Abb. 1.29 Berechnung der Beats per Minute (Quelle: Autonom Health®, 2014).

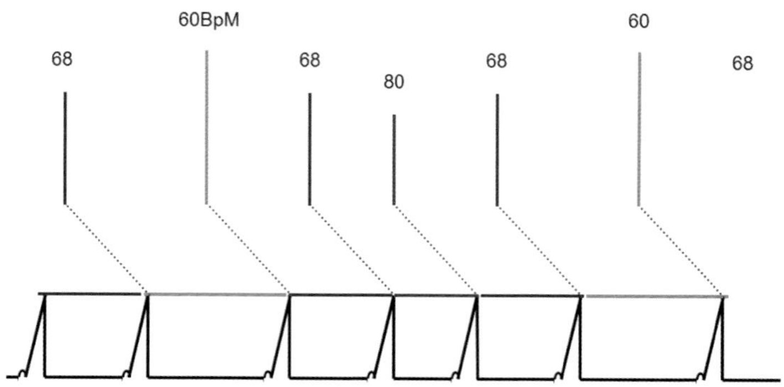

Abb. 1.30 Berechnete Beats per Minute (Quelle: Autonom Health®, 2014).

Besonders aufschlussreich ist die Darstellung in Form eines sogenannten Tachogramms (*tacho* = Geschwindigkeit, *grámma* = Geschriebenes). Dabei entspricht jede Säule einer Zeitspanne zwischen zwei Herzschlägen bzw. einem RR-Abstand. Die Höhe einer Säule entspricht der an der y-Achse skalierten Messdauer in Millisekunden respektive der dieser Zeitdauer entsprechenden Anzahl von Schlägen pro Minute. Je höher die Säule, desto langsamer der Puls. Die Säulen werden in einer Form aneinandergereiht, die es erlaubt, den Zeitpunkt ihrer Erfassung auf der x-Achse abzulesen. Schwankungen von Schlag zu Schlag werden sichtbar gemacht.

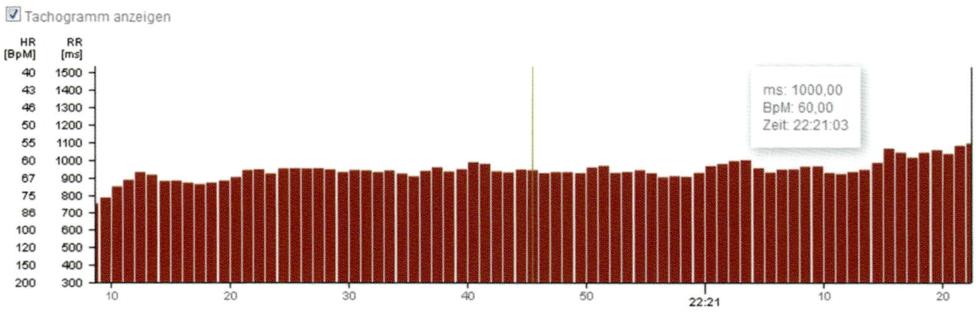

Abb. 1.31 Beispielhaftes Tachogramm (Quelle: Autonom Health®, 2016).

In Abbildung 1.31 werden zwei wesentliche Rhythmusmerkmale erkennbar:

- Ähnliches wiederholt sich in ähnlichen Abständen.
- Veränderungen verlaufen dynamisch.

Eine weitere sehr aussagekräftige und dabei sehr einfache grafische Darstellung ist jene des Herzraten- bzw. Pulsverlaufs. Dabei wird auf der y-Achse wieder der Beats-per-Minute-Wert aufgetragen und der dazugehörige Zeitpunkt wird auf der x-Achse abgelesen.

Durch das Verbinden mehrerer Messpunkte wird der Herzratenverlauf noch besser ersichtlich:

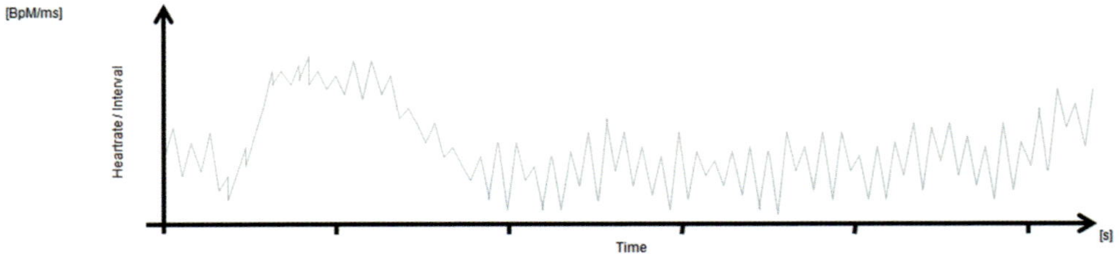

Abb. 1.32 Herzratenverlauf durch Verbinden mehrerer Messzeitpunkte (Quelle: Autonom Health®, 2017).

Es wird sogar möglich, mehr als 100.000 Werte aus einer 24-Stunden-Messungen in einer einzigen Grafik darzustellen. Sie besteht aus 288 aneinandergereihten 5-minütigen Messzeiträumen, also aus rund 300 Messwerten (5 Minuten sind 300 Sekunden. Das Herz schlägt etwa einmal pro Sekunde, also etwa 300-mal in 5 Minuten). Die schwarze Linie zeigt den Mittelwert, der gelbe Hof die Streuung (unterschiedliche Verteilung) aller Messwerte, die dunkelgelbe obere Linie die schnellsten und die dunkelgelbe untere Linie die langsamsten Herzfrequenzen während eines 5-Minuten-Messzeitraums.

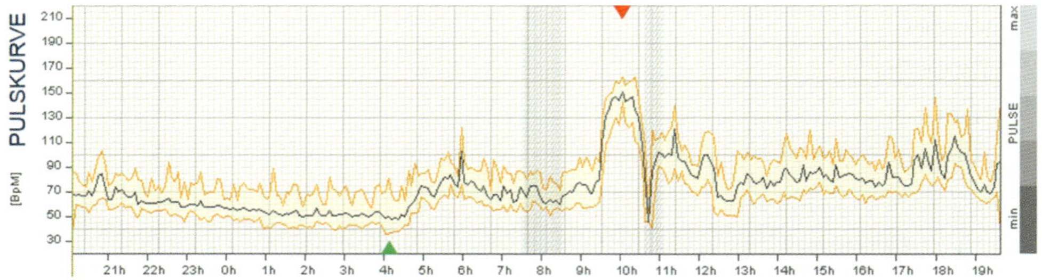

Abb. 1.33 Beispielhafte Pulskurve (Quelle: Autonom Health®, 2016).

Unter dem Begriff Pulsniveau versteht man die Höhe der durchschnittlichen Herzraten während eines Beobachtungszeitraums. Dieser kann die gesamte Messdauer von 24 Stunden oder auch mehr umfassen, oder aber Teilzeiten daraus, z. B. den Tag, den Schlaf oder auch bestimmte Tätigkeiten und deren Verhältnisse zueinander, was wiederum Rückschlüsse auf die unmittelbare Reaktion auf Reize und die damit verbundene Qualität der Reizverarbeitung zulässt.

Generell gilt, dass ein niedriges Pulsniveau mit Gesundheit und einem guten Leistungspotenzial einhergeht (Boudoulas et al., 2015). Ein Herz, das als Spenderherz einem Patienten implantiert wurde, ein Herz, bei dem also keine Nervenäste von Vagus oder Sympathikus den Schrittmacherknoten beeinflussen können, schlägt mit einer konstanten Eigenfrequenz von etwa 100 Schlägen pro Minute. Erst die „Bremse" des Vagus – des Gesundheitsnervs – sorgt dafür, dass das Herz (beim Lesen dieser Zeilen) mit einer Frequenz von 70 oder vielleicht auch nur 60 Schlägen pro Minute im Ökomodus arbeitet, um bei Bedarf die Frequenz zu erhöhen und wieder abzusenken.

Bei chronischen Belastungen wie einem Burn-out wird das Pulsniveau durch das „Wegbrechen" des Vagus aufgrund flacher Atmung sukzessive in den Spenderherz-Bereich um 100 Beats per Minute verschoben. Anhaltende Überaktivierung des Sympathikus sorgt dafür, dass die Herzrate bei zusätzlicher, vor allem körperlicher, aber auch mentaler Belastung vorübergehend noch weiter ansteigen kann. Wenn dann die Nebenniere nach entsprechend langem Dauerstress „leer" geworden ist, kann die Herzrate nicht mehr adaptiv erhöht werden. Sie bleibt in einem zu hohen mittleren Bereich zwischen 90 und 110 Schlägen pro Minute und kann weder im (meist schlechten) Schlaf abgesenkt, noch bei Bedarf weiter angehoben werden. Man spricht von niedriger Dynamik bei hohem (Puls-)Niveau.

Zu niedriger Puls wird relativ selten gefunden. Vor allem bei alten Menschen kann es aber durch Störungen im Schrittmacherknoten, besonders in Ruhephasen, und hier vor allem im Schlaf, zu Phasen mit deutlich verlangsamtem Puls von unter 40, mitunter sogar weniger als 30 Schlägen pro Minute kommen.

5.4.1 Die menschliche Herzfrequenz in Abhängigkeit von unterschiedlichen Situationen

Die menschliche Herzfrequenz (nach Engel 2010, Seite 24):

Lebenssituation	Schläge/Minute
Neugeborenes	140 in Ruhe
Zehnjähriges Kind	90 in Ruhe
Erwachsener	60–70 in Ruhe
Normalwerte der Herzfrequenz bei Erwachsenen nach der American Heart Association	50–100
Herzfrequenzanstieg pro Anstieg der Körpertemperatur um 1° C	10/min
Erhöhung der Herzfrequenz beim Wechsel vom Liegen zum Stehen	15–20
Maximale Herzfrequenz bei körperlicher Anstrengung in Bezug zum Lebensalter: 30 Jahre 40 Jahre 50 Jahre 60 Jahre 70 Jahre	 200 182 171 159 150
Ruhepuls von trainierten Sportlern (antiquiert): Fechter Gewichtheber Volleyballspieler Kurzstreckenläufer Football-Spieler Ruderer Schwimmer und Langstreckenläufer Marathonläufer	 68 65 60 58 55 50 40–45 35
Frequenz beim Kammerflattern	200–350
Frequenz beim Kammerflimmern	> 350
Autonome Frequenz eines frisch transplantierten denervierten Herzens	100

5.5 Zeitbezogene Aspekte und Parameter der HRV

Grundlage der Analyse im Zeitbereich ist die absolute Intervalldauer zwischen zwei R-Zacken bzw. deren Differenz. Dabei wird jedoch ausschließlich das Streuungsmaß um den Mittelwert der Intervalldauer (bzw. seiner Differenz) innerhalb eines vorgegebenen zeitlichen Bereichs einer Gesamtableitung oder innerhalb der gesamten Ableitung (SDNN) berücksichtigt.

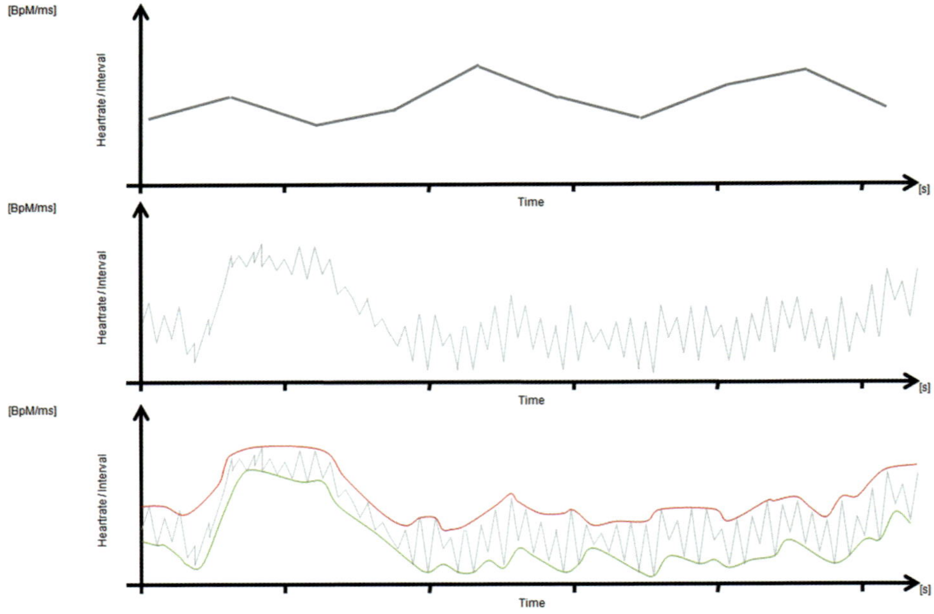

Abb. 1.34 Darstellung Herzratenverlauf (Quelle: Autonom Health®, 2014).

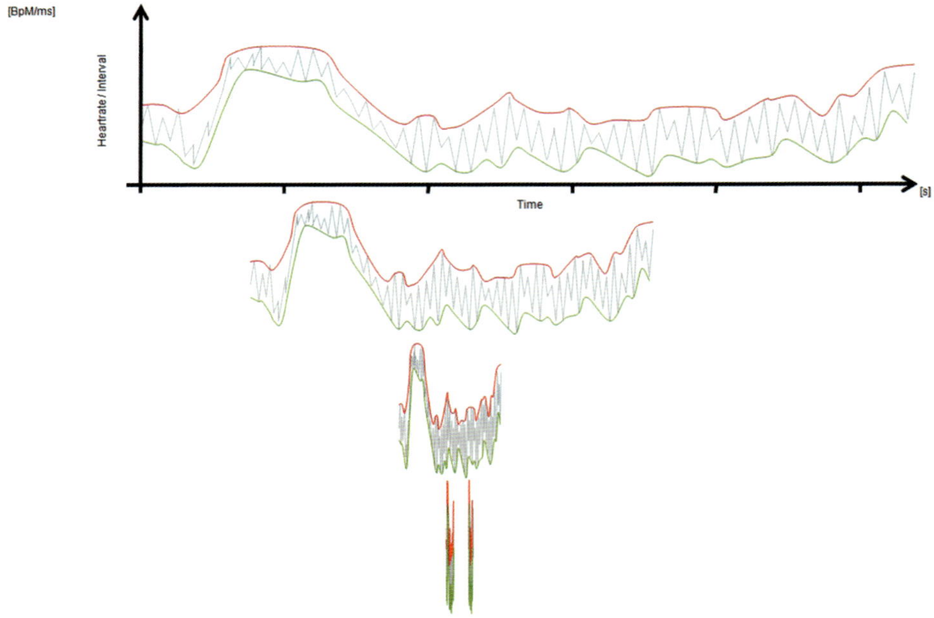

Abb. 1.35 Verkürzung des Zeitbereichs zu einem 5-Minuten Abschnitt (Quelle: Autonom Health®, 2014).

Wird der Zeitbereich verkürzt, schiebt sich die Grafik wie eine Ziehharmonika zusammen. Dann wird die Informationsdichte höher und die Darstellung komprimiert. Letztlich mündet ein 5-Minuten-Abschnitt in eine einzige Säule.

In Abbildung 1.35 zeigt die obere Linie die maximale Herzrate und die untere Linie die minimale Herzrate im verdichteten Zeitintervall an. Dies ist die Basis für die Darstellung der Herzratenveränderungen in der Pulskurve, in der die mittlere Linie den Mittelwert kennzeichnet.

Anhand der RR-Intervalldauer lässt sich die „Spannweite" der HRV bestimmen (Differenz zwischen Minimum und Maximum der Intervalldauer). Die prozentuale Verteilung der Intervalldauern ist in einem Histogramm darstellbar:

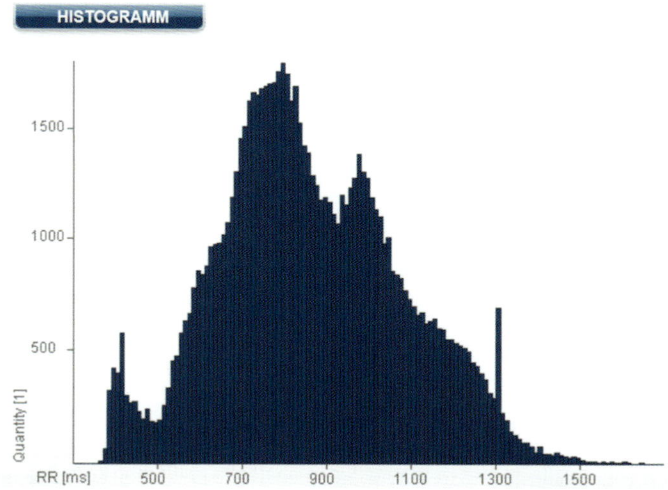

Abb. 1.36 Beispielhaftes Histogramm aus der HRVmed (Quelle: Autonom Health®, 2016).

Das Histogramm ist die grafische Darstellung der Standardabweichung. Auf der x-Achse wird die Anzahl der aufgetretenen RR-Abstände in $msec^2$ eingetragen, auf der y-Achse die Häufigkeit der entsprechenden $msec^2$-Werte.

Je höher der Wert des mittleren RR-Intervalls ist, desto niedriger ist die mittlere Herzfrequenz. Dies kann u. a. auf eine ökonomische Arbeitsweise des Herzens hindeuten. Je breiter und höher das Histogramm, desto größer die Variabilität der Herzschlagfolge. Je höher die Standardabweichung des mittleren RR-Abstandes (SDNN) ist, desto größer ist die Variabilität. Eine hohe Variabilität deutet auf ein gutes Zusammenspiel von Sympathikus und Parasympathikus hin.

Als charakteristische Parameter im Zeitbereich gelten die spontanen Schwankungen mit (definiert) hoher Amplitude.

Dabei können der absolute und relative Anteil vorgegebener Intervalldifferenzen (z. B. Differenzen > 50 ms als (p)NN50) oder die relativen Abweichungen von Schlag zu Schlag (z. B. Schwankungen von Schlag zu Schlag = 6,25 % als (p)NN 6,25) der Gesamtableitung oder eines Zeitbereichs bestimmt werden. Je größer die Spannweite ist, desto größer ist die momentane Variabilität. Innerhalb des Histogramms weist eine breite Verteilung auf eine ausgeprägte Variabilität hin.

5.5.1 Etablierte HRV-Zeitbereichsparameter

Zeitbezogene Analysemethoden erlauben es, sowohl die Herzrate als auch die RR-Intervalle zu jedem beliebigen Messzeitpunkt zu bestimmen. Für die korrekte Berechnung der HRV-Parameter sind eine valide Artefaktidentifizierung und -bereinigung sowie das Erkennen von Extrasystolen von Bedeutung (Sammito et al., 2014). Bei Verwendung dieser Methoden werden zur HRV-Erhebung von der Task Force (1996) vor allem folgende Maßzahlen empfohlen:

Minimale Herzrate: Sie ist konstitutionell und Zeichen der Anpassung an Trainingsreize. Diese können auch schon Jahre zurückliegen. Meist liegt sie im letzten Viertel des Nachtschlafes. Sie kann bei extremen Ausdauersportlern unter 30 Schlägen/Minute liegen (bei Frauen höher).

Maximale Herzrate: Bei jungen, trainierten Menschen beträgt sie bis zu 220 Schläge/Minute, im Alter bis zu 160 Schläge/Minute und weniger.

Gesamtzahl Herzschläge in 24 h: Gibt Auskunft über die Ökonomie des Gesamtsystems; Normalbereich ca. 91.000 bis 131.000 Schläge in 24 Stunden. Sofern eine normale EKG-Ableitung stattfindet, werden auch kardiale Ereignisse wie Extrasystolen (SVES, VES, Bigeminus, Couplets), Pausen und weitere Herzrhythmusstörungen aufgezeichnet.

SDNN: Standardabweichung aller NN-Intervalle im Messzeitraum. Sie spiegelt alle zyklischen Komponenten, die für die Variabilität im Zeitraum der Aufzeichnung verantwortlich sind, wider (Task Force, 1996) und reflektiert so die Gesamtvariabilität.

RR-Intervalle umfassen alle Abstände zwischen den R-Zacken eines EKGs, NN-Intervalle solche zwischen den Normalschlägen, also jenen des Sinusrhythmus. Alle Extrasystolen etc. werden dabei ausgeschlossen. Gleiches gilt für alle folgenden Indizes mit der Angabe von NN-Intervallen. Wichtig: Die SDNN steigt naturgemäß mit der Messdauer. Daher sind Vergleiche von SDNN-Werten nur bei gleicher Messdauer aussagekräftig.

SDANN: Standardabweichung der für 5-min-Abschnitte berechneten Mittelwerte der NN-Intervalle des Messzeitraums.

SDNN-i: Mittelwert der Standardabweichungen aller NN-Intervalle (bzw. RR-Intervalle) für alle 5-Minuten-Abschnitte bei 24-Stunden-Aufzeichnungen.

r-MSSD/RMSSD: Quadratwurzel aus dem arithmetischen Mittel der quadrierten Differenzen zwischen benachbarten NN-Intervallen. Höhere Werte weisen auf vermehrte parasympathische Aktivität hin.

pNN50: Maß für die Vagusaktivität und die generellen Reserven. Prozentanteil der Herzschläge mit einem Abstand von N zu N (bzw. R zu R) von 50 ms oder länger (Ewing et al., 1984). 24-Stunden-Werte zwischen 1,0 % bei über 70-Jährigen und 40 % bei Jugendlichen, Sportlern und Vagotonikern. Höhere Werte weisen auf vermehrte parasympathische Aktivität hin.

SDSD: Standardabweichung der Differenzen zwischen benachbarten NN-Intervallen.

NN50: Anzahl der Paare benachbarter NN-Intervalle in der gesamten Aufzeichnung, die mehr als 50 ms voneinander abweichen.

5.6 Frequenzbezogene Aspekte und Parameter der HRV

Die Frequenzanalyse zeigt an, wie häufig das Signal in einer bestimmten Zeiteinheit auftritt bzw. wie groß der Anteil einer Frequenz an einem Signal ist. Die Frequenzanalyse der HRV ermöglicht eine Aussage über Art und Intensität der sich zyklisch ändernden Herzschlagfolge. Die HRV liefert Informationen, wie die Varianz (= Power) einer Folge von RR-Intervallen als Funktion der Frequenz verteilt ist. Die Maßeinheit für die Zeitfolge der Varianz bzw. Power wird in ms^2 angegeben. Grundsätzlich können sowohl schnelle als auch langsame Fluktuationen der Herzschlagfolge unterschieden werden. Längere Rhythmen bedürfen dabei einer Aufzeichnungsdauer von mindestens 24 Stunden. Hochfrequente Änderungen der Herzschlagfolge können auch in wenigen Minuten aufgezeichnet werden.

5.6.1 Die Spektralanalyse

Akselrod et al. stellten 1981 die Spektralanalyse zur quantitativen Bewertung der kardiovaskulären Beat-to-Beat-Kontrolle vor. Sie ist das Mittel der Wahl, da sie genau abbilden kann, welche Teile des ANS an den drei Bereichen des Frequenzspektrums beteiligt sind (Baumert et al., 1995).

Die schnelle Fouriertransformation (Fast Fourier Transformation = FFT) ist ein fundamentales Verfahren in der Signalverarbeitung. Hierbei werden die Zeitreihen aus NN-Intervallen additiv in ihren Mittelwert sowie in eine Summe von Sinusfunktionen zerlegt. Die Amplitude der Sinusfunktion in ms wird dabei auf der y-Achse, die Frequenz in mHz auf der x-Achse grafisch dargestellt (Sammito et al., 2014). Durch die FFT lassen sich Signale vom Zeitbereich (Zeitpunkt, Abtastwert) in den Frequenzbereich (Frequenzanteil, Amplitude) überführen. Viele Operationen (z. B. Filter) lassen sich im Frequenzraum leichter durchführen.

Durch Überlagerung von Sinusschwingungen entstehen verschiedenste periodische Kurven. Umgekehrt können diese periodischen Kurven auch in eine Summe von Sinuskurven zerlegt werden. Ob man die zusammengesetzte Schwingung oder die Summe der Schwingungen betrachtet, ist gleich.

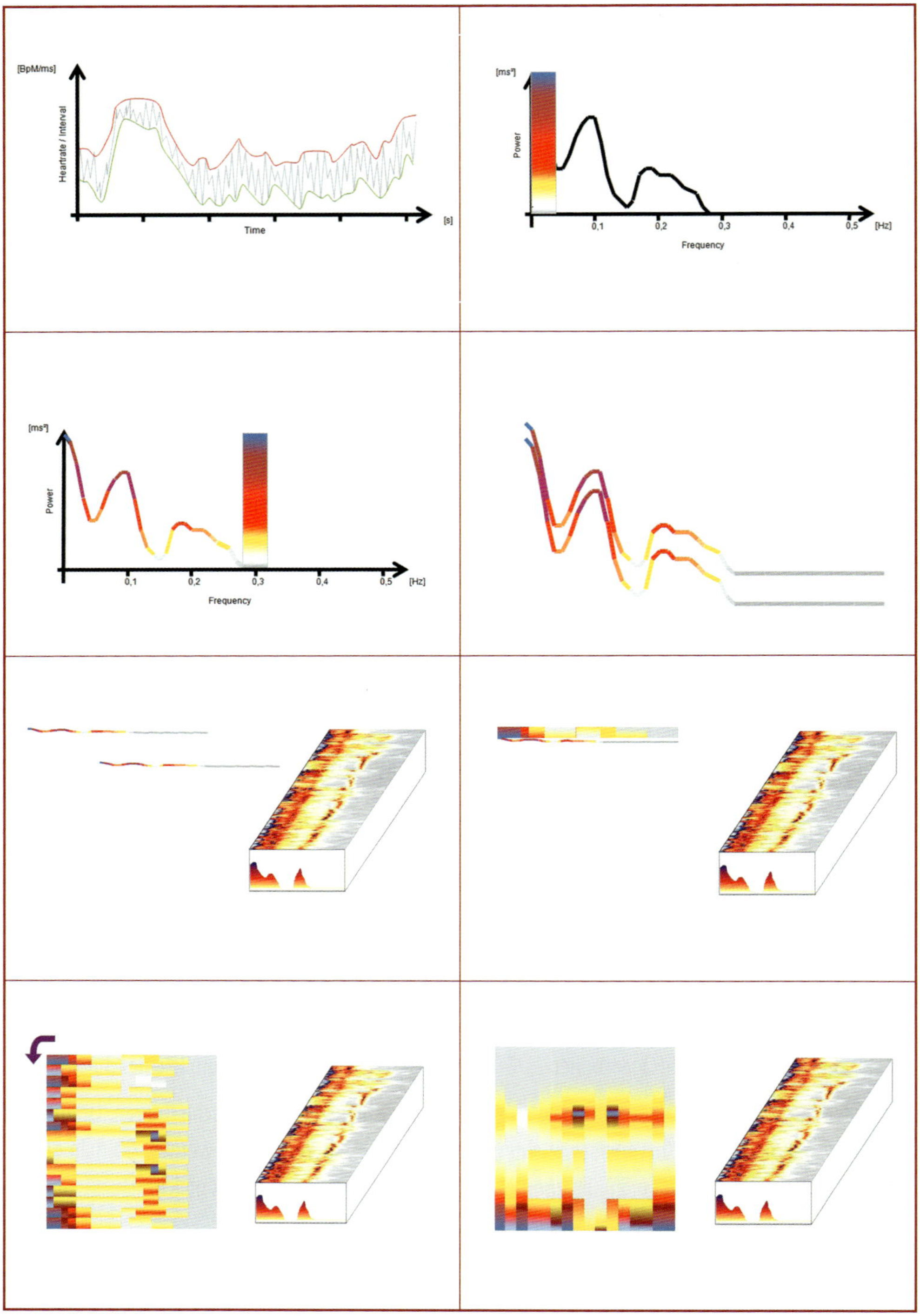

Abb. 1.37 Die Spektralanalyse (Quelle: T. Niederl, 2004).

5.6.2 Der Powerbalken

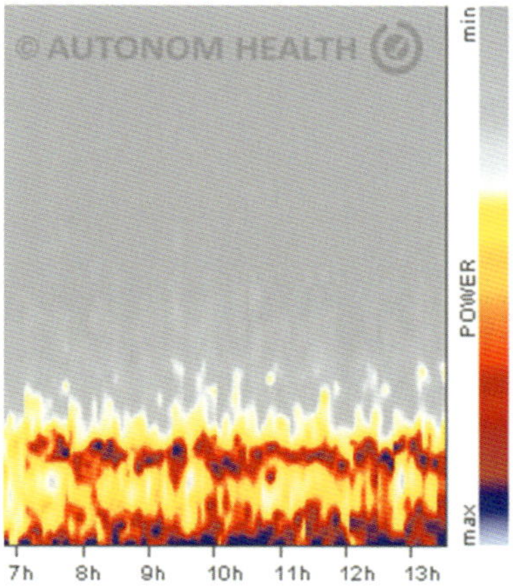

Abb. 1.38 Farbcodierung im Powerbalken (Quelle: Autonom Health®, 2016).

Kernstück moderner HRV-Diagnostik ist die intuitiv erfassbare Darstellung des Spektrogramms als Grafik (Sammito et al., 2014; Task Force, 1996; Berntson et al., 1997). Die Intensität der HRV drückt sich über die Farbcodierung aus und wird in Millisekunden zum Quadrat (ms^2) ausgewiesen. Ein dichtes, hochflammendes, entsprechend dem Powerbalken am rechten Bildrand (Abb. 1.38) farbintensives Bild repräsentiert Vitalität. In Anlehnung an das Farbspektrum einer Gasflamme geht dieses von hellblau, mittelblau, dunkelblau, dunkelrot, hellrot, orange, gelb, weiß in grau über. Hellblau entspricht dabei beispielsweise der stärksten Intensität von mindestens 1.200 ms^2, rot 240 ms^2 und grau 0 ms^2.

Die folgenden Beispiele erklären die Farbcodierung zur Intensität der HRV:

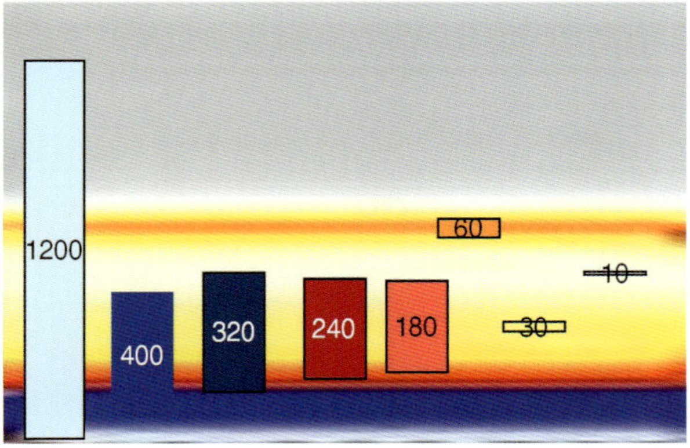

Abb. 1.39 Farbcodierung zur Intensität der HRV (Quelle: Autonom Health®, 2014).

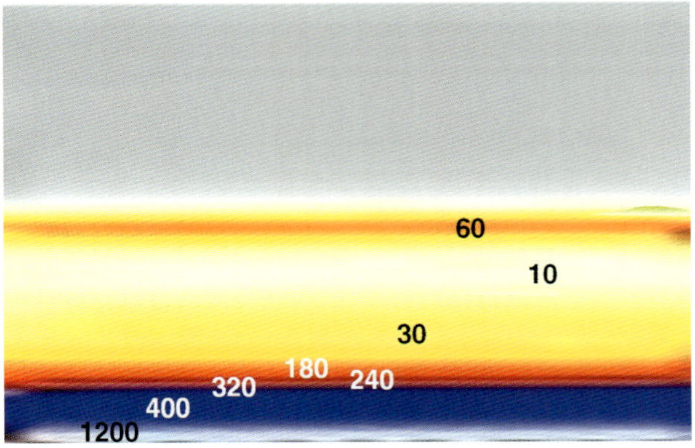

Abb. 1.40 Farbcodierung zur Intensität der HRV (Quelle: Autonom Health®, 2014).

Abb. 1.41 Zeiträume zur Erfassung der HRV in High-, Low- und Very Low Frequency (Quelle: Autonom Health®, 2014).

5.6.3 Die vier Frequenzbereiche: ULF – VLF – LF – HF

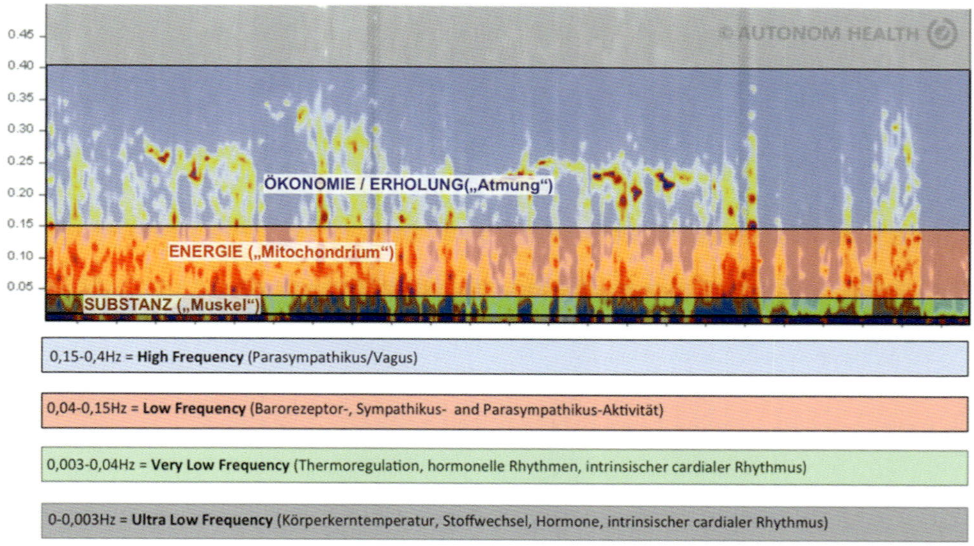

Abb. 1.42 Die vier Frequenzbereiche HF, LF, VLF, ULF (Quelle: Autonom Health®, 2017).

Die Frequenzanalyse der HRV basiert auf der Periodizität vieler biologischer Systeme. Das heißt, ein biologisches Signal wiederholt sich innerhalb eines festgelegten Zeitraums und weist damit eine bestimmte Frequenz (Schwingung in ms) auf. Das Gesamtsignal der HRV besteht aus einer Vielzahl von Einzelfrequenzen. Die Spektralanalyse spaltet das Gesamtsignal in seine einzelnen Schwingungen auf und stellt die Verteilung der unterschiedlichen Frequenzen dar. Die Auswertung der Spektralanalyse zeigt neben der erreichten (Peak-)Frequenz innerhalb einer Schwingung auch die Spektraldichte an; dabei wird die Spektralleistung als Fläche unter der Kurve dargestellt.

Hieraus ergeben sich für die HRV-Analyse die folgenden charakteristischen Parameter:

- High Frequency (HF)
- Low Frequency (LF)
- Very Low Frequency (VLF)
- Ultra Low Frequency (ULF)
- Total Frequency Power (TP)
- Quotient aus Low Frequency und High Frequency (log LF/HF)

5.6.4 High Frequency (HF)

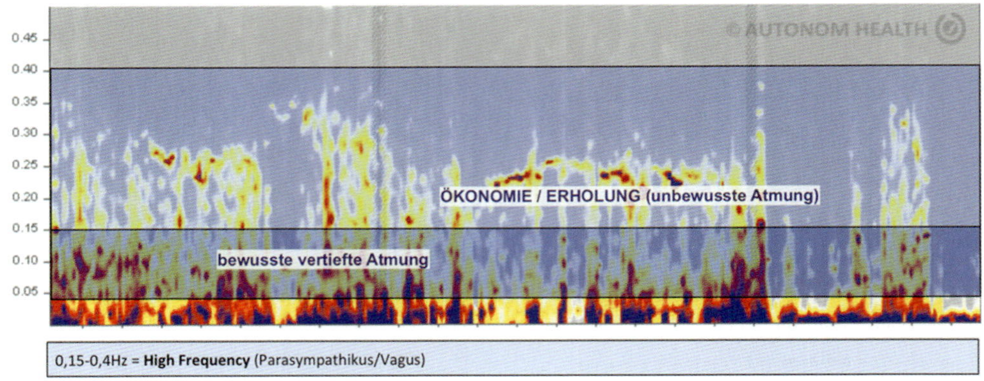

Abb. 1.43 Der High Frequency Bereich im HRV-Spektrogramm (Quelle: Autonom Health®, 2017).

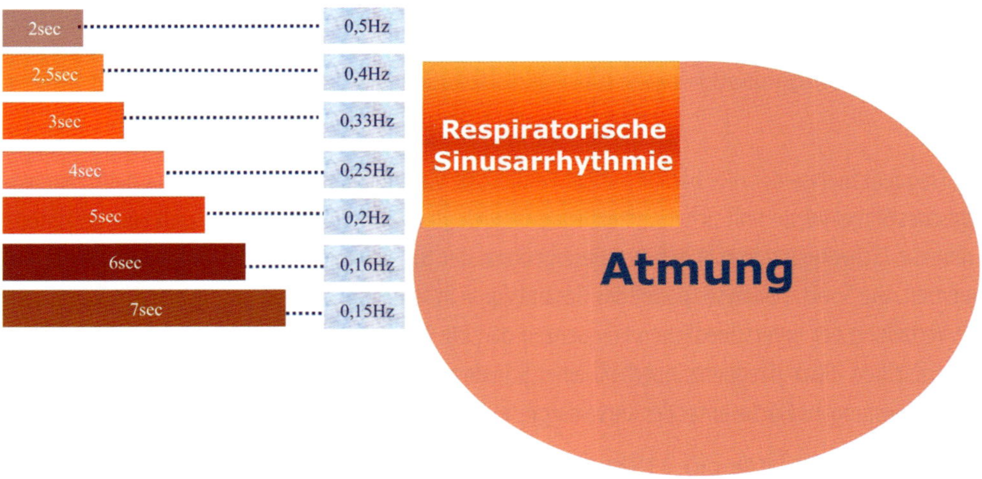

Abb. 1.44 Schwingungen der HF-Bandbreite (Quelle: Autonom Health®, 2014).

Die HF-Bandbreite **(0,15–0,40 Hz)** umfasst **Schwingungen im Sekundenbereich (2,5–7 Sekunden).** Sie ist die einzige Frequenz, die lediglich vom Vagus beeinflusst wird (Baumert et al., 1995). Der HF-Bereich zeigt den parasympathisch bestimmten Schwingungsanteil der Respiratorischen Sinusarrhythmie (RSA) und damit die atemsynchrone Herzfrequenzfluktuation. Die optimale Funktionalität beider Systeme, des Herzens und der Lunge, wird durch eine zentrale Organisation kardiovaskulärer und respiratorischer Neurone im sogenannten kardiorespiratorischen Netzwerk des Hirnstamms sichergestellt (Martinmäki et al., 2005). Eine verminderte Atemfrequenz kann dazu führen, dass die Schwingung der

RSA in den LF-Bereich absinkt und so ein ursprünglich vagales Signal als Zunahme der sympathischen Aktivität interpretiert wird. Dieser Einfluss kann durch eine vorgegebene Taktatmung (12–15 pro min) ausgeschlossen werden (Brown et al., 1993; Strano et al., 1998).

Der Bereich HF wird ausschließlich durch die Atmung gestaltet: Im Bereich zwischen 0,20 und 0,35 Hz findet sich die Respiratorische Sinusarrhythmie (RSA) im Schlaf, bei Regeneration und auch bei Müdigkeit. Als RSA wird der „Gleichklang von Atmung und Herzschlag" bezeichnet. Die Atmung beeinflusst den Herzschlag. Beim Einatmen kommt es zu einer Frequenzzunahme und beim Ausatmen zu einer Frequenzabnahme. Die RSA hat eine Regulationsfunktion und kann Aspekte der autonomen Funktionen widerspiegeln (Lehrer & Gevritz, 2014).

Im HRV-Spektrogramm stellt sich dieses Phänomen während des Schlafes und in Ruhe eindrucksvoll dar (Frequenzbereich über 0,20 Hz im Spektrogramm):

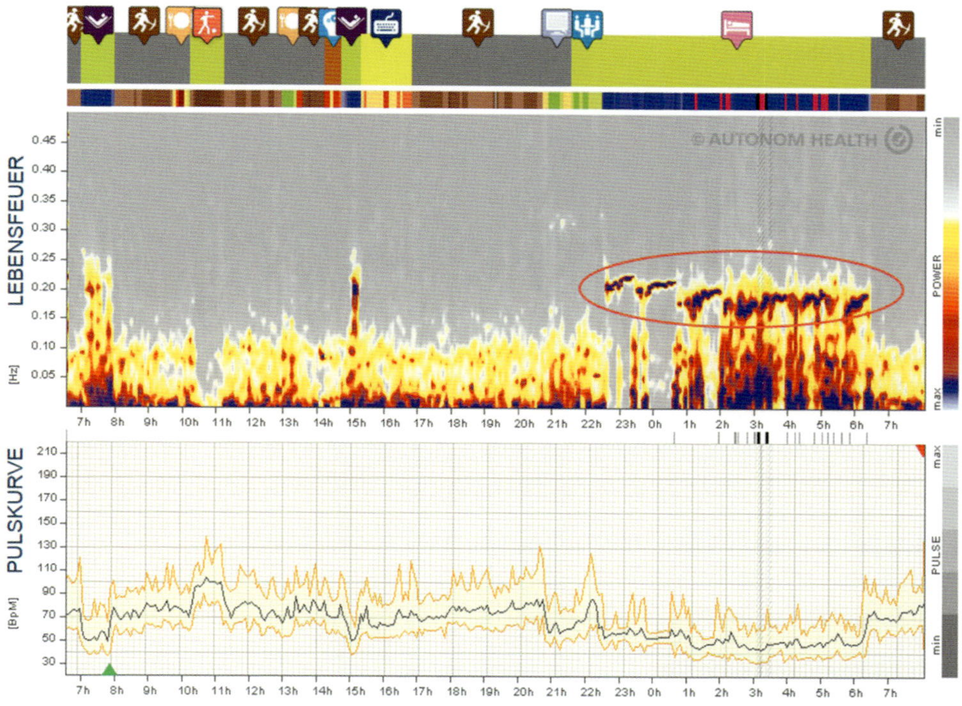

Abb. 1.45 Darstellung der Respiratorischen Sinusarrythmie (RSA) im HRV-Spektrogramm (Quelle: Autonom Health®, 2016).

Wichtig ist dabei, dass die unbewusste spontane Atemfrequenz gesunder Erwachsener zwischen 10 und 20 Ein- und Ausatemzügen pro Minute liegt, weshalb die physiologische RSA nicht unter 0,20 Hz zu finden sein kann. Sehr wohl kann aber eine „RSA" infolge bewusster vertiefter und damit verlangsamter Atmung oder auch durch Schnarchen verursacht bis in den Bereich von 0,05 Hz gefunden werden. Eine RSA infolge von Tagesmüdigkeit zeigt sich im Übrigen regelmäßig in einem höheren Frequenzbereich als die RSA desselben Individuums im Schlaf.

Zahlreiche Studien haben gezeigt, dass eine medikamentöse Blockade der Vagusaktivität jegliche Variabilität der Herzschlagfolge im High Frequency Bereich eliminiert und auch deren Ausmaß im Low Frequency Bereich reduziert (Pomeranz et al., 1985; Malliani et al., 1991). Reduzierte Parasympathikusaktivität im Sinne verminderter HF wurde bei mehreren kardiologischen Erkrankungen gefunden, aber auch bei Patienten mit Panikattacken, Angststörungen und Depressivität. Generell kann das „Wegbrechen" der HF als initiales Zeichen von beginnenden Erkrankungen gewertet werden. Früher als andere Frequenzbänder reduziert sich die HF-Power im Zuge normaler Alterungsprozesse (Umetani et al., 1998). Bei gesunden Jüngeren kommt es zu einer deutlichen Zunahme von HF-Aktivität im Schlaf gegenüber jener am Tag (Lombardi et al., 1996; Otsuka et al., 1997).

5.6.5 Low Frequency (LF)

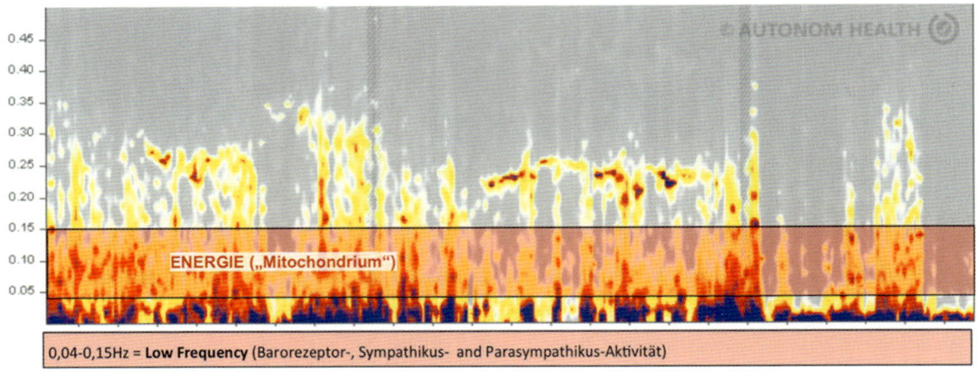

Abb. 1.46 Der Low Frequency Bereich im HRV-Spektrogramm (Quelle: Autonom Health®, 2017).

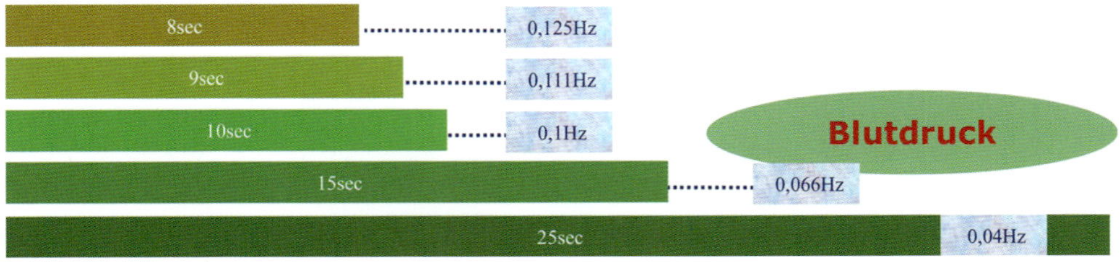

Abb. 1.47 Schwingungen der LF-Bandbreite (Quelle: Autonom Health®, 2014).

Die LF-Bandbreite **(0,04–0,15 Hz)** erfasst **Schwingungen im Bereich von etwa 10 Sekunden** und stimmt mit der periodischen Aktivität des vasomotorischen Teils der Baroreflex-Schleife (Mayer-Wellen-Aktivität) überein (Malliani et al., 1995). Zusätzlich wird als Ursprung des Signals eine zentrale Schrittmacherfunktion diskutiert. Außerdem fand sich eine Korrelation zu Plasma-Noradrenalinspiegeln. Als Efferenzen des vegetativen Systems sind sowohl der Sympathikus als auch der Parasympathikus an der Ausprägung der LF beteiligt.

Die sogenannte Resonanzfrequenz des kardiovaskulären Systems wird durch eine Verzögerung in den Feedbackschleifen des Baroreflexsystems hervorgerufen (Vaschillo et al., 2011). Die individuelle Resonanzfrequenz eines Individuums liegt im Bereich um 0,10 Hz, also im Bereich eines 10-Sekunden-Rhythmus, und kann durch Taktatmung mit einer Frequenz zwischen 7,5 und 4,5 Atemzügen pro Minute herausgefunden werden (Lehrer et al., 2013). Die meisten mathematischen Modelle zeigen, dass diese Resonanzfrequenz durch Feedbackschleifen zwischen Herz und Hirn hervorgerufen wird. (deBoer et al., 1987; Baselli et al., 1994).

Der Sympathikus vermag kaum Rhythmen über 0,10 Hz auszulösen. Hingegen kann der Parasympathikus die HRV bis in den Bereich von 0,05 Hz, entsprechend einem 20-Sekunden-Rhythmus, modulieren durch vertiefte, also verlangsamte Atmung, sei es bewusst bei Meditation, QiGong, Yoga etc. oder unbewusst infolge von Schnarchen (Ahmed et al., 1982; Tiller et al., 1996; Lehrer et al., 2003). Deshalb findet man immer wieder Vagus induzierte Detektionen im LF-Band aufgrund von Atemfrequenzen, die geringer als 8,5 Atemzüge pro Minute, entsprechend einem Atemzyklus von 7 Sekunden, sind (Brown et al., 1993; Tiller et al., 1996), oder auch nur beim Seufzen oder wenn man einfach mal tief durchatmet.

Bei 24-Stunden-Messungen war man früher auch davon ausgegangen, dass die HRV im LF-Bereich einer Sympathikusaktivität entspricht und das Verhältnis von LF zu HF die sympathikovagale Balance spiegelt (Pagani et al., 1984, 1986). Mittlerweile haben zahlreiche Forscher (Tiller et al.,1996; Eckberg, 1997; Porges, 2007; Rahman et al., 2011; Heathers, 2012) überzeugend dargestellt, dass das LF-Band in Ruhe die Barorezeptor-Aktivität zeigt und nicht jene des Sympathikus.

Detektionen im LF-Bereich treten unter anderem während mentaler Aktivitäten auf, die einen gewissen Stress in der Person verursachen (Bernardi et al., 2000). Kontrolliertes Atmen während mentaler Aktivitäten, beim Lesen oder Rechnen werden jeweils unterschiedlich vom Sympathikus und Parasympathikus beeinflusst. Das zeigt sich in unterschiedlichen Ausprägungen des LF-Bandes.

Die Ursache für die Zuordnung von HRV im LF-Band von 24-Stunden-Messungen lag darin begründet, dass Sympathikusaktivierung durch körperliche Aktivität und/oder psychoemotionalen Stress Detektionen im VLF-Band und dem unteren Bereich des LF-Bands hervorrufen können (Axelrod et al., 1987). Mehr dazu in der Beschreibung des VLF-Bands.

5.6.6 Das Verhältnis von LF zu HF

Die Hypothese der autonomen Balance geht von der Annahme aus, dass Sympathikus und Parasympathikus um die Beeinflussung des Schrittmacherknotens im Herzen konkurrieren, und zwar insofern, als erhöhte Sympathikusaktivität jene des Parasympathikus senke (Malliani et al., 1991). Mittlerweile wird angenommen, dass beide Äste des autonomen Nervensystems gleichzeitig aktiv sein können (Berntson & Cacioppo, 1999). Daraus abgeleitet, modulieren beide Systeme den LF-Bereich in einer komplexen, nicht linearen Weise, in Abhängigkeit verschiedenster Einflüsse (Berntson et al., 1997; Billman, 2013).

Abhängig von der Atemfrequenz wird die HRV entweder im LF-Band oder im HF-Band moduliert. Die Grenze zwischen HF- und LF-Band wird mit einer Atemfrequenz von 9 Atemzügen erreicht. Höhere Atemfrequenzen tragen zum HF-Band bei. Niedrigere Atemfrequenzen erhöhen die LF-Leistung, obwohl atembedingte HRV – Respiratorische Sinusarrhythmie (RSA) – immer durch das parasympathische System vermittelt wird, unabhängig von der Atemfrequenz. Dies verursacht einen hohen LF/HF-Quotienten bei Vorliegen einer hohen RSA und Atemfrequenzen unter 9 Atemzügen pro Minute, was häufig als Überwiegen des Sympathikus missdeutet wird. Kleine Änderungen der Atemfrequenz, z. B. von 8 auf 10 Atemzüge pro Minute, können den LF/HF-Quotienten vollständig umkehren.

Das Verhältnis von LF und HF wird als LF/HF-Ratio oder sympathovagale Balance (Eckberg, 1997) bezeichnet. Aus den zuvor genannten Gründen wird die Aussagekraft dieses Parameters zunehmend kontrovers betrachtet (Task Force, 1996). Feststeht, dass die Bedingungen, unter denen die HRV gemessen wurde, in die Betrachtung miteinbezogen werden müssen (Alltag, Aktivität, Ruhe, Spontan- oder Taktatmung). Feststeht auch, dass die HRV im LF-Bereich von Parasympathikus, Sympathikus und dem Baroreflex-Mechanismus beeinflusst wird und der HF-Bereich ausschließlich von parasympathischen atembedingten Efferenzen.

5.6.7 Very Low Frequency (VLF)

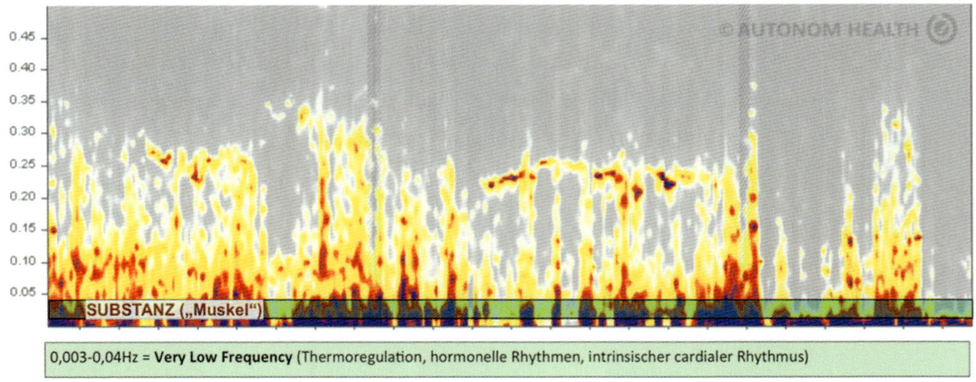

Abb. 1.48 Der Bereich der Very Low Frequency im HRV-Spektrogramm (Quelle: Autonom Health®, 2017).

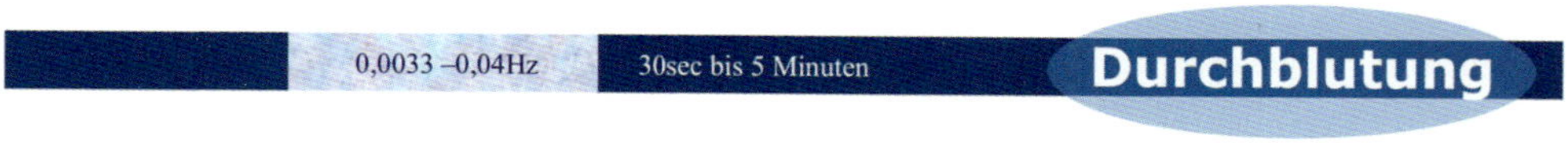

Abb. 1.49 Schwingungen der VLF-Bandbreite (Quelle: Autonom Health®, 2014).

Die VLF-Bandbreite **(0,04–0,0033 Hz)** erfasst **Zykluslängen von 25 Sekunden bis zu mehreren Minuten.** Zu Schwankungen der VLF tragen unter anderem Atemmuster, Thermoregulation, vasoaktive Substanzen, hormonelle Faktoren wie jene des Renin-Angiotensins, Höhenlage und Körperposition bei (Akselrod et al., 1981; Cerutti et al., 1995; Claydon & Krassioukov, 2008). Bernardi et al. (1996) sehen die VLF-Komponenten durch körperliche Betätigung verursacht. Wegen der Zykluslängen sollte das VLF-Band nur in Langzeitvariabilitätsmessungen berechnet werden.

Eine reduzierte VLF korreliert stärker mit der generellen Mortalität als LF und HF (Tsuji et al., 1994, 1996; Hadase et al., 2004; Schmidt et al., 2005). Eine geringe VLF erhöht auch das Risiko für plötzlichen Herztod (Bigger et al., 1992) und posttraumatische Belastungsstörungen (PTBS; engl. *posttraumatic stress disorder*, PTSD) (Shah et al., 2013). In mehreren Studien wurde auch ein Zusammenhang mit der Inflammation (Carney et al., 2007; Lampert et al., 2008) und mit reduziertem Testosteronspiegel festgestellt, jedoch nicht mit Stresshormonen wie Cortisol (Theorell et al., 2007).

Historisch betrachtet wurde die Beeinflussung der VLF nicht so intensiv untersucht wie jene der LF- und HF-Komponenten der HRV. Der VLF-Bereich wurde sogar lange Zeit ignoriert. Bei Gesunden steigt die HRV im VLF-Bereich im Schlaf mit zunehmender Schlafdauer, vor allem in den Traum- und Leichtschlafphasen sowie während kurzer Wachphasen (Arousals). Sie korreliert mit dem morgendlichen Cortisol-Peak.

Experimentelle Studien zeigen, dass die HRV im VLF-Bereich auch in einem intrinsischen Rhythmus der Herzschlagfolge begründet liegt. Seine Frequenz und Amplitude werden von Sympathikusefferenzen moduliert. Alters- und geschlechtsspezifisch gute VLF-Werte weisen auf gute Gesundheit hin.

5.6.8 Ultra Low Frequency (ULF)

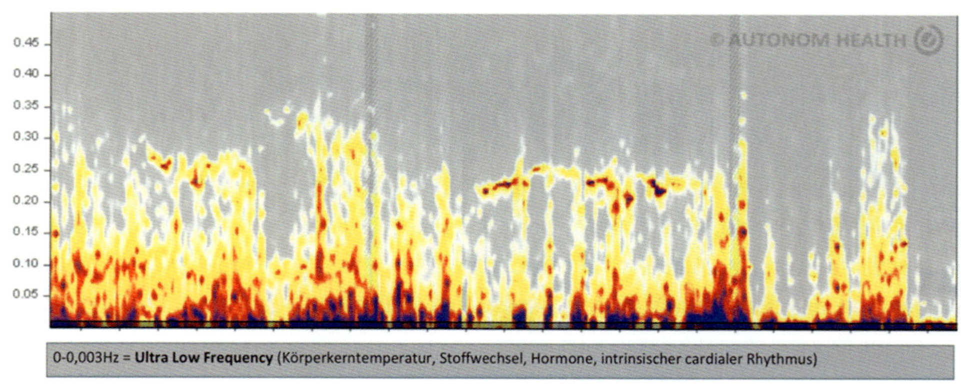

Abb. 1.50 Die Ultra Low Frequency im HRV-Spektrogramm (Quelle: Autonom Health®, 2017).

Die Ultra Low Frequency **(< 0,0033 Hz)** lässt sich wegen der Zykluslänge nur in Langzeitvariabilitätsmessungen berechnen (Task Force, 1996). Sie spiegelt den **tageszeitlichen Rhythmus** und zeigt sich gegenüber Verhaltenseffekten weitgehend robust. Wahrscheinlich werden diese extrem niedrigen Frequenzen durch einen intrinsischen Mechanismus reguliert, bei dem thermoregulatorische Prozesse, humorale Einflüsse und die Abbildung der circadianen Rhythmen eine wesentliche Rolle spielen. Die Mechanismen der Entstehung dieser niederfrequenten Bänder sind derzeit noch nicht genau erforscht. Bigger und Mitarbeiter (1992) konnten jedoch zeigen, dass insbesondere die Werte des ULF-, aber auch des VLF-Bandes einen Prädiktor für das Überleben nach Myokardinfarkt darstellen.

5.6.9 Total Frequency Power (TP)

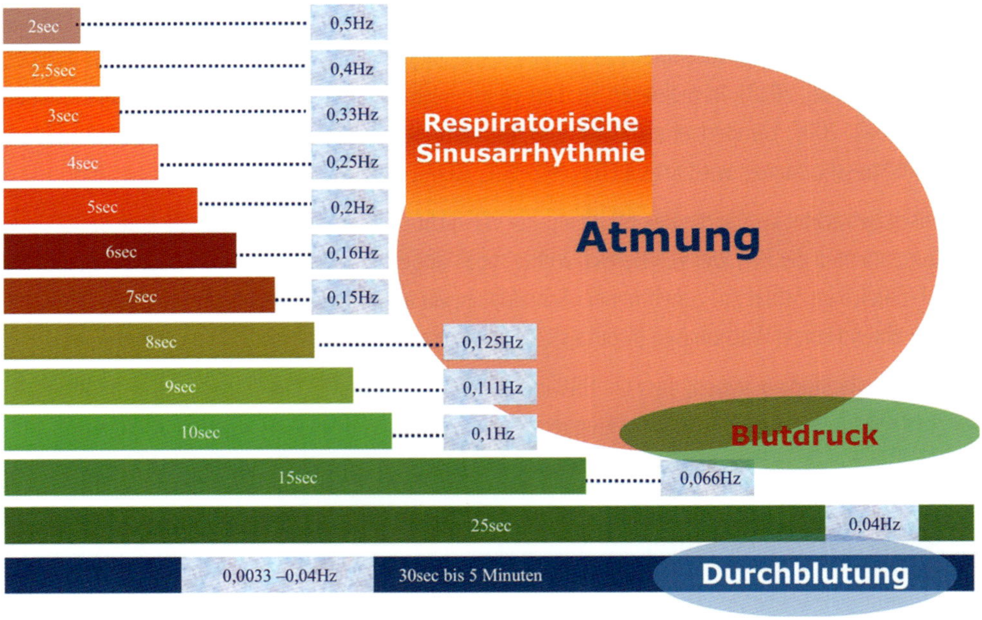

Abb. 1.51 Schwingungen im VLF-, LF- und HF-Bereich (Quelle: Autonom Health®, 2014).

Die Total Power zeigt die Gesamtgröße aller Frequenzbereiche an (Summe aus ULF, VLF, LF und HF, d. h. den Frequenzbereich von **0,00–0,40 Hz**). Sie gilt als das Maß für den Einfluss des Vegetativums auf das Herz-Kreislauf-System. Der Mittelwert vom Gesamtausmaß aller Abstände zwischen sämtlichen Herzschlägen einer Aufzeichnung wird in Millisekunden zum Quadrat (ms^2) angegeben und liegt in einer 24-Stunden-Messung etwa in folgenden Bereichen:

über	10.000 ms^2	bei absoluten Spitzensportlern
um	7.000 ms^2	bei gesunden Jugendlichen
um	6.000 ms^2	bei unter 30-Jährigen
um	4.000 ms^2	bei 40-Jährigen
um	3.000 ms^2	bei 50-Jährigen
unter	3.000 ms^2	bei über 60-Jährigen

5.7 Nichtlineare Aspekte und Parameter der HRV

Eine weitere Möglichkeit der HRV-Analyse ist die Darstellung der ermittelten Werte im Poincaré-Plot bzw. Lorentz Plot (= Streudiagramm, Scatterplot):

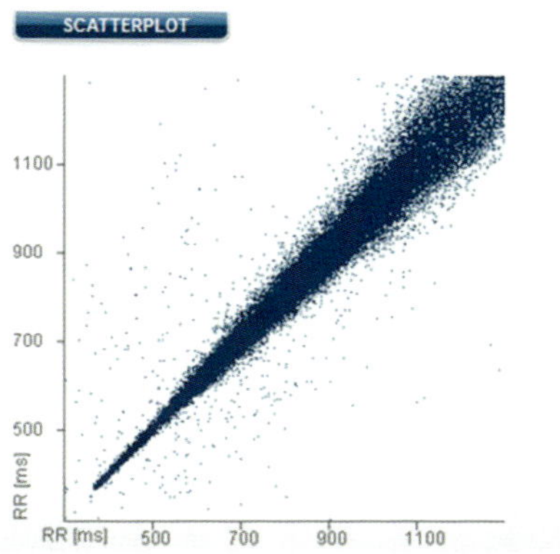

Abb. 1.52 Darstellung der ermittelten Werte in einem Scatterplot aus der HRVmed (Quelle: Autonom Health®, 2016).

Dabei werden die RR-Zeitreihen innerhalb eines Koordinatensystems auf sich selbst bezogen. Jedem RR-Intervall wird als Funktionswert das nachfolgende RR-Intervall zugeordnet (Kleiger et al., 2005). Auf der x- und y-Achse werden nur die $msec^2$-Werte der RR-Abstände eingetragen. Es entsteht eine Korrelationsdarstellung zweier aufeinanderfolgender RR-Intervalle, die als Punktwolke visualisiert wird. In 24 Stunden sind das in etwa 100.000 Punkte.

Die Auswertung der grafischen Darstellung kann sowohl visuell-qualitativ als auch quantitativ erfolgen. Die qualitative Auswertung orientiert sich an der Form der abgebildeten Punktwolke. Bei gesunden Personen ist eine kometenförmige Ausprägung der Punktwolke charakteristisch. Torpedo- oder ballartige Formen können auf eine Einschränkung der HRV hinweisen, beispielsweise bei Herzinfarktpatienten (Huikuri et al., 1996). Sie entstehen jedoch auch bei einer nicht ausreichenden Datenmenge (Messung unter fünf Minuten).

5.7.1 Analyse der sympathikovagalen Balance mittels Poincaré-Plot

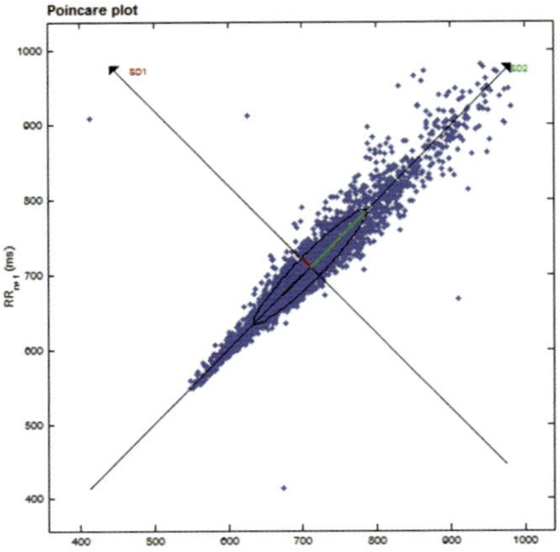

Abb. 1.53 Scatterplot mit SD1 und SD2 (Quelle: Eigenmessung mit der Kubios Software, 2016).

Um die Punktwolke auch mathematisch beschreiben zu können, wird eine Ellipsenmodellierung durchgeführt.

Die SD1, die Standardabweichung der Punktabstände zum Querdurchmesser in Millisekunden, quantifiziert die spontane (kurzzeitige) Variabilität. SD1 misst die Variabilität über einen einzelnen Schlag (Brennan et al., 2001) und gibt Auskunft über die parasympathische Aktivität (Kamen et al., 1996). SD2 gibt Auskunft über die langfristige Variabilität der Pulshöhe über den gesamten Messzeitraum.

Die Gleichung $SD1^2+SD2^2 = 2SDNN^2$ zeigt, dass die Summe aus kurz- und langfristiger Variabilität die Gesamtvariabilität darstellt, wie sie durch die SDNN abgebildet wird. Mit der Ellipsenmodellierung werden demnach keine von den normalen Zeitbereichsparametern unabhängigen Parameter generiert. Während es sich also bei dem Graphen um eine Technik aus der nichtlinearen Dynamik handelt, bilden gängige daraus berechnete Maße wie die SD1 und die SD2 lineare Parameter ab (Brennan et al., 2001).

Literatur

Ahmed A, Harness J, Mearns A. Respiratory control of heart rate. Eur J Appl Physiol 1982; 50: 95–104.

Akselrod S et al. Power spectrum analysis of heart rate fluctuation: a quantitative probe of beat-to-beat cardiovascular control. Science 1981; 213: 220–222.

Appelhans B, Luecken L. Heart rate variability as an index of regulated emotional responding. Rev Gen Psychol 2006; 3: 229–240.

Aubert AE, Seps B, Beckers F. Heart rate variability in athletes. Sports Med Auckl NZ 2003; 33: 889–919.

Baselli G et al. Model for the assessment of heart period and arterial pressure variability interactions and of respiration influences. Med Biol Eng Comput 1994; 32: 143–152.

Baumert JH, Frey AW, Monika A. Analyse der Herzfrequenzvariabilität. Grundlagen, Methodik und mögliche Anwendungen in der Anästhesie. Anaesthesist 1995; 44: 677–686.

Bernardi L et al. Physical activity influences heart rate variability and very-low-frequency components in holter electrocardiograms. Cardio Res 1996; 32: 234–237.

Bernardi L et al. Effects of controlled breathing, mental activity and mental stress with or without verbalization on heart rate variability. J Am Coll Cardiol 2000; 35: 1462–1469.

Berntson G et al. Heart rate variability: origins, methods, and interpretive caveats. Psychophysiol. 1997; 34: 623–648.

Berntson G, Cacioppo J. Heart rate variability: a neuroscientific perspective for further studies. Card Electrophysiol Rev 1999; 3: 279–282.

Bigger J et al. Frequency domain measures of heart period variability and mortality after myocardial infarction. Circulation 1992; 85: 164–171.

Billman G. The LF/HF ratio does not accurately measure cardiac sympatho-vagal balance. Front Physiol 2013; 4.

Birbaumer N, Schmidt R. Biologische Psychologie (6., vollst. überarb. u. erg. Aufl.). Heidelberg: Springer 2006.

Birkhofer A, Schmidt G, Först H. Herz und Hirn – Die Auswirkungen psychischer Erkrankungen und ihrer Therapie auf die Herzfrequenzvariabilität. Fortschr Neurol Psychiatr 2005; 73: 192–205.

Boudoulas KD, Borer JS, Boudoulas H. Heart rate, life expectancy and the cardiovascular system: therapeutic considerations. Cardiology 2015; 132: 199–212.

Brennan M, Palaniswami M, Kamen P. Do existing measures of Poincaré plot geometry reflect nonlinear features of heart rate variability? IEEE Trans Biomed Eng 2001; 48: 1342–1347.

Brown T et al. Important influence of respiration on human R-R interval power spectra is largely ignored. J Appl Physiol 1993; 75: 2310–2317.

Brüggemann T et al. Heart rate variability from ambulatory ECG recordings in a normal population. Eur Heart J 1992; 13: 1984–1987.

Carney RM et al. Heart rate variability and markers of inflammation and coagulation in depressed patients with coronary heart disease. J Psychosom Res 2007; 62: 463–467.

Cerutti S, Bianchi A, Mainardi L. Spectral analysis of the heart rate variability signal, in: Malik M, Camm AJ (eds.). Heart Rate Variability. Armonk, NY: Futura Publishing Company 2005. 63–74.

Claydon V, Krassioukov A. Clinical correlates of frequency analyses of cardiovascular control after spinal cord injury. Am J Physiol Heart Circ Physiol 2008; 294: H668–H678.

Chalmers JA et al. Anxiety disorders are associated with reduced heart rate variability: a meta analysis. Front Psychiatry 2014; 11: 80.

deBoer R, Karemaker J, Strackee J. Hemodynamic fluctuations and baroreflex sensitivity in humans: a beat-to-beat model. Am J Physiol 1987; 253: H680–H689.

Del Paso G et al. The utility of low frequency heart rate variability as an index of sympathetic cardiac tone: a review with emphasis on a reanalysis of previous studies. Psychophysio 2013; 50: 477–487.

Eckberg D. Sympathovagal balance: a critical appraisal. Circulation 1997; 96: 3224–3232.

Eller-Berndl, D. Herzratenvariabilität (2., überarb. Aufl.). Wien: Verlagshaus der Ärzte 2015.

Ewing D, Neilson J, Travis P. New method for assessing cardiac parasympathetic activity using 24 hour electrocardiograms. Br Heart J 1984; 52: 396–402.

Gramann K, Schandry R. Psychophysiologie (4., vollst. überarb. Aufl.). Weinheim: Beltz 2009.

Hadase M et al. Very low frequency power of heart rate variability is a powerful predictor of clinical prognosis in patients with congestive heart failure. Circ J 2004; 68: 343–347.

Heathers J. Sympathovagal balance from heart rate variability: an obituary. Exp Physiol 2012; 97.

Hiller J. Elektrokardiogramm – Ableitsysteme. Biomedizinische Messtechnik: ergänzende Vorlesungs-Dokumentation, 2005. Online: http://www2.hs-esslingen.de/~johiller/elektrokardiogramm/ableitsysteme.htm [abgerufen am 20. 10. 2016].

Hottenrott K. Herzfrequenzvariabilität: Grundlagen – Methoden – Anwendungen. Hamburg: Feldhaus 2014.

Hottenrott K, Hoos O, Esperer HD (Hg.). Herzfrequenzvariabilität: Risikodiagnostik, Stressanalyse, Belastungssteuerung. Schriften der Deutschen Vereinigung für Sportwissenschaft, Band 192. 2009.

Huikuri H et al. Abnormalities in beat-to-beat dynamics of heart rate before the spontaneous onset of life-threatening ventricular tachyarrhythmias in patients with prior myocardial infarction. Circulation 1996; 93: 1836–1844.

Kamen PW, Krum H, Tonkin AM. Poincaré plot of heart rate variability allows quantitative display of parasympathetic nervous activity in humans. Clin Sci (Lond) 1996; 91: 201–208.

Kleiger RE, Stein PK, Bigger JT. Heart rate variability: measurement and clinical utility. Ann Noninvasive Electrocardiol 2005; 10: 88–101.

Lampert R et al. Decreased heart rate variability is associated with higher levels of inflammation in middle-aged men. Am Heart J 2008; 156: 759.

Lehrer P et al. Protocol for heart rate variability biofeedback training. Biofeedback 2013; 41: 98–109.

Lehrer P, Gevritz R. Heart rate variability biofeedback: how and why does it work. Front Psychol 2014; 5: 756.

Lombardi F et al. Spectral analysis of short term R-Tapex interval variability during sinus rhythm and fixed atrial rate. Eur Heart J 1996; 17: 769–778.

Löllgen H. Herzfrequenzvariabilität. Dt Ärzteblatt 1999; 31–32: A2029–A2032.

Maier R, Kraxner W. Langzeit EKG in der Praxis. Ärztemagazin 2004; 37.

Malberg H, Wessel N. Editorial: Die Abtastfrequenz – ein zu unrecht vernachlässigter Parameter. Somnologie – Schlafforschung und Schlafmedizin 2006; 10(2): 33–35.

Malliani A et al. Cardiovascular neural regulation explored in the frequency domain. Circulation 1991; 84: 482–492.

Martinmäki K et al. Intraindividual validation of heart rate variability indexes to measure vagal effects on hearts. Am J Physiol Heart Circ Physiol 2006; 290: 640–647.

McCraty R et al. Analysis of twenty-four hour heart rate variability in patients with panic disorder. Biol Psychol 2001; 56: 131–150.

McCraty R, Shaffer F. Heart rate variability: new perspectives on physiological mechanisms, assessment of self-regulatory capacity, and health risk. Glob Adv Health Med 2015; 4: 46–62.

Pagani M et al. Power spectral analysis of heart rate and arterial pressure variabilities as a marker of sympatho-vagal interactions in man and conscious dog. Circ Res 1986; 59: 178–193.

Pagani M et al. Power spectral density of heart rate variability as an index of symptho-vagal interactions in normal and hypertensive subjects. J Hypertens 1984; 2: 383–385.

Penzel T, Brandenburg U, Peter JH. Langzeitregistrierung und Zeitreihenanalyse in der Inneren Medizin. Internist 1997; 38: 734–741.

Pomeranz B et al. Assessment of autonomic function in humans by heart rate spectral analysis. Am J Physiol 1985; 248: H151–H153.

Porges S. The polyvagal perspective. Biol Psychol 2007; 74: 116–143.

Otsuka K, Cornelissen G, Halberg F. Age, gender and fractal scaling in heart rate variability. Clin Sci 1997; 93: 299–308.

Rahman F et al. LF Power Reflects baroreflex function, not cardiac sympathetic innervation. Clin Auton Res 2011; 21: 133–141.

Ruediger H et al. Sympathetic and parasympathetic activation in heart rate variability in male hypertensive patients under mental stress. J Hum Hypertens 2004; 18: 307–315.

Rüdiger H et al. Untersuchung zur Genauigkeit der Abtastung von EKG-Signalen für eine nachfolgende Spektralanalyse kontinuierlich gemessener RR-Intervalle im Schlaflabor. Somnologie 2006; 10(2): 53–60.

Sammito S, Böckelmann I. Analyse der Herzfrequenzvariabilität. Mathematische Basis und praktische Anwendung. Herz 2014; 40: 76–84.

Sammito S et al. Leitlinie Nutzung der Herzschlagfrequenz und der Herzfrequenzvariabilität in der Arbeitsmedizin und der Arbeitswissenschaft. Portal Wiss Med 2014; 11: 1–60.

Schmidt H et al. Autonomic dysfunction predicts mortality in patients with multiple organ dysfunction syndrome of different age groups. Crit Care Med 2005; 33: 1994–2002.

Shaffer F, McCraty R, Zerr C. A healthy heart is not a metronome: an integrative review of the heart's anatomy and heart rate variability. Front Psychol 2014; 5: 1040.

Shah A et al. Posttraumatic stress disorder and impaired autonomic modulation in male twins. Biol Psychiatry 2013; 73: 1103–1110.

Stearns SD, Hush DR. Digitale Verarbeitung analoger Signale (7. Aufl.). München: Oldenbourg 1999.

Strano S et al. Respiratory sinus arrhythmia and cardiovascular neural regulation in athletes. Med Sci Sports Exerc 1998; 30: 215–219.

Task Force of the European Society of Cardiology and the North American Society of Pacing and Electrophysiology. Heart rate variability: standards of measurement, physiological interpretation, and clinical use. Circulation 1996; 93: 1043–1065.

Thayer J, Yamamoto S, Brosschot J. The relationship of autonomic imbalance, heart rate variability and cardiovascular disease risk factors. Int J Cardiol 2010; 141: 122–131.

Theorell T et al. Saliva testosterone and heart rate variability in the professional symphony orchestra after „public faintings" of an orchestra member. Psychoneuroendocrinology 2007; 32: 660–668.

Tiller W, McCraty R, Atkinson M. Cardiac coherence: a new, noninvasive measure of autonomic nervous system order. Altern Ther Health Med 1996; 2: 52–65.

Tsuji H et al. Reduced heart rate variability and mortality risk in an elderly cohort. The Framingham Heart Study. Circulation 1994; 90: 878–883.

Tsuji H et al. Impact of reduced heart rate variability on risk for cardiac events. The Framingham Heart Study. Circulation 1996; 94: 2850–2855.

Umetami K et al. Twenty-four hour time domain heart rate variability and heart rate: relations to age and gender over nine decades. J Am Coll Cardiol 1998; 31: 593–601.

Vaschillo E et al. Measurement of vascular tone and stroke volume baroreflex gain. Psychophysio 2011; 49: 193–197.

Wittling W, Wittling RA. Herzschlagvariabilität: Frühwarnsystem, Stress- und Fitnessindikator. Heilbad Heiligenstadt: Eichsfeld Verlag 2012.

Yeragani VK et al. Decreades heart-period variability in patients with panic disorder: a study of Holter ECG records. Psychiatry Res 1998; 78: 89–99.

6 Die Anwendung: HRV-Analyse

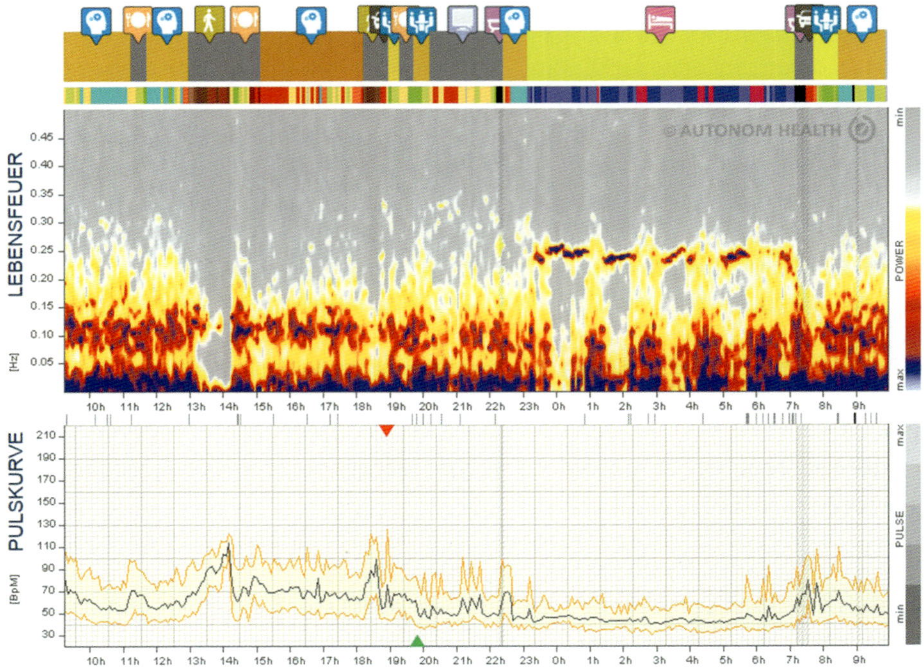

Abb. 1.54 Beispielhaftes HRV-Spektrogramm und Pulskurve von Autonom Health (Quelle: Autonom Health®, 2016).

6.1 Kurzzeitmessung oder Langzeitmessung

Kurzzeit- und Langzeitmessungen der HRV sind zwei unterschiedliche Konzepte. Ihre Anwendung und ihr Nutzen sind unterschiedlich zu definieren. Kurzzeitmessungen ermöglichen mit geringem Aufwand innerhalb einer sehr kurzen Zeit einfache Screenings zum aktuellen Gesundheitszustand und liefern eine erste Einschätzung, wie es um die Leistungsfähigkeit und Balance des vegetativen Nervensystems steht. Eine grobe Zuordnung in „gesund" bzw. „nicht (mehr) gesund" ist bei exakter Durchführung möglich. Deshalb ist der Einsatz in der Praxis bei verschiedenen Berufsgruppen wie Ärzten oder Therapeuten sehr beliebt. Regelmäßig durchgeführte kurze HRV-Messungen können ohne großen zeitlichen Aufwand die Auswirkung einer Lebensstil-Änderung beweisen und dienen als Erfolgskontrolle für therapeutische Interventionen.

HRV-Messungen über 24 Stunden erfassen auch die „Laborsituation" Schlaf, bei der stabile Umgebungsbedingungen über mehrere Stunden herrschen. Das nicht invasive, objektive Erfassen der Schlafqualität im Kontext der in derselben Messung erfassten Stressoren des vorangegangenen Tages vermittelt dynamische Einblicke in die Alltagsphysiologie eines Individuums. Anhand protokollierter und der Messung zugeordneter Aktivitäten gelingt es, weitere einander bedingende individuelle vegetative Funktionsabläufe zu verstehen. Voraussetzung dafür ist natürlich die Kenntnis vieler über die HRV erkennbarer (patho-)physiologischer Muster, im Idealfall mittels einer Software, die diese Muster valide und automatisiert analysiert. Aufgrund der Dauer wird Langzeitmessungen eine höhere Vorhersagbarkeit als Kurzzeitmessungen zugeschrieben (Kleiger et al., 2005). Umweltfaktoren, die einen Einfluss auf Herzaktionen haben, werden eher identifiziert. Zirkadiane Prozesse und Schlaf-Wach-Zyklen können beobachtet werden.

In den 1996 von der Task Force publizierten Richtlinien zur Messung der HRV waren Kurzzeitmessungen aufgrund der Größe und nicht vorhandenen Mobilität der EKG-Geräte noch State of the Art. Mit Fortschreiten der technischen Möglichkeiten und immer kleiner werdenden Aufnahmegeräten verschob sich die Nutzung der HRV auch in Richtung Langzeitmessungen.

Aus diversen Untersuchungen (Sandercock 2005; Bigger et al., 1992) geht hervor, dass die Mindestdauer einer Messung von 5 Minuten nicht unterschritten werden sollte. Auch die Task Force (1996) postuliert diese Mindestlänge. Die Höchstdauer einer HRV-Messung ist nicht definiert und richtet sich nach Zweck und Intention. Mit Kurzzeitmessungen können die Frequenzbereiche der HF, LF und VLF abgebildet werden. Je kürzer die Messung ist, desto schwieriger wird die Nachvollziehbarkeit der VLF (European Task Force, 1996), da sich diese aus länger dauernden Rhythmen im Körper zusammensetzt. Die ULF, die Zykluslängen von 5 Minuten bis zu 24 Stunden erfasst, lässt sich damit auch nur in Langzeitmessungen darstellen. Die ULF erweist sich als robuster Frequenzbereich, also unabhängiger als alle anderen von Aktivitäten. Ein hoher Anteil der ULF an der gesamten HRV wird als Indiz für Krankheit und schlechte Prognose gewertet. Es gibt also viele gute Gründe, weshalb sich Kurzzeitmessungen nicht für die gleichen Zwecke wie Langzeitmessungen eignen. Die Länge des Aufzeichnungszeitraums begrenzt die Darstellung und Berechnung der Frequenzbereiche. Die empfohlenen Mindestzeiträume sind: ULF – 24 Stunden, VLF – 5 Minuten, aber 24 Stunden bevorzugt, LF – 2 Minuten und HF – 1 Minute. Bei Kurzzeitmessungen (ca. 5 Minuten) fehlt jedoch die Prognosekraft hinsichtlich Morbidität und Mortalität (Shaffer & Ginsberg, 2017).

Mehrere Studien gehen davon aus, dass die HRV sowohl bei 5-Minuten- als auch bei 24-Stunden-Aufzeichnungen stabil und für das jeweilige Individuum charakteristisch sein kann. Es liegen jedoch für die Reproduzierbarkeit von Kurzzeitanalysen divergente Studienergebnisse vor (Bürklein et al., 2005; Sandercock, 2005; Maestri et al., 2007). So wiesen u. a. Pitzalis et al. (1996) aufgrund von tageszeitlichen Schwankungen und dem Einfluss von äußeren Faktoren eine nur geringe Reliabilität nach. Bigger et al. (1992) hingegen konnten eine hohe Reproduzierbarkeit feststellen. Um diese hohe Reproduzierbarkeit zu gewähren, muss bei HRV-Kurzzeitmessungen unter standardisierten Laborbedingungen gearbeitet werden.

HRV-Kurzzeitmessungen werden als Screeningverfahren eingesetzt, d. h. sie bilden den momentanen (Gesundheits-)Zustand ab. Dieser kann und wird von den jeweils vorher getätigten Aktivitäten stark beeinflusst. Deshalb ist ein vorhergehendes Gespräch besonders wichtig, um mögliche Einflussfaktoren abzuklären, genauso wie eine gute Vorbereitung auf das Messprozedere (Sandercock et al., 2005; Eller-Berndl, 2010). So wird ein Zur-Ruhe-Kommen von etwa 10–20 Minuten vor der Messung empfohlen. Das kann z. B. durch ruhiges Sitzen und Lesen von neutralen Inhalten erfolgen.

Oft wird während Kurzzeitmessungen die Vorgabe gemacht, sich zu entspannen, ohne konkrete Anweisung, wie die Entspannung aussehen soll. Dabei wird beobachtet, wie das vegetative Nervensystem auf selbst herbeigeführte Entspannung reagiert. Eine Vorgabe kann u. a. sein, dass die Messung erst begonnen werden sollte, wenn sich der Ruhepuls eingependelt hat. Das benötigt in der Regel ein paar Minuten.

Während bei Langzeitmessungen unter „Real-life"-Bedingungen gemessen wird, ist bei vergleichbaren Kurzzeitmessungen einer Person oder mehrerer Personen das richtige Setting wichtig. Das Erfassen der HRV findet, wenn möglich, hochstandardisiert statt, d. h. unter kontrollierten (Labor-)Bedingungen (Sammito et al., 2014). Das ist für aussagekräftige Ergebnisse wichtig. Beachtet werden sollte, zusätzlich zum Zur-Ruhe-Kommen, Folgendes:

- Die Messungen sollten in der gleichen Körperlage durchgeführt werden. Die Körperhaltung stellt eine wichtige Einflussgröße dar. Im Liegen ist das Herz entlasteter. Außerdem gibt es dazu die meisten Referenzwerte aus Studien.
- Die Messungen sollten die gleiche Messdauer haben.
- Die Messungen sollten zur gleichen Tageszeit stattfinden.
- Es sollte vor den Messungen für ca. eine Stunde nicht geraucht werden.
- Es sollte direkt vor den Messungen kein Sport gemacht werden, denn dadurch wird der Sympathikus aktiviert und der Vagus reduziert.
- Es sollte vor den Messungen kein längeres Entspannungstraining durchgeführt werden, denn dadurch wird der Vagus aktiviert und LF und VLF reduziert.
- Es sollte direkt vor der Messung nicht gegessen werden, sonst ist der Organismus mit der Verdauung beschäftigt.
- Es sollte kein Alkohol getrunken werden. Dieser steigert die HRV kurzzeitig. Anschließend ist der Körper mit der Verarbeitung beschäftigt und die HRV fällt.

Position, Bewegung, Aktualität der körperlichen Bewegung, Anforderungen und Beziehungsvariablen können die Kurzzeitmessung mehr oder weniger stark beeinflussen, indem sich die ANS-Aktivierung, die Atemmechanik und Emotionen verändern (Shaffer & Ginsberg, 2017).

Die Ergebnisse, Darstellungen und Messmethoden sind abhängig vom jeweiligen HRV-Anbieter. Die Unterschiede beginnen bereits bei der Verwendung von Brustgurten, EKG-Geräten, Ohrclips oder Smartphonekameras, die auf unterschiedliche Art und Weise Signale zur Datenverarbeitung erfassen.

EKG-Geräte erfassen sekundenweise sehr viele Messwerte. Je höher die Abtastrate ist, umso genauer fällt das Ergebnis aus, da keine Messwerte „verloren" gehen oder übersehen werden. Die meisten Brustgurte messen die Herzrate mit einer geringeren Abtastrate als EKG-Geräte. Deshalb kann es zu Ungenauigkeiten kommen. Methoden mit Ohrclips oder Smartphonekameras messen die Lichtdurchlässigkeit der Haut und erfassen Schwankungen des durchfließenden Blutes, also Pulswellen und keine elektrischen Potenzialschwankungen in Form von R-Zacken eines EKGs.

Die Darstellungsweise der Messergebnisse ist stark anbieterabhängig. So wird die HRV bei Kurzzeitmessungen in diversen Diagrammen oder Spektrogrammen, die den aktuellen Zustand des Autonomen Nervensystems und das Verhältnis von sympathischer und parasympathischer Aktivität beurteilen, dargestellt.

HRV-Langzeitmessungen sind der Gold-Standard im HRV-Assessment (Shaffer et al., 2014). Zirkadiane Rhythmen, Körpertemperatur, Metabolismus, Schlafzyklen und Renin-Angiotensin-System werden erfasst. Aus ca. 100.000 Herzschlägen in 24 Stunden wird ein individuelles Bild errechnet, das emotionalisiert. Parallel dazu werden Aktivitäten protokolliert, um Highlights und Lowlights im Alltag sichtbar zu machen – Belastungsfaktoren, die vielleicht bewusst oder unbewusst sind. Die HRV zeigt Ressourcen und Potentiale, zeigt aber auch auf, warum diese Faktoren oft nicht genutzt werden können oder aber genutzt werden und trotzdem nicht den gewünschten Erfolg bringen.

Langzeitmessungen sind empfohlen, wenn sich die Aktivität Schlaf nicht am Beginn und am Ende der Messung befindet, sondern in etwa in der Mitte. Dadurch ist es möglich auch Faktoren zu betrachten, die eine (in-)direkte Wirkung auf den Schlaf haben und die Wirkung des Schlafes selber auf die Leistungsfähigkeit des nächsten Tages.

Wie HRV-Langzeitmessungen eingesetzt werden könnten, wird im Folgenden exemplarisch dargestellt:

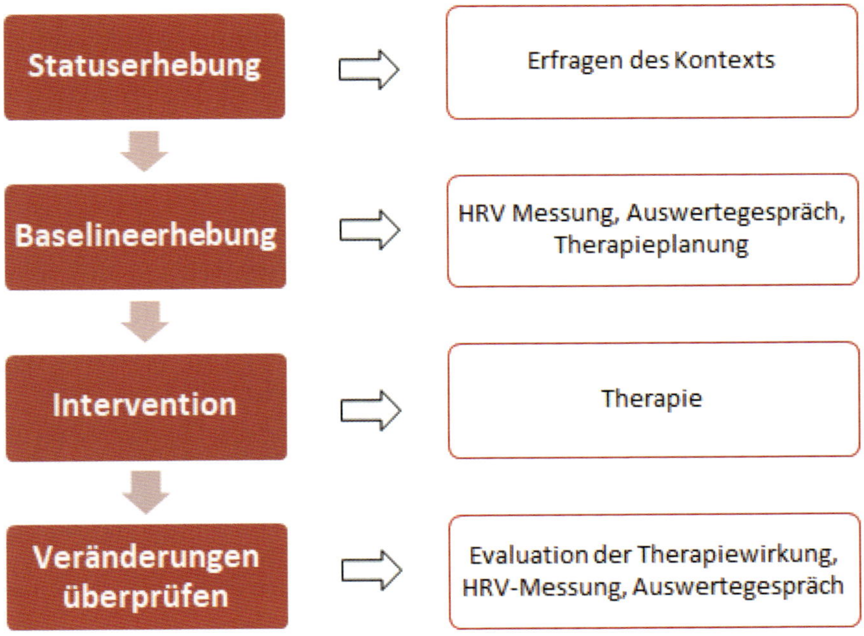

Abb. 1.55: Möglicher exemplarischer Ablauf über den Einsatz von HRV-Langzeitmessungen in der Praxis (Quelle: Autonom Health, 2021)

1. **Statuserhebung:** Erfragen des Kontexts

Anamnese, Exploration und die Anwendung diverser Fragebögen geben Auskunft über das Gesamtbild und den aktuellen Gesundheitszustand der Klienten.

2. **Baselineerhebung:** HRV-Messung; Auswertegespräch; Therapieplanung

Für die Vergleichbarkeit ist es wie bei vielen anderen Tools wichtig, anhand einer Ausgangsmessung Baselinewerte zu erheben. Das gibt die notwendigen Hard Facts, die vergleichbar sind und verglichen werden sollen. Wichtig ist, dass die HRV-Messung an einem typischen Tag gemacht wird, der den eigenen Lebensstil so gut wie möglich repräsentiert. Jemand, der nie Sport macht, sollte vielleicht auch in der Messungsphase keinen Sport betreiben. Auf Partys und Feiern mit Alkohol sollte während der Langzeitmessung verzichtet werden.

3. **Intervention:** Therapie

Nun wird ein Plan erstellt, der Gesundheits- und Performanceziele beinhaltet, die sich aus der Baseline-Messung in Kombination mit Anamnese ergeben. Die Kontrollmessung sollte zeitlich nicht zu nahe an der Ausgangsmessung liegen, da sich Änderungen oft erst nach einiger Zeit einstellen. Eine zu frühe Kontrollmessung ohne sichtbare Veränderungen kann zu Frustration führen. Eine Zeitspanne von mindestens 2–3 Monaten sollte dazwischen liegen.

4. **Veränderungen überprüfen:** Evaluation der Therapiewirkung; HRV-Messung, Auswertegespräch

Nun folgt der Vergleich von Ausgangs- und Kontrollmessung. V. a. der Vergleich der Faktoren, die nach der Ausgangsmessung als wichtig herausgefiltert wurden. Wurden Ziele erreicht? Was hat sich verändert? Was hat sich subjektiv, was hat sich objektiv getan?

- *Es ist keine Veränderung oder sogar eine Verschlechterung eingetreten:*

Entweder waren die Interventionen nicht hilfreich, wurden nicht richtig durchgeführt oder die Veränderung konnte in der Dauer zwischen den beiden Messungen noch nicht sichtbar gemacht werden. Vielleicht bedarf es einer weiteren ärztlichen Abklärung: Hormonstatus, Nahrungsmittelunverträglichkeiten, psychischer Stress etc. können dafür verantwortlich sein. Hat sich die HRV reduziert, kann das ein Zeichen für neuen Stress oder auch eine körperliche, unentdeckte Ursache sein. Dann sollte der Klient/die Klientin zur weiteren Abklärung an einen Experten verwiesen werden.

- *Eine Verbesserung tritt ein. Es handelt sich um die richtige Intervention mit dem richtigen Einsatz*

Oder

- *Eine Verbesserung ist noch nicht sichtbar, aber zu erwarten:*

Manches Erreichen von Zielen kann auch zu einer kurzzeitigen Reduzierung der HRV führen. Z. B. Gewichtsverlust. Während der Zielerreichung hat der Körper einen temporären Stress, der sich in einer reduzierten HRV zeigen kann. Auf lange Sicht verändert sich die HRV wieder und steigt an.

Wichtig ist, dass die HRV immer mit genügend Wissen über die Klienten eingesetzt wird. Eine HRV-Messung ohne Kontext hat weniger Aussagekraft.

Kurz erwähnt werden sollten auch Ultra-Kurzzeitmessungen. Diese bieten jedoch einiges an Kontroversen, da es dazu kaum Studien gibt und auch die Nachweise zur Physiologie dahinter fehlen (Shaffer & McCraty, 2017). Messmethode, Alter, Gesundheitszustand oder Artefaktverfahren dürften auf Ultra-Kurzzeitmessungen jedoch einen größeren Einfluss haben als auf längere Messungen.

Neueste Hard- als auch Software ermöglichen wiederholte und sogar kontinuierliche HRV-Messungen über Tage und sogar Monate hinweg. Dies eröffnet nicht nur eine neue Qualität in der Begleitung von Patienten und Klienten, sondern ermöglicht auch hochdetaillierte Längsschnittuntersuchungen in vivo für zahlreiche Forschungsfragen.

Im immer beliebter werdenden Selbstmonitoring können Anwender sich auf einfachste Weise „beim Leben zusehen" und alle Auswirkungen bewusst und unbewusst gesetzter Maßnahmen sichtbar machen.

Fazit

HRV-Kurzzeitmessungen können mit einer 24-Stunden-HRV-Messung nicht verglichen werden und diese auch nicht ersetzen. Dennoch besteht eine gute Korrelation zwischen den beiden Varianten. Ob als einfache Screening-Möglichkeit oder als geeigneter Einstieg in die Langzeitmessung, die Anwendung einer HRV-Messung und dabei die Entscheidung, ob Kurz- oder Langzeitmessung, ist von Intention und Zweck des Einsatzes abhängig – beides hat seinen Platz.

6.2 Die detaillierte Analyse von HRV-Spektrogrammen bei Langzeitmessungen

1. Merkmal: „Intensität, Höhe und Dichte" des Spektrogramms

Ist die Farbcodierung (von blau am stärksten bis weiß/grau am schwächsten) sichtbar? Ist diese am Tag gegeben? Sind Einbrüche (Sympathikusrückgang) am Tag sichtbar? Wird das Prinzip Actio/Reactio verfolgt oder ist dieses natürlich gegeben? Wie bunt ist das HRV-Spektrogramm?

2. Merkmal: „Frequenzbereiche"

Anteile VLF (Very Low Frequency), LF (Low Frequency), HF (High Frequency)

- VLF-Ausprägung (Basis): je stärker, desto mehr muskuläre und auch gesamtgesundheitliche Ressourcen
- LF-Ausprägung: emotionale und geistige Aktivierung im 0,10-Hz-Bereich, d. h. Konzentration, Fokussierung, Sympathikusaktivierung, Leistungsbereitschaft, teilweise auch Anspannung, wenn bei hoher Intensität nicht in den HF-Bereich „hochflammend"
- HF-Ausprägung: Parasympathikusanteil (Vagus), von der Atmung – durchaus auch dem guten „Mitatmen" – gestaltet

Nach der Intensität der Frequenzbereiche wird der Fokus ausgerichtet: Fokus VLF – Bewusstsein, LF – Rhythmus, HF – Ernährung.

3. Merkmal: „Tag-Nacht-Rhythmus" bzw. „Schlaf-wach-Rhythmus"

Sind eine Absenkung und ein gleichmäßiger Verlauf der Herzrate sowie ein „typisches Schlaf-Spektrogramm" in der Nacht sichtbar?

4. Merkmal: „RSA" = Respiratorische Sinusarrythmie

Wie stark ist diese im Schlaf ausgeprägt (Einfärbung durchgehend)? Ist gleichzeitig ein Rückgang des Sympathikus sichtbar (Tiefschlafphasen)? Wenn auch untertags in Pausen sichtbar → Regeneration. Wenn auch untertags bei Aktivität sichtbar → Übermüdung.

Jede bewusste regelmäßige Atmung, wie z. B. Meditation, kann ebenfalls eine RSA hervorrufen, oftmals jedoch in einem niedrigeren Frequenzbereich als im Schlaf. Dort liegt die RSA meist zwischen 0,20 und 0,35 Hz.

5. Merkmal: „BRAC" = Basaler Ruhe-Aktivitäts-Zyklus (90–120-Minuten-Zyklus)

Alle 1½–2 Stunden am Tag und in der Nacht sichtbar. Up- und Down-Regulation der Herzrate und wechselnde Charakteristik im Spektrogramm.

6. Merkmal: „Regeneration"

Werden Pausen gemacht und wie werden diese sichtbar?

- Allgemeingültig: RSA wird sichtbar, Sympathikus (LF) wird weniger, VLF (körperlicher Spannungszustand) und Herzrate sinken ab
- Erholung: Herzrate sinkt, RSA sichtbar, evtl. auch Hochflammen
- Entspannung: Herzrate sinkt, Sympathikusrückgang

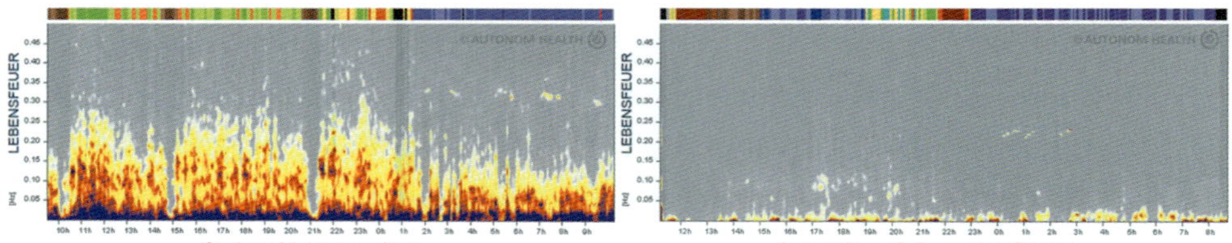

Abb. 1.56 HRV-Spektrogramm eines leistungsstarken Studenten im Vergleich zu einem Burn-out-gefährdeten Angestellten (Quelle: Autonom Health®, 2016).

6.3 Bildbeschreibung: Spektrogrammanalyse anhand von Beispielmessungen

Eine 24 Stunden-HRV-Messung ist nichts anderes als eine Aneinanderreihung von gut 100.000 Zahlen. Deren Informationsgehalt wird durch Berechnungen, Darstellungen und das Wissen zu den darin erkennbaren Mustern erschlossen.

Hervorzuheben sind dabei die Darstellung von Spektrogramm und Pulskurve. Sie bringen große Vorteile, sowohl für den Analysierenden als auch für den Gemessenen selbst.

Beide profitieren von ihrer „Wahrnehmung auf den ersten Blick".

Die intuitiv wahrnehmbare feuerähnliche Darstellung emotionalisiert und schafft so Veränderungsbereitschaft. Episoden wie „Hochflammen" beim Spielen mit den eigenen Kindern oder ein reduziertes Bild in der ersten Nachthälfte wegen einiger Drinks davor wirken nachhaltig.

Dabei ist regelmäßig ein hohes Maß an Einsicht seitens des Gemessenen zu beobachten. Das Bild, das das eigene Herz gemalt hat, wird nicht in Frage gestellt. Daher herrschen bei schlechteren Ergebnissen selten Enttäuschung, Wut, Ärger oder Traurigkeit. Vielmehr entsteht meist eine starke Motivation, ein kräftigeres, hochflammendes, schöneres Feuer haben zu wollen.

Dem mit der HRV Arbeitenden kommt zugute, dass in Pulskurve und Spektrogramm alle Informationen einer Messung enthalten sind und der Mensch aufgrund der ihm gegebenen Gestaltwahrnehmung diese komplexen Informationen in einer Qualität und Geschwindigkeit auslesen kann, die noch von keinem Computer erreicht wird.

Darstellungen und Algorithmen in hochentwickelten HRV-Analysesystemen bieten den unschätzbaren Vorteil, die aus den Grafiken gezogenen Schlüsse mit den Fakten der Berechnungen abzugleichen, um so zur höchstmöglichen Sicherheit in der Analyse zu kommen.

Um die Fähigkeit zur Mustererkennung zu trainieren, dienen die folgenden Beispiele.

6.3.1 Beispiel: Energieverlust im Laufe des Tages

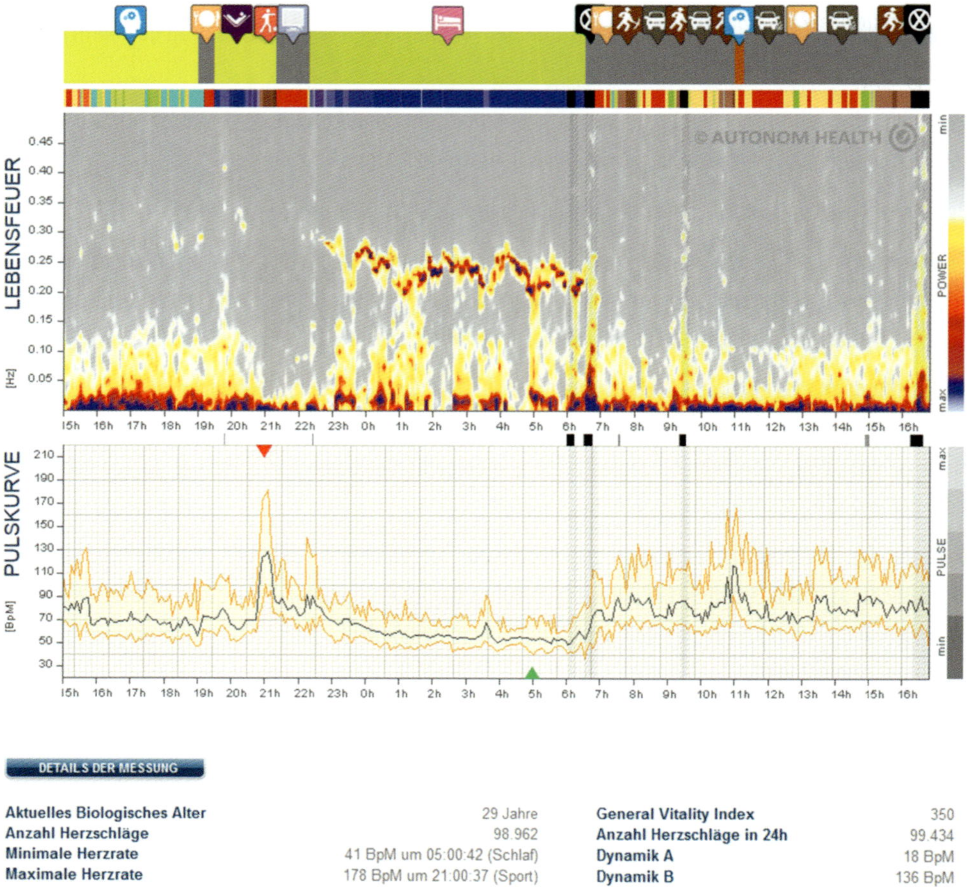

Abb. 1.57 Energieverlust im Laufe des Tages in HRV-Spektrogramm und Pulskurve (Quelle: Autonom Health®, 2016).

Landwirt – 51 Jahre	
HRV-Spektrogramm	Sieht insgesamt bunt, kräftig, lebendig und auf guter Basis ruhend aus.
VLF-Bereich	Sehr starke Substanz (stärkster Bereich: 41,02 %).
LF-Bereich	Zeitweise löchrig (zu wenige Pausen!), nach Essen/Trinken jeweils wieder „aufgefüllt".
HF-Bereich	Ist stark, v. a. in der Nacht.
Schlaf	Gute Schlafarchitektur, mehrere Tiefschlafphasen, erholsam mit guter Entspannung.
Pulsabsenkung im Schlaf	Gute Pulsabsenkung, minimale HR liegt im Schlaf um ca. 5 Uhr.
Schlafdauer	Sehr gut gewählt.
RSA	Beeindruckende RSA im Schlaf.
Müdigkeit	Anzeichen für Tagesmüdigkeit sind vorhanden, vermutlich, weil tagsüber keinerlei bewusste Pausen gemacht wurden.
BRAC	Gut zu sehen im Schlaf, am Tag angedeutet.
Regeneration	Keine Aktivitäten „Entspannen/Ruhen" zwischen 8.00 und 18.00 Uhr. Am Abend 1 Stunde ist von der Dauer her gut.
Erschöpfung tagsüber	Mehrfach zu sehen: bei TV, bei „geistiger Aktivität" um ca. 11.00 Uhr und beim Autolenken danach.
Erschöpfung im Schlaf	Ganz am Anfang des Schlafs.
Pulsniveau	Gutes, an jeweilige Tätigkeit angepasstes Niveau.
Dynamik A Tag/Nacht	Gut, Puls könnte im Schlaf etwas niedriger sein.
Dynamik B min/max	Sehr gute Aktivierung.
Abfall der Herzrate nach Belastung	Gut.

6.3.2 Beispiel: Am Weg in den Burn-out

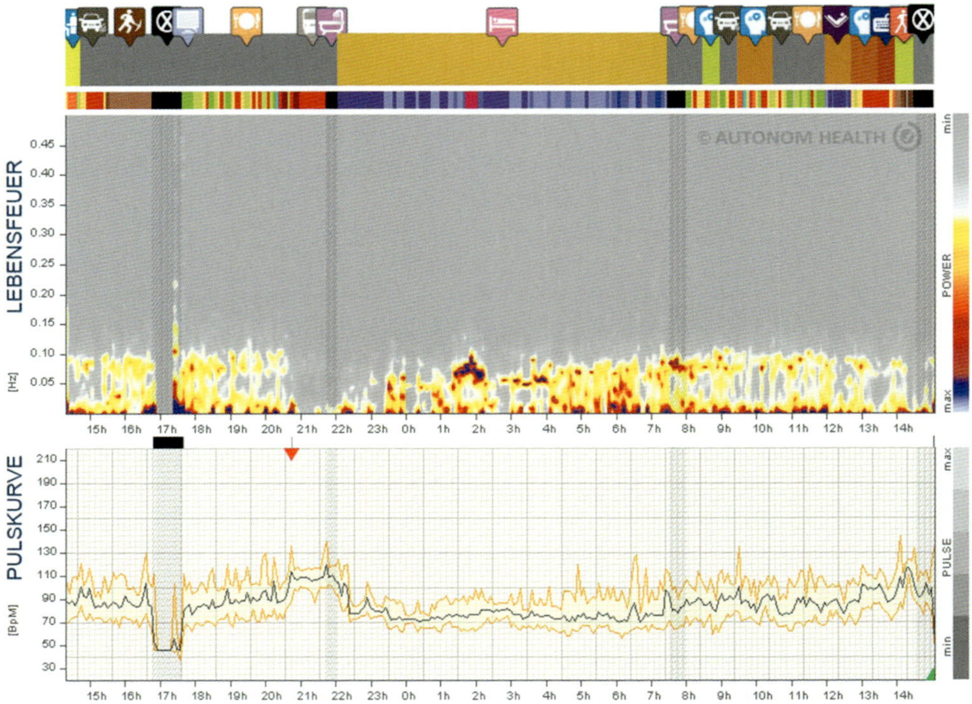

DETAILS DER MESSUNG

Aktuelles Biologisches Alter	58 Jahre	**General Vitality Index**	128
Anzahl Herzschläge	112.212	**Anzahl Herzschläge in 24h**	120.284
Minimale Herzrate	54 BpM um 15:05:11	**Dynamik A**	13 BpM
Maximale Herzrate	136 BpM um 20:45:42 (Essen / Trinken)	**Dynamik B**	82 BpM

Abb. 1.58 Am Weg in den Burn-out in HRV-Spektrogramm und Pulskurve (Quelle: Autonom Health®, 2016).

Busfahrer – 32 Jahre	
HRV-Spektrogramm	Kein blasses Bild, aber nicht hochflammend: über 0,10 Hz meist grau. Meiste Energie am Ende des Schlafs. Auffällig: alle Frequenzbereiche weggebrochen beim Mitfahren 21.00 Uhr, Zunahme von LF im Schlaf von 1.30 bis 2.15 Uhr (= Verdacht auf Schnarchen).
VLF-Bereich	VLF nur halb gefüllt oder Lücken. Nimmt im Schlaf zu (nach 4.00 Uhr). Erheblicher Substanzverlust.
LF-Bereich	LF sehr löchrig – sehr wenig Leistungsbereitschaft. Nimmt im Schlaf zu: 1.30 bis 2.15 Uhr und nach 4.00 Uhr.
HF-Bereich	HF nicht vorhanden, keinerlei RSA, keine Müdigkeitsanzeichen. Der Vagus ist komplett untätig.
Schlaf	Am Beginn deutlicher Erschöpfungsschlaf.
Pulsabsenkung im Schlaf	Nur wenig und auf absolut zu hohem Niveau verlaufend.
Schlafdauer	Ist sehr gut, bringt aber keinen Ausgleich für die Belastungen.
RSA	Nicht vorhanden.
BRAC	Nicht erkennbar.
Regeneration	Entspannung minimal, Erholung gar keine = keine Regeneration.
Erschöpfung tagsüber	Ganz deutlich am Ende der abendlichen Feier und am Ende der „geistige Aktivität" von 12.45 bis 13.30 Uhr.
Erschöpfung im Schlaf	Am Beginn lange Phase im Erschöpfungsschlaf, kurze Phasen im weiteren Verlauf.
Pulsniveau	Permanent zu hoch.
Dynamik A Tag/Nacht	Wenig Unterschied.
Dynamik B min/max	Es gibt keine wirkliche, gewollte Aktivierung. 30 min Sport im regenerativen Bereich sind zu wenig. Höchster Puls bei Feier am Abend.
Abfall der Herzrate nach Belastung	Von „Sport" zu „Autofahren" ist ein Abfall sichtbar, aber HR bleibt auf zu hohem Niveau.

6.3.3 Beispiel: Stressiger Schichtdienst

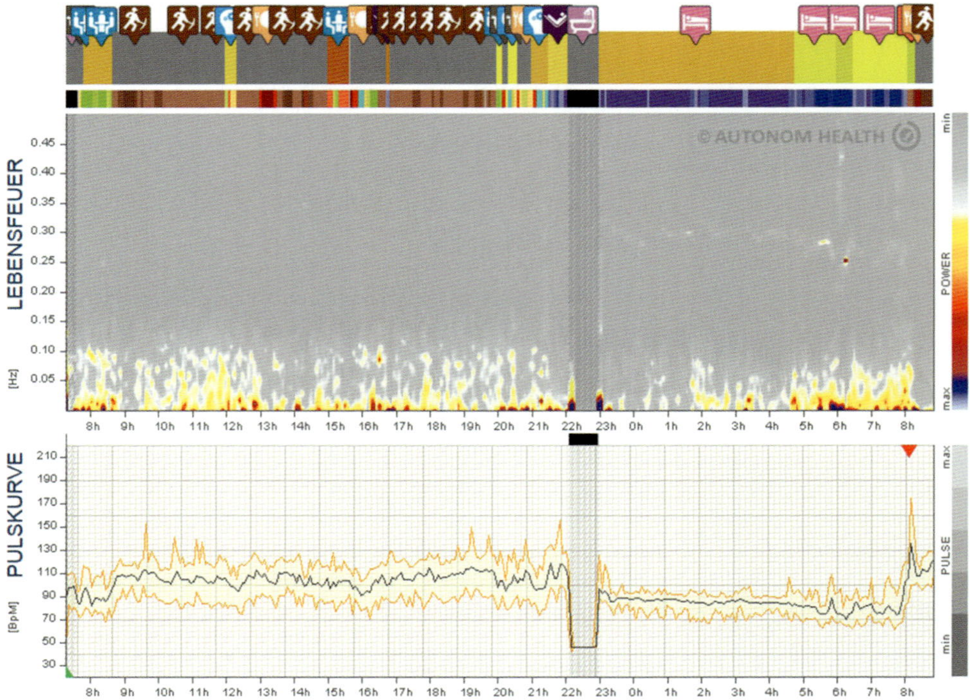

DETAILS DER MESSUNG

Aktuelles Biologisches Alter	64 Jahre	**General Vitality Index**	60
Anzahl Herzschläge	138.248	**Anzahl Herzschläge in 24h**	137.375
Minimale Herzrate	55 BpM um 07:17:52	**Dynamik A**	21 BpM
Maximale Herzrate	175 BpM um 08:10:16 (Sport)	**Dynamik B**	121 BpM

Abb. 1.59 Stressiger Schichtdienst in HRV-Spektrogramm und Pulskurve (Quelle: Autonom Health®, 2016).

Krankenschwester – 32 Jahre	
HRV-Spektrogramm	Massiv reduziert – erschreckend leeres Lebensfeuer® für eine 32-jährige Frau!
VLF-Bereich	VLF ist noch da, aber es ist ein deutlicher Substanzverlust erkennbar. Allerdings ist VLF im Verhältnis zu LF und HF hoch.
LF-Bereich	Ist ausgehöhlt. Über 0,10 Hz fast nicht erkennbar.
HF-Bereich	Außer einer kurzen Sequenz morgens (fast am Ende des Schlafs) ist der HF-Bereich leer, d. h. der Vagus ist schon fast weggebrochen.
Schlaf	Insgesamt wenig ergiebig. Wurde als getrennte Phasen protokolliert: deutlich erkennbar, dass es erst zum Ende von Phase 1 und danach zu Erholung (mehr) und Entspannung (weniger) kommt.
Pulsabsenkung im Schlaf	Zwar erkennbar (vor allem in der 2. und 3. Phase), aber auf viel zu hohem Niveau.
Schlafdauer	Mit rund 9 Stunden sehr gut.
RSA	Minimal gegen Ende des Schlafs.
BRAC	Gibt es nicht.
Regeneration	Keinerlei Pausen.
Erschöpfung tagsüber	Deutlich erkennbar.
Erschöpfung im Schlaf	Deutlich erkennbar.
Pulsniveau	Nach oben hin verschoben.
Dynamik A Tag/Nacht	Absenkung funktioniert noch, aber leider ist das Niveau viel zu hoch.
Dynamik B min/max	Sehr gut, wurde aber durch Sport (extra für die Messung!) erreicht.
Abfall der Herzrate nach Belastung	Leider nicht beurteilbar, da Rekorder-Abnahme zu kurz nach dem Sport.

6.3.4 Beispiel: Sehr gute Vitalität

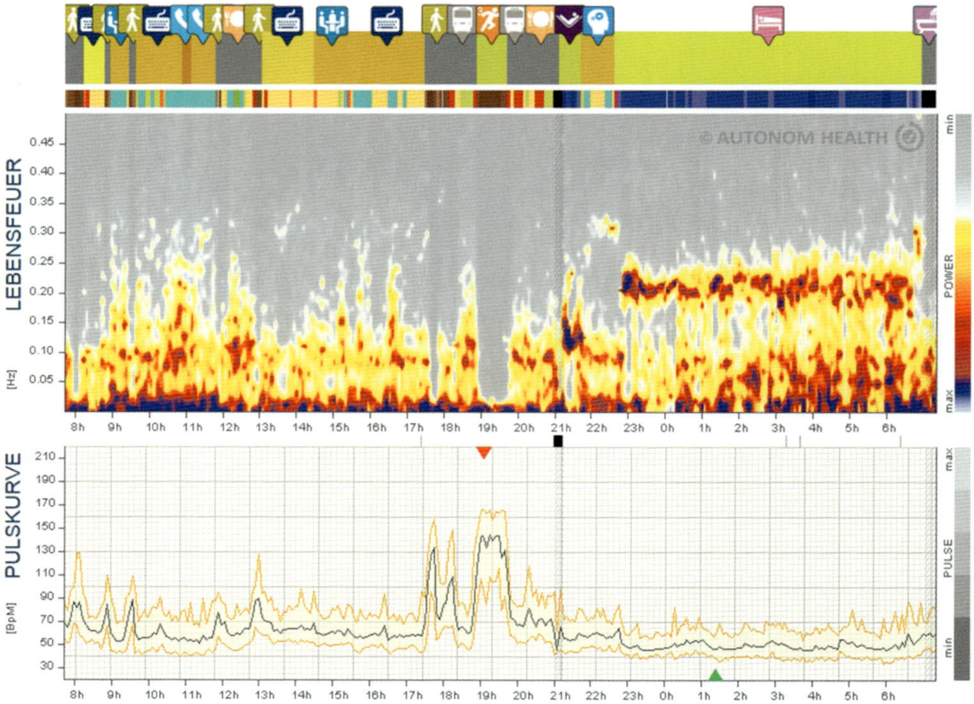

DETAILS DER MESSUNG

Aktuelles Biologisches Alter	20 Jahre	**General Vitality Index**	784
Anzahl Herzschläge	78.721	**Anzahl Herzschläge in 24h**	83.470
Minimale Herzrate	40 BpM um 01:26:39 (Schlaf)	**Dynamik A**	16 BpM
Maximale Herzrate	167 BpM um 19:08:06 (Sport)	**Dynamik B**	127 BpM

Abb. 1.60 Sehr gute Vitalität in HRV-Spektrogramm und Pulskurve (Quelle: Autonom Health®, 2016).

Personalsachbearbeiterin – 32 Jahre	
HRV-Spektrogramm	Sehr kraftvolles Bild über die gesamte Messdauer. Zu Beginn vormittags und nach der erholsamen Nacht sehr kraftvolle blaue Basis. Nach dem Mittagessen bricht die Vitalität etwas ein. Gute Abwechslung zwischen aktiven und passiven Tätigkeiten.
VLF-Bereich	Die körperlichen Reserven erscheinen sehr gut gefüllt.
LF-Bereich	Die Leistungsbereitschaft nimmt nach der Mittagspause etwas ab und geht beim Sport fast vollständig zurück.
HF-Bereich	Ist bis auf die Sportphase sehr gut gefüllt.
Schlaf	Sehr erholsam und entspannend. Es zeigt sich alsbald eine gute RSA, welche die gesamte Nacht anhält.
Pulsabsenkung im Schlaf	Ist gut erkennbar und erreicht nach ca. 3 Stunden Schlaf den Minimalpuls.
Schlafdauer	Ist mit etwas über 8 Stunden im optimalen Bereich.
RSA	Erholungsfähigkeit im Schlaf ist in einem sehr guten Bereich. Tagsüber, während den Arbeitsphasen (vor allem bei den Telefonaten) und am Abend bei geistiger Aktivität vor dem Schlaf Anzeichen von Müdigkeit.
BRAC	In der Nacht gut erkennbar. Am Tag eher nicht.
Regeneration	Tagsüber keine bewussten Pausen – erst nach der späten Abendmahlzeit. Diese Entspannungspause ist entspannend und erholsam. Auffallend der Rückgang im VLF- und die Zunahme im LF- und HF-Bereich. Die nachfolgende geistige Aktivität ist kontraproduktiv.
Erschöpfung tagsüber	Anzeichen von Tagesmüdigkeit und gegen Abend zunehmend Erschöpfungsphasen.
Erschöpfung im Schlaf	Keine Anzeichen.
Pulsniveau	Auf einem sehr ökonomischen Level mit adäquaten Spitzen bei aktivierenden Tätigkeiten. Auffallend der hohe Puls beim Gehen zur Bahn (zu spät dran?) und bei nachfolgender Fahrt zum Sport.
Dynamik A Tag/Nacht	Da bereits am Tag niedriges Niveau, fällt die Dynamik A nicht sehr hoch aus.
Dynamik B min/max	Sehr gutes Ergebnis.
Abfall der Herzrate nach Belastung	Ist sehr gut und erreicht relativ kurzfristig fast wieder Normalniveau.

6.3.5 Kennzeichen für einen guten Schlaf

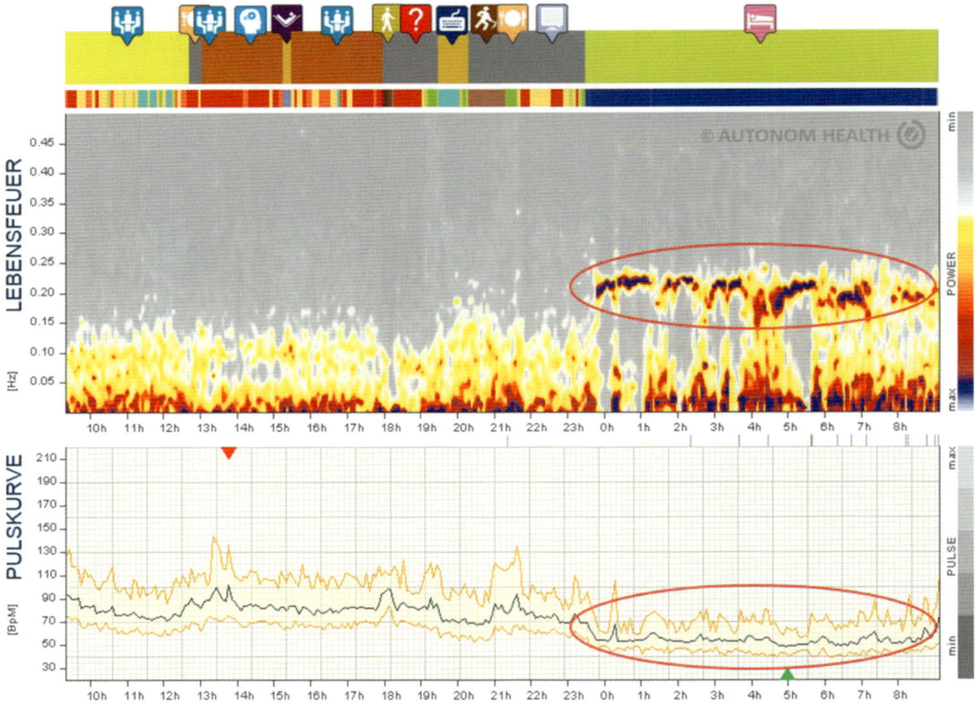

Abb. 1.61 Guter Schlaf in HRV-Spektrogramm und Pulskurve (Quelle: Autonom Health®, 2011).

- RSA
- Pulsabsenkung im Schlaf – „Wanne“
- Wechsel von Tief- und Traumschlafphasen
- Minimalpuls im letzten Drittel des Schlafes
- Schlafdauer
- pNN50 im Schlaf deutlich höher als am Tag
- gute Dynamik A

6.3.6 Kennzeichen für Tiefschlaf versus Traumschlaf

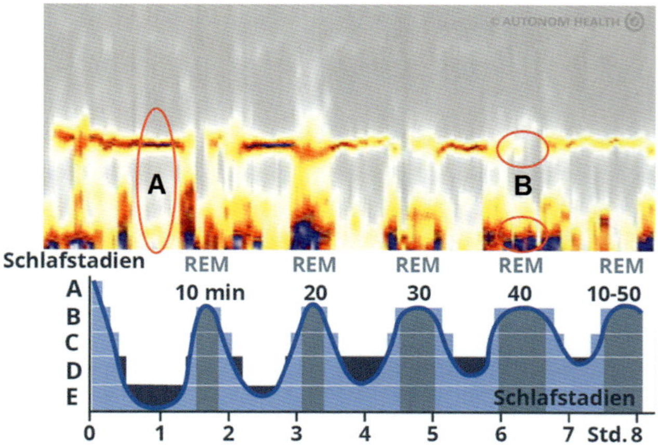

Abb. 1.62 Kennzeichen für Tiefschlaf versus Traumschlaf (Quelle: Autonom Health®, 2017).

A = Tiefschlaf

- Körperliche Entspannung = VLF verringert sich
- Sympathikusrückgang = LF verringert sich
- RSA = Vagusaktivierung
- d. h. Entspannung und gleichzeitige Erholung

B = Traumschlaf

- Zunahme der Herzfrequenz
- Steigerung der Atemfrequenz
- Sympathikusaktivierung steigt, Vagusaktivierung nimmt ab

6.3.7 Kennzeichen für Erholung

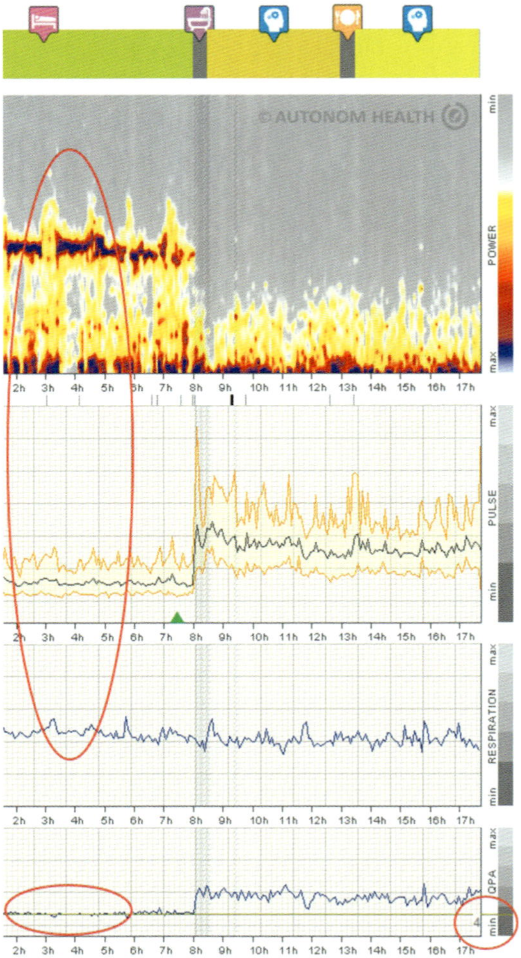

Abb. 1.63 Kennzeichen für Erholung in HRV-Spektrogramm und Pulskurve (Quelle: Autonom Health®, 2016).

Erholung findet statt, wenn der Parasympathikus (trophotroper Teil des autonomen Nervensystems) aktiv ist. Regelmäßiges, entspanntes und „freies" Atmen (vor allem im Tiefschlaf) aktiviert den Parasympathikus.

- Zunahme der Vagusaktivität durch Betonung der Atmung
- relativ höherer HF-Anteil
- im Idealfall RSA
- ruhig verlaufender Puls-Atem-Quotient (QPA) um 4:1 oder ein anderes ganzzahliges Vielfaches (z. B. 60 Herzschläge und 15 Ein- und Ausatemzüge pro Minute).

6.3.8 Kennzeichen für effektive Entspannung

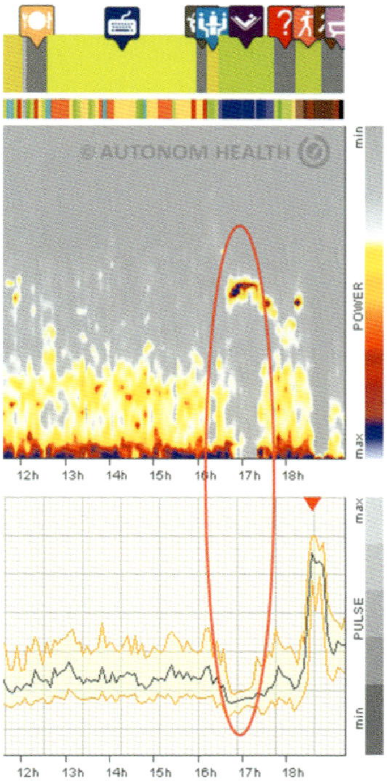

Abb. 1.64 Kennzeichen für effektive Entspannung in HRV-Spektrogramm und Pulskurve (Quelle: Autonom Health®, 2016).

Entspannung ist die Folge von Anspannung. Sie ist das „Herunterfahren" des Sympathikus, jenes Teils des autonomen Nervensystems, der Leistung ermöglicht. Sie ist das Sich-fallen-Lassen nach körperlicher Aktivierung im Sinne von Actio und Reactio.

Durch spezielle Entspannungstechniken (Autogenes Training, Progressive Muskelrelaxation nach Jacobson, Meditation, Yoga etc.) kann die Entspannungsfähigkeit enorm gesteigert werden. Kennzeichen für Entspannung sind:

- Rückgang von Intensität und Dichte im VLF-Bereich = körperliche Entspannung
- Rückgang von Intensität und Dichte im LF-Bereich = verringerter Sympathikusanteil, geistige Entspannung
- Absinken der Herzrate

6.3.9 Kennzeichen für Anspannung

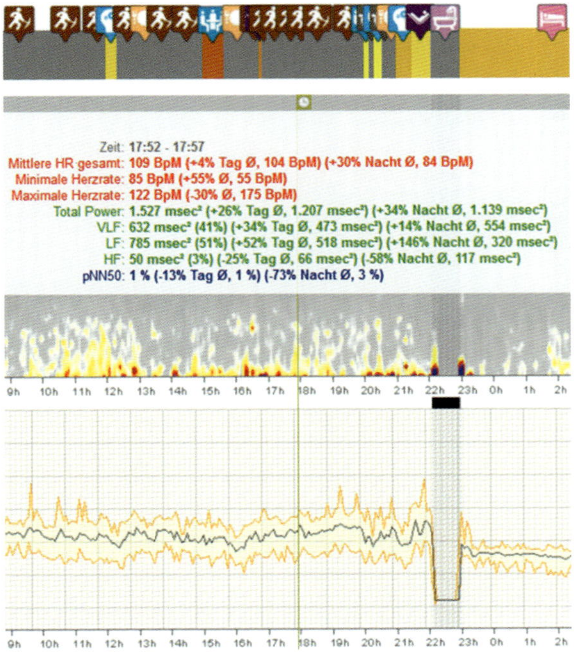

Abb. 1.65 Kennzeichen für Anspannung in HRV-Spektrogramm und Pulskurve und umfassende 5-Minuten-genaue Analyse jeder Aktivität mit „Click & See" (Quelle: Autonom Health®, 2016).

- relativ hohe HR
- VLF stark
- LF auch stark
- reduzierte Ökonomie, pNN50 sinkt

6.3.10 Kennzeichen für Flow

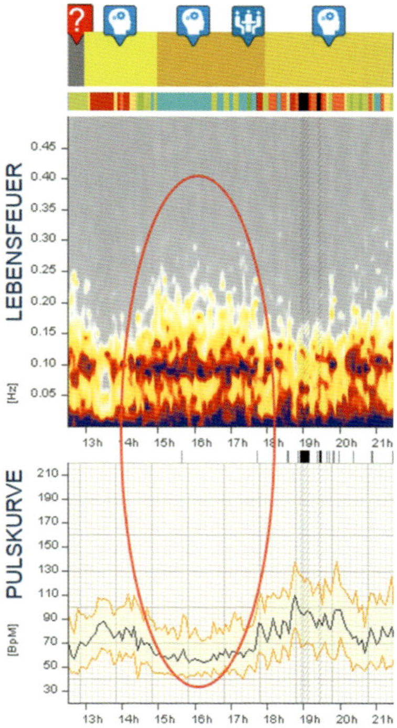

Abb. 1.66 Kennzeichen für Flow in HRV-Spektrogramm und Pulskurve (Quelle: Autonom Health®, 2016).

- geistig fokussiert = Detektionen bei 0,10 Hz
- Hochflammen in den HF-Bereich
- keine RSA
- relativ niedrige HR
- starker Anstieg der Total Power und der pNN50

6.3.11 Kennzeichen für Müdigkeit und Erschöpfung

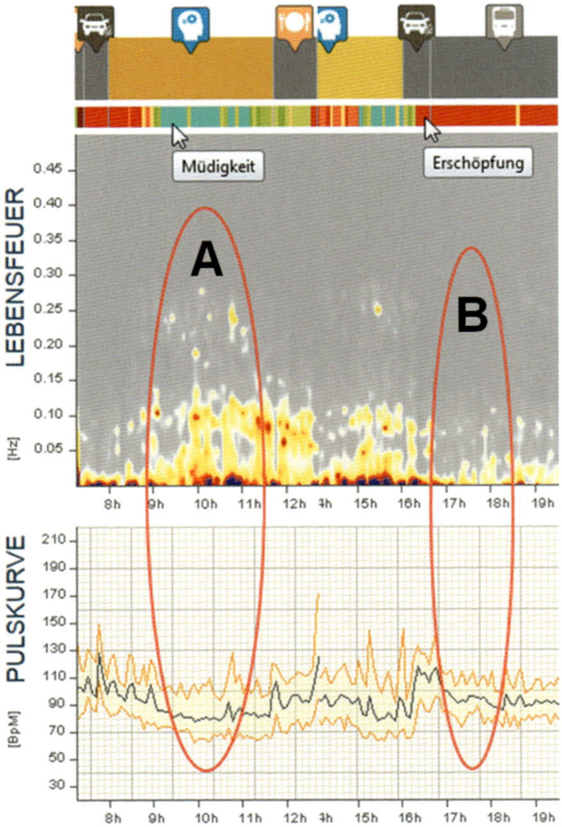

Abb. 1.67 Kennzeichen für Müdigkeit und Erschöpfung in HRV-Spektrogramm und Pulskurve (Quelle: Autonom Health®, 2016).

A = Müdigkeit:

- HR geht zurück
- starker Vagus
- RSA

B = Erschöpfung:

- alle Frequenzbereiche gehen zurück

6.3.12 Kennzeichen für gute Regulationsfähigkeit

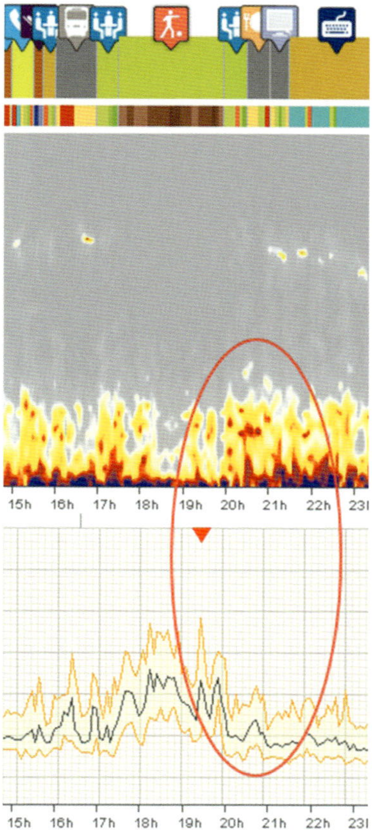

Abb. 1.68 Kennzeichen für Regulation in HRV-Spektrogramm und Pulskurve (Quelle: Autonom Health®, 2016).

Up- und Down-Regulation als Kennzeichen für die Stabilität des körpereigenen Rhythmus.

Fähigkeit des Organismus, sich ständig in möglichst kurzer Zeit mit geringstem Energieaufwand äußeren und inneren Veränderungen anzupassen.

Wechselwirkung zwischen körperlich und geistig bestimmten und von außen vorgegebenen Rhythmen (z. B. Jahreszeit) und Taktvorgaben (z. B. Wecker, Arbeitszeiten u. Ä.).

6.3.13 Kennzeichen für Regeneration

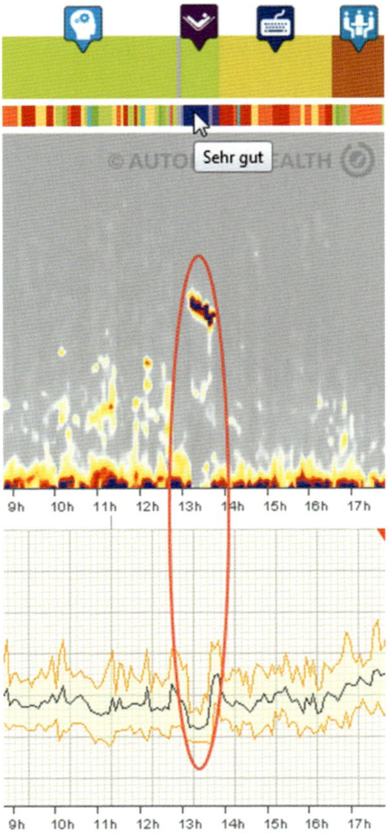

Abb. 1.69 Kennzeichen für Regeneration in HRV-Spektrogramm und Pulskurve (Quelle: Autonom Health®, 2016).

Regeneration ist die Kombination aus Entspannung (Sympathikusreduktion) und Erholung (Aktivierung des Parasympathikus).

Durch bewusstes Genießen der Entspannung als naturgemäße Folge von Anspannung bei gleichzeitiger tiefer Bauchatmung entstehen optimale Bedingungen für Entgiftungs- und Reparaturvorgänge im Organismus, für Regeneration im eigentlichen Wortsinn. Regeneration hat sich als wirksamste Maßnahme gegen Stress erwiesen und stellt die beste Investition zur Verbesserung geistiger und körperlicher Leistungsfähigkeit dar.

6.4 Artefakte versus Rhythmusstörungen

Immer wieder taucht die Frage auf, ob es sich bei einer Messung um Artefakte oder wohl eher um Rhythmusstörungen handelt. Wie kann man das erkennen und unterscheiden?

6.4.1 Artefakte

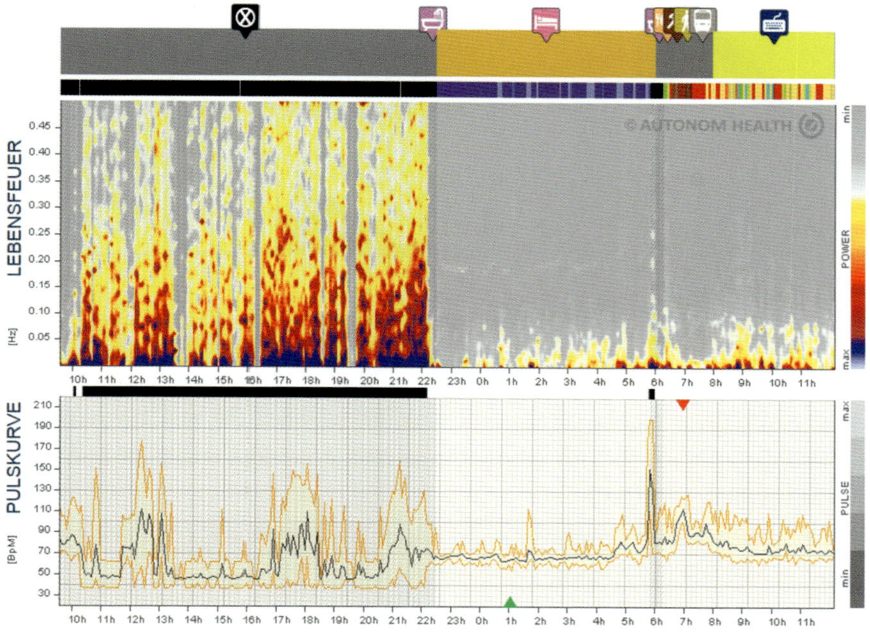

Abb. 1.70 Artefakte in HRV-Spektrogramm und Pulskurve (Quelle: Autonom Health®, 2016).

Was sind Artefakte?

Artefakte sind Messdaten, die durch Störungen bei der Signalaufzeichnung und/oder der Signalübertragung verursacht werden (Berntson et al., 1997). Es sind keine vom Herzen gesendeten Signale. Sie sind deshalb völlig wertlos!

Wie sind Artefakte erkennbar?

- Im Messergebnis: hohe Fehlerquote ab ca. 10 %; falsch positive Ergebnisse, z. B. jüngeres biologisches Alter, höhere Total Power, höhere pNN50 usw.
- Im Spektrogramm: unphysiologisch, zu viel an Intensität, Dichte und Höhe, sehr heterogenes Bild, immer wieder auch Detektionen über 0,40 Hz (Abb. 1.70).

- In der Filterleiste: viele gefilterte Bereiche (Abb. 1.70).
- In der Pulskurve: sehr unruhiger Verlauf mit „Spitzen“ und einem unphysiologisch großen Hof, der durchaus einen 5-Minuten-Bereich von 40–190 BpM und mehr anzeigen kann (Abb. 1.70).

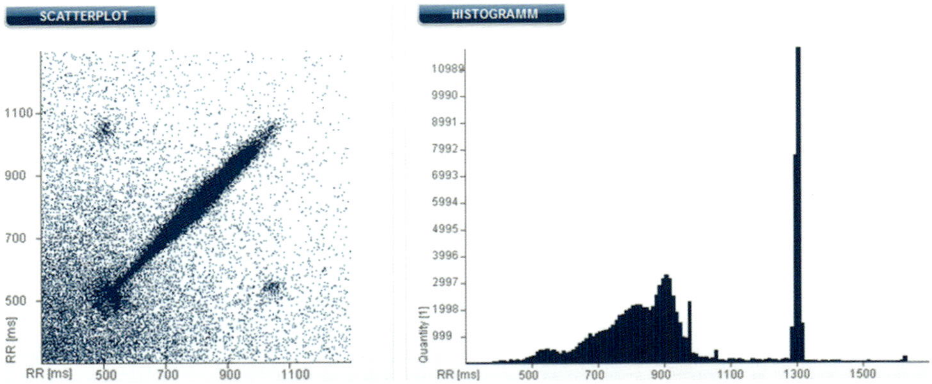

Abb. 1.71 Artefakte in Scatterplot und Histogramm (Quelle: Autonom Health®, 2016).

- Im Scatterplot: zusätzlich zur Torpedo- oder Kometform strichförmige Bereiche, vom linken unteren Rand ausgehend, die unphysiologisch schnellen Herzfrequenzen im Bereich von über 200 BpM entsprechen würden (Abb. 1.71 links).
- Im Histogramm: oftmals am Schnittpunkt von x- und y-Achse beginnend und von dort weiter verlaufend insgesamt zu breit (Abb. 1.71 rechts).

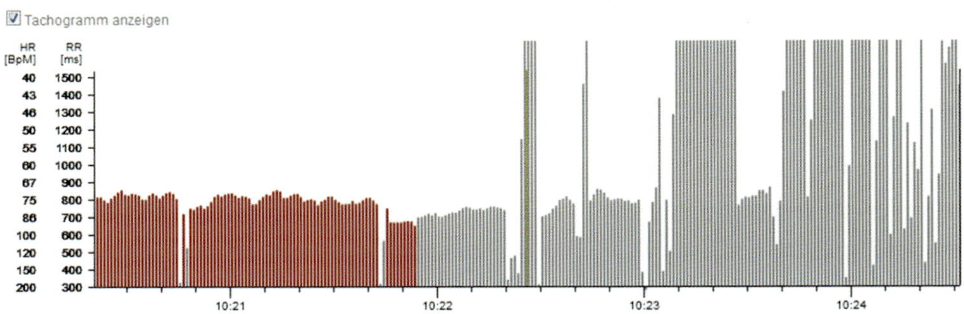

Abb. 1.72 Artefakte im Tachogramm (Quelle: Autonom Health®, 2016).

- Im Tachogramm: unphysiologische Herzraten – vor allem zu schnell – von bis zu 230 BpM und mehr unphysiologische Wechsel, z. B. von 80 BpM sprunghaft auf über 200 BpM.

Wie kann man Artefakte vermeiden?

Die Ursachen für Störungen liegen zum Großteil in der Signalübertragung:

- Das Gel in der Mitte der Elektroden ist ausgetrocknet, weil die Elektroden zu alt sind oder unsachgemäß gelagert wurden.
- Die Elektroden wurden schlampig appliziert, sind locker oder sitzen schlecht.
- Die Elektroden haften schlecht wegen zu starker Körperbehaarung (Achtung: Brusthaare bei Männern! Hautstelle rasieren oder Elektroden einige Zentimeter versetzt kleben).
- Durch Körperlotion ist die Signalübertragung eingeschränkt – Hautstellen sollen fettfrei sein (Achtung insbesondere bei Frauen!).
- Verschrumpelte, verschwitzte oder verrutschte Elektroden verhindern eine saubere Signalübertragung – Elektroden öfters wechseln!
- Mechanische Beeinflussungen durch Zug oder Ruck am Kabel oder an den Elektroden.
- Rekorder und Kabel sind nicht ordnungsgemäß verbunden oder sogar verkehrt herum angesteckt.
- Die Elektroden wurden zu weit auseinander geklebt, sodass das Kabel zu sehr gespannt ist.
- Das Gerät ist defekt. Trick: Eine Selbstmessung bringt Klärung.

Prinzipiell gilt: Je mehr Sorgfalt während der Messung aufgewendet wird, desto geringer ist die Artefaktwahrscheinlichkeit. Durch wiederholtes Wechseln der Elektroden kann sehr oft, vor allem bei übergewichtigen Menschen oder sehr intensivem Schwitzen, das Auftreten von Artefakten vermieden werden.

6.4.1.1 Wegen Elektrodenproblemen nicht verwertbare Messung

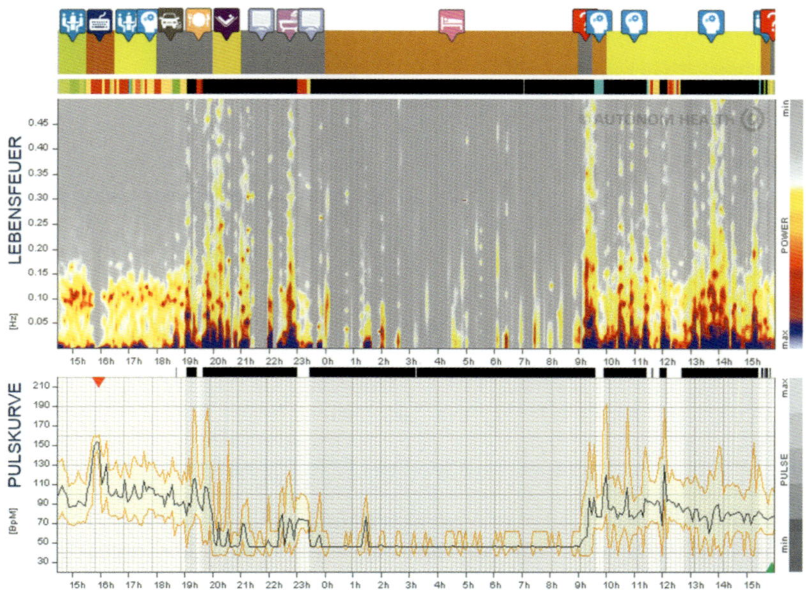

Abb. 1.73 Nicht verwertbare Messung in HRV-Spektrogramm und Pulskurve (Quelle: Autonom Health®, 2016).

6.4.1.2 Beispiel: Falsch positives Ergebnis

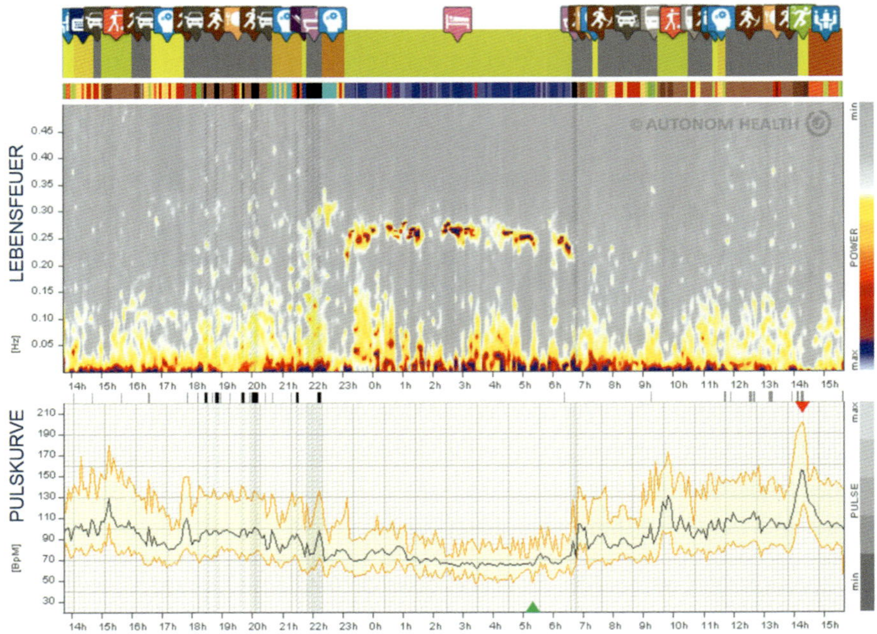

Abb. 1.74 Falsch positives Ergebnis in HRV-Spektrogramm und Pulskurve (Quelle: Autonom Health®, 2016).

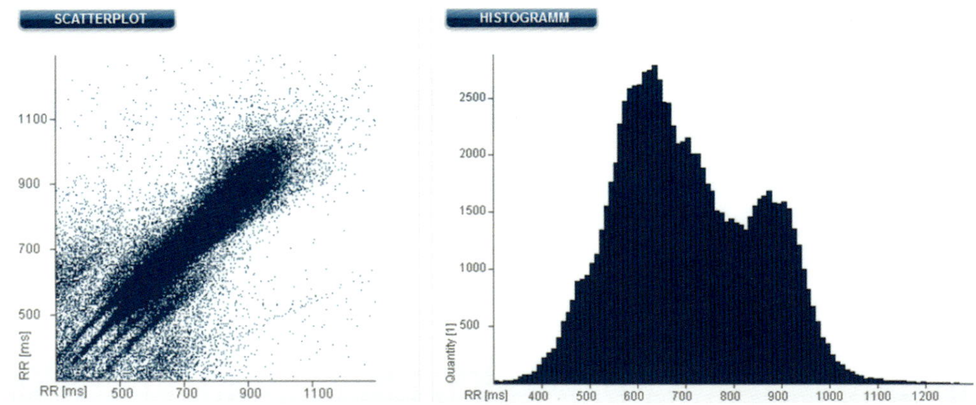

Abb. 1.75 Falsch positives Ergebnis in Scatterplot und Histogramm (Quelle: Autonom Health®, 2016).

Nach Übernahme der Rohdaten ins Analyseportal wurde eine Fehlerquote von 25,41 % ausgewiesen. Besonders auffällig sind im Spektrogramm die vielen Detektionen über 0,40 Hz (speziell tagsüber) und die ausgefilterten Bereiche, ebenso der unphysiologisch breite Hof der Pulskurve.

Im Scatterplot fallen abweichend von der normalen Torpedoform in der unteren linken Ecke die „fingerförmigen“ Bereiche auf, die nur durch ganz schnelle Herzraten verursacht werden könnten. Aber auch eine große Streuung von vielen langsamen Herzraten wird ausgewiesen. Beides ist auch im Tachogramm ersichtlich.

Beispielhafter Zeitraum 20.40 bis 20.43 Uhr:

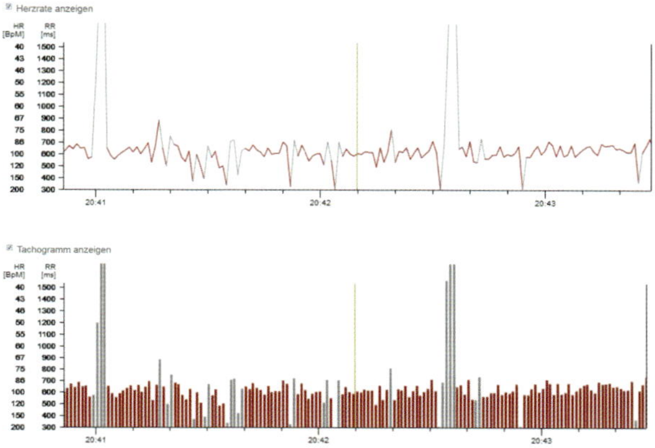

Abb. 1.76 Darstellung der Herzrate und Tachogramm inkl. Extrasystolen (Quelle: Autonom Health®, 2016).

DETAILS DER MESSUNG

Aktuelles Biologisches Alter	31 Jahre	**General Vitality Index**	228
Anzahl Herzschläge	119.211	**Anzahl Herzschläge in 24h**	121.899
Minimale Herzrate	48 BpM um 05:18:58 (Schlaf)	**Dynamik A**	25 BpM
Maximale Herzrate	190 BpM um 14:17:43 (Sport)	**Dynamik B**	142 BpM

Parameter	Tag	Schlaf	Ganze Messung
Mittlere Herzrate	92,38 BpM	69,09 BpM	82,63 BpM
Total Power	3.416,34 msec²	4.929,85 msec²	3.883,20 msec²
ULF	449,80 msec² (13,17 %)	374,75 msec² (7,60 %)	426,96 msec² (10,99 %)
VLF	1.175,95 msec² (34,42 %)	1.812,44 msec² (36,76 %)	1.371,57 msec² (35,32 %)
LF	999,94 msec² (29,27 %)	1.111,38 msec² (22,54 %)	1.032,61 msec² (26,59 %)
HF	790,65 msec² (23,14 %)	1.631,27 msec² (33,09 %)	1.052,07 msec² (27,09 %)
pNN50	19,41 %	28,17 %	21,66 %
SDNN	118,08 msec	92,48 msec	156,62 msec
RMSSD	75,09 msec	56,51 msec	70,85 msec

Pulsstatistik	Protokolliert	Tatsächliches Aktivierungsniveau	
Schlaf, Entspannen / Ruhen	07:45 (29,88%)	00:19 (1,37%)	Pulsbereich Schlafen
Sitzende Tätigkeiten	09:25 (36,31%)	07:40 (32,69%)	Pulsbereich Sitzen
Gehen / Radfahren, manuelle Arbeit	05:45 (22,17%)	14:24 (61,39%)	Pulsbereich Gehen, Manuelle Arbeit, etc.
Sport	02:20 (9,00%)	00:54 (3,85%)	Pulsbereich Grundlagenausdauer
	---	00:09 (0,69%)	Pulsbereich Spitzenpuls

Abb. 1.77 Übersichtstabelle zu falsch positiven Ergebnissen (Quelle: Autonom Health®, 2016).

Bei genauer Betrachtung der ganzen Messung zeigte sich eine Mischung von in der Anzahl vertretbaren Extrasystolen und Artefakten.

Aus den Details der Messdaten war auch erkennbar, dass vor allem die Total Power, das aktuelles biologische Alter, pNN50 und der HF-Bereich falsch positiv bewertet wurden. Dies musste beim Coaching entsprechend kommuniziert werden.

Bei mehreren Folgemessungen zeigte sich immer wieder ein ähnliches oder noch schlechteres Bild. Aus Sorgfaltspflicht musste geklärt werden, ob die Rhythmusstörungen zugenommen hatten oder doch nur Artefakte vorlagen. Anhand einer weiteren Langzeit-EKG-Messung und der zusätzlichen Betrachtung mit einer speziellen EKG-Software wurden so gut wie keine Rhythmusstörungen gefunden, jedoch eine sehr große Anzahl an Artefakten.

Abhilfe schaffte dann die Vorbehandlung der Klebestellen mit einem EKG-Haut-Vorbereitungsgel und eine veränderte Elektrodenanlage. Dazu hat folgende Überlegung geführt:

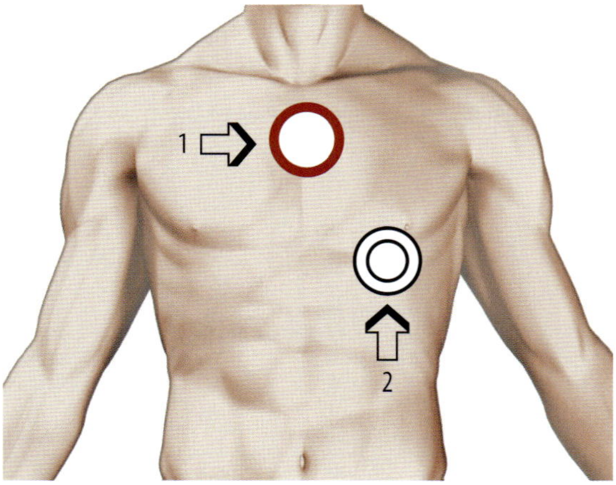

Abb. 1.78 Alternative Elektrodenanlage (© F. Solé, Adobe Stock).

Die Patientin ist bei 63 kg auf 160 cm Größe vom Körperbau her eher mittelgroß und gedrungen, vergleichbar mit dem Konstitutionstyp „Pykniker". Hat sie eventuell eine verschobene Herzachse und/oder zu viel Muskulatur im Bereich der Schulter, was unter Umständen die extrem schlechte Messqualität verursacht?

Nachfolgend zum Vergleich eine spätere Messung mit einer sehr guten Datenqualität (Fehler 1,17 %) bei veränderter Elektrodenanlage:

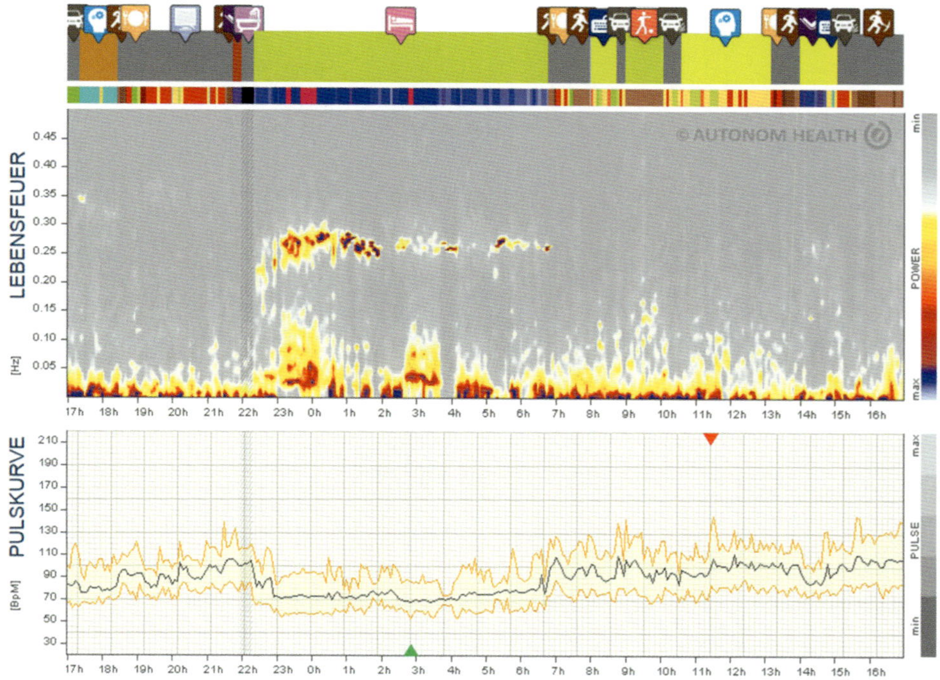

Abb. 1.79 Gutes Messergebnis aufgrund alternativer Elektrodenanlage in HRV-Spektrogramm und Pulskurve (Quelle: Autonom Health®, 2016).

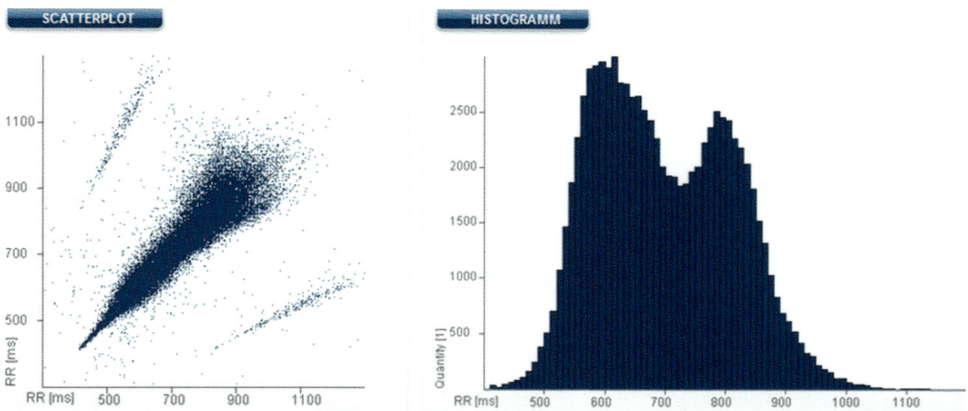

Abb. 1.80 Gutes Messergebnis aufgrund alternativer Elektrodenanlage in Scatterplot und Histogramm (Quelle: Autonom Health®, 2016).

DETAILS DER MESSUNG

Aktuelles Biologisches Alter	42 Jahre	**General Vitality Index**	168
Anzahl Herzschläge	120.407	**Anzahl Herzschläge in 24h**	123.562
Minimale Herzrate	53 BpM um 02:53:23 (Schlaf)	**Dynamik A**	20 BpM
Maximale Herzrate	146 BpM um 11:28:37 (Geistige Aktivität)	**Dynamik B**	94 BpM

Parameter	Tag	Schlaf	Ganze Messung
Mittlere Herzrate	93,94 BpM	74,01 BpM	85,35 BpM
Total Power	2.364,68 msec²	3.984,92 msec²	2.949,04 msec²
ULF	422,43 msec² (17,86 %)	262,68 msec² (6,59 %)	365,90 msec² (12,41 %)
VLF	1.047,81 msec² (44,31 %)	1.413,74 msec² (35,48 %)	1.181,13 msec² (40,05 %)
LF	610,68 msec² (25,82 %)	1.014,43 msec² (25,46 %)	754,78 msec² (25,59 %)
HF	283,77 msec² (12,00 %)	1.294,06 msec² (32,47 %)	647,24 msec² (21,95 %)
pNN50	3,84 %	20,60 %	8,92 %
SDNN	82,46 msec	79,05 msec	115,40 msec
RMSSD	37,67 msec	49,28 msec	41,53 msec

Pulsstatistik	Protokolliert	Tatsächliches Aktivierungsniveau	
Schlaf, Entspannen / Ruhen	09:26 (39,31%)	00:02 (0,21%)	Pulsbereich Schlafen
Sitzende Tätigkeiten	09:56 (41,39%)	07:15 (31,03%)	Pulsbereich Sitzen
Gehen / Radfahren, manuelle Arbeit	03:12 (13,33%)	15:27 (66,10%)	Pulsbereich Gehen, Manuelle Arbeit, etc.
Sport	01:05 (4,51%)	00:36 (2,59%)	Pulsbereich Grundlagenausdauer
	---	00:01 (0,07%)	Pulsbereich Spitzenpuls

Abb. 1.81 Übersichtstabelle nach alternativer Elektrodenanlage (Quelle: Autonom Health®, 2016).

6.4.1.3 Beispiel: Viele Artefakte während Sporteinheit

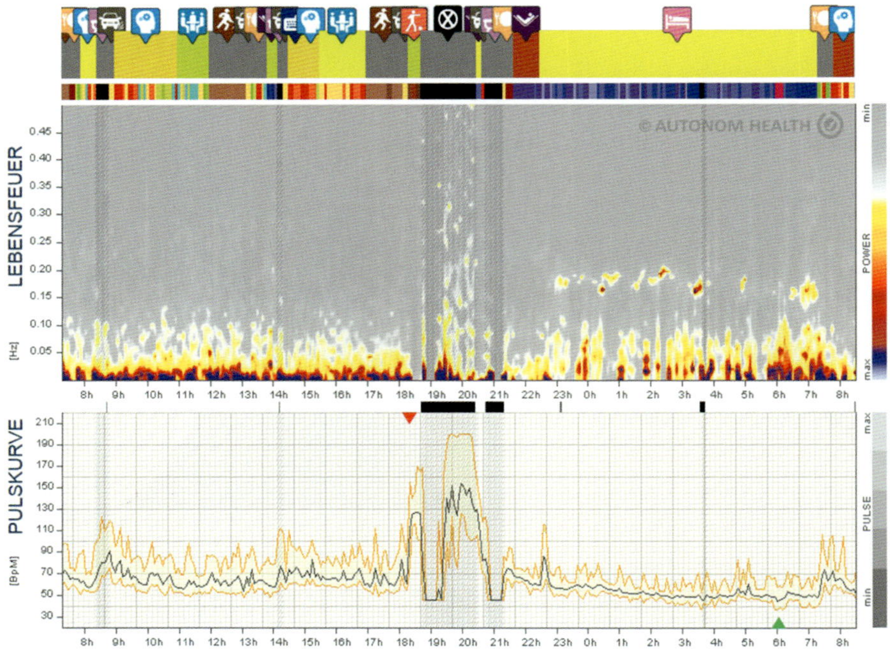

Abb. 1.82 Viele Artefakte während Sporteinheit in HRV-Spektrogramm und Pulskurve (Quelle: Autonom Health®, 2016).

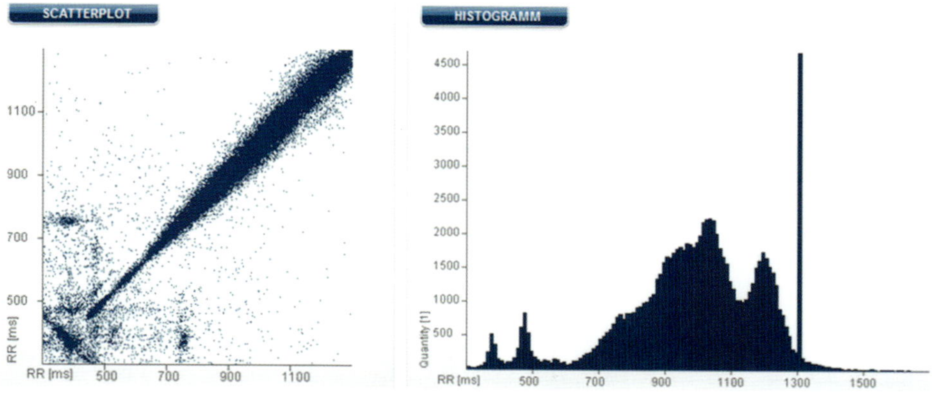

Abb. 1.83 Viele Artefakte während Sporteinheit in Scatterplot und Histogramm (Quelle: Autonom Health®, 2016).

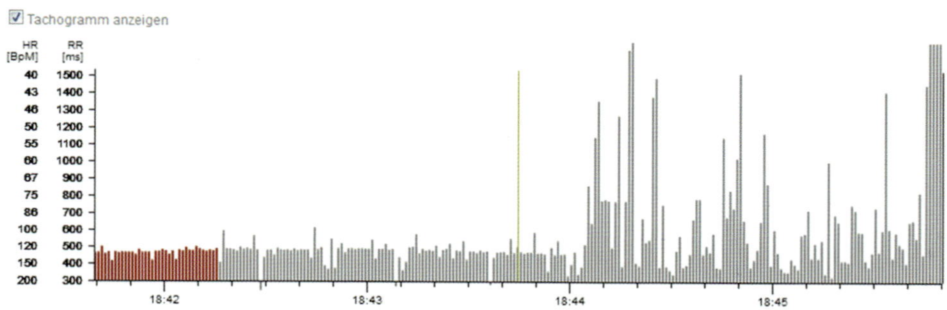

Abb. 1.84 Viele Artefakte während Sporteinheit im Tachogramm (Quelle: Autonom Health®, 2016).

Das Tachogramm zeigt den beispielhaften Zeitraum von 18.41 bis 18.46 Uhr.

In diesem Fall brachte ein zusätzliches Befestigen der Kabelverbindung zwischen den Elektroden mit Silkband Abhilfe: Ein Halbmarathon einige Tage später wurde ohne nennenswerte Artefakte aufgezeichnet.

6.4.2 Herzrhythmusstörungen

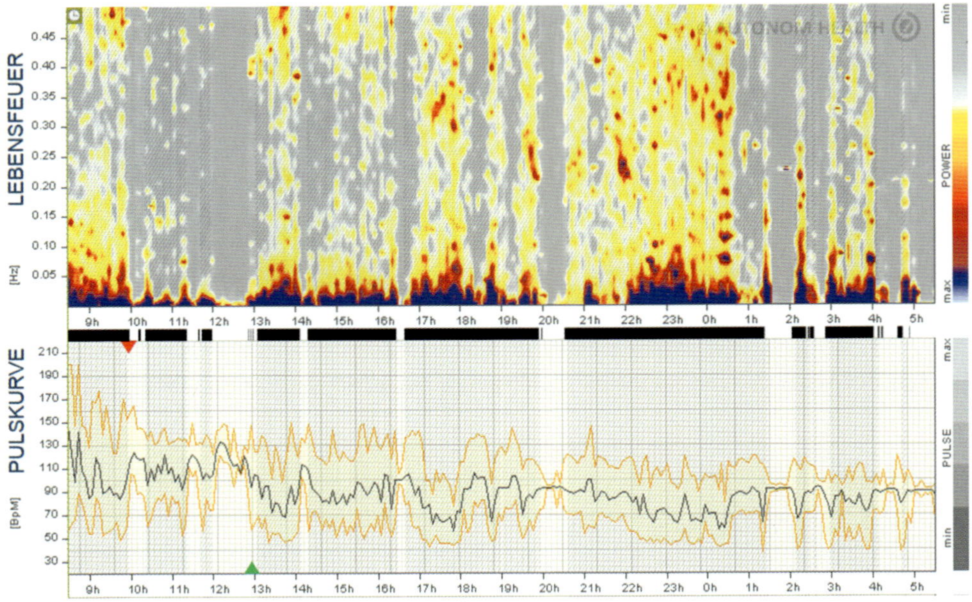

Abb. 1.85 Herzrhythmusstörungen in HRV-Spektrogramm und Pulskurve (Quelle: Autonom Health®, 2016).

Was sind Rhythmusstörungen?

Rhythmusstörungen sind Störungen der Erregungsbildung (z. B. supra-ventrikuläre oder ventrikuläre Extrasystolen) oder der Erregungsweiterleitung (z. B. Atrioventrikularblock) des Herzens. Klinisch gefährlich sind sehr schnelle Störungen, da sie zu Kammerflattern und letztlich Kammerflimmern führen können, und besonders langsame, die für eine Minderdurchblutung des Gehirns verantwortlich sein können. In letzter Konsequenz ist beides eine Indikation für einen Herzschrittmacher.

Eine Sonderform stellt das sogenannte Vorhofflimmern dar, bei dem die Erregungsbildung nicht vom Sinusknoten, sondern von anderen Arealen im Vorhof ausgeht.

Wie sind Rhythmusstörungen erkennbar?

- Im Spektrogramm: zu intensives, zu dichtes und zu hohes Lebensfeuer®; homogener als bei Artefakten (Abb. 1.85).
- In der Filterleiste: entsprechende Filterung der betroffenen Areale (Abb. 1.85).
- In der Pulskurve: alters- und tätigkeitsentsprechend zu breiter Hof; keine extremen „Zacken" wie bei Artefakten (Abb. 1.85).

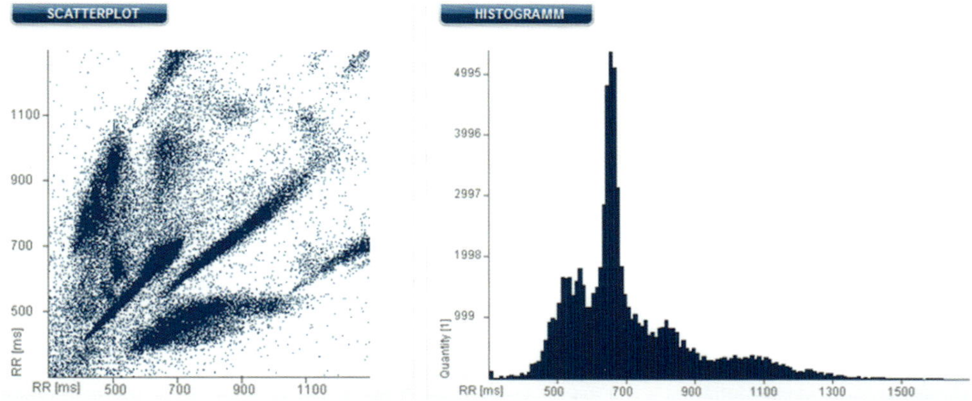

Abb. 1.86 Herzrhythmusstörungen in Scatterplot und Histogramm (Quelle: Autonom Health®, 2016).

- Im Scatterplot: entweder zu große Streuung oder „Archipele" als Zeichen der regelmäßig auftretenden Abweichungen (Abb. 1.86 links).
- Im Histogramm: zu große Verteilung auf der x-Achse (Abb. 1.86 rechts).

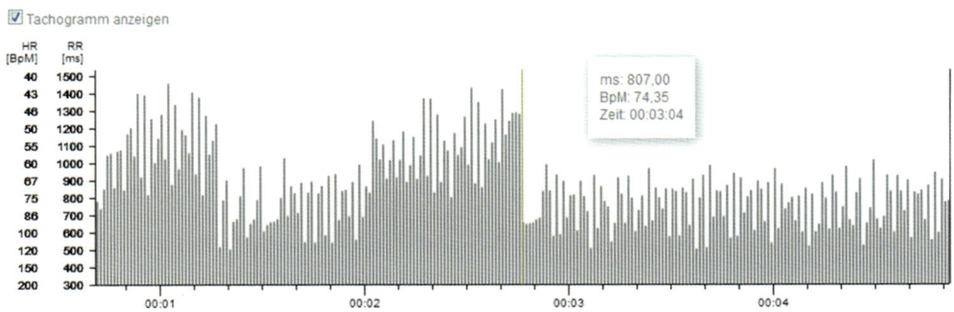

Abb. 1.87 Herzrhythmusstörungen im Tachogramm (Quelle: Autonom Health®, 2016).

- Im Tachogramm: „ästhetisches Bild", regelmäßig wiederkehrende Abweichungen innerhalb der physiologischen Grenzen, z. B. eine mittlere HR von 48 BpM wird unterbrochen von einem Extraschlag mit 75 BpM, gefolgt von 36 BpM im Sinn einer sogenannten „kompensatorischen Pause" (Abb. 1.87).

Was ist bei Rhythmusstörungen zu tun?

Eine Abklärung beim Internisten/Kardiologen ist angezeigt, wenn:

- Rhythmusstörungen gehäuft auftreten,
- Rhythmusstörungen mit „Herzstolpern" oder anderen Symptomen verbunden sind,
- von Leistungseinbußen ungeklärter Ursache berichtet wird,
- Schwindel bzw. Ohnmachtsanfälle auftreten
- und vor allem dann, wenn besonders schnelle, salvenartige Störungen oder besonders langsame im Bereich von 30 BpM aufscheinen.

Bei paroxysmalem Vorhofflimmern soll der Gemessene möglichst bald einen Arzt zur Festsetzung therapeutischer Intervention konsultieren, vorausgesetzt, das Problem war ihm noch nicht bekannt.

Auch bei passagerem oder permanentem Vorhofflimmern ist eine baldige Vorstellung beim Arzt zur Schlaganfallprophylaxe geraten.

6.4.2.1 Beispiel: Passageres Vorhofflimmern

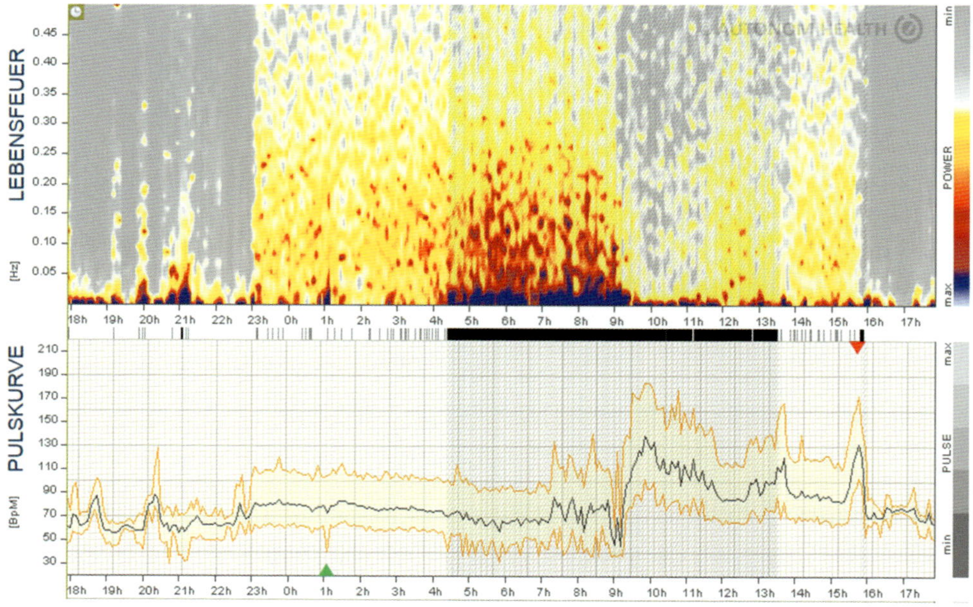

Abb. 1.88 Passageres Vorhofflimmern in HRV-Spektrogramm und Pulskurve (Quelle: Autonom Health®, 2014).

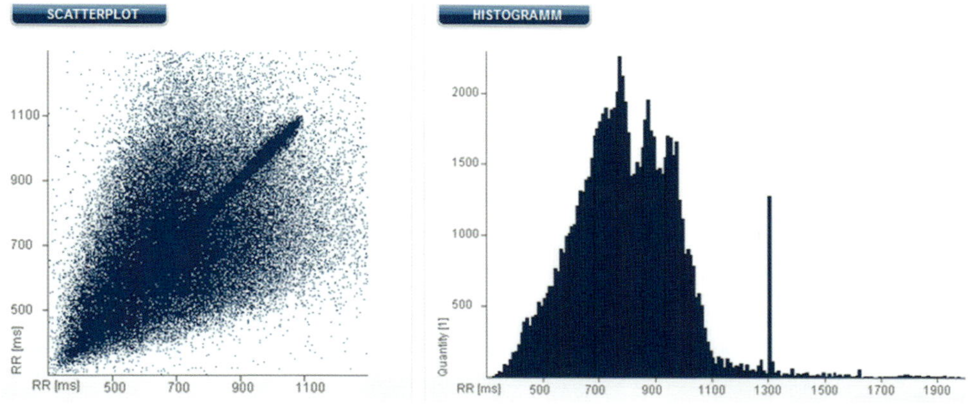

Abb. 1.89 Passageres Vorhofflimmern in Scatterplot und Histogramm (Quelle: Autonom Health®, 2014).

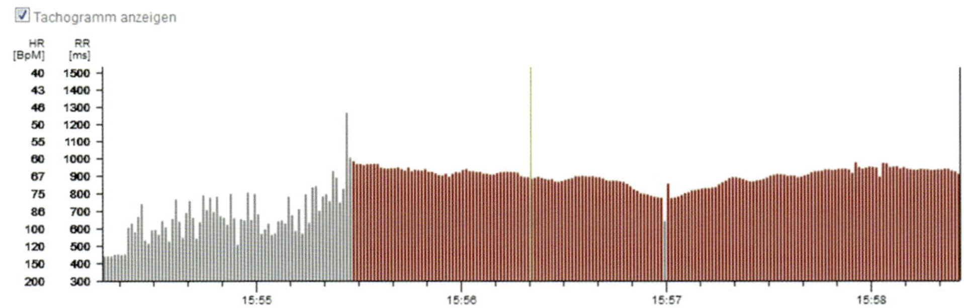

Abb. 1.90 Passageres Vorhofflimmern im Tachogramm (Quelle: Autonom Health®, 2014).

Das Tachogramm in Abbildung 1.90 zeigt den beispielhaften Zeitraum von 15.54 bis 15.59 Uhr. Im Kapitel „Fallbeispiele aus der Praxis" befindet sich ein ausgearbeitetes Beispiel zu dieser Thematik (siehe S. 380).

6.4.2.2 Beispiel: Permanentes Vorhofflimmern

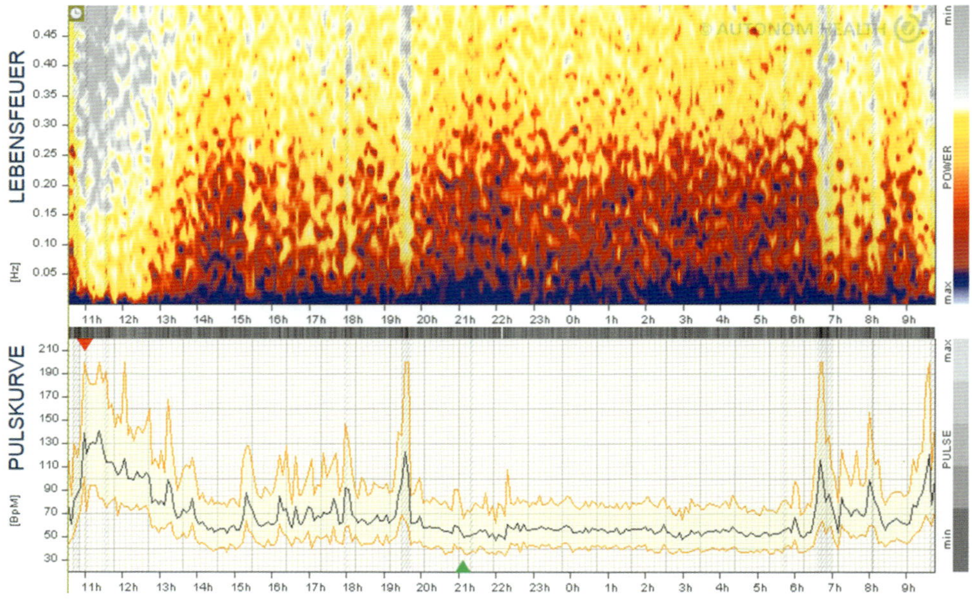

Abb. 1.91 Permanentes Vorhofflimmern in HRV-Spektrogramm und Pulskurve (Quelle: Autonom Health®, 2016).

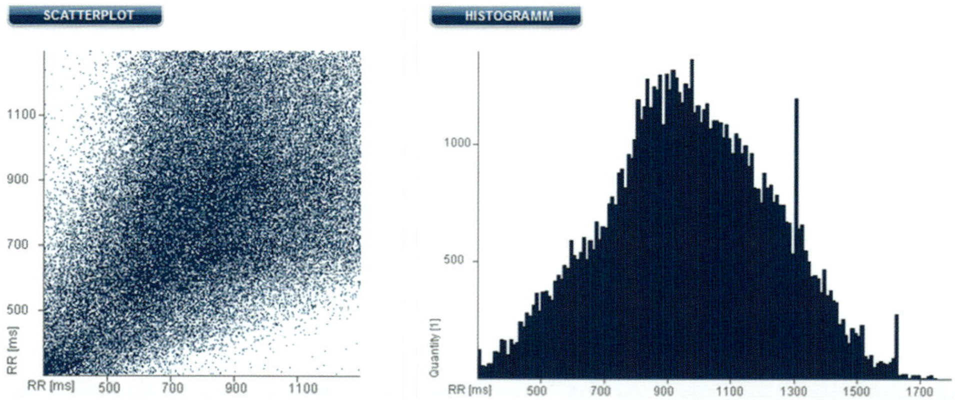

Abb. 1.92 Permanentes Vorhofflimmern in Scatterplot und Histogramm (Quelle: Autonom Health®, 2016).

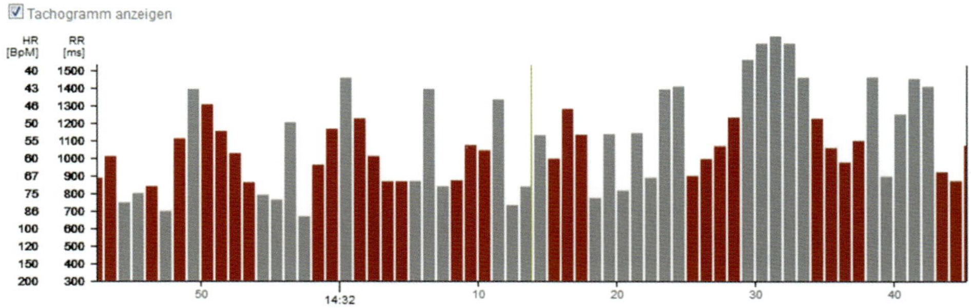

Abb. 1.93 Permanentes Vorhofflimmern im Tachogramm (Quelle: Autonom Health®, 2016).

6.4.2.3 Beispiel: Herzrhythmusstörung „Atrio-ventrikuläre Überleitungsstörung"

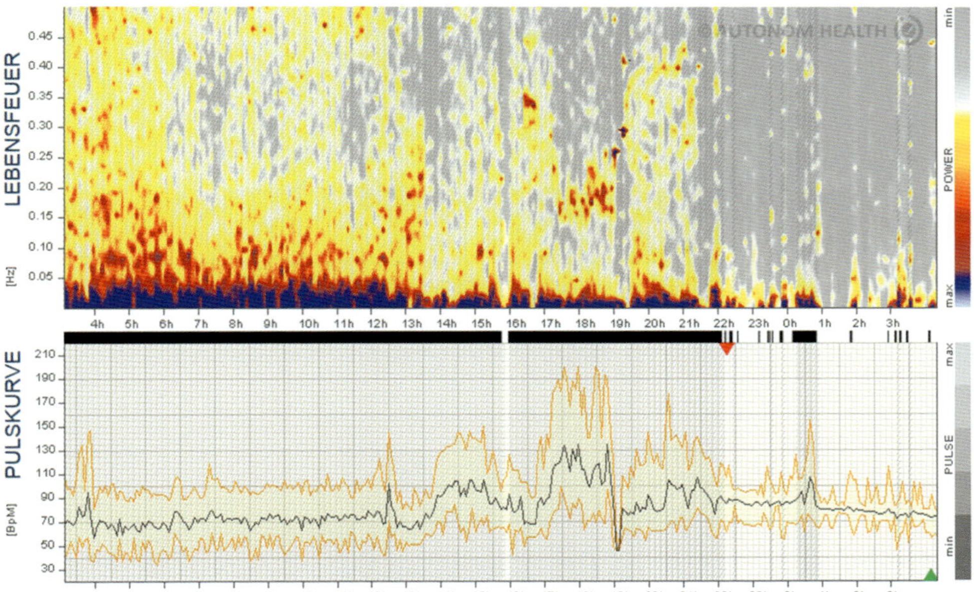

Abb. 1.94 Atrio-ventrikuläre Überleitungsstörung in HRV-Spektrogramm und Pulskurve (Quelle: Autonom Health®, 2014).

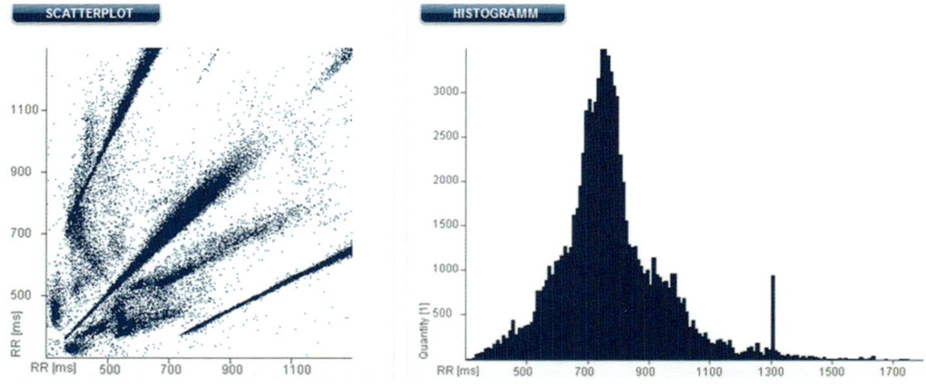

Abb. 1.95 Atrio-ventrikuläre Überleitungsstörung in Scatterplot und Histogramm (Quelle: Autonom Health®, 2014).

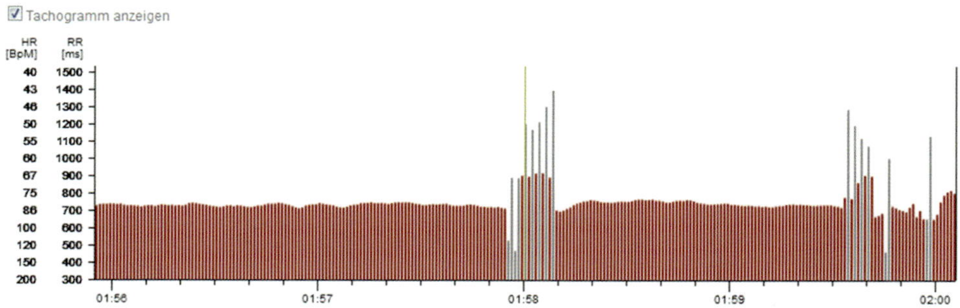

Abb. 1.96 Atrio-ventrikuläre Überleitungsstörung im Tachogramm (Quelle: Autonom Health®, 2014).

6.4.2.4 Beispiel: Extrasystolen

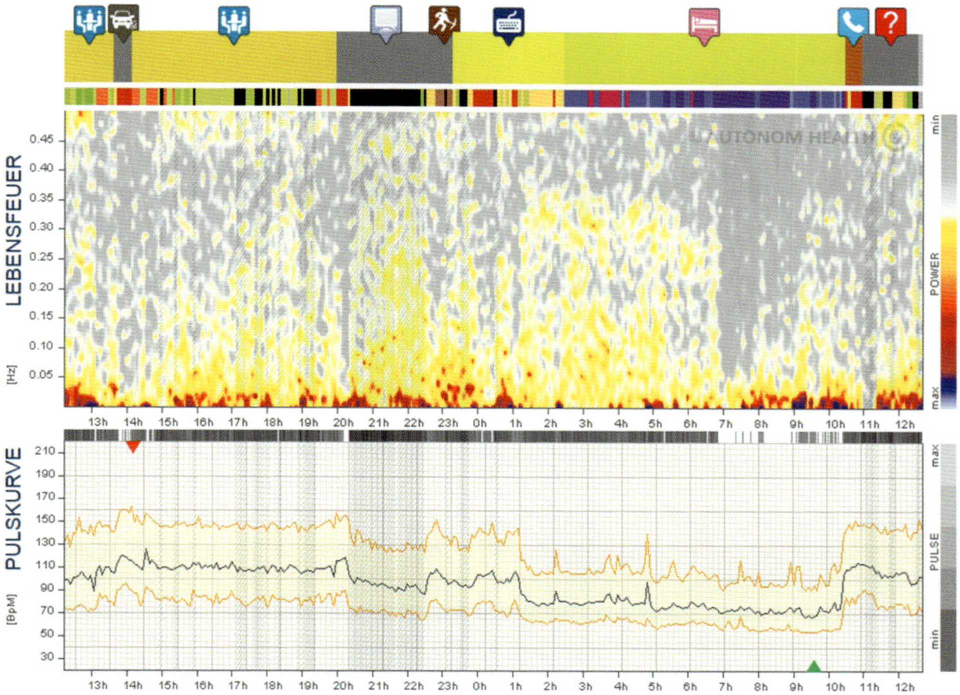

Abb. 1.97 Extrasystolen in HRV-Spektrogramm und Pulskurve (Quelle: Autonom Health®, 2015).

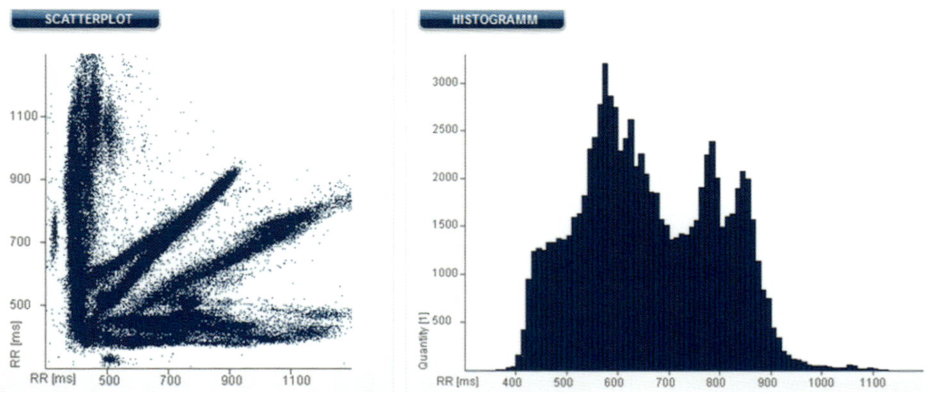

Abb. 1.98 Extrasystolen in Scatterplot und Histogramm (Quelle: Autonom Health®, 2015).

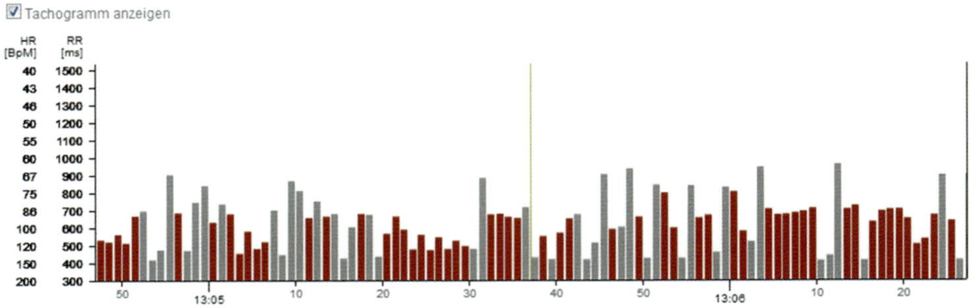

Abb. 1.99 Extrasystolen im Tachogramm (Quelle: Autonom Health®, 2015). Graue Balken im Tachogramm repräsentieren gefilterte RR-Werte, die nicht in die Analyse einfließen.

6.4.2.5 Beispiel: Extrasystolen mit kompensatorischen Pausen

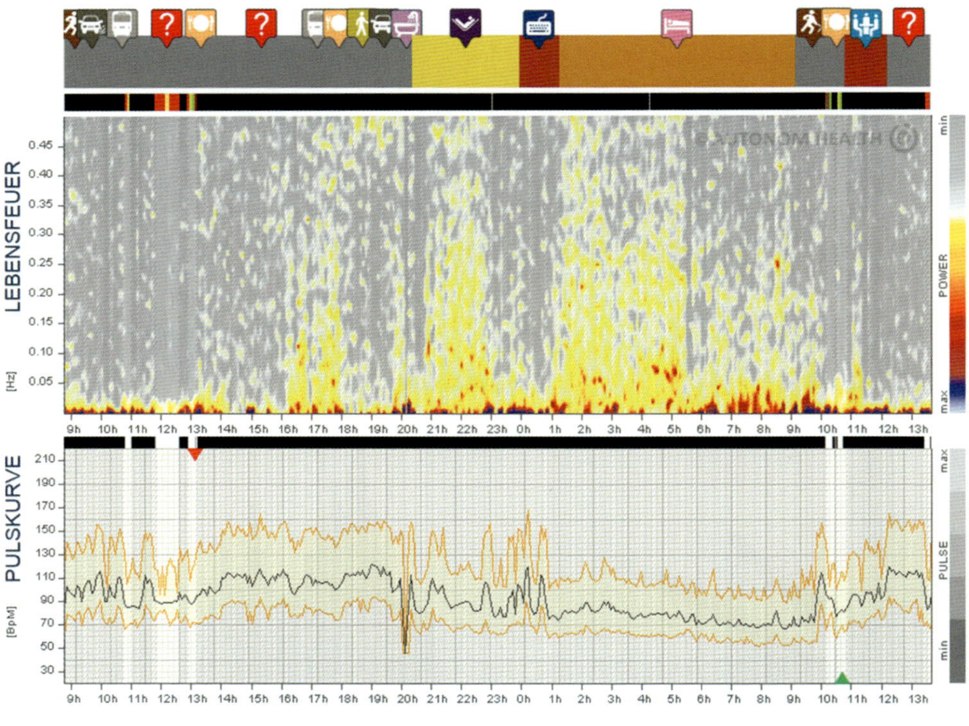

Abb. 1.100 Extrasystolen mit kompensatorischen Pausen in HRV-Spektrogramm und Pulskurve (Quelle: Autonom Health®, 2014).

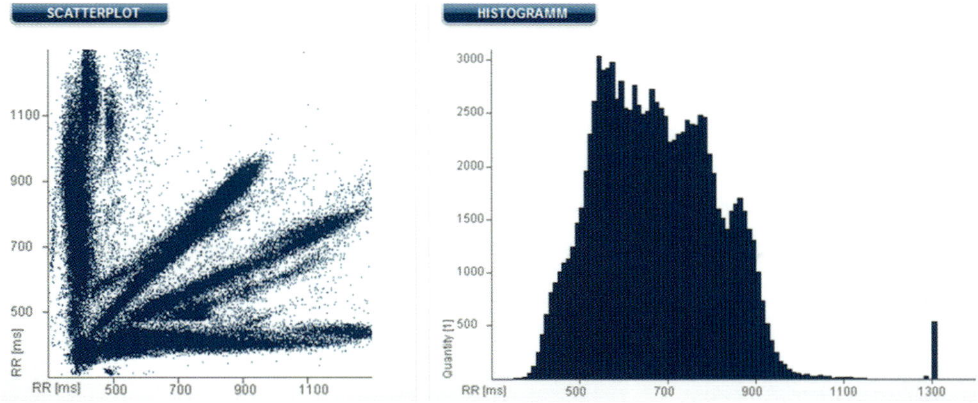

Abb. 1.101 Extrasystolen mit kompensatorischen Pausen in Scatterplot und Histogramm (Quelle: Autonom Health®, 2014).

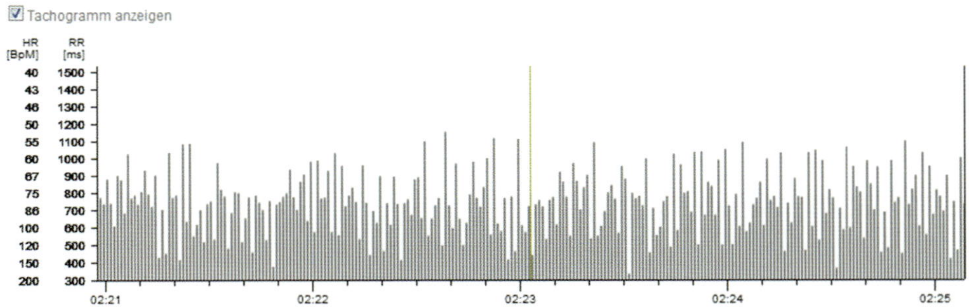

Abb. 1.102 Extrasystolen mit kompensatorischen Pausen im Tachogramm (Quelle: Autonom Health®, 2014).

Literatur

Berntson G et al. Heart rate variability: origins, methods, and interpretive caveats. Psychophysiol. 1997; 34: 623–648.

Bigger T et al. Stability over time of heart period variability in patients with previous myocardial infarction and ventricular arrhythmias. Am J Cardiol 1992; 69: 718–723.

Bürklein M, Vogt L, Banzer W. Messverfahren zur Erfassung der Herzfrequenzvariabilität – Eine vergleichende Studie. Deutsche Zeitschrift für Sportmedizin 2005; 56: 415–421.

Eller-Berndl, D. Herzratenvariabilität (2., überarb. Aufl.). Wien: Verlagshaus der Ärzte 2015.

Kleiger RE, Stein PK, Bigger JT. Heart rate variability: measurement and clinical utility. Ann Noninvasive Electrocardiol 2005; 10: 88–101.

Maestri R et al. Assessing nonlinear properties of heart rate variability from short-term recordings: are these measurements reliable? Psychol Measur 2007; 28(9): 1067–1077.

Nunan D, Shandercock G, Brodie D. A quantitative systematic review of normal values for short-term heart rate variability in healthy adults. Pacing and Clinical Electrophysiology 2010; 33(11): 1407–1417.

Pitzalis MV et al. Short- and longterm reproducibility of time and frequency domain heart rate variability measures in normal subjects. Cardiovasc Res 1996; 32: 226–233.

Sammito S, Böckelmann I. Analyse der Herzfrequenzvariabilität. Mathematische Basis und praktische Anwendung. Herz 2014; 40: 76–84.

Sandercock G, Bromley P, Brodie D. The reliability of short-term measurements of heart rate variability. Int J Cardiol 2005; 103(3): 238–247.

Shaffer F, McCraty R, Zerr C. A healthy heart is not a metronome: an integrative review of the heart's anatomy and heart rate variability. Front Psychol 2014; 5: 1040.

Sinnreich R et al. Five minute recordings of heart rate variability for population studies: repeatability and age-sex characteristics. Heart 1998; 80: 156–162.

Task Force of the European Society of Cardiology and the North American Society of Pacing and Electrophysiology. Heart rate variability: standards of measurement, physiological interpretation, and clinical use. Circulation 1996; 93: 1043–1065.

7 Einflussgrößen auf die HRV

Zur Einstimmung in das nun folgende Kapitel fassen wir noch einmal kurz zusammen: Die Entwicklung sensitiver nichtinvasiver Methoden zur Charakterisierung neurovegetativer Zustände am Menschen, zu denen die Herzrhythmusanalyse aus Kurz- und Langzeit-EKG-Aufzeichnungen zählt, gewinnt zunehmend an Bedeutung (Löllgen, 1999). Die Herzperiodendauer (HPD) oder ihr Kehrwert, die momentane Herzrate (HR), ist unter keinen Bedingungen zeitlich völlig konstant, was als Herzratenvariabilität (HRV) bzw. im englischen Sprachgebrauch als *heart rate variability* bezeichnet wird. Der Herzrhythmus folgt der zweizügeligen Führung von efferenten Erregungen durch Zweige des *N. sympathicus* und des *N. vagus*, wobei der Organismus nach Koepchen und Huopaniemi (1991) stets eine Balance anstrebt, die man als Zustand der tonischen Aktivierung bezeichnet. In Körperruhe dominiert die vagale Stimulation der Vorhöfe des Herzens, wobei der autarke Rhythmus des Sinus- oder Keith-Flack-Knotens stark moduliert wird. Daraus resultiert eine ausgeprägte HRV, begleitet von einer geringen Herzrate. Sehr markant ist die sogenannte Respiratorische Sinusarrhythmie (RSA) in Ruhe, die allerdings neben den nerval bedingten Einflüssen auch peripheren (intrathorakale Druckänderungen in der Exspirations- und Inspirationsphase) unterliegt. Infolge physischer und psychischer Belastung/Anspannung wird das Herz vor allem durch den *Nervus sympathicus* erregt, was sich in einer verminderten HRV und einer erhöhten Herzrate äußert.

7.1 Modifizierende Einflussfaktoren auf die HRV

Lebensalter

Unter Ruhebedingungen zeigt die HRV einen eingipfligen Altersgang. Die mehr sympathikotone vegetative Tonuslage des Kindes (straffer Herzrhythmus) wird im jungen Erwachsenenalter durch eine deutlich ausgeprägte HRV abgelöst (mehr vagale Tonuslage, „Luxus"-Variabilität des Herzrhythmus, Fähigkeit zur ausgeprägten regulativen Dynamik) (Hamamoto et al., 2003). Im weiteren Altersgang kommt es zu einer stetigen Abnahme der HRV, die in der s. g. „Altersstarre" des Herzens mündet (Reland et al., 2005; Stein et al., 1997). Umetami et al. (1998) unterstreichen diesen Effekt und fügen hinzu, dass eine reduzierte HRV durch normales Altern, erkennbar an reduzierten SDNN-, RMSSD- und pNN50-Werten, mit einem erhöhten Mortalitätsrisiko ab 65 Jahren einhergeht.

Geschlecht

Geschlechtsunterschiede in biologischen Parametern sind normal. Bedingt durch den unterschiedlichen hormonellen Haushalt sowie die anatomischen Größenverhältnisse, finden sich diese Unterschiede auch in der Herzfrequenz wieder (Bonnemeier et al., 2005; Stein et al., 1997). Hinsichtlich des Herzrhythmusverhaltens sind Studienergebnisse zu Geschlechtsunterschieden nicht einheitlich (Brüggemann et al., 1991; Umetani et al., 1998). Agelink et al. (2001) zeigten, dass junge und mittelalte Frauen eine geringere LF aufweisen als Männer im gleichen Alter.

Anlagebedingte Interindividualität

Der Herzrhythmus eines gesunden Menschen unter Ruhebedingungen besitzt eine markante, wahrscheinlich anlagebedingte, interindividuelle Prägung. Stark vereinfacht sind die beiden polaren Typen „Vagotoniker" und „Sympathikotoniker" zu unterscheiden. Im Allgemeinen befindet sich das individuelle Herzrhythmusverhalten zwischen diesen beiden Polen. Die Verschiebung der individuellen Ruhe-HRV ist unabhängig vom Altersgang durch die Wirkung endogener (Gesundheitszustand) oder exogener Bedingungen möglich.

Circadianer Rhythmus

Die HRV unterliegt wie die HR und andere physiologische und biochemische Parameter einem Tagesgang. Er kann durch körperliche und geistige Aktivitäten überdeckt werden. Im Verlauf eines 24-Stunden-Tages wechselt der ergotrope Zustand mit Sympathikusbetonung mit der nächtlichen trophotropen Phase, die vagusbetont ist (siehe Kapitel „Chronobiologie", S. 130).

Jahreszeitenabhängige HRV

Es gibt saisonale Unterschiede im autonomen Nervensystem, die sich in der HRV widerspiegeln. So ist die HRV im Winter gegenüber dem Sommer reduziert (Kristal-Boneh et al., 2000). Die Ergebnisse von Halime et al. (2011) zeigen, dass der Sympathikus im Winter ansteigt und sich Total Power und High Frequency ebenfalls gegenüber dem Sommer verändern.

Trainingszustand

Trainierte Personen (insbesondere nach Ausdauertraining) haben nicht nur eine verminderte Ruhe-HR als Folge des größeren Sportlerherzens, sondern auch eine ausgeprägte HRV (Berbalk, 1998). Daher stößt die Interpretation von zusammengefassten HRV-Ergebnissen aus Gruppen von Trainierten und Untrainierten auf prinzipielle Probleme (siehe Kapitel „Einsatz und Nutzen der HRV", S. 189).

Gesundheitszustand

Da die HRV die sympathikovagale Balance des autonomen Nervensystems widerspiegelt, beeinflusst jede Störung in diesem sensiblen Teil des Organismus die Herzrhythmusanalyse deutlich (Manthei et al., 1996). Das gilt sowohl für temporäre Gesundheitsstörungen als auch für manifeste. Zu letzteren gehört der Diabetes mellitus mit der bekannten Herzrhythmuseinschränkung.

Umgebungseinflüsse

Lärm, Mikroklima, physikalische Faktoren und psychosomatische Einflüsse wirken sich auf das HR- und das HRV-Verhalten aus. Diese Faktoren können entweder Gegenstand der Analyse sein (Beanspruchungsmessung auf äußere Belastungsfaktoren) oder sie treten bei der Untersuchung als zusätzliche Einflussgrößen auf. Daher sind sie vom Untersucher messtechnisch mitzuerfassen, um eine sinnvolle Interpretation der Ergebnisse zu ermöglichen.

Weitere Einflüsse

Weitere Einflüsse können psychische und physische Faktoren sein, die Beanspruchungsfolgen haben können. Diese können gegebenenfalls durch die HRV ermittelt werden. Auch Medikamente wie z. B. Adrenoblocker, Antiarrhythmika, Tranquilizer, Clozapin und Propofol (siehe Kapitel „Medikamente und HRV", S. 273) sind HRV-modifizierende Faktoren.

7.2 HRV-Parameter und Mustererkennung zur Analyse unterschiedlicher Performance-Zustände

Physiologische Prozesse folgen immer den ihnen zugrundeliegenden Naturgesetzen. Diese sind allesamt mathematisch darstellbar, können demnach in Algorithmen und schließlich in Analysesoftware gefasst werden.

Das kluge Zusammenspiel von Sympathikus und Parasympathikus koordiniert unaufhörlich alle Körperfunktionen, um das Leben – den ständigen Wechsel von Leistung und Regeneration bei gleichzeitig geringst möglichem Energieverbrauch – zu gewährleisten.

Beispiel dazu: Tagesmüdigkeit braucht ein Ambiente, das die Voraussetzung für gleichmäßige schnelle Atmung, also eine Aktivierung des Parasympathikus, schafft. Tagesmüdigkeit spiegelt sich daher zwangsläufig in einer Absenkung der Herzrate und einem Anstieg von HF und pNN50.

Wirkt auf ein reduziertes Energieniveau gleichzeitig ein inadäquater Reiz, ist diese Belastungs-Kombination zu viel für das Vegetativum und das System schaltet auf „Erschöpfung". Ein Zustand, der – wie alles Natürliche in uns – nicht als negativ gewertet werden darf. Denn dadurch wird ein Stand-by-Modus geschafft, der den Energieverbrauch reduziert. So können physiologische Prozesse die Möglichkeit zur Re-Synchronisation finden. Und dies schafft die Voraussetzung, damit der Organismus wieder an Leistungsfähigkeit gewinnt.

Die Sinnhaftigkeit eines Erschöpfungszustandes zeigt sich auch im Umstand, dass dieser nicht nur als Folge von körperlicher und/oder geistiger Überforderung auftritt, sondern auch in ganz gewöhnlichen Alltagssituationen. Zum Beispiel auf dem Nachhauseweg nach acht Stunden Arbeit die gewohnte Wegstrecke im Auto zurücklegend: Obwohl die Tätigkeit gewohnt und subjektiv ohne Belastung erscheint, schlägt das Herz bei Erschöpfung – unbeeinflusst von Sympathikus und Vagus – in einem erhöhten Pulsniveau, starr, ohne jegliche Variabilität.

Das Gegenteil von Erschöpfung ist „Flow" und damit nichts anderes als Agieren in Begeisterung. Alle Systeme laufen auf Höchstleistung bei gleichzeitig optimaler Ökonomie, Sympathikus und Parasympathikus arbeiten zu 100 Prozent. Man könnte meinen, das Herz tanzt vor Freude, denn die HRV zeigt deren Höchstwerte.

Im Zustand der Anspannung steigt der Tonus der Muskulatur und damit auch die VLF. Gleichzeitig wird die Atmung etwas eingeschränkt oder vertieft, was folglich die HF-Power reduziert. Der damit verbundene Rückgang der Vagus-Aktivität erhöht die Herzrate.

Anhaltende, gute mentale Performance zeigt sich in Detektionen im Bereich von 0,1 Hz. Dies wird als Ausdruck mentaler und emotionaler Fokussiertheit gewertet und bedarf gleichzeitig einer gewissen körperlichen Entspanntheit (Rückgang der VLF). Begeisterung und Ökonomie zeigen sich im „Mitatmen", also Hochflammen im Spektrogramm, guter HF und erhöhter pNN50.

Meditation geht im Normalfall mit vertiefter und verlangsamter Atmung einher und spiegelt sich in einer Zunahme der LF-Power (meist um 0,1 Hz).

Gutes, vor allem für den Organismus gut verträgliches Essen, kann nur im Vagotonus stattfinden. Je mehr Wohlbefinden, also mehr Zeit und Ruhe beim Essen, desto höher HF und pNN50.

	Regeneration	Müdigkeit	Tiefschlaf	Erschöpfung	Flow	Anspannung	Mentale Fokussiertheit	Meditation	Essen/Trinken
Parasympathikus	++	++	+++	---	+++	--	++	+++	+++
Sympathikus	--	-	---	---	+++	++	+++	++	+

Abb. 1.103 Aktivierungsgrad von Sympathikus und Parasympathikus bei unterschiedlichen Performance-Zuständen (Quelle: Autonom Health®, 2021)

	Regeneration	Müdigkeit	Tiefschlaf	Erschöpfung	Flow	Anspannung	mentale Fokussiertheit	Meditation	Essen/ Trinken
Herzrate	↓↓	↓↓	↓↓↓	↑	↓	↑	↓	↓	↓
Total Power	↑↓	↑↓	↑	↓↓↓	↑↑	↑	↑	↑↑	↑↓
VLF	↓↓	↑↓	↓↓	↓↓↓	↑↑	↑↑	↓	↑↓	↑↓
LF	↓↓	↑↓	↓↓	↓↓↓	↑↑	↑↓	↑↑ 0,1 Hz	↑↑	↑↓
HF	↑↑	↑↑	↑↑↑	↓↓↓	↑↑	↓	↑	↑	↑
pNN50	↑↑	↑↑	↑↑↑	↓↓↓	↑↑	↓	↑	↑↑	↑

Abb. 1.104 HRV-Parameter im Vergleich zum Tagesdurchschnitt bei unterschiedlichen Performance-Zuständen (Quelle: Autonom Health®, 2021)

Literatur

Agelink MW et al. Standardized tests of heart rate variability: normal ranges obtained from 309 healthy humans, and effects of age, gender and heart rate. Clin Auton Res 2011; 11: 99–108.

Berbalk A: Herzfrequenzvariabilität – ein neuer Parameter zur Belastbarkeitsdiagnostik im Leistungssport? In: Engelhardt M, Franz B, Neumann G, Pfützner A (Hrsg): Triathlon und Sportwissenschaft. Hamburg 1998; 13: 79–98.

Berntson G et al. Heart rate variability: origins, methods, and interpretive caveats. Psychophysiology 1997; 34: 623–648.

Bonnemeier H et al. Circadian profile of cardiac autonomic nervous modulation in healthy subjects: differing effects of aging and gender on heart rate variability. J Cardiovasc Electrophysiol 2003; 14: 791–799.

Brüggemann T, Andersen D, Völler H, Ziss W, Schröder R: Herzfrequenzvariabilität im Langzeit-EKG bei Normalpersonen. Z Kardiol 1991; 80 (Suppl 6): 48.

Halima A et al. Seasonal variation of heart rate variability in hypertensive patients. Hypertension 2011; 3: 72.

Hamamoto K, Ogawa A, Mitsudome A. Effect of aging on autonomic function in individuals with severe motor and intellectual disabilities. Brain Dev 2003; 25: 326–329.

Koepchen H-P, Huopaniemi T (eds): Cardiorespiratory and Motor Coordination. Springer, Berlin Heidelberg New York, 1991.

Kristal-Boneh E et al. Summer-winter differences in 24 hour variability of heart rate. J Cardiovascular Risk 2000; 141–146.

Löllgen H. Herzfrequenzvariabilität. Dt Ärzteblatt 1999; 31–32: A2029–A2032.

Manthei U, Cammann H, Eckoldt K: Zum Wert der Spektralanalyse von Herzperiodendauern bei Patienten mit Herz-Kreislauf-Erkrankungen. Herz Kreisl 1996; 28: 20–23.

Reland S et al. Reliability of heart rate variability in healthy older women at rest and during orthostatic testing. Aging Clin Exp Res 2005; 17: 316–321.

Stein PK, Kleiger RE, Rottman JN. Differing effects on heart rate variability in men and women. Am J Cardiol 1997; 80: 302–305.

Tsuji H et al. Reduced heart rate variability and mortality risk in an elderly cohort. The Framingham Heart Study. Circulation 1994; 90: 878–883.

Tsuji H et al. Impact of reduced heart rate variability on risk for cardiac events. The Framingham Heart Study. Circulation 1996; 94: 2850–2855.

Umetami K et al. Twenty-four hour time domain heart rate variability and heart rate: relations to age and gender over nine decades. J Am Coll Cardiol 1998; 31: 593–601.

Witte DR et al. Risk factors for cardiac autonomic neuropathy in type 1 diabetes mellitus. Diabetologia 2005; 48: 164–171.

Teil 2

Von der Theorie zur Praxis: Die Botschaft der HRV und ihre Vermittlung

1 Chronobiologie – was die Gesundheit im Innersten zusammenhält

„Wir werden jeden Tag ein bisschen kränker und jede Nacht ein wenig gesünder."

Vieles im Leben muss durch persönliches Eingreifen und Wirken aktiv gestaltet werden. Manches läuft aber auch ohne das eigene Zutun ab. Dies geschieht immer in ähnlichen Abständen, also rhythmisch. Diese Rhythmen existieren sowohl im Menschen selbst als auch in seiner Umwelt.

Der wohl augenscheinlichste äußere Rhythmus ist der Tag-Nacht-Rhythmus. Innerhalb von 24 Stunden erlebt der Mensch einen in sich abgeschlossenen Zyklus von Leistung und Erholung. Dies ist der sogenannte „circadiane" Rhythmus („ungefähr ein Tag"). Er hilft vor allem, sich auf täglich wiederkehrende Phänomene einzustellen. Externe Reize, die als Zeitgeber dienen, sind u. a. das Licht, die Umgebungstemperatur oder soziale Reize (Aschoff et al., 1988; Baehr et al., 2000). Daneben existieren noch viel kürzere Frequenzen (z. B. Atmung, Herzschlag), aber auch deutlich längere Perioden (etwa der Jahresrhythmus auf Basis der Jahreszeiten).

Die Chronobiologie ist die Wissenschaft, die sich mit biologischen Rhythmen und Prozessen beschäftigt. Man spricht hier von zwei Uhren, die den Tagesablauf bestimmen: die äußere Uhr, die uns unsanft mit schrillem Klingeln in der Früh aus dem Schlaf reißt, und die innere Uhr, die sagt, wie lange wir wirklich schlafen wollen.

Die innere Uhr geht bei manchen Menschen einfach nach.

Heutzutage schlafen Menschen durchschnittlich nur noch etwas mehr als sieben Stunden pro Tag. Zu Beginn des 20. Jahrhunderts waren es noch rund neun Stunden.

1.1 Die innere Uhr

Der Körper des Menschen hat seine eigene biologische Uhr. Diese innere Uhr, die auch dann noch funktioniert, wenn alle Umwelteinflüsse ausgeschaltet werden, bestimmt die tagesrhythmischen Schwankungen der Kreislauf-, Organ- und Stoffwechselfunktionen. Sie determiniert auch, ob man eher ein Morgen- oder Abendmensch ist (Yu et al., 2015).

Massin et al. (2000) beschreiben bei Kindern, Malpas und Purdie (1990) bei Erwachsenen einen circadianen Rhythmus in der HRV. Beide Forschergruppen unterstützen damit die These, dass die Schlafarchitektur in Zusammenhang mit dem Rückgang des Sympathikus für ihn verantwortlich ist. Auch die Task

Force (1996) postuliert, dass circadiane Rhythmen die HRV beeinflussen, da Langzeitmessungen gesunder Personen höhere Werte der LF-Komponente während des Tages und höhere Werte der HF-Komponente während der Nacht zeigen (Birkhofer et al., 2005; Eller-Berndl, 2005).

Der Wechsel von Tag und Nacht – also Licht und Dunkelheit – gibt letztlich den Rhythmus des Lebens vor. Höhere Lebewesen folgen den periodischen Schwankungen der Umwelt (Tag und Nacht, Mondphasen, Jahreszeiten etc.) nicht nur passiv. Sie haben auch im Lauf der Evolution sogenannte endogene Rhythmen entwickelt, die von der inneren Uhr geregelt werden. Ihr verdankt der Mensch auch die präzise Steuerung seines Schlaf-Wach-Verhaltens.

Diese interne Körperuhr ist bei Säugetieren im Zwischenhirn lokalisiert. Sie besteht aus einem winzigen Zellhaufen, dem sogenannten *suprachiasmatischen Nucleus*, kurz SCN. Seine Nervenzellen geben rhythmisch Signale an andere Gehirnregionen. Diese reagieren auf die Impulse und schicken ihrerseits Nervenreize oder Hormone durch den Körper. Auf diese Weise werden die Zeiten der Ruhe und der Aktivität der Organe gesteuert.

Über die Augen wird das von außen einfallende Licht aufgenommen und an die innere Uhr weitergeleitet. Auf diese Weise kann sich der SCN immer wieder neu an die aktuelle Umwelt anpassen.

Aber auch ohne äußeren Zeitgeber schwingt der SCN ungefähr im 24-Stunden-Takt weiter. Er gibt vor, wann man abends müde und morgens wieder munter wird. Eine wichtige Rolle spielt dabei der körpereigene Botenstoff Melatonin. Melatonin ist ein Hormon, das bei Dunkelheit von der Zirbeldrüse gebildet wird, einer kleinen Drüse im Gehirn. Melatonin hat eine schlafanstoßende Wirkung und sorgt dafür, dass man nachts einschlummert. Die Produktion ist allerdings nicht nur von der Tageszeit abhängig. Untersuchungen zeigen, dass auch bei Lichtmangel im Herbst und Winter mehr Melatonin im Blut zirkuliert.

1.2 Kurzer Exkurs in die Neurobiologie

Natürliche Neugierde ist Ausdruck dessen, was der Mensch am besten kann: lernen. In vielen anderen lebensbestimmenden Bereichen ist uns die Tierwelt weit überlegen, im Sehen (Vögel), Riechen (Hunde), Laufen (Pferde), Springen (Katzen) usw.

Leben zu lernen passiert grundlegend im Wechselspiel von Reiz und Anpassung. Dabei ist zunächst entscheidend, welcher Intensität sich der Mensch aussetzt. Ein Reiz – zum Beispiel, um die körperliche Fitness eines durchschnittlich trainierten Menschen zu verbessern – kann zu gering (Zeitung holen gehen), zu stark (Triathlon) oder adäquat (1 Stunde Nordic Walking) sein. Wobei hier natürlich die individuellen Voraussetzungen zu beachten sind.

Die zweite Seite am Lernen ist jene der Reizverarbeitung. Sie braucht Ruhe, Ordnung und Zeit, und zwar das ausreichende Quantum an Zeit und den rechten Zeitpunkt.

So stimmt der tradierte Begriff vom „Lernen im Schlaf", wenn man bedenkt, dass das deklarative Gedächtnis (Formeln, Vokabel) sich vorwiegend in der ersten Tiefschlafphase entwickelt, das prozedurale

Gedächtnis (motorische Fertigkeiten) hingegen während der letzten Tiefschlafphasen in den frühen Morgenstunden. Man bereitet sich also selbst im Schlaf in einer Art dynamischer Vorspannung auf die Herausforderungen des Tages vor: 12 Stunden vor dem geistigen Leistungsmaximum am späteren Vormittag mit der geistigen Verarbeitung und gleichzeitigen Vorbereitung, und mit der körperlichen „Vorspannung" 12 Stunden vor dem motorischen Leistungsmaximum zwischen 17 und 19 Uhr. Übrigens erreicht auch der Puls seine absoluten Minimalwerte erst 1 bis 2 Stunden vor dem Erwachen.

Erfolgreiches Lernen im eigentlichen Sinn basiert auf einem klaren neurophysiologischen Mechanismus: Nur wenn sensorisch wahrgenommene Inhalte, transformiert in elektromagnetische Reize, auf ihrem Weg ins Bewusstsein oder Unterbewusstsein über den sogenannten *Nucleus accumbens* geleitet werden, bleiben sie in guter Erinnerung. Der Grund hierfür liegt in der positiven Codierung der Reizaufnahme zum Beispiel aufgrund von Sympathie, einem angenehmen Setting oder ähnlichen Begleitumständen. Ganz anders verhält es sich bei Informationen, die mit der Emotion der Angst einhergehen. Sie laufen über den sogenannten Mandelkern *(Nucleus amygdalae)*, bleiben mit Angst assoziiert und werden „schwer zugänglich" abgelegt.

1.3 Gibt es eine Synopsis der Wissenschaften?

Jedes offene System strebt nach Kohärenz, nach sinnvollem Zusammenhang, nach Synchronisation. Kohärenz vermittelt Sicherheit und Geborgenheit, gibt Information und Orientierung, dient der Ökonomie und stabilisiert natürliche Rhythmen. Lebewesen, also auch wir Menschen, neigen sowohl als einzelner Organismus als auch als Gesellschaft zum Zustand der Ordnung und Kohärenz.

Sinnliche Wahrnehmung heißt im Griechischen *aisthesis*. Davon leitet sich der Begriff Ästhetik ab. Das erfolgreiche sinnliche (über die Wahrnehmung gestaltete) Streben nach Ordnung (= Negentropie) findet seine biologische Manifestation in geometrisch geordneten Strukturen. Mit anderen Worten: Gesundheit ist Ästhetik. Im Mikroskop lassen sich gesunde Körperzellen und Krebszellen erkennen:

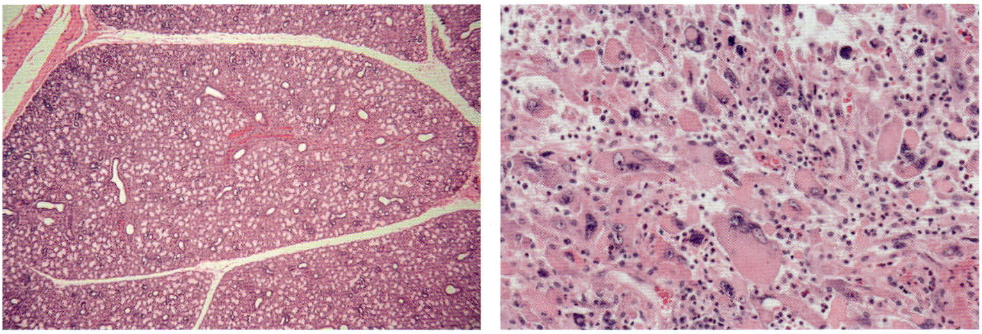

Abb. 2.1 Gesunde Körperzellen auf der linken, Karzinomzellen auf der rechten Seite (© Johanna Poetsch & OGphoto, iStock).

Dasselbe Prinzip von Ordnung und Ästhetik als Zeichen des Gesunden findet sich in den Spektrogrammen der HRV:

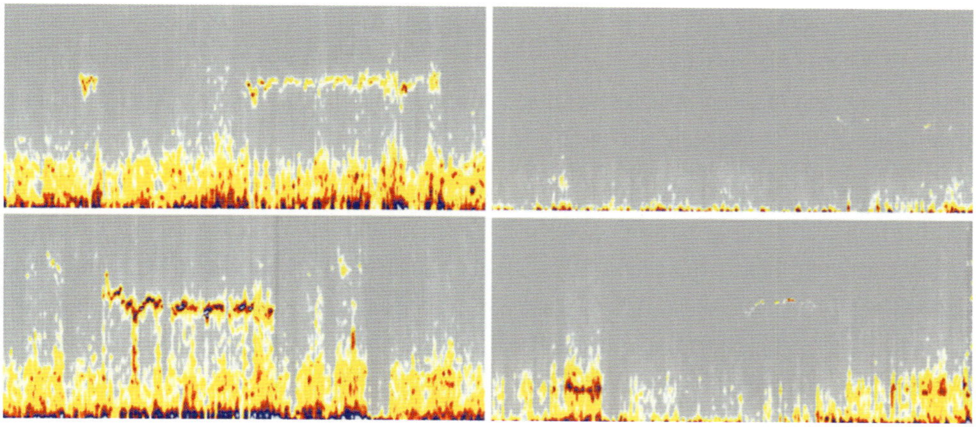

Abb. 2.2 HRV-Spektrogramme gesunder Menschen auf der linken und chronisch kranker Menschen auf der rechten Seite (Quelle: Autonom Health®, 2016).

Dasselbe gilt auch z. B. für Knochenbälkchen im Oberschenkelhals, die jeder vom Menschen geschaffenen Architektur funktional überlegen sind. Und so wie sämtliche Strukturen des Körpers höchstökonomisch und in perfekter Harmonie gebaut sind, ist auch der menschliche Zeitorganismus nach ästhetischen Prinzipien konstruiert. Das harmonische Schwingen zwischen Aktivität und Regeneration gleicht einem Pendel, das gleichmäßig in beide Richtungen schwingt.

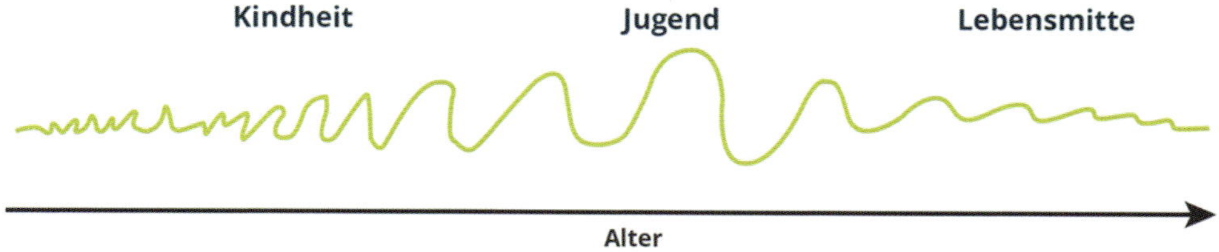

Abb. 2.3 Grafische Dynamik zwischen Aktivität und Ruhe über die Lebensspanne (Quelle: Autonom Health®, 2017).

Aus chronobiologischer Sicht verläuft das ideale Leben wie in Abbildung 2.3 dargestellt: Ausgehend von der verletzlichen Abhängigkeit des Säuglings und Kleinkindes entwickelt sich eine erste Stabilität im Alter von etwa 7 bis 12 Jahren, bevor das natürliche Chaos der Pubertät für Turbulenzen sorgt. Im Idealfall verläuft das restliche Leben dynamisch, niveauvoll und rhythmisch, bis es im Alter langsam „ausschwingt".

Dynamik meint eine möglichst hohe Amplitude zwischen Aktivität und Ruhe, zwischen Leistung am Tag und Regeneration in der Nacht (Accardo et al., 2012), gemäß dem Naturgesetz von Actio und Reactio. Erkennbar wird dieser lebenslange Rhythmus in der Beobachtung der Herzfrequenz. Sie liegt im guten Schlaf 30 % oder mehr unter dem Mittelwert des Tages.

Doch hohe Dynamik allein genügt nicht für ein Leben, das aus dem Vollen schöpft. Das „Drehmoment" bestimmt die Leistung. Man spricht in diesem Fall von „Niveau" und meint damit einen möglichst niedrigen Puls im Durchschnitt des Tages und der Nacht.

Wahrhaft Gesunde entwickeln eine hohe Dynamik, ausgehend von einem niedrigen Niveau, in der für sie typischen Regelmäßigkeit. Gesunder Rhythmus prägt ihre Lebensqualität. Menschen im Burn-out schwingen hingegen unrhythmisch mit geringer Dynamik auf zu hohem Niveau. Ihr Herzschlag pendelt dann beispielsweise 24 Stunden lang zwischen 95 und 85 Schlägen pro Minute, ohne Möglichkeit zur Anpassung in Richtung Leistung oder Regeneration. Der Mensch wird zur schlecht funktionierenden Maschine. Ganz anders verläuft anhaltend gesundes und erfülltes Leben, an dessen stabilen Abläufen auch große Herausforderungen nichts zu verändern vermögen.

1.4 Die drei Rhythmusmerkmale

1. Ähnliches wiederholt sich in ähnlichen Abständen (Schlaf)
2. Dynamische Anpassung (Einschlafen und Aufwachen passieren nicht schlagartig)
3. Ausgleich von Polaritäten (man kann nur begrenzt wach bleiben und nicht einen ganzen Tag durchschlafen)

Heutzutage schränkt der Mensch die Anpassungsfähigkeit seines Organismus ein, indem er sich nicht artgerecht hält. Seit Beginn des letzten Jahrhunderts schläft der Mensch im Schnitt um 1–2 Stunden weniger pro Nacht und lädt seine Batterien nicht mehr regelmäßig bzw. nur noch unvollkommen auf. Nachts sitzt er vor dem PC oder dem Fernsehapparat, statt im Bett zu liegen und seinem Körper Erholung zu gönnen.

Oft regeneriert er auch nicht mehr in sinnvoll gesetzten Pausen tagsüber, sondern arbeitet stundenlang durch, ohne an die Bedürfnisse seines Körpers und Geistes zu denken. Mit diesen und anderen belastenden Verhaltensweisen bringt sich der Mensch in Stress. So lebt er oft nur mehr von der letzten ihm verbleibenden Energiereserve, bis er erkrankt. Anhand der HRV lässt sich der aktuelle Energiezustand feststellen.

1.5 Evolution aus dem Rhythmus?

Verkürzt man die Entwicklungsgeschichte des Menschen – also etwa 4 Millionen Jahre – auf die Zeit eines Menschenlebens, dann macht die heutige technisierte Zivilisation genau einen Tag aus. Das ist eindeutig ein viel zu kurzer Zeitraum, um eine genetische Anpassung des Menschen zu ermöglichen. Mit anderen Worten: Das vegetative Nervensystem, das das gesamte menschliche „Vegetieren" steuert, lebt in der Steinzeit und nicht unter Computern und Fast Food. Das war die schlechte Nachricht.

Die noch schlechtere Nachricht lautet: Innerhalb dieses einen Tages gibt es das elektrische Licht erst wenige Stunden. Das Anpassen an den Hell-Dunkel-Rhythmus ist also auch gehörig aus dem Lot geraten.

Literatur

Accardo A et al. Ultradian rhythms during day and night in normal and COPD subjects. Stu Health Technol Inform 2012; 180: 1120–1122.

Aschoff J. Masking and parametric effects of high-frequency light-dark cycles. Jpn J Physiol 1999; 49: 11–18.

Baehr EK, Revelle W, Eastman CI. Individual differences in the phase and amplitude of the human circadian temperature rhythm; with an emphasis on morningness-eveningness. J Sleep Res 2000; 9: 117–127.

Birkhofer A, Schmidt G, Först H. Herz und Hirn – Die Auswirkungen psychischer Erkrankungen und ihrer Therapie auf die Herzfrequenzvariabilität. Fortschr Neurol Psychiatr 2005; 73: 192–205.

Boudreau P et al. Correlation of heart rate variability and circadian markers in humans. Conf Proc IEEE Eng Med Biol Soc 2011; 681–682.

Eller-Berndl D. Herzratenvariabilität. Wien: Verlagshaus der Ärzte 2010.

Hildebrandt G, Moser M, Lehofer M. Chronobiologie und Chronomedizin: biologische Rhythmen, medizinische Konsequenzen. Stuttgart: Hippokrates 1998.

Huikuri HV et al. Circadian rhythms of frequency domain measures of heart rate variability in healthy subjects and patients with coronary artery disease. Effects of araousal and upright posture. Circulation 1994; 90: 121–126.

Lehmann S. Chronophasentyp und Aktivitäts-Ruhe-Rhythmus: Erkenntnisse chronobiologischer und chronomedizinischer Untersuchungen am Menschen. Hamburg: Diplomica Verlag 2009.

Malpas SC, Purdie GL. Circadian variation of heart rate variability. Circulation 1990; 81: 537–547.

Massin M et al. Circadian rhythm of heart rate and heart rate variability. Arch Dis Child 2000; 83: 179–182.

Stein PK et al. Circadian and iltradian ryhthms in heart rate variability. Biomed Tech (Berl.) 2006; 51: 155–158.

Task Force of the European Society of Cardiology and the North American Society of Pacing and Electrophysiology. Heart rate variability: standards of measurement, physiological interpretation, and clinical use. Circulation 1996; 93: 1043–1065.

Yu JH et al. Evening chronotype is associated with metabolic disorders and body composition in middle aged adults. J Clin Endocrinol Metab 2015; 100: 1494–1502.

2 Warum den Vagus tonisieren?

(Auszug aus *„40 years of music, education, therapy and research – Ärzte erleben und beforschen TaKeTiNa“* von Univ. Prof. Dr. Klaus-Felix Laczika, Musiker und Mediziner, 2010):

„Ein gesundes Herz schlägt nicht maschinell, metronomisch oder gleichförmig – eine Tatsache, die selbst in der Medizin oft nur andeutungsweise bekannt ist. Diese natürliche Unregelmäßigkeit des Herzschlages ist Ausdruck seiner harmonisch simultanen Anpassungsfähigkeit [sowohl] an unmittelbar auftretende Situationen als auch an gleichzeitig ablaufende, körpereigene biologische Vorgänge. Im Idealfall ist das Herz in der Lage, seine Frequenz an jeden einzelnen Atemzug anzupassen.

Die Erklärung ist leicht: Jeder Atemzug erzeugt Unterdruck im Brustraum. Durch diesen Sog strömt während der Einatmung Luft, zugleich aber auch kurz mehr Blut in den Brustraum ein.

Um dieses erhöhte Blutvolumen aus dem Brustraum in den Körper weiter zu transportieren, schlägt das Herz während der Einatmung kurz minimal schneller, um sich bei der Ausatmung wieder zu entschleunigen. Während einer erholsamen Tiefschlafphase besteht ein Verhältnis von ca. vier be- und entschleunigten Herzschlägen zu einem Atemzyklus. Über einen Zeitraum von vier Atemzügen ändert sich der Blutdruck in einer langsamen Wellenphase, um wieder zu seinem Ausgangspunkt zurückzukehren, und über vier minimale Blutdruckwellen findet eine Zu- und Abnahme der Gewebsdurchblutung statt. Diese harmonischen Zeitverhältnisse sind vergleichbar mit einem musikalischen Obertonspektrum. Diese, dem Willen nicht zugänglichen, unbewusst ablaufenden körperlichen Prozesse münden bei weiterer Vervielfachung in die Ausschüttungszyklen von Hormonen und weisen auf das rhythmisch harmonisch verlaufende Konzept biologischer Vorgänge hin. Diese Synchronizität und Harmonie ist vor allem im Erholungszustand (medizinisch als Vagotonus bezeichnet) gegeben.

Die medizinische Grundlagenforschung kann am Beginn des 21. Jahrhunderts auf molekularer Ebene nachweisen, dass die in fatalen Kaskaden verlaufenden Krankheitsprozesse nur im Vagotonus durchbrochen werden können. Auch körpereigene Reparaturvorgänge finden – molekularbiologisch bis ins kleinste Glied bewiesen – nur in Phasen des Vagotonus statt. Diese medizinische „Evidence“ spiegelt das jahrtausendealte – in allen medizinischen Traditionen angewandte – Wissen sämtlicher menschlicher Kulturen über *Gesundung wider.*

Gleichzeitig ist sich die „Schulmedizin“ der Tatsache bewusst, dass durch Medikamente ein natürliches Ausmaß an Vagotonus nur sehr eingeschränkt erzielbar ist. Der Zugang zum autonomen Nervensystem, also der Weg in die Synchronisation des Vegetativums, ist aber sehr wohl mit nicht-pharmakologischen Methoden wie Musik, Hypnose, Meditation […] möglich. Der medizinische Beweis unterschiedlichster vegetativer Zustände vom stress- oder krankheitsbedingten Chaos bis hin zur erfolgreichen Re-Synchronisation kann durch die Methode der Herzratenvariabilität (HRV) erbracht werden.“

3 Die Basis für ein geglücktes Gesundheits-Coaching

Die folgenden Ausführungen dienen der Information über das qualitätsgesicherte Vermitteln der Ergebnisse von HRV-Messungen. Das Konzept ist sowohl für therapeutische als auch beratende Settings und für HRV-Coachinggespräche anwendbar.

3.1 Die Dreiteilung des Konzeptes

- Die grafisch **dargestellten Ergebnisse** sind die Landkarte (Spektrogramm, Pulskurve, Aktivitätenübersicht, fallweise auch Tachogramm, Atemkurve, Puls-Atem-Quotient, Scatterplot, Histogramm).
- Die **numerisch und in Textform dargestellten Ergebnisse** dienen als Legende (Erklärungen, Ergebnisse, Empfehlungen).
- Das **HRV-Coachinggespräch** ist die unmittelbare Auseinandersetzung mit der Botschaft der Messung (Beschreibung der Gegebenheiten und der Möglichkeiten zur Entwicklung).

Alle drei Teile in ihrer Gesamtheit (Synergie) führen zum Ergebnis.

3.2 Das soll mit dem HRV-Coaching erreicht werden

Zentraler Gedanke ist es, dem Klienten die Botschaft seines HRV-Spektrogramms (und der Essenz der Analyseergebnisse) zu vermitteln und eine persönlich-wertvolle Situations- und Wegbeschreibung zukommen zu lassen. Daher muss das Spektralbild mit Worten in Wert gesetzt werden und so beschrieben werden, dass es für den Klienten nachvollziehbar und gleichzeitig spannend ist (Aufmerksamkeit und Betroffenheit). Um letztlich verbesserte Gesundheit beim Gemessenen zu erzielen, ist es naheliegend, sich der Prinzipien der Salutogenese nach Antonovsky zu bedienen:

- **Verstehbarkeit:** Vertrauen aufbauen, indem die Botschaft nachvollziehbar wird. Verstehen heißt nicht Zustimmen!
- **Handhabbarkeit:** Vertrauen aufbauen, dass die Vorhaben möglich und machbar, also ins Leben integrierbar, sind.
- **Sinnerfüllung:** Vertrauen aufbauen, dass es sich lohnt, sich für die definierten Vorhaben einzusetzen. Es gibt keine größere Motivation, als die Bedeutung einer Sache zu erkennen.

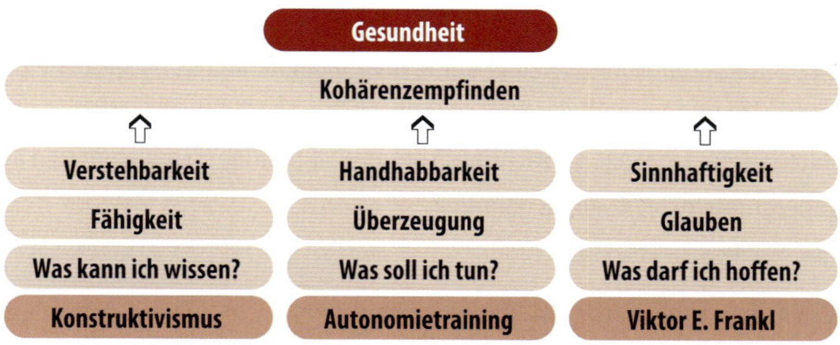

Abb. 2.4 Prinzip der Salutogenese nach Antonovsky (Quelle: Autonom Health®, 2017).

Empfinden von Kohärenz ist eine globale Orientierung (Lebenseinstellung). Sie drückt aus, in welchem Maße ein Mensch ein Gefühl des Vertrauens hat, dass

- die Ereignisse, die sich im Laufe des Lebens ergeben, strukturiert, antizipierbar und erklärbar sind (comprehensibility),
- einem die Ressourcen zur Verfügung stehen (werden), um den Anforderungen, die sich aus den Ereignissen ergeben, begegnen zu können (manageability) und
- diese Anforderungen Herausforderungen sind, für die sich Anstrengung und Engagement lohnen (meaningfulness).

3.3 Persönliche Voraussetzungen

- Kenne ich mich bezüglich der Fragestellung des Kunden aus? = **Feld- und Fachkompetenz**
- Welche Rollen brauche ich für meine Zielgruppe? = **Rollenkompetenz**
- Strategie – Struktur – Tools = **Management- und Leitungskompetenz**
- Was tue ich und was tue ich nicht? = **Ethikkompetenz**
- Mit wem arbeite ich und mit wem nicht? = **Humankompetenz**
- Beobachtung = **Selbstreflexions- und Weiterentwicklungskompetenz**
- Wie stehe ich zu Menschen? = **Sozial- und Interaktionskompetenz**

Beim HRV-Coachinggespräch geht es darum, einander auf einer intuitiv-rationalen Ebene (Herz und Hirn) zu begegnen. Wichtig ist, dass dabei vor allem die ressourcenorientierte Argumentation forciert wird. Es geht darum, Betroffenheit, Neugier bzw. Lust und nicht Angst, Scheu bzw. Ablehnung auszulösen!

4 Von der Messung zum erfolgreichen HRV-Coaching

Im ersten Teil des Buches ging es darum, die Grundlagen der HRV zu verstehen, sich mit vielen Daten und Fakten vertraut zu machen, also Wissen zu erwerben. Nun, im zweiten Teil, beschäftigen wir uns damit, wie der HRV-Coach seinem Klienten die Erkenntnisse vermittelt, die er aus der HRV-Analyse gewonnen hat. Es geht um das Umsetzen sowie Übersetzen und dann in erster Linie darum, die Ergebnisse so zu präsentieren, dass der Klient auch emotionalisiert wird.

Das ist die Grundvoraussetzung dafür, überhaupt Veränderungsprozesse anzustoßen. Bilder emotionalisieren enorm, weshalb das HRV-Bild ein großer Vorteil für das HRV-Coaching ist – es transportiert die Botschaften. Ein weiteres wichtiges Stilmittel, um Dinge zu erklären, sind Metaphern, möglichst aus dem Lebensumfeld des Klienten gegriffen.

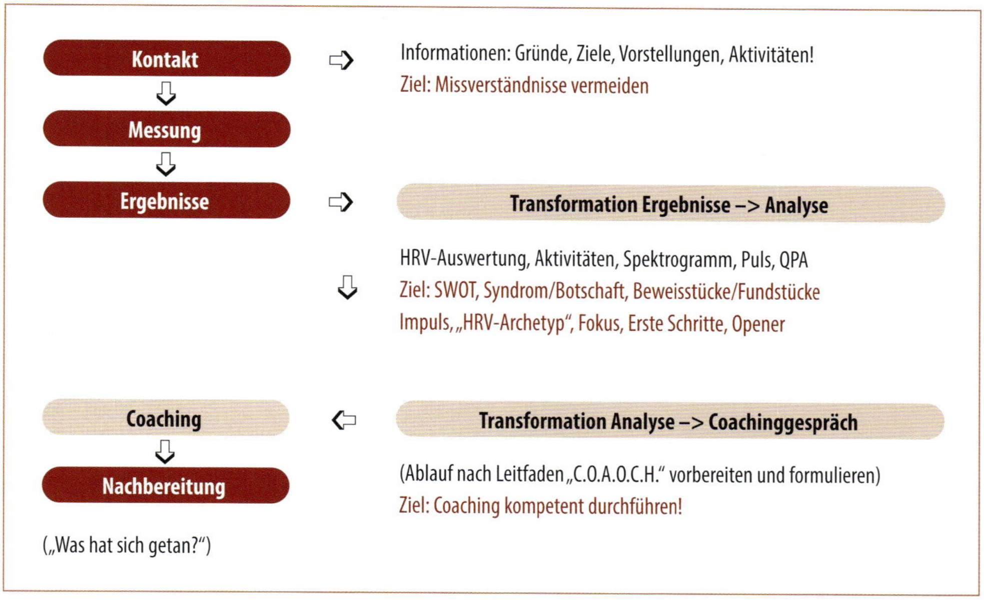

Abb. 2.5 Aufgaben und Ziele im HRV-Coaching (Quelle: Autonom Health®, 2017).

Zur geeigneten Vorbereitung und Umsetzung eines HRV-Coachinggespräches hat sich folgende Vorgehensweise bewährt:

1. Analyse

1. Messungs-Analyse
2. SWOT-Analyse
3. Botschaft/Syndrom
4. „Beweisstücke“ – „Fundstücke“
5. Impuls
6. Fokus
7. Ziel
8. Erste Schritte
9. Opener

2. Coaching

1. Contracting
2. Opener (9)
3. Annäherung (5, Archetyp)
4. Offenlegung (2, 3, 4)
5. Change (5, 6, 7)
6. Hope (8)

Abb. 2.6 Reihenfolge und Vorgehensweise beim HRV-Coaching (Quelle: Autonom Health®, 2017).

Die „Analyse“-Punkte 1–9 sind die Empfehlung zu Inhalt und Ablauf der eigenen Vorbereitung, die „Coaching“-Punkte 1–6 deren Umsetzung im eigentlichen HRV-Coachinggespräch.

1. Messungs-Analyse

Am Beginn steht immer das Sichten aller Messergebnisse.

2. SWOT-Analyse

Aus der Messungs-Analyse resultiert das Schriftstück „HRV-Coachingblatt" mit den wichtigsten Daten der Messung.

Der nächste Schritt ist die Durchführung der SWOT-Analyse (auch Stärken-Schwächen-Analyse genannt) – ein anerkanntes Verfahren auch in der Wirtschaft, um eine realistische Einschätzung der Ausgangssituation zu erhalten.

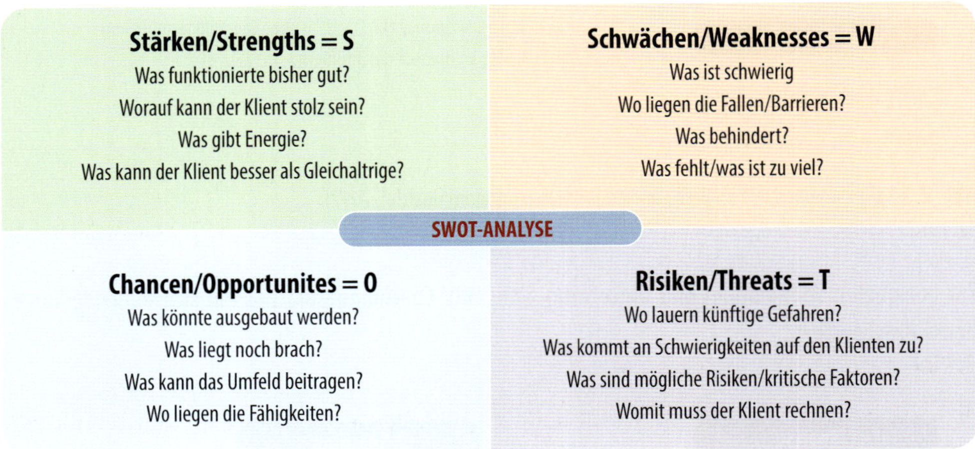
Stärken/Strengths = S
Was funktionierte bisher gut?
Worauf kann der Klient stolz sein?
Was gibt Energie?
Was kann der Klient besser als Gleichaltrige?
Schwächen/Weaknesses = W
Was ist schwierig
Wo liegen die Fallen/Barrieren?
Was behindert?
Was fehlt/was ist zu viel?
SWOT-ANALYSE
Chancen/Opportunites = O
Was könnte ausgebaut werden?
Was liegt noch brach?
Was kann das Umfeld beitragen?
Wo liegen die Fähigkeiten?
Risiken/Threats = T
Wo lauern künftige Gefahren?
Was kommt an Schwierigkeiten auf den Klienten zu?
Was sind mögliche Risiken/kritische Faktoren?
Womit muss der Klient rechnen?

Abb. 2.7 SWOT-Analyse (Quelle: Autonom Health®, 2017).

3. Botschaft/Syndrom

Syndrom und Botschaft ergeben sich im Wesentlichen aus Messungs-Analyse und SWOT-Analyse. In erster Linie geht es um die entscheidende Frage: Was soll beim Klienten ankommen?

Das Syndrom (Was ist das Thema? Worum geht es da? Was wird das werden?) ist eine Hilfestellung in der Vorbereitung, denn es erlaubt, Empfehlungen auszusprechen, z. B. beim Syndrom „chronische Müdigkeit" das Schlafverhalten und Powernapping zu thematisieren. Daraus ergibt sich die Botschaft. Dabei soll weder etwas beschönigt werden noch sollen Ängste geschürt werden. Es geht einzig und allein darum, offen und ehrlich zu vermitteln, was ganz zentral als Istzustand zu beschreiben ist. Auch hier ist der emotionale Weg der richtige: Der Klient soll darauf neugierig gemacht werden, was jetzt ist und was vielleicht morgen sein wird. Die Aufgabe des HRV-Coaches ist es, dafür Beweisstücke zu haben und diese zu präsentieren.

4. Beweisstücke und Fundstücke

Es ist hilfreich, wenn der Klient anhand konkreter Beispiele aus seiner Messung erkennt, dass akuter Handlungsbedarf besteht. Er kann sich dann leichter motivieren, tatsächlich ins Tun zu kommen. Das kann im Positiven z. B. eine ganz tolle Regenerationsphase sein oder im Negativen z. B. eine sehr schlechte Bewertung beim Schlaf.

5. Impuls

Erfülltes Leben voll Gesundheit und Leistungsfähigkeit verläuft im gesunden Rhythmus von Aktivierung und Regeneration. Das Ergebnis der aktuellen HRV-Messung weist eindeutig darauf hin, ob der Gemessene in der nächsten Zeit besonders von Aktivierung, Regeneration oder der Balance zwischen diesen beiden Polen profitieren wird. Der Impuls wird in der HRV-Analyse ausgewiesen. Er sollte ernst genommen werden. Meist ist er objektiver als die Meinung des Klienten (und oft auch des Coaches).

6. Fokus

Beim Fokus kommt es darauf an, welcher Persönlichkeitstyp der Klient ist. Die Fragen, um das zu klären, lauten: Welchen HRV-Typen hat man vor sich? In welchem Frequenzband ist er besonders stark? Welche Vorgehensweisen beim HRV-Coaching resultieren daraus?

7. Ziel

Als nächstes sind im HRV-Coachingblatt die Umsetzungsschritte zur Verbesserung der aktuellen Situation festzulegen. Bis hierhin hat der HRV-Coach das HRV-Coachingblatt vor dem HRV-Coachingtermin ausgefüllt. Da aber nur der Klient konkrete Ziele benennen kann, hat es sich bewährt, dass der **Klient selbst seine Ziele formuliert** und in das HRV-Coachingblatt einträgt. Der HRV-Coach wird ihn dabei unterstützen. Doch im Wesentlichen ist es die Aufgabe des Klienten.

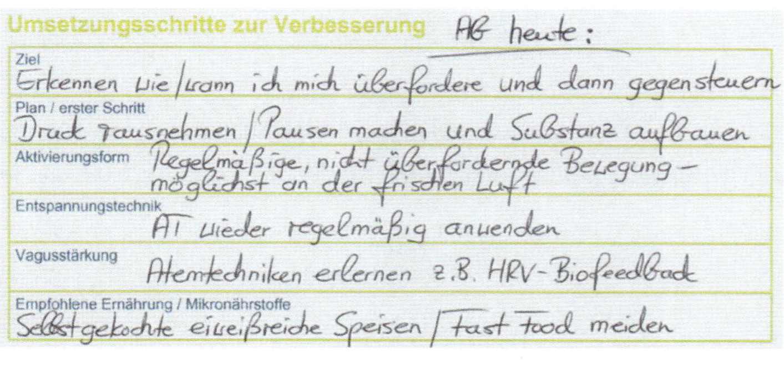
Umsetzungsschritte zur Verbesserung Ab heute:

Ziel	Erkennen wie/wann ich mich überfordere und dann gegensteuern
Plan / erster Schritt	Druck rausnehmen / Pausen machen und Substanz aufbauen
Aktivierungsform	Regelmäßige, nicht überfordernde Bewegung – möglichst an der frischen Luft
Entspannungstechnik	AT wieder regelmäßig anwenden
Vagusstärkung	Atemtechniken erlernen z.B. HRV-Biofeedback
Empfohlene Ernährung / Mikronährstoffe	Selbstgekochte eiweißreiche Speisen / Fast Food meiden

Abb. 2.8 Auszug aus einem Coachingblatt – selbstgewählte Ziel- und Umsetzungsschritte einer Klientin mit sehr hohem Burn-out-Risiko (Quelle: Autonom Health®, 2016).

8. Umsetzungsschritte zur Verbesserung

Die Umsetzungsschritte zur Verbesserung leiten sich von den Zielen ab, die der Klient sich gesetzt hat.

- **Plan/erster Schritt:** Plan und erster Schritt sollten möglichst genau und positiv formuliert sein und am besten gleich mit einem Starttermin vom Klienten ins HRV-Coachingblatt eingetragen werden. Das erhöht die Verbindlichkeit, um wirklich damit zu beginnen.
- **Aktivierungsform:** Man wird hier eine Tätigkeit wählen, die dem Klienten ohnehin liegt und die er gut kann.
- **Entspannungstechnik:** Hierfür eignet sich entweder etwas, das der Klient bereits kann, oder auch durchaus etwas Neues zum Ausprobieren, z. B. eine Entspannungstechnik, die in den regenerativen Bereich passt und bei der der Klient Bewegung und Atmung zugleich trainieren kann. Es ist immer spannend, aus Gewohnheiten auszubrechen. Und wenn der Klient sich das für sich gut vorstellen kann, ist das nützlich.
- **Vagusaktivierung:** Alles, was die Atmung trainiert, am besten in Kombination mit Wohlbefinden (aktiv wie Singen, Atemtraining und/oder passiv wie Massagen u. Ä.), dient der Vagusaktivierung.
- **Empfohlene Ernährung/Mikronährstoffe:** Gegebenenfalls muss der HRV-Coach hier neben den eigenen Empfehlungen (je nach Expertise) auf spezialisierte Fachkräfte verweisen.

9. Opener

Der Opener steht bewusst ganz am Schluss der Analyse-Punkte und ist wichtig für Klient und HRV-Coach: Wenn der HRV-Coach weiß, wie er beginnt, steht er schon am Anfang des Gesprächs auf „sicheren Füßen".

Ein erfolgreicher Opener sollte immer vom Großen und Konkreten im HRV-Bild des Klienten ausgehen und positiv formuliert werden, dabei aber nichts beschönigen. Bei einem Klienten mit Burn-out und vielen Aktivitäten kann man durchaus sagen: *„Wie man sieht, haben Sie viel geleistet in Ihrem Leben! Das hat gewisse Spuren hinterlassen. Wir haben aber auch Punkte gefunden, wo Sie wieder Energie tanken könnten."* Der Klient ist damit gewürdigt und gleichzeitig betroffen gemacht. Dadurch kann der HRV-Coach sein Interesse am Klienten zeigen und ihn neugierig auf mehr machen. Der Klient merkt, dass der HRV-Coach sich auskennt, also Kompetenz zeigt.

Nach diesen neun Schritten ist die Analyse abgeschlossen. Nun gilt es, die Informationen in eine Form zu bringen, mit der im HRV-Coaching gearbeitet werden kann. Dazu nutzt der HRV-Coach das C.O.A.O.C.H.-Modell.

5 Das HRV-Coachinggespräch anhand des C.O.A.O.C.H.-Modells

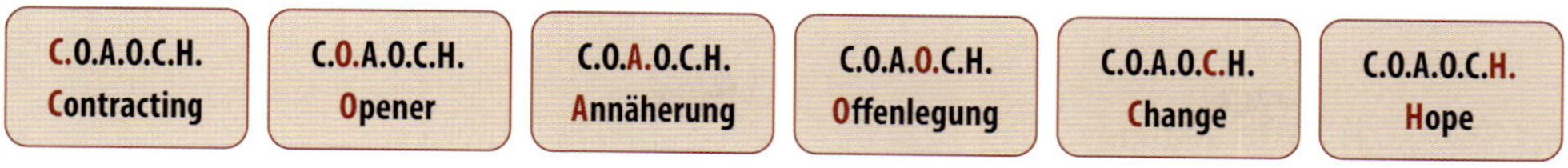

Abb. 2.9 Das C.O.A.O.C.H.-Modell (Quelle: Autonom Health®, 2017).

1. C.O.A.O.C.H.: Contracting

Ziel: Erwecken des Gefühls, gut aufgehoben zu sein. Ansprechen der persönlichen Bedürfnisse. Der Klient gibt meist an, was der Grund für die Messung ist.

Inhalt:

Commitment des Coaches: Dieses HRV-Coaching beabsichtigt, dem Klienten eine Hilfestellung mitzugeben. Dieses HRV-Coaching zielt darauf ab, das definierte Ziel des Klienten besser erreichen zu können.

Commitment des Klienten: Er ist nun aufgefordert, sich ein Stück weit auf etwas einzulassen. Die Arbeit auf Basis seiner Messung erfordert seine Bereitschaft und Mithilfe.

Hierher gehört auch das preisliche, zeitliche und räumliche Gefüge, sofern nicht schon im Vorfeld abgeklärt.

Leitsatz: Alles, was am Anfang klar ist, muss später nicht gerechtfertigt werden.

2. C.O.A.O.C.H.: Opener

Ziel: Gesprächseröffnung.

Inhalt: Der HRV-Coach holt den Klienten auf seiner Ebene ab und schafft eine konstruktive Gesprächsatmosphäre. Dabei können auch kritische Punkte angesprochen werden: *„Wie schön, dass Sie sich eine Stunde Massage gegönnt haben. Das hätte ich auch gerne. Dabei ging (oder: Jetzt geht) es Ihnen richtig gut! Ausgezeichnet waren auch Ihre Ergebnisse beim Sport und Ihre hohe Leistungsfähigkeit dabei. Und dann haben wir das mit den Kopfschmerzen herausgefunden. Ist das öfter so beim Sport?"*

Leitsatz: „Der erste Ton macht die Musik."

3. C.O.A.O.C.H.: Annäherung

Ziel: Aus dem HRV-Spektralbild den Interventionstypen feststellen und beschreiben.

Inhalt: Was ist der angegebene Grund der Messung? Wer ist der Mensch, den man vor sich hat? Welche spezifischen Bedürfnisse kann dieser Mensch haben? Wodurch zeichnet er sich aus? Was lässt sich aus dem Tagesgang schließen? Welches Bild hat der Mensch von sich selbst? Was möchte die Person erreichen? Was kann die Person erreichen? Was traut sich der Mensch zu?

Leitbild: Es geht darum, den Klienten dort abzuholen, wo er sich befindet.

Zuordnungshilfe: Das HRV-Spektralbild ermöglicht es, festzustellen, welchen Typ man vor sich hat.

4. C.O.A.O.C.H.: Offenlegung

Ziel: Bereitschaft für Veränderung auslösen und Ziele vereinbaren.

Inhalt: Veränderung ist nur durch den Klienten selbst möglich. Veränderungsarbeit kann nicht ausgelagert werden. Es geht um Selbstkompetenz, Eigenverantwortung, letztlich um Gesundheitsautonomie.

Metapher: *„Stellen Sie sich vor, Sie wollen eine Bergtour unternehmen und sind blutiger Anfänger. Sie können sich selbstkompetent, also autonom, alle Hilfestellungen zunutze machen. Sie werden vielleicht eine Landkarte kaufen und einen erfahrenen Einheimischen über die Tücken des Berges befragen. Sie werden vielleicht sogar einen Bergführer engagieren, der Ihnen auch hilft, die Ausrüstung für das Wagnis zu besorgen. In der Vorbereitung werden Sie ein Fitnessprogramm absolvieren und sich mental auf den Tag der Bergtour vorbereiten. Wer wird nun auf den Berg steigen? Ist es ein Scheitern, wenn Sie sich nach intensivster Vorbereitung für einen einfacheren Berg entscheiden? Was ist, wenn ausgerechnet am Tag der Besteigung das Wetter nicht mitspielt?"*

5. C.O.A.O.C.H.: Change

Ziel: Wahl und Formulierung eines veränderungswürdigen Themas. (Vorsicht: Weniger ist mehr. Nicht überladen mit „Findings".)

Inhalt: Was erkennt man aus der Analyse? Wo erkennt man es im Spektrogramm? Was empfiehlt man? (Vorsicht: Eigene Profession berücksichtigen.) Vergleiche mit Ergebnissen anderer Klienten vermeiden. Ressourcen-Fragen stellen: *„Wenn Sie dies öfter tun würden, was wäre dann? Wenn es einmal schon geklappt hat, was haben Sie da getan? Warum ist es nicht schlimmer? Wovon würden Sie gerne noch mehr zur Verfügung haben?"*

Leitbild: *„Das wichtigste Problem ist dasjenige, welches gelöst werden kann."* (Paul Valery)

6. C.O.A.O.C.H.: Hope

Ziel: Verantwortung und Vertrauen geben. Aufgabe geben.

Inhalt: Kompliment machen, Freude erzeugen: *„Ihr Bild hat einen besonderen (Stellen)-Wert für …"*

Lernwillen hervorrufen: *„Nehmen Sie das Ergebnis als Gelegenheit, etwas zu tun, was Sie schon immer tun wollten. Überlegen Sie, was Sie vorher nicht oder nur ungenau an sich oder an Ihrem Umfeld wahrgenommen haben."*

Aufgabe geben: *„Wenn Sie Ihr Bild das nächste Mal in die Hand nehmen, denken Sie an das, was Sie darin für sich das erste Mal erkannt haben. Wenn dadurch etwas sehr Erwünschtes eintrifft, woran würde Ihr Umfeld das merken?"*

Metapher: *„Bei jeder Rast soll man zumindest eine Sache zurücklassen und zumindest eine Sache mitnehmen."* (Buddha)

6 HRV-Archetypen: Interventionen auf Basis der drei Frequenzbereiche

(Auszug aus: *„Mentale Entspannungstechniken aus der Sicht der Herzratenvariabilität"* von Erich Schwarz, „Dipl. Mentaltrainer", Diplomarbeit an der Europäischen Mentalakademie Salzburg, 2013):

„In den HRV-Messungen werden v. a. auch die Stärken und Ressourcen einer Person sichtbar. Wir sind es nur nicht gewohnt, unseren Fokus darauf zu richten, weil wir geneigt sind, den Menschen als defensiv-pathogenes Defizitmodell (mit der Gefahr der Hypochondrie durch ständige Risikoidentifizierung und krankhafter Risiko- und Lustvermeidung. Motto: „Wovon weg?") und nicht als offensiv-salutogenes Ressourcenmodell (mit dem Potenzial eines positiven Selbsterlebnisses und der Selbstwirksamkeit. Motto: „Wohin zu?") zu sehen.

Die logische Konsequenz dieses Denkmusters ist, dass ein solchermaßen verunsicherter Mensch sehr schnell den scharfen Blick auf seine individuellen Fähigkeiten – also seine Ressourcen – verliert und auch seinen inneren Kräften nicht mehr vertraut.

Therapeutisch nachgeholfen wird diesem verhängnisvollen Denken auch noch dadurch, dass womöglich jahrelang nach sog. Ursachen für Probleme oder Mängel gefahndet wird, die letztendlich nur eines bewirkten: Der Fokus bleibt beim eigenen Versagen.

Die folgenden Ausführungen sind auch im Hinblick auf das Motivationssystem eines Klienten von wichtiger Bedeutung. Worauf soll ein Mensch denn sonst vertrauen als auf seine Kräfte? Was kann es also grundsätzlich bedeuten, wenn jemand in einem bestimmten Frequenzbereich der HRV auffällig „stark" ist?"

6.1 Stark im VLF-Bereich

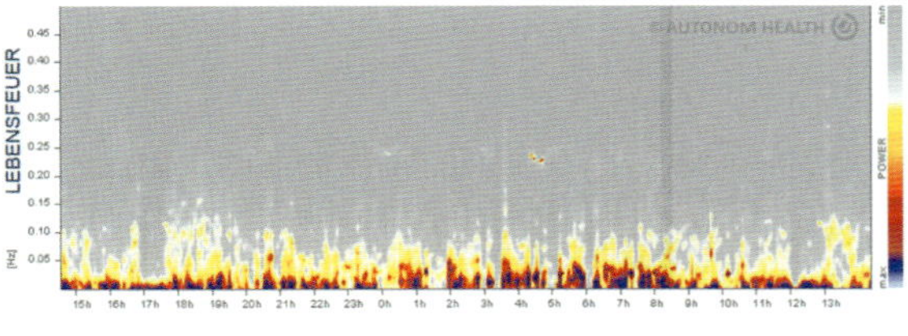

Parameter	Ganze Messung
Mittlere Herzrate	65,14 BpM
Total Power	3.358,75 msec²
ULF	486,72 msec² (14,49 %)
VLF	1.933,72 msec² (57,57 %)
LF	804,53 msec² (23,95 %)
HF	133,78 msec² (3,98 %)
pNN50	2,88 %

Abb. 2.10 „Stark in VLF" – Mann – 40 Jahre – VLF 57,57 % (Quelle: Autonom Health®, 2011).

„Wer im VLF-Frequenzband – also an der Basis des Lebensfeuer®-Spektrogramms – auffallend hohe relative (%) Werte aufweist, ist stark darin, nicht lange zu fackeln, sondern Aufgaben (die sich andere vielleicht ausgedacht haben) lösungs- und ergebnisorientiert umzusetzen: „Geht nicht, gibt's nicht!

Die konkrete Zielvorgabe ist Hauptmotivationsfaktor, und der Weg dahin ist meist nebensächlich (Kann im Zweifel zur Zielerreichung auch bildlich über Leichen gehen.). Diese Person spricht auf extrinsische Motivation gut an (Sie ist als Manager z. B. über Boni oder Statussymbole leicht köderbar.), und sie kann auf eine starke körperliche Substanz vertrauen. Impulsivität und Spontaneität sind oft auffällige Eigenschaften: „Ich geb Gas, ich will Spaß!" Ein sympathikotoner Lebensstil ist typisch. D. h. tendenziell sucht so jemand An- und Aufregung.

So eine Person braucht einerseits Impulse zum Spannungsabbau (z. B. einen Sandsack zum Abreagieren oder körperbetonte Sportarten wie Fußball oder Eishockey) andererseits gezielte Ruhephasen, um aufzutanken und den Vagus zu pflegen (z. B. Saunabesuche). Hin und wieder einmal „dolce far niente" – auch, wenn es nicht leicht fällt: Wenn diese Person auf dem Jakobsweg geht, dann hat sie in erster Linie den Endpunkt des Weges, die Kathedrale in Santiago de Compostella, als Ziel im Visier. Da möchte sie hin, egal wie. Daraus zieht sie ihre Motivation, einen Schritt vor den anderen zu setzen."

6.2 Stark im 0,10-Hz-Bereich

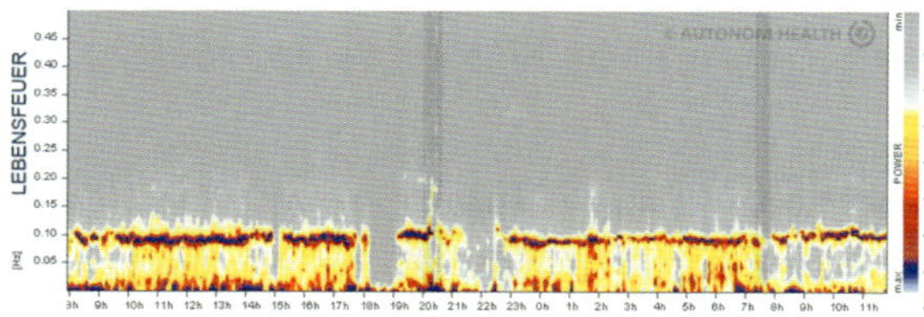

Parameter	Ganze Messung
Mittlere Herzrate	73,61 BpM
Total Power	4.314,59 msec²
ULF	370,60 msec² (8,59 %)
VLF	1.203,00 msec² (27,88 %)
LF	2.615,31 msec² (60,62 %)
HF	125,68 msec² (2,91 %)
pNN50	6,68 %

Abb. 2.11 „Ausgeprägte Blutdruckrhythmik" – Mann – 43 Jahre – LF 60,62 % (Quelle: Autonom Health®, 2011).

„Wer im LF-Frequenzband und hier v. a. im Bereich um 0,1 Hz auffallend hohe relative (%) Werte aufweist, kann sich in der Regel gut auf etwas einlassen und konzentriert einer Sache nachgehen: „Das möchte ich wissen! Was steckt da dahinter?" Diese Personen brauchen eine konkrete Wegvorgabe zur Motivation: „Der Weg ist das Ziel!"

Beständigkeit und Genauigkeit – „die Liebe zum Detail" – sind sein/ihr Ding. Rhythmus, Struktur und Ordnung sind weitere wichtige Anhaltspunkte im Alltag. Dabei ist aber die Gefahr gegeben, sich in etwas zu verbeißen und sich überwiegend über seine (Arbeits-)Leistung zu definieren, die natürlich aber auch Spaß macht. Deshalb fühlen sie sich oft auch intrinsisch getrieben im Sinne einer perfekten Pflichterfüllung. Messungen dieser Personen zeigen häufig eine typische „Deckelung" bei 0,1 Hertz.

So jemand braucht im Laufe des Tages immer wieder gezielte „Separatoren" – also so etwas wie „mentale Paravans" –, im Sinn von Entspannungs- und Aktivierungsimpulsen, um sich von der Arbeit zu distanzieren und abzuschalten und mentalen Stress auszuleben. Diese Person wird von einem rhythmischen Tagesablauf (Schlaf, Mahlzeiten, Sport, Arbeit) besonders profitieren: Ihr reicht es, sich auf den Jakobsweg zu machen. Wann sie ankommt, und ob überhaupt, spielt nicht die große Rolle. Es geht ums motivierte und interessierte Unterwegssein."

6.3 Stark im HF-Bereich

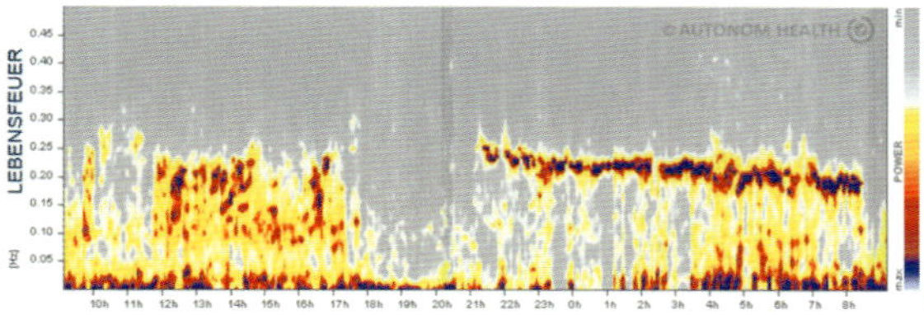

Parameter	Ganze Messung
Mittlere Herzrate	65,94 BpM
Total Power	7.804,47 msec²
ULF	436,15 msec² (5,59 %)
VLF	1.872,49 msec² (23,99 %)
LF	2.113,93 msec² (27,09 %)
HF	3.381,91 msec² (43,33 %)
pNN50	37,16 %

Abb. 2.12 „Ausgeprägter Vagotoniker" – Mann – 33 Jahre – HF 43,33 % (Quelle: Autonom Health®, 2011).

„Wer im HF-Frequenzband auffallend hohe relative Werte aufweist, bevorzugt einen eher „vagotonen" Lebensstil. D. h. der Vagus ist leicht zu aktivieren und man lebt nach dem Motto „In der Ruhe liegt die Kraft".

Zum Leben und Arbeiten brauchen sie besonders ein bewusst angenehm gestaltetes Umfeld, also ein gutes Raum- und Betriebsklima („Stimmung") als Motivationsfaktor. Unbewusst greifen diese Personen auf alle Arten des Entspannungstrainings zurück, weil ihnen das leichtfällt.

Sie brauchen daher im Lauf des Tages immer wieder kurze Aktivierungsimpulse (z. B. Kneippen, Stufen statt Lift), um den Sympathikus gezielt anzusprechen und balancierter zu leben. Dieser Person sind die Umstände, unter denen sie den Jakobsweg beschreitet, am wichtigsten: Hauptsache, es gibt nachher was Gutes zu essen, die Schuhe drücken nicht, das Wetter hält und man kann danach schön duschen, gut essen und schlafen.

***Selbstverständlich treten diese Profile kaum in ihrer Reinform auf.** Die meisten Menschen stellen eine mehr oder weniger gelungene Mischung aus diesen dar, denn der Alltag stellt ja die unterschiedlichsten Anforderungen an eine Person, für deren Bewältigung sie sich auch unterschiedliche Kompetenzen aneignen muss, ob ihr das nun leichtfällt oder nicht."*

7 „Vitalitäts-Dosage“

Abhängig von der Grundvitalität des Menschen lässt sich ein globales Performance Management etablieren, das die basalen Gesundheitsparameter Allgemeinzustand, Regulation (Anpassungsfähigkeit), körperliche Belastbarkeit, geistige Beanspruchbarkeit, Regenerationsfähigkeit und Schlafqualität bedarfsgerecht fördert:

Wenn die Vitalität deutlich reduziert ist (Burn-out etc.):

- Vitalität bewahren
- den eigenen Rhythmus finden
- sich spüren
- den Geist besänftigen
- in Entspannung fallen
- Erholung zulassen
- Tiefschlaf ermöglichen

Wenn die Vitalität reduziert ist (bei den meisten Menschen im Job):

- Vitalität aufbauen
- den gesunden Rhythmus entdecken
- in Bewegung kommen
- Bewusstsein bilden
- Entspannung bewirken
- Erholungsfähigkeit vertiefen
- Schlafverlauf verbessern

Wenn die Vitalität gut ist (selten, aber doch):

- Vitalität ausbauen
- den natürlichen Rhythmus leben
- körperliche Leistungsfähigkeit steigern
- das geistige Potenzial erhöhen
- spontan entspannen und erholen
- Schlafqualitätsparameter optimieren

7.1 Vitalwerte einer Messung – Bewertungskriterien

Die nachfolgenden Grundsätze wurden bei der Benotung (wobei 1 = sehr schlecht und 10 = sehr gut ist) der beispielhaften Messungen im Kapitel „Häufige Syndrome in der HRV" (siehe S. 152) angewandt.

7.1.1 Allgemeine Vitalität

Die allgemeine Vitalität beschreibt den gesundheitlichen Gesamtzustand, die generelle Verfassung, das Ausmaß an Ressourcen, das zur Verfügung steht, um lange gesund und glücklich zu leben. Ein biologisch junger und dynamischer Organismus zeichnet sich durch ausreichend Substanz, hohe Leistung und optimale Regeneration aus. Die Ingredienzien für diese „Triade der Gesundheit" sind adäquate Bewegung, hochwertige Ernährung, guter Schlaf und Achtsamkeit mit sich und seiner Umwelt. Mit anderen Worten: Der Lebensstil und die Qualität der Beziehung zu sich selbst und anderen Menschen steuert die Gene.

Gesundheit ist kein Schicksal, sondern das Ergebnis des Strebens nach Gesundheit. Jeder kann selbst durch kleine Veränderungen im Alltag den entscheidenden Schritt zu anhaltender Gesundheit tun. Alle Empfehlungen, die auf Basis der HRV-Analyse umgesetzt werden, führen zu einem balancierten Grundzustand, der Basis für Leistung und Gesundheit.

Je nachdem wie weit sich jemand von seiner Mitte entfernt hat, braucht es etwas mehr und etwas länger dazu, jedoch wird der Weg ein erprobter, verständlicher und einfacher sein, vorgezeichnet von den Gesetzmäßigkeiten natürlicher biologischer Abläufe.

Die folgenden Parameter fließen in die Beurteilung der allgemeinen Vitalität ein.

- Aktuelles biologisches Alter
- GVI – General Vitality Index
- Mittlere Herzrate (HR) gesamt
- Mittlere HR – Tag (Sportliche Aktivität wird bei diesem Parameter nicht eingerechnet.)
- Mittlere HR – Nacht (Schlaf)
- Dynamik A (durchschnittliche mittlere HR am Tag minus durchschnittliche HR im Schlaf. Bei Dynamik A wird die sportliche Aktivität miteinbezogen.)
- Minimale HR
- Maximale HR
- Dynamik B (maximale HR minus minimale HR)
- Leistungspotenzial
- Burn-out-Risiko

Die Gesamtbewertung dieser Parameter führt zum „Impuls" als Ergebnis der aktuellen HRV-Messung und zur Empfehlung, von welchem Rhythmus zwischen Aktivierung und Regeneration der Gemessene in der unmittelbar nächsten Zeit profitieren wird.

7.1.2 Körperliche Vitalität

Die körperliche Vitalität, der „globale Trainingszustand", gibt Auskunft über die physische Substanz und die Leistungsstärke des Herz-Kreislauf-Systems. Zur Beurteilung werden die Substanz (entsprechend dem Very Low Frequency Bereich der HRV), der Ruhepuls sowie die Performance während der körperlichen Aktivitäten herangezogen.

- **Dauer** – In Abhängigkeit vom gewählten Aktivitätslevel sollten bis zu drei Stunden Sport am Tag gemacht werden.
- **Intensität** – Anhand der durchschnittlichen HR (Drehmoment) und dem Ausmaß der HRV (Leistung) sowie der maximalen HR während der Belastungsphasen wird die Intensität bestimmt.
- **Regeneration** – Die Regeneration wird über das Absinken der durchschnittlichen HR und die Schnelligkeit und das Ausmaß der Zunahme an HRV nach dem Sport beurteilt.
- **Empfohlener Pulsbereich bei moderatem Ausdauertraining** – Richtwert für regelmäßiges Training. Körperliche Aktivität in diesem Pulsbereich wirkt erwiesenermaßen positiv auf das Herz-Kreislauf- und Immunsystem, verbessert die Fettverbrennung und das psychische Wohlbefinden.

7.1.3 Geistige Vitalität

Geistige Vitalität beschreibt die konstitutionelle Eignung und die gegenwärtigen Möglichkeiten für geistiges Leistungsvermögen. Die Note wird auch in Bezug zu den erhobenen Daten Gleichaltriger erstellt. Sie ist nicht allein der arithmetische Mittelwert der Beurteilung der folgenden Parameter. Körperliche Entspanntheit, Konzentration und Ökonomie werden intraindividuell beurteilt, das bedeutet, im Verhältnis zur Tagesperformance.

- **Gesamtdauer geistiger Aktivitäten** – Beurteilungskriterien für die Dauer sind die Gesamtdauer und die Dauer einzelner geistiger Aktivitäten. Innerhalb eines Tages liegt der optimale Wirkungsgrad konzentrierter geistiger Aktivität bei sieben Stunden exklusive Pausen. Ab zehn Stunden geistiger Aktivität sinkt die Produktivität deutlich.
- **Dauer einzelner geistiger Aktivitäten** – nach konzentriertem Arbeiten über 50 Minuten lohnt es sich – je nach Anspannung oder Müdigkeit –, eine körperliche Aktivierung oder eine Entspannungspause von mindestens 5–10 Minuten einzulegen. Der geistige Gesamtoutput des Tages steigert sich dadurch enorm.
- **Körperliche Entspanntheit, Lockerheit/Ermüdung bei geistiger Aktivierung** – Völlig im Hier und Jetzt zu sein und dabei körperlich locker zu bleiben, ist das Ziel. Körperliche Anspannung stört die geistige Leistungsfähigkeit ebenso wie physische Schlappheit. Spezielle Muster im Lebensfeuer® zeigen das rechte Maß zwischen Anspannung und Müdigkeit.
- **Konzentration, mentale Fokussiertheit bei geistiger Aktivierung** – Mentale Fokussierung als konstitutionelle Anlage und die Fähigkeit, dieses Talent während unterschiedlicher geistiger Aktivitäten zu nutzen.

- Ökonomie (Flow) oder Übermüdung bei geistiger Aktivierung – Die Qualität des „Mitatmens" (erkennbar an den hochfrequenten Anteilen im HRV-Spektrogramm) gibt Auskunft über Ökonomie, Anspannung oder Übermüdung.

7.1.4 Regeneration

Regeneration ist die Kombination aus **Entspannung** (als natürliche Folge von Anspannung) und **Erholung** (Aktivierung des Parasympathikus) durch regelmäßige Atmung. Die Pause (als sinnvolle Unterbrechung) soll immer die komplementäre Aktivität zur vorhergegangenen sein (z. B. zwei Stockwerke im Treppenhaus steigen nach PC-Arbeit, 5 Minuten entspannt liegen und Bauchatmen nach dem Laufen).

- **Gesamtdauer Regeneration (ohne TV)** – Regeneration hat sich als wirksamste Maßnahme gegen Stress erwiesen. Sie stellt die beste Investition zur Verbesserung geistiger und körperlicher Leistungsfähigkeit dar.
- **Gesamtdauer Regeneration zwischen 08.00 und 18.00 Uhr** – Laut Funktionsplan ist es quasi zwingend vorgeschrieben, das Pendel während des Tages immer wieder zwischen Leistung und Regeneration schwingen zu lassen.
- **Anzahl Regenerationseinheiten zwischen 08.00 und 18.00 Uhr** – Seinem System durch Regenerationsimpulse immer wieder die Information zu geben, nicht auf der Flucht, sondern souverän zu sein, ist für anhaltende Gesundheit und Leistungsfähigkeit essenziell.
- **Entspannung bei Regeneration und im Schlaf** – Entspannung findet durch Sympathikusreduktion statt. Die Entspannungsfähigkeit lässt sich durch spezielle Entspannungstechniken enorm steigern.
- **Erholung bei Regeneration und im Schlaf** – Erholung findet durch Vagusaktivierung statt. Regelmäßiges, entspanntes und „freies" Atmen (vor allem im Tiefschlaf) aktiviert den Parasympathikus.

7.1.5 Schlaf

Die Beurteilung der Schlafqualität beinhaltet die Parameter Schlafdauer, Einschlafverhalten, Tiefschlaf- und Traumschlafphasen sowie Regeneration im Schlaf. Die Note wird auch in Bezug zu den erhobenen Schlafdaten Gleichaltriger erstellt. Sie ist nicht allein der arithmetische Mittelwert der Beurteilung von Schlafdauer, Entspannung und Erholung. Entspannung und Erholung werden intraindividuell beurteilt, das bedeutet, im Verhältnis zur Tagesperformance.

- **Schlafdauer gesamt** – Es gibt keinen Grund, nicht so lange zu schlafen, wie es einem guttut. Für etwa 80 % der Männer ist eine Schlafdauer von etwa 8 Stunden ideal, Frauen brauchen im Durchschnitt 1 Stunde mehr. Jugendliche benötigen durchschnittlich 10 Stunden Schlaf. Etwa 7 % der Bevölkerung kommen mit 4–5 Stunden Schlaf aus, 13 % benötigen fast 10 Stunden.
- **Entspannung bei Regeneration und im Schlaf** – Entspannung findet durch Sympathikusreduktion statt. Die Entspannungsfähigkeit lässt sich durch spezielle Entspannungstechniken enorm steigern.
- **Erholung bei Regeneration und im Schlaf** – Erholung findet durch Vagusaktivierung statt. Regelmäßiges, entspanntes und „freies" Atmen (vor allem im Tiefschlaf) aktiviert den Parasympathikus.

8 Häufige Syndrome in der HRV

8.1 Akuter Stress

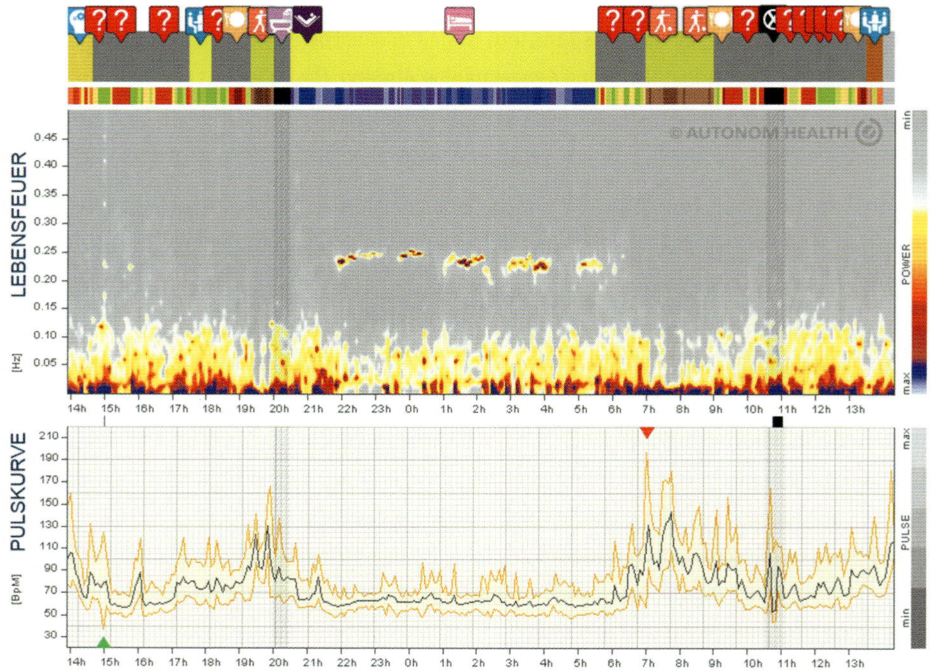

DETAILS DER MESSUNG

Aktuelles Biologisches Alter	39 Jahre	**General Vitality Index**	284
Anzahl Herzschläge	97.751	**Anzahl Herzschläge in 24h**	101.624
Minimale Herzrate	44 BpM um 15:01:36 (Andere Tätigkeit)	**Dynamik A**	15 BpM
Maximale Herzrate	188 BpM um 07:02:51 (Sport)	**Dynamik B**	144 BpM

Parameter	Tag	Schlaf	Ganze Messung
Mittlere Herzrate	72,68 BpM	61,68 BpM	67,98 BpM
Total Power	4.364,37 msec²	3.249,17 msec²	3.981,21 msec²
ULF	633,81 msec² (14,52 %)	210,72 msec² (6,49 %)	486,02 msec² (12,21 %)
VLF	2.182,27 msec² (50,00 %)	1.402,15 msec² (43,15 %)	1.913,25 msec² (48,06 %)
LF	1.319,38 msec² (30,23 %)	1.039,70 msec² (32,00 %)	1.225,65 msec² (30,79 %)
HF	228,90 msec² (5,24 %)	596,59 msec² (18,36 %)	356,28 msec² (8,95 %)
pNN50	6,88 %	12,26 %	8,44 %
SDNN	174,04 msec	73,46 msec	182,23 msec
RMSSD	30,78 msec	33,65 msec	31,64 msec

Pulsstatistik	Protokolliert	Tatsächliches Aktivierungsniveau	
Schlaf, Entspannen / Ruhen	09:00 (36,84%)	04:05 (17,70%)	Pulsbereich Schlafen
Sitzende Tätigkeiten	11:26 (46,80%)	11:51 (51,34%)	Pulsbereich Sitzen
Gehen / Radfahren, manuelle Arbeit	00:00 (0,00%)	06:25 (27,81%)	Pulsbereich Gehen, Manuelle Arbeit, etc.
Sport	02:40 (10,92%)	00:30 (2,17%)	Pulsbereich Grundlagenausdauer
	---	00:13 (0,98%)	Pulsbereich Spitzenpuls

Abb. 2.13 Akuter Stress in der HRV (Quelle: Autonom Health®, 2011).

„Akuter Stress" – weiblich – 32 Jahre

Merkmale:

- allg. Vitalität zufriedenstellend
- Leistungspotenzial zufriedenstellend
- mittlere HR Schlaf gut
- LF-Anteil eher hoch
- HF-Anteil eher niedrig
- hohe Anzahl von Aktivitäten

Lehrsatz:

„Aktivierter Sympathikus bei voller Leistungsfähigkeit"

Vitalwerte der Messung im Alters- und Geschlechtsvergleich:

		Ø				Ø
Gesundheitszustand	7,10	6,29		**Regeneration**	4,92	5,34
Aktuelles biol. Alter (Jahre)	39	37		Pulsabfall %	4,78	8,01
Leistungspotenzial	6,45	5,95		Erholung	5,21	5,21
Burn-out-Resistenz	7,37	6,22		**Ernährungsverhalten**	4,20	4,71
Impuls	Balance					
Körperliche Performance	7,53	7,35		**Schlaf**	4,53	5,39
				Entspannung	7,75	6,90
Mentale Performance	2,78	4,38		Erholung	4,47	5,19

Legende:

	= persönliche Vitalwerte
Ø	= Vergleichswert gleichaltrige Frauen
Wert	auf einer 10-stufigen Skala: 1 = sehr schlecht; 10 = sehr gut / Biologisches Alter in Jahren / Pulsabfall in %

8.2 Chronischer Stress

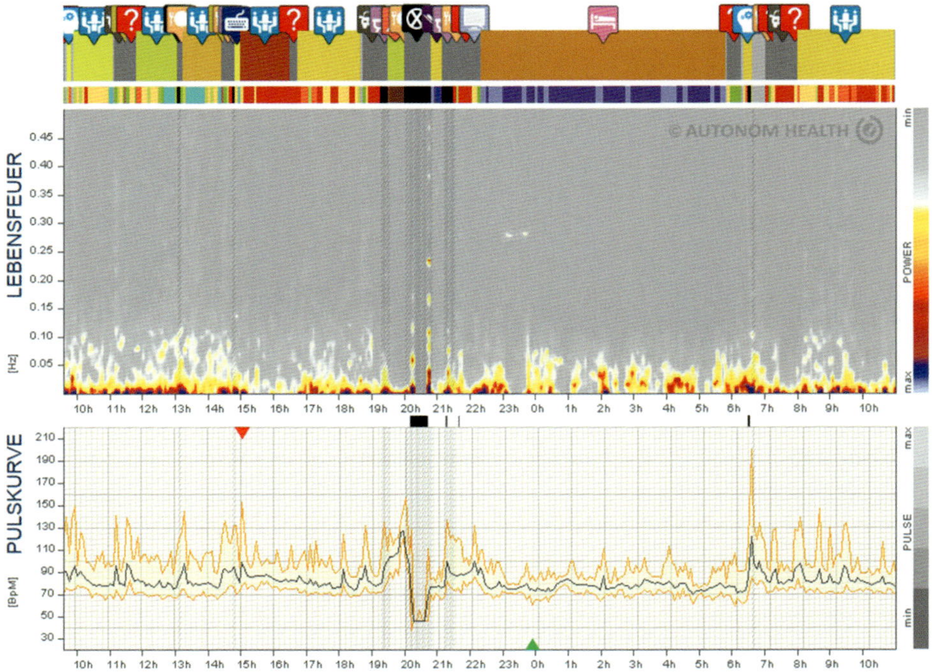

DETAILS DER MESSUNG

Aktuelles Biologisches Alter	58 Jahre	**General Vitality Index**	92
Anzahl Herzschläge	114.973	**Anzahl Herzschläge in 24h**	116.911
Minimale Herzrate	60 BpM um 23:54:46 (Schlaf)	**Dynamik A**	6 BpM
Maximale Herzrate	149 BpM um 15:04:36 (Kommunikation)	**Dynamik B**	89 BpM

Parameter	Tag	Schlaf	Ganze Messung
Mittlere Herzrate	82,42 BpM	77,38 BpM	80,72 BpM
Total Power	1.687,26 msec²	1.201,65 msec²	1.531,54 msec²
ULF	341,64 msec² (20,25 %)	134,79 msec² (11,22 %)	275,16 msec² (17,97 %)
VLF	753,71 msec² (44,67 %)	711,90 msec² (59,24 %)	739,59 msec² (48,29 %)
LF	439,36 msec² (26,04 %)	313,24 msec² (26,07 %)	399,48 msec² (26,08 %)
HF	152,56 msec² (9,04 %)	41,73 msec² (3,47 %)	117,30 msec² (7,66 %)
pNN50	3,33 %	0,34 %	2,43 %
SDNN	79,26 msec	49,53 msec	76,61 msec
RMSSD	32,25 msec	12,90 msec	27,87 msec

Pulsstatistik	Protokolliert	Tatsächliches Aktivierungsniveau	
Schlaf, Entspannen / Ruhen	07:50 (30,83%)	00:00 (0,00%)	Pulsbereich Schlafen
Sitzende Tätigkeiten	14:36 (57,47%)	08:26 (35,78%)	Pulsbereich Sitzen
Gehen / Radfahren, manuelle Arbeit	00:10 (0,66%)	14:35 (61,79%)	Pulsbereich Gehen, Manuelle Arbeit, etc.
Sport	00:30 (1,97%)	00:28 (2,03%)	Pulsbereich Grundlagenausdauer
	---	00:05 (0,39%)	Pulsbereich Spitzenpuls

Abb. 2.14 Chronischer Stress in der HRV (Quelle: Autonom Health®, 2011).

„Chronischer Stress“ – weiblich – 40 Jahre

Merkmale:

- allg. Vitalität reduziert
- Leistungspotenzial reduziert
- mittlere HR Tag erhöht
- mittlere HR Schlaf hoch
- Dynamik A niedrig
- Burn-out-Risiko erhöht
- GVI niedrig

Lehrsatz:

„Eingeschränkte Ökonomie und reduziertes Leistungsvermögen bei noch erhaltener Dynamik und Substanz“

Vitalwerte der Messung im Alters- und Geschlechtsvergleich:

	🚹	Ø			🚹	Ø
Gesundheitszustand	3,21	6,54		**Regeneration**	6,94	5,30
Aktuelles biol. Alter (Jahre)	58	42		Pulsabfall %	7,53	8,13
Leistungspotenzial	3,81	6,20		Erholung	5,19	5,19
Burn-out-Resistenz	2,91	6,47		**Ernährungsverhalten**	5,37	4,94
Impuls	Regeneration					
Körperliche Performance	4,94	7,37		**Schlaf**	2,78	5,32
				Entspannung	1,32	6,81
Mentale Performance	5,46	4,80		Erholung	1,61	4,83

Legende:

🚹	= persönliche Vitalwerte
Ø	= Vergleichswert gleichaltrige Frauen
Wert	auf einer 10-stufigen Skala: 1 = sehr schlecht; 10 = sehr gut / Biologisches Alter in Jahren / Pulsabfall in %

8.3 Im Burn-out

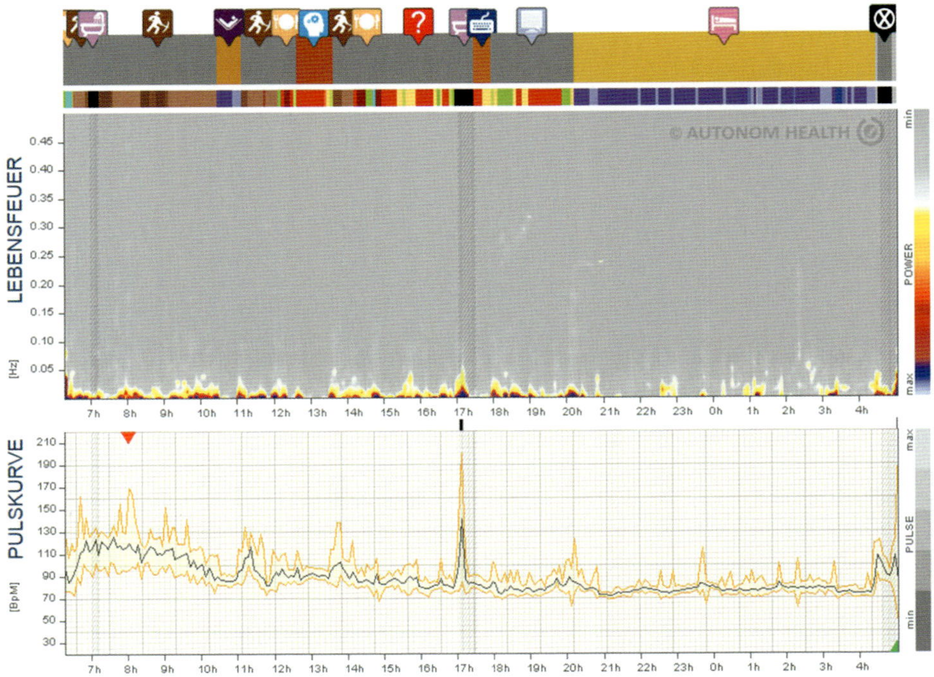

DETAILS DER MESSUNG

Aktuelles Biologisches Alter	70 Jahre	**General Vitality Index**	41
Anzahl Herzschläge	110.425	**Anzahl Herzschläge in 24h**	122.920
Minimale Herzrate	47 BpM um 05:03:20	**Dynamik A**	14 BpM
Maximale Herzrate	164 BpM um 08:04:01 (Manuelle Arbeit)	**Dynamik B**	117 BpM

Parameter	Tag	Schlaf	Ganze Messung
Mittlere Herzrate	91,35 BpM	77,19 BpM	85,36 BpM
Total Power	935,94 msec²	458,60 msec²	727,24 msec²
ULF	309,22 msec² (33,04 %)	82,06 msec² (17,89 %)	218,94 msec² (30,10 %)
VLF	444,98 msec² (47,54 %)	259,67 msec² (56,62 %)	354,68 msec² (48,77 %)
LF	120,90 msec² (12,92 %)	90,07 msec² (19,64 %)	106,16 msec² (14,60 %)
HF	60,85 msec² (6,50 %)	26,81 msec² (5,85 %)	47,47 msec² (6,53 %)
pNN50	0,82 %	0,31 %	0,65 %
SDNN	96,08 msec	39,68 msec	103,70 msec
RMSSD	17,78 msec	15,26 msec	16,97 msec

Pulsstatistik	Protokolliert	Tatsächliches Aktivierungsniveau	
Schlaf, Entspannen / Ruhen	08:55 (39,16%)	00:00 (0,00%)	Pulsbereich Schlafen
Sitzende Tätigkeiten	07:18 (32,06%)	06:11 (28,69%)	Pulsbereich Sitzen
Gehen / Radfahren, manuelle Arbeit	05:15 (23,06%)	11:05 (51,41%)	Pulsbereich Gehen, Manuelle Arbeit, etc.
Sport	00:00 (0,00%)	03:14 (15,00%)	Pulsbereich Grundlagenausdauer
	---	01:03 (4,90%)	Pulsbereich Spitzenpuls

Abb. 2.15 Burn-out in der HRV (Quelle: Autonom Health®, 2011).

„Im Burn-out“ – männlich – 52 Jahre

Merkmale:

- allg. Vitalität deutlich reduziert
- mittlere HR gesamt sehr hoch
- Dynamik A niedrig
- min. HR hoch
- Leistungspotenzial sehr niedrig
- Burn-out-Risiko sehr hoch
- Schlaf schlecht
- pNN50 sehr niedrig
- VLF-Anteil niedrig
- wenige fordernde Aktivitäten

Lehrsatz:

„Starre in allen Bereichen – hohes festgefahrenes Niveau ohne Respons“

Vitalwerte der Messung im Alters- und Geschlechtsvergleich:

	🧍	Ø			🧍	Ø
Gesundheitszustand	2,53	7,23		**Regeneration**	2,94	4,51
Aktuelles biol. Alter (Jahre)	70	46		Pulsabfall %	4,31	5,51
Leistungspotenzial	3,07	6,74		Erholung	5,30	5,34
Burn-out-Resistenz	1,74	7,80		**Ernährungsverhalten**	5,16	5,05
Impuls	Regeneration					
Körperliche Performance	keine Aktivität			**Schlaf**	3,54	5,05
				Entspannung	3,25	6,60
Mentale Performance	1,74	4,44		Erholung	1,70	4,74

Legende:

🧍	= persönliche Vitalwerte
Ø	= Vergleichswert gleichaltrige Männer
Wert	auf einer 10-stufigen Skala: 1 = sehr schlecht; 10 = sehr gut / Biologisches Alter in Jahren / Pulsabfall in %

8.4 Latente Müdigkeit

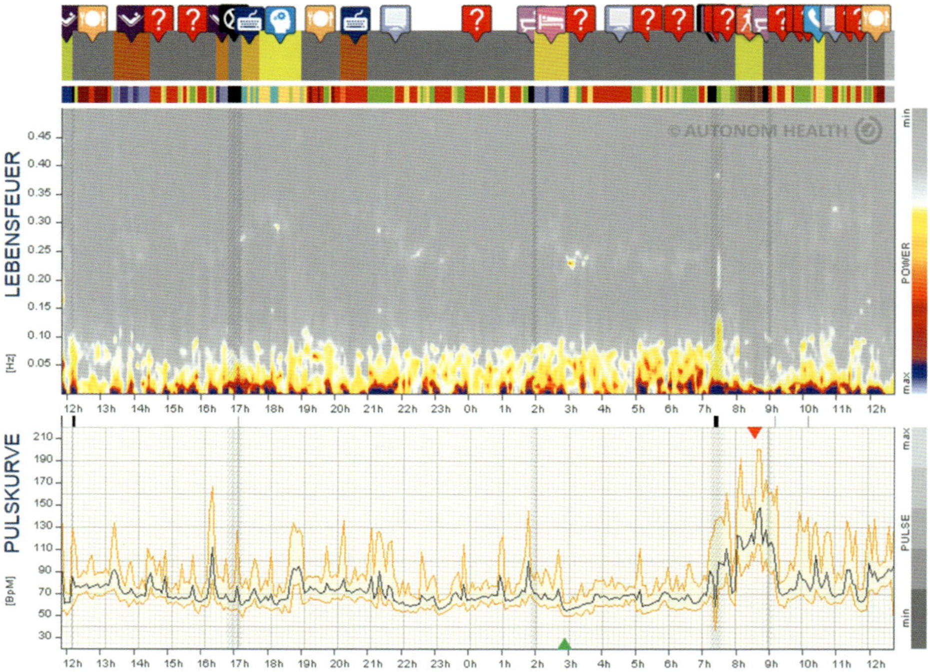

DETAILS DER MESSUNG

Aktuelles Biologisches Alter	49 Jahre	**General Vitality Index**	182
Anzahl Herzschläge	100.132	**Anzahl Herzschläge in 24h**	102.383
Minimale Herzrate	50 BpM um 02:55:12 (Schlaf)	**Dynamik A**	7 BpM
Maximale Herzrate	188 BpM um 08:35:59 (Sport)	**Dynamik B**	138 BpM

Parameter	Tag	Schlaf	Ganze Messung
Mittlere Herzrate	70,35 BpM	64,63 BpM	70,08 BpM
Total Power	2.601,49 msec²	2.968,69 msec²	2.623,12 msec²
ULF	401,19 msec² (15,42 %)	459,62 msec² (15,48 %)	404,82 msec² (15,43 %)
VLF	1.290,82 msec² (49,62 %)	1.361,71 msec² (45,87 %)	1.296,15 msec² (49,41 %)
LF	713,17 msec² (27,41 %)	891,29 msec² (30,02 %)	722,71 msec² (27,55 %)
HF	196,30 msec² (7,55 %)	256,07 msec² (8,63 %)	199,44 msec² (7,60 %)
pNN50	4,12 %	8,07 %	4,27 %
SDNN	153,69 msec	105,22 msec	153,47 msec
RMSSD	32,10 msec	33,98 msec	32,18 msec

Pulsstatistik	Protokolliert	Tatsächliches Aktivierungsniveau	
Schlaf, Entspannen / Ruhen	02:45 (11,04%)	02:03 (8,79%)	Pulsbereich Schlafen
Sitzende Tätigkeiten	20:10 (81,00%)	15:55 (67,83%)	Pulsbereich Sitzen
Gehen / Radfahren, manuelle Arbeit	00:00 (0,00%)	04:31 (19,31%)	Pulsbereich Gehen, Manuelle Arbeit, etc.
Sport	00:50 (3,35%)	00:47 (3,37%)	Pulsbereich Grundlagenausdauer
	---	00:09 (0,68%)	Pulsbereich Spitzenpuls

Abb. 2.16 Latente Müdigkeit in der HRV (Quelle: Autonom Health®, 2011).

„Latente Müdigkeit“ – weiblich – 43 Jahre

Merkmale:

- RSA am Tag
- mittlere HR Tag niedrig
- VLF-Anteil im Normbereich
- LF-Anteil im Normbereich
- HF-Anteil relativ hoch
- pNN50 relativ hoch
- Burn-out-Risiko gering

Lehrsatz:

„Niedriges Niveau mit RSA am Tag – der Vagus verlangt sein Recht“

Vitalwerte der Messung im Alters- und Geschlechtsvergleich:

	🚹	Ø			🚹	Ø
Gesundheitszustand	6,47	7,08		**Regeneration**	3,39	5,34
Aktuelles biol. Alter (Jahre)	49	42		Pulsabfall %	0,72	10,48
Leistungspotenzial	6,24	6,65		Erholung	5,16	5,16
Burn-out-Resistenz	7,28	7,30		**Ernährungsverhalten**	3,36	5,03
Impuls	Balance					
Körperliche Performance	7,08	7,32		**Schlaf**	4,08	5,25
				Entspannung	6,47	7,41
Mentale Performance	4,38	4,69		Erholung	4,13	5,01

Legende:

🚹	= persönliche Vitalwerte
Ø	= Vergleichswert gleichaltrige Frauen
Wert	auf einer 10-stufigen Skala: 1 = sehr schlecht; 10 = sehr gut / Biologisches Alter in Jahren / Pulsabfall in %

8.5 Chronische Erschöpfung

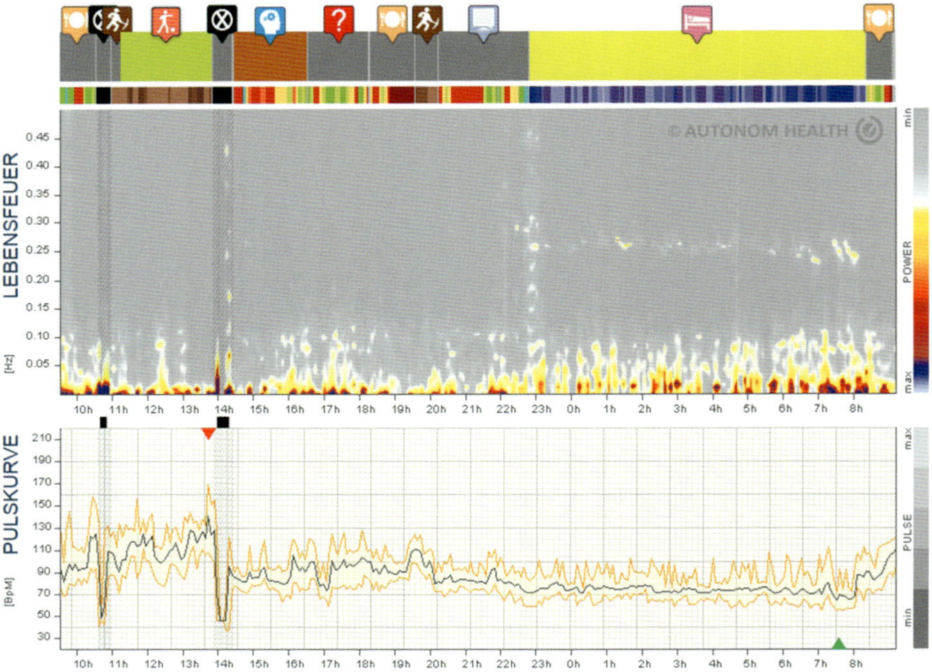

DETAILS DER MESSUNG

Aktuelles Biologisches Alter	59 Jahre	**General Vitality Index**	87
Anzahl Herzschläge	114.076	**Anzahl Herzschläge in 24h**	121.322
Minimale Herzrate	55 BpM um 07:36:23 (Schlaf)	**Dynamik A**	19 BpM
Maximale Herzrate	169 BpM um 13:44:53 (Sport)	**Dynamik B**	114 BpM

Parameter	Tag	Schlaf	Ganze Messung
Mittlere Herzrate	89,41 BpM	74,33 BpM	81,59 BpM
Total Power	1.214,96 msec²	1.802,11 msec²	1.465,59 msec²
ULF	233,67 msec² (19,23 %)	157,02 msec² (8,71 %)	201,93 msec² (13,78 %)
VLF	516,56 msec² (42,52 %)	914,11 msec² (50,72 %)	686,16 msec² (46,82 %)
LF	376,80 msec² (31,01 %)	564,65 msec² (31,33 %)	456,05 msec² (31,12 %)
HF	87,93 msec² (7,24 %)	166,34 msec² (9,23 %)	121,45 msec² (8,29 %)
pNN50	1,42 %	3,15 %	2,04 %
SDNN	95,27 msec	61,74 msec	119,82 msec
RMSSD	21,16 msec	25,19 msec	22,70 msec

Pulsstatistik	Protokolliert	Tatsächliches Aktivierungsniveau	
Schlaf, Entspannen / Ruhen	09:30 (40,19%)	00:01 (0,08%)	Pulsbereich Schlafen
Sitzende Tätigkeiten	09:20 (39,47%)	08:29 (37,60%)	Pulsbereich Sitzen
Gehen / Radfahren, manuelle Arbeit	00:51 (3,63%)	10:46 (47,71%)	Pulsbereich Gehen, Manuelle Arbeit, etc.
Sport	02:34 (10,85%)	02:43 (12,09%)	Pulsbereich Grundlagenausdauer
	---	00:32 (2,44%)	Pulsbereich Spitzenpuls

Abb. 2.17 Chronische Erschöpfung in der HRV (Quelle: Autonom Health®, 2011).

„Chronische Erschöpfung“ – weiblich – 44 Jahre

Merkmale:

- allg. Vitalität reduziert
- Leistungspotenzial niedrig
- HF-Anteil am Tag niedrig
- LF-Anteil niedrig
- pNN50 am Tag niedrig
- GVI niedrig
- alle HR hoch
- Burn-out-Risiko hoch
- Regeneration schwach

Lehrsatz:

„Hohes Niveau mit Wegbrechen des Vagus“

Vitalwerte der Messung im Alters- und Geschlechtsvergleich:

	🚹	Ø			🚹	Ø
Gesundheitszustand	3,81	6,63		**Regeneration**	nicht protokolliert	
Aktuelles biol. Alter (Jahre)	59	43		Pulsabfall %	–	–
Leistungspotenzial	4,38	6,42		Erholung	–	–
Burn-out-Resistenz	2,42	6,72		**Ernährungsverhalten**	5,43	4,92
Impuls	Regeneration					
Körperliche Performance	7,19	7,32		**Schlaf**	5,48	5,14
				Entspannung	3,68	6,72
Mentale Performance	2,55	4,65		Erholung	4,17	4,80

Legende:

🚹	= persönliche Vitalwerte
Ø	= Vergleichswert gleichaltrige Frauen
Wert	auf einer 10-stufigen Skala: 1 = sehr schlecht; 10 = sehr gut / Biologisches Alter in Jahren / Pulsabfall in %

8.6 Körperliche Überforderung

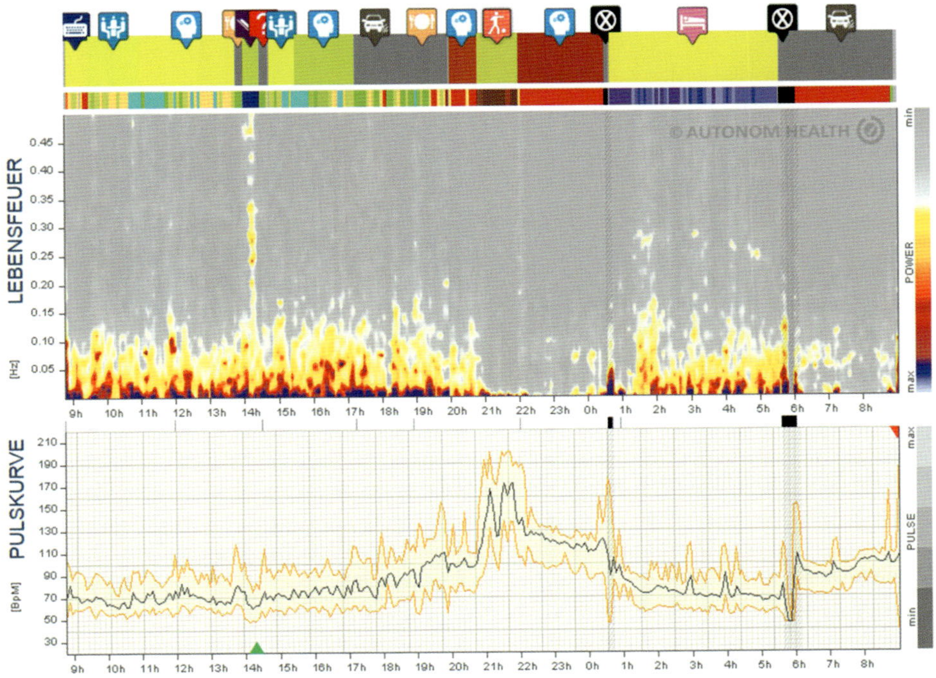

DETAILS DER MESSUNG

Aktuelles Biologisches Alter	40 Jahre	**General Vitality Index**	219
Anzahl Herzschläge	113.417	**Anzahl Herzschläge in 24h**	118.227
Minimale Herzrate	48 BpM um 14:19:05 (Entspannen / Ruhen)	**Dynamik A**	11 BpM
Maximale Herzrate	189 BpM um 09:01:56	**Dynamik B**	141 BpM

Parameter	Tag	Schlaf	Ganze Messung
Mittlere Herzrate	82,42 BpM	73,53 BpM	80,29 BpM
Total Power	3.602,20 msec²	3.814,68 msec²	3.621,59 msec²
ULF	462,20 msec²	360,28 msec²	438,77 msec² (12,12 %)
VLF	1.528,99 msec²	1.597,92 msec²	1.532,01 msec² (42,30 %)
LF	1.236,63 msec²	1.255,75 msec²	1.230,38 msec² (33,97 %)
HF	374,38 msec²	600,73 msec²	420,43 msec² (11,61 %)
pNN50	7,37 %	9,75 %	7,80 %
SDNN	---	---	---
RMSSD	---	---	---

Pulsstatistik	Protokolliert	Tatsächliches Aktivierungsniveau	
Schlaf, Entspannen / Ruhen	05:25 (22,34%)	00:33 (2,42%)	Pulsbereich Schlafen
Sitzende Tätigkeiten	17:00 (70,12%)	10:03 (43,68%)	Pulsbereich Sitzen
Gehen / Radfahren, manuelle Arbeit	00:00 (0,00%)	09:37 (41,78%)	Pulsbereich Gehen, Manuelle Arbeit, etc.
Sport	01:10 (4,81%)	02:04 (9,00%)	Pulsbereich Grundlagenausdauer
	---	00:43 (3,12%)	Pulsbereich Spitzenpuls

Abb. 2.18 Körperliche Überforderung in der HRV (Quelle: Autonom Health®, 2011).

„Körperliche Überforderung“ – männlich – 47 Jahre
Merkmale: • zu lange und/oder zu intensive körperliche Belastung • Dynamik B hoch • Regeneration nach Sport schwach • HR nach Aktivierung anhaltend hoch • GVI nach Aktivierung anhaltend reduziert • Total Power nach Aktivierung reduziert
Lehrsatz: „Zu hoher Trainingsreiz ohne Chance auf gesunde Verarbeitung“
Vitalwerte der Messung im Alters- und Geschlechtsvergleich:

	🚶	Ø			🚶	Ø
Gesundheitszustand	5,55	7,05		**Regeneration**	10,00	4,80
Aktuelles biol. Alter (Jahre)	40	42		Pulsabfall %	30,95	8,06
Leistungspotenzial	7,57	6,27		Erholung	5,64	5,50
Burn-out-Resistenz	5,93	7,53		**Ernährungsverhalten**	7,28	5,10
Impuls	Aktivierung					
Körperliche Performance	7,98	7,01		**Schlaf**	5,10	5,34
				Entspannung	2,76	7,01
Mentale Performance	4,38	4,56		Erholung	4,76	5,03

Legende:	
🚶	= persönliche Vitalwerte
Ø	= Vergleichswert gleichaltrige Männer
Wert	auf einer 10-stufigen Skala: 1 = sehr schlecht; 10 = sehr gut / Biologisches Alter in Jahren / Pulsabfall in %

8.7 Am Weg in den Burn-out

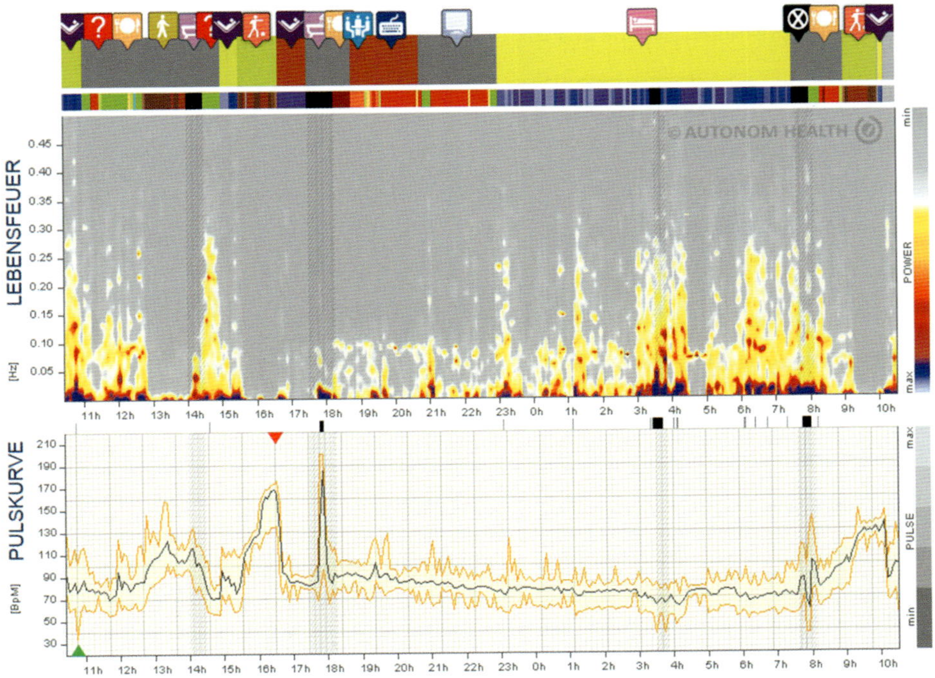

DETAILS DER MESSUNG

Aktuelles Biologisches Alter	48 Jahre	**General Vitality Index**	181
Anzahl Herzschläge	106.914	**Anzahl Herzschläge in 24h**	121.027
Minimale Herzrate	40 BpM um 10:46:54 (Entspannen / Ruhen)	**Dynamik A**	17 BpM
Maximale Herzrate	176 BpM um 16:31:52 (Sport)	**Dynamik B**	136 BpM

Parameter	Tag	Schlaf	Ganze Messung
Mittlere Herzrate	86,57 BpM	73,86 BpM	80,89 BpM
Total Power	2.332,08 msec²	4.173,06 msec²	3.017,18 msec²
ULF	302,91 msec² (12,99 %)	354,23 msec² (8,49 %)	320,40 msec² (10,62 %)
VLF	843,35 msec² (36,16 %)	1.493,40 msec² (35,79 %)	1.084,79 msec² (35,95 %)
LF	826,47 msec² (35,44 %)	1.531,69 msec² (36,70 %)	1.089,47 msec² (36,11 %)
HF	359,35 msec² (15,41 %)	793,74 msec² (19,02 %)	522,51 msec² (17,32 %)
pNN50	1,30 %	2,35 %	1,62 %
SDNN	147,80 msec	122,94 msec	164,05 msec
RMSSD	60,72 msec	106,76 msec	77,95 msec

Pulsstatistik	Protokolliert	Tatsächliches Aktivierungsniveau	
Schlaf, Entspannen / Ruhen	10:32 (43,79%)	00:05 (0,41%)	Pulsbereich Schlafen
Sitzende Tätigkeiten	08:00 (33,23%)	08:10 (38,54%)	Pulsbereich Sitzen
Gehen / Radfahren, manuelle Arbeit	01:15 (5,19%)	10:33 (49,78%)	Pulsbereich Gehen, Manuelle Arbeit, etc.
Sport	02:10 (9,00%)	01:43 (8,17%)	Pulsbereich Grundlagenausdauer
	---	00:37 (2,97%)	Pulsbereich Spitzenpuls

Abb. 2.19 Am Weg in den Burn-out in der HRV (Quelle: Autonom Health®, 2011).

„Am Weg in den Burn-out" – männlich – 38 Jahre
Merkmale: • allg. Vitalität deutlich reduziert • Burn-out-Risiko hoch • Leistungspotenzial niedrig • Dynamik A im mittleren Bereich • GVI niedrig • alle HR hoch • viele fordernde Aktivitäten
Lehrsatz: „Anhaltend hohe Leistungsorientierung auf Kosten der Vitalität"
Vitalwerte der Messung im Alters- und Geschlechtsvergleich:

	🚹	Ø			🚹	Ø
Gesundheitszustand	3,57	7,10		**Regeneration**	2,69	4,94
Aktuelles biol. Alter (Jahre)	48	37		Pulsabfall %	3,14	8,15
Leistungspotenzial	4,56	6,09		Erholung	5,23	5,21
Burn-out-Resistenz	2,49	7,37		**Ernährungsverhalten**	5,48	5,19
Impuls	Regeneration					
Körperliche Performance	9,33	6,96		**Schlaf**	2,71	5,82
				Entspannung	1,00	7,01
Mentale Performance	1,29	4,62		Erholung	1,47	5,30

Legende:	
🚹	= persönliche Vitalwerte
Ø	= Vergleichswert gleichaltrige Männer
Wert	auf einer 10-stufigen Skala: 1 = sehr schlecht; 10 = sehr gut / Biologisches Alter in Jahren / Pulsabfall in %

8.8 Beachtlicher Erschöpfungsschlaf

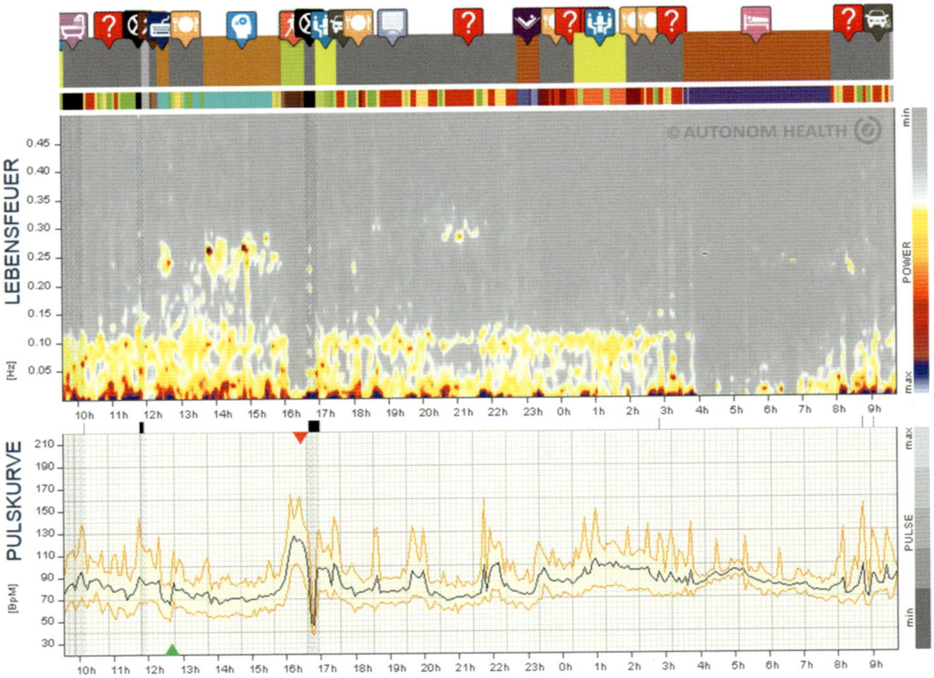

DETAILS DER MESSUNG

Aktuelles Biologisches Alter	41 Jahre	**General Vitality Index**	160
Anzahl Herzschläge	110.898	**Anzahl Herzschläge in 24h**	117.315
Minimale Herzrate	50 BpM um 12:43:37 (PC)	**Dynamik A**	-2 BpM
Maximale Herzrate	161 BpM um 16:28:25 (Sport)	**Dynamik B**	111 BpM

Parameter	Tag	Schlaf	Ganze Messung
Mittlere Herzrate	80,25 BpM	83,13 BpM	80,79 BpM
Total Power	3.119,53 msec²	736,71 msec²	2.672,87 msec²
ULF	360,95 msec² (11,57 %)	94,46 msec² (12,82 %)	309,12 msec² (11,57 %)
VLF	1.056,47 msec² (33,87 %)	317,88 msec² (43,15 %)	918,20 msec² (34,35 %)
LF	1.145,50 msec² (36,72 %)	214,25 msec² (29,08 %)	971,63 msec² (36,35 %)
HF	556,62 msec² (17,84 %)	110,12 msec² (14,95 %)	473,92 msec² (17,73 %)
pNN50	13,28 %	1,17 %	10,98 %
SDNN	115,58 msec	58,81 msec	107,13 msec
RMSSD	46,27 msec	19,28 msec	42,49 msec

Pulsstatistik	Protokolliert	Tatsächliches Aktivierungsniveau	
Schlaf, Entspannen / Ruhen	04:56 (20,41%)	00:07 (0,53%)	Pulsbereich Schlafen
Sitzende Tätigkeiten	18:26 (76,30%)	08:12 (36,17%)	Pulsbereich Sitzen
Gehen / Radfahren, manuelle Arbeit	00:15 (1,03%)	13:53 (61,26%)	Pulsbereich Gehen, Manuelle Arbeit, etc.
Sport	00:44 (3,03%)	00:27 (2,02%)	Pulsbereich Grundlagenausdauer
	---	00:00 (0,02%)	Pulsbereich Spitzenpuls

Abb. 2.20 Beachtlicher Erschöpfungsschlaf in der HRV (Quelle: Autonom Health®, 2011).

„Beachtlicher Erschöpfungsschlaf" – weiblich – 25 Jahre

Merkmale:

- alle HRV-Leistungsdaten im Schlaf geringer als am Tag
- HF-Anteil deutlich geringer als am Tag
- pNN50 deutlich geringer als am Tag
- HR im Schlaf hoch
- Dynamik A gering bis negativ
- Hinweis(e) auf inadäquate Reize vor dem Schlaf

Lehrsatz:

„Wegbrechen der HRV mit hohem Pulsniveau im Schlaf"

Vitalwerte der Messung im Alters- und Geschlechtsvergleich:

	🚶	Ø			🚶	Ø
Gesundheitszustand	3,23	6,00		**Regeneration**	2,69	4,94
Aktuelles biol. Alter (Jahre)	41	33		Pulsabfall %	3,14	8,15
Leistungspotenzial	4,56	5,84		Erholung	5,23	5,21
Burn-out-Resistenz	2,87	5,52		**Ernährungsverhalten**	5,48	5,19
Impuls	Regeneration					
Körperliche Performance	6,29	7,44		**Schlaf**	2,71	5,82
				Entspannung	1,00	7,01
Mentale Performance	5,30	4,47		Erholung	1,47	5,30

Legende:

🚶	= persönliche Vitalwerte
Ø	= Vergleichswert gleichaltrige Frauen
Wert	auf einer 10-stufigen Skala: 1 = sehr schlecht; 10 = sehr gut / Biologisches Alter in Jahren / Pulsabfall in %

8.9 Beginnender Energieverlust

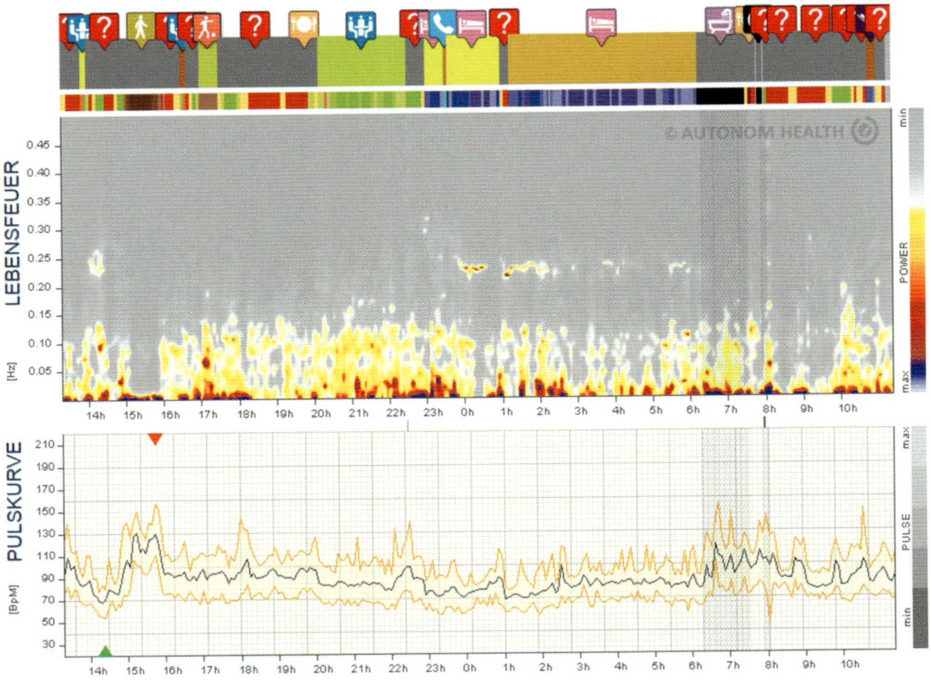

DETAILS DER MESSUNG

Aktuelles Biologisches Alter	47 Jahre	**General Vitality Index**	150
Anzahl Herzschläge	104.975	**Anzahl Herzschläge in 24h**	123.377
Minimale Herzrate	54 BpM um 14:24:01 (Andere Tätigkeit)	**Dynamik A**	10 BpM
Maximale Herzrate	157 BpM um 15:47:13 (Gehen)	**Dynamik B**	103 BpM

Parameter	Tag	Schlaf	Ganze Messung
Mittlere Herzrate	89,04 BpM	79,50 BpM	85,51 BpM
Total Power	2.682,25 msec²	2.547,53 msec²	2.638,81 msec²
ULF	358,05 msec² (13,35 %)	253,59 msec² (9,95 %)	323,72 msec² (12,27 %)
VLF	954,42 msec² (35,58 %)	1.089,03 msec² (42,75 %)	1.000,61 msec² (37,92 %)
LF	1.106,31 msec² (41,25 %)	896,11 msec² (35,18 %)	1.036,06 msec² (39,26 %)
HF	263,47 msec² (9,82 %)	308,79 msec² (12,12 %)	278,42 msec² (10,55 %)
pNN50	3,61 %	4,79 %	3,97 %
SDNN	103,38 msec	77,75 msec	104,87 msec
RMSSD	37,15 msec	36,68 msec	37,00 msec

Pulsstatistik	Protokolliert	Tatsächliches Aktivierungsniveau	
Schlaf, Entspannen / Ruhen	07:10 (32,45%)	00:02 (0,19%)	Pulsbereich Schlafen
Sitzende Tätigkeiten	11:50 (53,59%)	04:41 (22,95%)	Pulsbereich Sitzen
Gehen / Radfahren, manuelle Arbeit	01:00 (4,53%)	14:39 (71,80%)	Pulsbereich Gehen, Manuelle Arbeit, etc.
Sport	00:30 (2,26%)	00:54 (4,48%)	Pulsbereich Grundlagenausdauer
	---	00:07 (0,58%)	Pulsbereich Spitzenpuls

Abb. 2.21 Beginnender Energieverlust in der HRV (Quelle: Autonom Health®, 2011).

„Beginnender Energieverlust" – weiblich – 45 Jahre

Merkmale:

- HRV in allen Frequenzbereichen reduziert
- Verhältnis der Frequenzbereiche zueinander normal
- Dynamik A reduziert
- mittlere HR hoch
- Regeneration schwach
- Schlaf schlecht

Lehrsatz:

„Schwächer werdende Batterien – Leistung auf Kosten von Dynamik und Erholung"

Vitalwerte der Messung im Alters- und Geschlechtsvergleich:

	🧍	Ø			🧍	Ø
Gesundheitszustand	3,57	6,49		**Regeneration**	2,08	5,28
Aktuelles biol. Alter (Jahre)	47	45		Pulsabfall %	1,74	7,98
Leistungspotenzial	4,94	6,31		Erholung	5,21	5,21
Burn-out-Resistenz	3,25	6,56		**Ernährungsverhalten**	5,21	4,98
Impuls	Balance					
Körperliche Performance	7,08	7,37		**Schlaf**	4,53	5,03
				Entspannung	2,22	6,65
Mentale Performance	9,46	4,71		Erholung	3,50	4,53

Legende:

🧍	= persönliche Vitalwerte
Ø	= Vergleichswert gleichaltrige Frauen
Wert	auf einer 10-stufigen Skala: 1 = sehr schlecht; 10 = sehr gut / Biologisches Alter in Jahren / Pulsabfall in %

8.10 Reduzierte Belastbarkeit

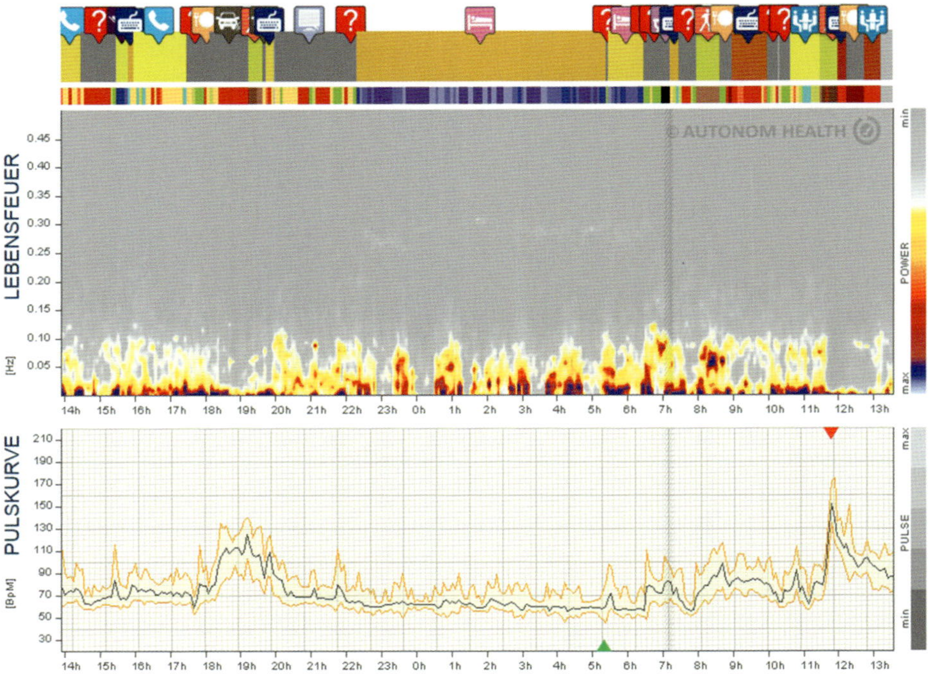

DETAILS DER MESSUNG

Aktuelles Biologisches Alter	52 Jahre	**General Vitality Index**	175
Anzahl Herzschläge	99.250	**Anzahl Herzschläge in 24h**	102.295
Minimale Herzrate	45 BpM um 05:21:45 (Schlaf)	**Dynamik A**	18 BpM
Maximale Herzrate	175 BpM um 11:50:40 (Sport)	**Dynamik B**	130 BpM

Parameter	Tag	Schlaf	Ganze Messung
Mittlere Herzrate	76,10 BpM	60,57 BpM	69,43 BpM
Total Power	2.415,47 msec²	2.641,82 msec²	2.498,76 msec²
ULF	394,11 msec² (16,32 %)	238,55 msec² (9,03 %)	340,84 msec² (13,64 %)
VLF	1.040,24 msec² (43,07 %)	1.506,66 msec² (57,03 %)	1.204,81 msec² (48,22 %)
LF	875,22 msec² (36,23 %)	803,30 msec² (30,41 %)	851,45 msec² (34,07 %)
HF	105,90 msec² (4,38 %)	93,30 msec² (3,53 %)	101,66 msec² (4,07 %)
pNN50	2,41 %	2,61 %	2,47 %
SDNN	154,12 msec	69,47 msec	177,74 msec
RMSSD	20,59 msec	22,27 msec	21,08 msec

Pulsstatistik	Protokolliert	Tatsächliches Aktivierungsniveau	
Schlaf, Entspannen / Ruhen	08:25 (35,59%)	04:08 (17,78%)	Pulsbereich Schlafen
Sitzende Tätigkeiten	13:05 (55,33%)	11:56 (51,28%)	Pulsbereich Sitzen
Gehen / Radfahren, manuelle Arbeit	00:00 (0,00%)	05:52 (25,26%)	Pulsbereich Gehen, Manuelle Arbeit, etc.
Sport	01:50 (7,75%)	01:08 (4,88%)	Pulsbereich Grundlagenausdauer
	---	00:10 (0,73%)	Pulsbereich Spitzenpuls

Abb. 2.22 Reduzierte Belastbarkeit in der HRV (Quelle: Autonom Health®, 2011).

„Reduzierte Belastbarkeit“ – männlich – 44 Jahre

Merkmale:

- HR im Normbereich
- Dynamik A und B im Normbereich
- Aktivitäten (Dauer/Intensität) adäquat
- HRV bei/nach Aktivitäten zu gering
- HF-Anteil gering
- pNN50 in Ruhephasen zu gering

Lehrsatz:

„Eingeschränkte Ökonomie und reduziertes Leistungsvermögen bei noch erhaltener Dynamik und Substanz“

Vitalwerte der Messung im Alters- und Geschlechtsvergleich:

	🚹	Ø			🚹	Ø
Gesundheitszustand	6,27	7,03		**Regeneration**	5,59	4,92
Aktuelles biol. Alter (Jahre)	52	39		Pulsabfall %	9,31	7,16
Leistungspotenzial	5,88	6,51		Erholung	5,25	5,19
Burn-out-Resistenz	5,91	7,35		**Ernährungsverhalten**	3,93	4,98
Impuls	Balance					
Körperliche Performance	7,41	7,14		**Schlaf**	3,61	5,34
				Entspannung	6,81	7,05
Mentale Performance	4,24	4,76		Erholung	2,51	4,94

Legende:

🚹	= persönliche Vitalwerte
Ø	= Vergleichswert gleichaltrige Männer
Wert	auf einer 10-stufigen Skala: 1 = sehr schlecht; 10 = sehr gut / Biologisches Alter in Jahren / Pulsabfall in %

8.11 (Post-)prandiale Erschöpfung

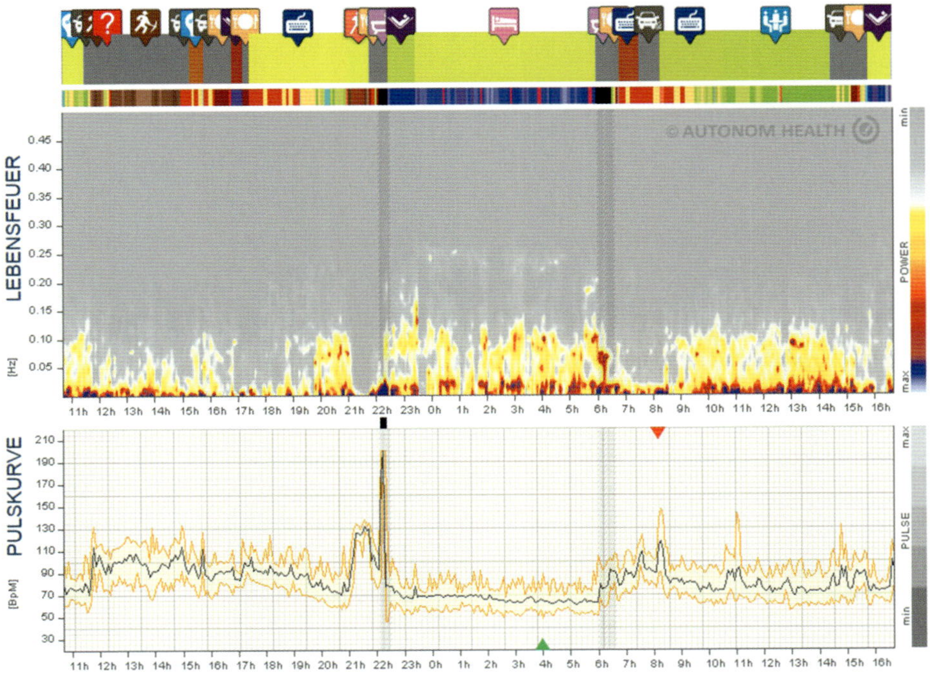

DETAILS DER MESSUNG

Aktuelles Biologisches Alter	51 Jahre	**General Vitality Index**	156
Anzahl Herzschläge	137.904	**Anzahl Herzschläge in 24h**	114.508
Minimale Herzrate	48 BpM um 04:00:51 (Schlaf)	**Dynamik A**	19 BpM
Maximale Herzrate	147 BpM um 08:12:19 (Autolenken)	**Dynamik B**	99 BpM

Parameter	Tag	Schlaf	Ganze Messung
Mittlere Herzrate	83,84 BpM	65,54 BpM	78,80 BpM
Total Power	2.353,86 msec²	3.151,90 msec²	2.537,50 msec²
ULF	369,66 msec² (15,70 %)	186,67 msec² (5,92 %)	328,66 msec² (12,95 %)
VLF	1.037,84 msec² (44,09 %)	1.378,77 msec² (43,74 %)	1.116,19 msec² (43,99 %)
LF	842,01 msec² (35,77 %)	1.371,46 msec² (43,51 %)	963,04 msec² (37,95 %)
HF	104,35 msec² (4,43 %)	215,01 msec² (6,82 %)	129,62 msec² (5,11 %)
pNN50	1,96 %	7,09 %	2,88 %
SDNN	114,63 msec	70,37 msec	138,66 msec
RMSSD	18,32 msec	29,41 msec	20,74 msec

Pulsstatistik	Protokolliert	Tatsächliches Aktivierungsniveau	
Schlaf, Entspannen / Ruhen	08:45 (29,17%)	00:51 (2,98%)	Pulsbereich Schlafen
Sitzende Tätigkeiten	16:30 (55,00%)	12:26 (43,05%)	Pulsbereich Sitzen
Gehen / Radfahren, manuelle Arbeit	03:00 (10,00%)	14:06 (48,79%)	Pulsbereich Gehen, Manuelle Arbeit, etc.
Sport	00:45 (2,50%)	01:23 (4,83%)	Pulsbereich Grundlagenausdauer
	---	00:05 (0,34%)	Pulsbereich Spitzenpuls

Abb. 2.23 (Post-)prandiale Erschöpfung in der HRV (Quelle: Autonom Health®, 2011).

„(Post-)prandiale Erschöpfung" – männlich – 51 Jahre
Merkmale: • deutlich reduzierte HRV während/nach dem Essen • deutlich erhöhte HR während/nach dem Essen
Lehrsatz: „Essen lässt die Vitalität schwinden"
Vitalwerte der Messung im Alters- und Geschlechtsvergleich:

	🚹	Ø			🚹	Ø
Gesundheitszustand	5,70	7,21		**Regeneration**	6,99	4,85
Aktuelles biol. Alter (Jahre)	51	43		Pulsabfall %	10,15	6,23
Leistungspotenzial	5,32	6,72		Erholung	5,25	5,23
Burn-out-Resistenz	5,61	7,77		**Ernährungsverhalten**	3,36	5,12
Impuls	Balance					
Körperliche Performance	5,95	6,99		**Schlaf**	6,11	5,14
				Entspannung	6,78	6,65
Mentale Performance	7,93	4,51		Erholung	5,37	4,83

Legende:

🚹	= persönliche Vitalwerte
Ø	= Vergleichswert gleichaltrige Männer
Wert	auf einer 10-stufigen Skala: 1 = sehr schlecht; 10 = sehr gut / Biologisches Alter in Jahren / Pulsabfall in %

8.12 Leistungs- und Substanzverlust

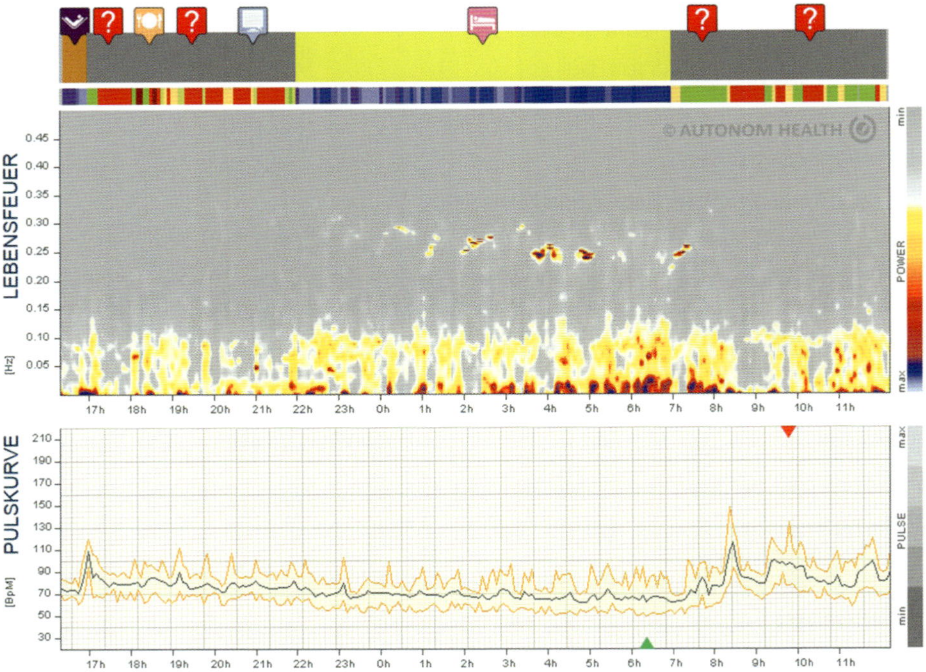

DETAILS DER MESSUNG

Aktuelles Biologisches Alter	45 Jahre	**General Vitality Index**	166
Anzahl Herzschläge	87.691	**Anzahl Herzschläge in 24h**	106.740
Minimale Herzrate	50 BpM um 06:24:52 (Schlaf)	**Dynamik A**	13 BpM
Maximale Herzrate	131 BpM um 09:48:02 (Andere Tätigkeit)	**Dynamik B**	81 BpM

Parameter	Tag	Schlaf	Ganze Messung
Mittlere Herzrate	80,35 BpM	67,77 BpM	74,12 BpM
Total Power	2.078,27 msec²	3.090,36 msec²	2.541,28 msec²
ULF	223,71 msec² (10,76 %)	234,30 msec² (7,58 %)	229,07 msec² (9,01 %)
VLF	712,64 msec² (34,29 %)	1.090,07 msec² (35,27 %)	884,94 msec² (34,82 %)
LF	980,47 msec² (47,18 %)	1.292,20 msec² (41,81 %)	1.122,63 msec² (44,18 %)
HF	161,45 msec² (7,77 %)	473,78 msec² (15,33 %)	304,64 msec² (11,99 %)
pNN50	2,87 %	10,12 %	5,84 %
SDNN	92,21 msec	73,50 msec	111,57 msec
RMSSD	24,42 msec	38,01 msec	30,71 msec

Pulsstatistik	Protokolliert	Tatsächliches Aktivierungsniveau	
Schlaf, Entspannen / Ruhen	09:36 (48,25%)	00:26 (2,28%)	Pulsbereich Schlafen
Sitzende Tätigkeiten	10:10 (51,10%)	12:26 (63,07%)	Pulsbereich Sitzen
Gehen / Radfahren, manuelle Arbeit	00:00 (0,00%)	06:42 (34,05%)	Pulsbereich Gehen, Manuelle Arbeit, etc.
Sport	00:00 (0,00%)	00:07 (0,61%)	Pulsbereich Grundlagenausdauer
	---	00:00 (0,00%)	Pulsbereich Spitzenpuls

Abb. 2.24 Leistungs- und Substanzverlust in der HRV (Quelle: Autonom Health®, 2011).

„Leistungs- und Substanzverlust“ – männlich – 36 Jahre

Merkmale:

- VLF-Anteil niedrig
- LF-Anteil relativ hoch
- Leistungspotenzial niedrig
- GVI niedrig
- aktuelles biologisches Alter hoch

Lehrsatz:

„Die Basis des Spektrogramms wie mit der Schere abgeschnitten, das LF-Band löchrig und blass“

Vitalwerte der Messung im Alters- und Geschlechtsvergleich:

	🧍	Ø		🧍	Ø
Gesundheitszustand	4,15	6,51	**Regeneration**	3,00	4,53
Aktuelles biol. Alter (Jahre)	45	38	Pulsabfall %	5,17	8,27
Leistungspotenzial	3,63	6,00	Erholung	5,14	5,16
Burn-out-Resistenz	3,88	6,63	**Ernährungsverhalten**	5,20	5,05
Impuls	Regeneration				
Körperliche Performance	keine Aktivität		**Schlaf**	5,88	5,30
			Entspannung	4,76	7,28
Mentale Performance	keine Aktivität		Erholung	5,28	4,87

Legende:

🧍	= persönliche Vitalwerte
Ø	= Vergleichswert gleichaltrige Männer
Wert	auf einer 10-stufigen Skala: 1 = sehr schlecht; 10 = sehr gut / Biologisches Alter in Jahren / Pulsabfall in %

8.13 Syndrome in der Übersicht

Syndrom	Dyn A Tag/Nacht	Dyn B min/max	Aktivitäten Dauer + Intensität	HRV bei/nach Aktivitäten	TP	VLF-Anteil	LF-Anteil	HF-Anteil	pNN50 in Ruhephasen
Akuter Stress weiblich - 32 Jahre			↑ hohe Anzahl				↑ eher hoch	↓ eher niedrig	
Chron. Stress weiblich - 40 Jahre	↓ niedrig								
Im Burnout männlich - 50 Jahre	↓ niedrig		↓ wenige fordernde			↓ niedrig			↓↓ sehr niedrig
Latende Müdigkeit weiblich - 43 Jahre						Ø in der Norm	Ø in der Norm	↑ relativ hoch + RSA am Tag	↑ relativ hoch
chronische Erschöpfung weiblich - 44 Jahre							↓ niedrig	↓ am Tag niedrig	↓ niedrig
körperliche Überforderung männlich - 47 Jahre		↑ hoch	↑ zu lange und/oder zu intensiv		↓ nach Aktivierung reduziert				
Am Weg in den Burnout männlich - 38 Jahre	Ø mittl. Bereich		↑ viele fordernde						
beachtlicher Erschöpfungsschlaf weiblich - 25 Jahre	↓ gering bis negativ							↓↓ deutlich geringer als am Tag	↓↓ deutlich geringer als am Tag
beginnender Energieverlust weiblich - 45 Jahre	↓ reduziert					↓ HRV in allen Frequenzbereichen reduziert. Verhältnis der Frequenzbereiche zueinander normal.			
Reduzierte Belastbarkeit männlich - 44 Jahre	Ø in der Norm	Ø in der Norm	✓ adäquat	↓ zu gering				↓ gering	↓ zu gering
(Post)prantiale Erschöpfung männlich - 51 Jahre				↓↓ deutlich reduziert während / nach dem Essen					
Leistungs- und Substanzverlust männlich - 36 Jahre						↓ niedrig	↑ relativ hoch		

Abb. 2.25 Überblick über die Syndrome I (Quelle: Autonom Health®, 2016).

Syndrome in der Übersicht – Teil 2

allg. Vitalität / akt. biol. Alter	Burnout-Risiko	Leistungspotenzial	GVI	alle HR	mittl. HR Tag	mittl. HR Schlaf	mittl. HR gesamt	min. HR	Schlaf	Regeneration
zufriedenstellend		zufriedenstellend				✓ gut				
↓ reduziert	↑ erhöht	↓ reduziert	↓ niedrig		↑ erhöht	↑ hoch				
↓↓ deutlich reduziert	↑↑ sehr hoch	↓↓ sehr niedrig					↑↑ sehr hoch	↑ hoch	↓ schlecht	
	↓ gering				↓ niedrig					
↓ reduziert	↑ hoch	↓ niedrig	↓ niedrig	↑ hoch						↓ schwach
			↓↓ nach Aktivierung anhaltend reduziert	↑↑ nach Aktivierung anhaltend hoch						↓ nach Sport schwach
↓↓ deutlich reduziert	↑ hoch	↓ niedrig	↓ niedrig	↑ hoch						
						↑ hoch			↓ alle HRV-Leistungsdaten geringer als am Tag. Hinweis(e) auf inadäquate Reize vor dem Schlaf.	
							↑ hoch		↓ schlecht	↓ schwach
				Ø in der Norm						
				↑↑ deutlich erhöht während / nach dem Essen						
↑ hohes biol. Alter		↓ niedrig	↓ niedrig							

Abb. 2.26 Überblick über die Syndrome II (Quelle: Autonom Health®, 2016).

9 Interpretation wesentlicher Aspekte der Messung

Ein HRV-Spektralbild hat gewisse Gleichmäßigkeiten und gewisse Ungleichmäßigkeiten. Ordnung ja, zu viel Ordnung nein und auch nicht zu viel Chaos, sondern Variabilität sind erwünscht. Bei einem schönen Lebensfeuer®-Bild sind bestimmte Wechsel erkennbar zwischen Nacht und Tag, Schlaf und Tagesaktivitäten. Deshalb sind die Messergebnisse in Abhängigkeit von der jeweiligen Aktivität unterschiedlich zu beurteilen. Es lassen sich daraus allgemeingültige Interpretationen und Empfehlungen ableiten.

9.1 Basisdaten

Anzahl der Herzschläge in 24 Stunden

Je weniger oft das Herz schlagen muss, um den gesamten Organismus zu versorgen, desto besser. Bei Krankheit schlägt das Herz bis zu 140.000-mal, bei Spitzensportlern durchaus nur 80.000-mal in 24 Stunden.

Balance von Leistung und Regeneration (aktiv/passiv)

Einen überfordernden Lebensstil erkennt man unter anderem an einer Verschiebung des Pulsniveaus in Richtung Überaktivierung. Er manifestiert sich durch – im Verhältnis zu den jeweiligen Tätigkeiten – zu hohe Pulsniveaus. Je genauer das Pulsniveau mit den Aktivitäten während der Messung übereinstimmt, desto besser.

Power (TP)

Je mehr HRV, desto mehr Lebenskraft. Die in ms^2 gemessenen Werte der sogenannten Total Power reichen von 300 (ernsthaft krank) bis über 10.000 (Spitzensportler).

Leistungsbereitschaft (LF)

Je mehr HRV im Sympathikusbereich vorhanden ist, desto voller sind die Batterien. Die Werte (entsprechend dem Low Frequency Bereich der HRV) reichen von kleiner 100 (ernsthaft krank) bis größer 2.500 ms^2 (Spitzensportler).

Reserven (VLF)

Je mehr HRV im sehr langsamen Frequenzbereich vorhanden ist, desto mehr muskuläre Reserven stehen zur Verfügung. Das in den Muskeln gespeicherte Glykogen ist das wertvollste Energiedepot. Die Werte (entsprechend dem Very Low Frequency Bereich der HRV) reichen von kleiner 200 (ernsthaft krank) bis größer 3.500 ms^2 (Spitzensportler).

Ökonomie (pNN50)

Je wirksamer der Gesundheitsnerv (Vagus) am Tag „mitspielt", desto effizienter kann der Mensch Leistung erbringen. Der prozentuale Anteil besonders großer Zeitspannen von einem Herzschlag zum nächsten (50 ms oder mehr) ist ein idealer Indikator für die Vagusaktivität. Die Werte reichen von weniger als 1 % (ernsthaft krank, sehr alt) bis zu über 30 % (Spitzensportler, vagotone Jugendliche).

Minimum und Maximum der Messung

Die Betrachtung, wann während der Messung die höchste und wann die niedrigste Herzfrequenz gemessen wird, gibt ebenfalls Aufschlüsse über Vitalität und Lebensstil. Ideal ist es, das Maximum der Messung während der sportlichen Aktivierung zu haben und das Minimum während des Schlafes.

9.2 Aktivitäten

Durch das Protokollieren und das Zuordnen der verschiedenen Aktivitäten zur Gesamtmessdauer lässt sich die Tagesperformance in Abhängigkeit von den unterschiedlichen Anforderungen an das Vegetativum beurteilen. Es gilt, sowohl die Pulsbereiche als auch die Abfolge der Aktivitäten nach Art, Anzahl, Dauer, Ort und Qualität zu beachten. Auch eine Erfassung, ob die Aktivität alleine, zu zweit oder in der Gruppe durchgeführt wurde und ob während der Aktivität die Stimmung gut oder schlecht war, liefert hilfreiche Anhaltspunkte für eine gelungene Interpretation.

9.2.1 Performance-Leiste

Die Performance-Leiste ist das Ergebnis der Berechnung jedes einzelnen 5-Minuten-Zeitraums einer Messung auf Basis komplexer Algorithmen. Zugrunde liegen physiologische Gesetzmäßigkeiten des intraindividuellen Vergleichs innerhalb der Messung und der Vergleich zur Alters- und Geschlechtsgruppe.

Hier exemplarisch das Berechnungsbeispiel für eine schlechte Schlafphase:

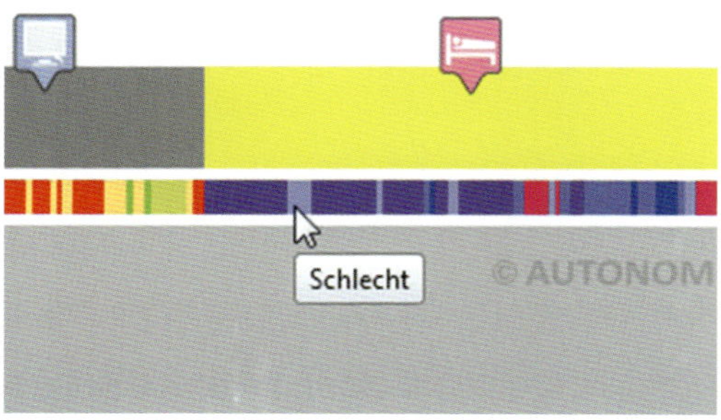

Abb. 2.27 Als „schlecht" beurteilte Schlafphase im HRV-Spektrogramm (Quelle: Autonom Health®, 2016).

1. Abfall der Herzrate zwischen 8 und 13 % gegenüber dem Tagesmittelwert
2. Anstieg der pNN50 zwischen 30 und 60 % gegenüber dem Tagesmittelwert
3. Anstieg des High Frequency Anteils der HRV um 0–80 % gegenüber dem Tagesmittelwert
4. Die Werte liegen im Bereich zwischen den schlechtesten 5 und 25 % der Normalverteilung Gleichaltriger desselben Geschlechts

9.2.2 Pulsbereiche als Aktivitäten-Übersicht

Die Pulsbereiche lassen sich aufgrund der unterschiedlichen Anforderungen unterteilen in:

1. Durchschnittspuls im Grenzbereich
2. Durchschnittspuls im Bereich des Grundlagenausdauertrainings
3. Durchschnittspuls beim Gehen/manuellen Arbeiten
4. Durchschnittspuls beim Sitzen
5. Durchschnittspuls beim Schlaf/Entspannen/in Ruhe

Zu 1. und 2.: Falls die Pulsniveaus längere Zeiten aufweisen als die tatsächliche Trainingsdauer und/oder eine intensivere Aktivierung als die tatsächliche Trainingsintensität, weist dies auf eine generelle Überforderung hin. Wenn das Gegenteil der Fall ist, auf Unterforderung.

Zu 3. und 4.: Der Mensch ist konstruiert, um etwa sechs Stunden täglich körperlich aktiv zu sein. Entwicklungsgeschichtlich ist er es nicht gewohnt, längere Zeit zu sitzen. Es ist auch darauf zu achten, ob das Pulsniveau im Schlaf zu hoch ist und sich im Bereich „Sitzen" findet.

Zu 5.: Die Dauer und Qualität von Regeneration und Schlaf entscheiden über Gesundheit und Leistung. Je länger der Puls im regenerativen Bereich liegt, desto besser; je kürzer, desto mehr ist der Organismus Richtung Überlastung verschoben.

Die einzelnen Aktivitäten werden den Pulsbereichen unter den Aspekten „aktiv", „passiv" oder „ohne" zugeordnet.

9.2.3 Bewertung der Aktivitäten-Details

Andere Tätigkeit

Diese Aktivität sollte nur in Ausnahmefällen protokolliert werden, da sie nur allgemeine Aussagen zulässt.

Die Höhe der mittleren HR im Vergleich zum Tagesdurchschnitt ist abhängig von der mit der Tätigkeit verbundenen körperlichen Anstrengung. Hohe Werte deuten auf Anstrengung, niedrige Werte auf Wohlbefinden hin.

Die Gesamtvariabilität (Total Power) im Vergleich zum Tagesdurchschnitt variiert mit dem Grad an Aktivierung. Ansteigen ist positiv zu werten, Abfall ist auf Anspannung und Stress zurückzuführen, ein deutlicher Abfall auf Erschöpfung.

Veränderungen der Vagusaktivität infolge veränderter Atmung (pNN50) im Verhältnis zum Tagesdurchschnitt sind oft psychoemotional verursacht. Höhere Werte deuten auf gute Ökonomie und Wohlbefinden hin, niedrigere auf Anspannung, deutlich erniedrigte auf Erschöpfung. Hohe Werte mit gleichzeitig deutlichem Absinken der Herzrate weisen auf Ermüdung hin.

Zuordnung Pulsbereich: Passiv – Sitzen

Autolenken

Die mittlere HR sollte im Bereich des Tagesdurchschnitts liegen. Deutliche Anstiege deuten auf Stress, deutliche Rückgänge auf Müdigkeit hin.

Oft ist Autofahren „business as usual" und die mittlere Gesamtvariabilität (Total Power) liegt im Bereich des Tagesdurchschnitts oder auch darunter. Je mehr die Total Power ansteigt, desto fordernder ist das Autolenken; je mehr sie abfällt, desto entspannender.

Die Vagusaktivität (pNN50) gibt Auskunft über das Befinden während des Autofahrens. Ein deutlicher Abfall weist auf Stress bis zur Erschöpfung hin, ein deutlicher Anstieg auf Müdigkeit.

Zuordnung Pulsbereich: Passiv – Sitzen

Bus, Bahn etc. und im Auto als Mitfahrer

Die mittlere HR sollte im Bereich des Tagesdurchschnitts oder darunter liegen. Deutliche Anstiege weisen auf Stress, deutliche Rückgänge auf Müdigkeit hin.

Passives Reisen, vor allem im Sitzen, sollte entspannend sein und die mittlere Gesamtvariabilität (Total Power) dabei eher unter dem Tagesdurchschnitt liegen. Je mehr die Total Power ansteigt, desto angespannter, je mehr sie abfällt, desto entspannter ist die Person.

Die Vagusaktivität (pNN50) gibt Auskunft über Atmung und das Befinden während des Mitfahrens. Ein deutlicher Abfall weist auf Stress bis zur Erschöpfung hin, ein deutlicher Anstieg auf Müdigkeit.

Zuordnung Pulsbereich: Passiv – Sitzen

Entspannen/Ruhen

Ein wichtiger Indikator ist die Veränderung der HR im Vergleich zum Tag. Je mehr der Durchschnittspuls abfällt, umso besser. Mehr als 10 % ist bereits zufriedenstellend, 20 % und mehr sind ausgezeichnet.

Dass der Sympathikus während einer Regenerationsphase entspannt wird, erkennt man am Abfall der Sympathikus-Werte (LF) im Vergleich zum Tag. Körperliche Entspannung wird am Rückgang der VLF-Komponente ersichtlich.

Wenn die Gesamtvariabilität (Total Power) während der Regeneration abfällt und LF- und VLF-Wert ebenfalls sinken, bedeutet dies Entspannung, wenn der Abfall mehr als 50 % beträgt und die HR nicht absinkt, Erschöpfung. Wenn die Gesamtvariabilität (Total Power) während der Regeneration ansteigt und LF- und VLF-Wert ansteigen, bedeutet dies Anspannung.

Bei Regeneration den Gesundheitsnerv (Vagus) zu aktivieren, ist besonders wertvoll. Das Maß dafür ist der pNN50-Wert. Je mehr er bei Regeneration ansteigt, desto besser wird der Vagus aktiviert.

Liegt die Gesamtvariabilität (Total Power) und die pNN50 niedriger als am Tag, deutet dies auf Erschöpfung hin.

Zuordnung Pulsbereich: Passiv – Ruhe

Essen/Trinken

Das Vegetativum wird davon beeinflusst, was, wie, wo und mit wem man isst.

Die mittlere HR sollte eher niedriger als der Tagesdurchschnitt sein.

Die mittlere Gesamtvariabilität (Total Power) beim Essen/Trinken darf gegenüber dem Tagesdurchschnitt durchaus abfallen. Wenn die Total Power stark sinkt, spricht dies dafür, dass das Essen eine Belastung darstellt (Unverträglichkeit, Stress, Erschöpfung). Wenn die Total Power steigt, deutet dies auf Aktivierung und Wohlbefinden hin.

Die Vagusaktivität (pNN50) gibt Auskunft über die für die Nahrungsaufnahme und -verwertung günstige vagotone Stoffwechsellage und das allgemeine Wohlbefinden. Rückgänge deuten auf Stress hin.

Hinweise auf eventuelle Unverträglichkeiten, Allergien und Stress mit Essen zeigen sich in höheren HR, reduzierter Total Power und niedrigen pNN50-Werten nach einer Mahlzeit.

Zuordnung Pulsbereich: Passiv – Sitzen

Gehen

Die mittlere HR sollte je nach Anstrengung über dem Tagesdurchschnitt liegen.

Je weniger die mittlere Gesamtvariabilität (Total Power) gegenüber dem Tagesdurchschnitt abfällt, desto geringer ist die Anstrengung. Wenn die Total Power im Verhältnis zur Anstrengung und zur Herzrate stark sinkt, spricht dies für Erschöpfungstendenzen und Leistungsabfall. Wenn die Total Power steigt, deutet dies auf Aktivierung und Leistungsbereitschaft hin.

Die Vagusaktivität (pNN50) gibt Auskunft über die Ökonomie und die noch vorhandenen Reserven während der körperlichen Aktivierung. Verhältnismäßig geringe Rückgänge zeigen, dass die Aktivierung guttut.

Zuordnung Pulsbereich: Aktiv – Gehen

Geistige Aktivität

Die mittlere HR sollte zwischen jener des Tagesdurchschnitts und jener im Schlaf liegen. Deutliche Anstiege weisen auf Stress, deutliche Rückgänge auf Müdigkeit hin.

Die Total Power sollte im Bereich des Tagesschnitts bleiben oder ansteigen. Deutliche Rückgänge weisen auf Erschöpfungstendenzen hin.

Die Low Frequency Power (LF) sollte gegenüber dem Tagesschnitt prozentual ansteigen als Zeichen von Leistungsbereitschaft und mentaler Fokussierung.

Die Vagusaktivität (pNN50) gibt Auskunft über das Befinden und die Qualität der Atmung. Ein deutlicher Abfall weist auf Stress bis zur Erschöpfung hin, Anstiege auf gute Ökonomie bis hin zum Flow. Sehr hohe Anstiege können in Kombination mit einer niedrigen HR ein Zeichen von Ermüdung sein. Deutliche Abfälle können als Zeichen von Erschöpfung gedeutet werden.

Zuordnung Pulsbereich: Passiv – Sitzen

Kommunikation

Die mittlere HR sollte im Bereich des Tagesdurchschnitts oder (je nach dem Aktivierungsgrad am übrigen Tag) knapp darunter liegen. Deutliche Anstiege weisen auf Stress, deutliche Rückgänge auf Müdigkeit hin.

Die Total Power sollte im Bereich des Tagesschnitts bleiben oder ansteigen. Deutliche Rückgänge weisen auf Erschöpfungstendenzen hin.

Die Low Frequency Power (LF) sollte gegenüber dem Tagesschnitt prozentual ansteigen als Zeichen von Leistungsbereitschaft und mentaler Fokussierung.

Die Vagusaktivität (pNN50) gibt Auskunft über das Befinden und die Qualität der Atmung. Ein deutlicher Abfall weist auf Stress bis zur Erschöpfung hin, Anstiege auf gute Ökonomie bis hin zum Flow. Sehr hohe Anstiege können in Kombination mit einer niedrigen Herzrate ein Zeichen von Ermüdung sein.

Zuordnung Pulsbereich: Passiv – Sitzen

Körperpflege

Die mittlere HR sollte im Bereich des Tagesdurchschnitts liegen, höhere Werte deuten auf Stress, niedrigere auf Wohlbefinden hin.

Die Gesamtvariabilität (Total Power) sollte im Bereich des Tagesdurchschnitts liegen, höhere Werte weisen auf Aktivierung, niedrigere auf Anspannung, deutlich erniedrigte auf Erschöpfung hin.

Die Vagusaktivität (pNN50) sollte im Bereich des Tagesdurchschnitts liegen. Höhere Werte deuten auf gute Ökonomie und Wohlbefinden, niedrigere auf Anspannung, deutlich erniedrigte auf Erschöpfung hin.

Zuordnung Pulsbereich: ohne

Manuelle Arbeit

Die mittlere HR sollte über dem Tagesdurchschnitt liegen.

Je mehr die mittlere Gesamtvariabilität (Total Power) gegenüber dem Tagesdurchschnitt abfällt, desto körperlich/emotional belastender ist die Tätigkeit; je mehr sie ansteigt, desto besser ist das Vegetativum mit der Arbeit zu Recht gekommen. Rückgänge um mehr als 50 % können auch Erschöpfung bedeuten.

Die Vagusaktivität (pNN50) gibt Auskunft über die Ökonomie, das Mitatmen und damit auch das psychoemotionale Befinden während der manuellen Arbeit. Je näher sie am Tagesdurchschnitt ist, desto besser.

Zuordnung Pulsbereich: Aktiv – Manuelle Arbeit

PC

Die mittlere HR sollte knapp unter dem Tagesdurchschnitt liegen. Deutliche Anstiege deuten auf Stress, deutliche Rückgänge auf Müdigkeit hin.

Die Total Power sollte im Bereich des Tagesschnitts bleiben oder ansteigen. Deutliche Rückgänge weisen auf Erschöpfungstendenzen hin.

Die Low Frequency Power (LF) sollte gegenüber dem Tagesschnitt prozentual ansteigen als Zeichen von Leistungsbereitschaft und mentaler Fokussierung.

Die Vagusaktivität (pNN50) gibt Auskunft über das Befinden und die Qualität der Atmung. Ein deutlicher Abfall weist auf Stress bis zur Erschöpfung hin, Anstiege auf gute Ökonomie bis hin zum Flow. Sehr hohe Anstiege können in Kombination mit einer niedrigen Herzrate ein Zeichen von Ermüdung sein. Deutliche Abfälle können in Kombination mit einer niedrigen HR ein Zeichen von Erschöpfung sein.

Zuordnung Pulsbereich: Passiv – Sitzen

Schlaf

Ausreichend lange zu schlafen ist vor allem für die mentale Gesundheit wesentlich. Frauen sollten zumindest 30 Minuten (besser 1 Stunde) länger schlafen als Männer. 8–9 Stunden Gesamtschlafdauer sind ideal. Weniger als 7 Stunden machen nicht krank, schwächen aber die Performance am Tag. Es ist nicht entscheidend, durchzuschlafen. Es zählt die Gesamtdauer innerhalb von 24 Stunden und 7 Tagen. Das ist die Zeit, innerhalb derer sich ein geringes Schlafdefizit ausgleichen lässt.

Je mehr der Durchschnittspuls im Schlaf abfällt, umso besser. Mehr als 20 % ist bereits zufriedenstellend, 30 % und mehr sind sehr entspannend.

Wird im Schlaf den Leistungsnerv (Sympathikus) heruntergefahren, wird Stress verarbeitet. Erkennbar ist dies am Abfall der Sympathikus-Werte (LF) im Verhältnis zur Gesamtvariabilität (Total Power) im Vergleich zum Tag. Wenn die Gesamtvariabilität (Total Power) im Schlaf ansteigt und der LF-Wert abfällt, bedeutet dies Entspannung. Wenn die Gesamtvariabilität (Total Power) im Schlaf sinkt und der LF-Wert ansteigt, bedeutet dies Anspannung. Wenn Gesamtvariabilität (Total Power) und LF-Wert abfallen, weist dies auf Erschöpfung hin.

Während Traum- und Leichtschlafphasen kann ein Anstieg von VLF und LF als normal im Sinn von Thermoregulation gewertet werden.

Im Schlaf den Gesundheitsnerv (Vagus) zu aktivieren ist die wichtigste Voraussetzung für Gesundungs- und Anti-Aging-Prozesse. Erkennbar ist dies am Anstieg der Vagus-Werte (HF) im Vergleich zum Tag. Je mehr die HF-Werte im Schlaf im Vergleich zur Gesamtvariabilität (Total Power) ansteigen und je höher die pNN50-Werte sind, desto besser wird der Vagus aktiviert. Liegt pNN50 im Schlaf niedriger als am Tag, deutet dies auf Erschöpfung hin.

Zuordnung Pulsbereich: Passiv – Schlaf

Sex

Sexualität ist Teil eines gesundheitsförderlichen Lebensstils. Die Höhe der mittleren HR sollte etwa im Bereich des Tagesschnitts liegen. Deutlich höhere Werte weisen auf relative körperliche Anstrengung, deutlich niedrigere Werte auf sehr entspannte Zweisamkeit hin.

Die Gesamtvariabilität (Total Power) im Vergleich zum Tagesdurchschnitt variiert mit dem Grad an Aktivierung. Ein Abfall kann Ausdruck von Anspannung und/oder Anstrengung sein. Hohe Total Power-Werte gelten als Zeichen positiver Erregung, ebenso ein Hochflammen im Spektrogramm von der Basis bis in den höherfrequenten Bereich.

Erfüllte, Wohlbefinden und Geborgenheit vermittelnde Sexualität findet ihren Ausdruck im Ansteigen der Vagusaktivität im Sinne des „Streichelns und Gestreichelt-Werdens“. Dies ist eine der wirksamsten Möglichkeiten, den Vagus zu tonisieren. Ebenso erfüllende, jedoch eher leidenschaftliche Begegnungen führen aufgrund beschleunigter, oberflächlicher Atmung zu relativ niedrigen Vaguswerten.

Zuordnung Pulsbereich: ohne

Sport

Die mittlere HR sollte deutlich (bis zu mehr als 100 %) über dem Tagesdurchschnitt liegen.

Je weniger die mittlere Gesamtvariabilität (Total Power) gegenüber dem Tagesdurchschnitt abfällt, desto besser sind Belastbarkeit und Trainingszustand. Ein Abfall um weniger als 50 % spricht für geringe Belastung (regenerativer Bereich). Ein Abfall um 50–90 % weist auf effektives Training im eher aeroben Bereich hin. Ein Abfall um mehr als 90 % spricht für extreme Belastung bis in den anaeroben Bereich.

Die Vagusaktivität (pNN50) gibt Auskunft über die Ökonomie und die noch vorhandenen Reserven während der körperlichen Belastung. Rückgänge um bis zu 90 % sind auch bei effektivem Trainieren der Grundlagenausdauer normal. Verhältnismäßig geringe Rückgänge beweisen einen überdurchschnittlich guten Trainingszustand.

Selbstverständlich sind alle Werte beim Sport in Abhängigkeit von der Trainingsdauer zu beurteilen. Wertvolle Hinweise auf die körperliche Verfassung finden sich auch in den Werten der nächsten Aktivitäten. Je früher wieder die Tagesdurchschnittswerte erreicht werden, desto besser.

Zuordnung Pulsbereich: Aktiv – Sport

Telefonieren

Die mittlere HR sollte im Bereich des Tagesdurchschnitts oder knapp darüber liegen. Deutliche Anstiege deuten auf Stress, deutliche Rückgänge auf Müdigkeit hin.

Die Total Power sollte ebenfalls im Bereich des Tagesschnitts bleiben oder ansteigen. Deutliche Rückgänge weisen auf Erschöpfungstendenzen hin.

Die Low Frequency Power (LF) sollte gegenüber dem Tagesschnitt prozentual ansteigen als Zeichen von Leistungsbereitschaft und mentaler Fokussierung.

Die Vagusaktivität (pNN50) gibt Auskunft über das Befinden und die Qualität der Atmung. Ein deutlicher Abfall weist auf Stress bis zur Erschöpfung hin, Anstiege auf gute Ökonomie bis hin zum Flow. Sehr hohe Anstiege können in Kombination mit einer niedrigen HR ein Zeichen von Ermüdung sein. Deutliche Abfälle können in Kombination mit einer niedrigen HR Erschöpfung bedeuten.

Zuordnung Pulsbereich: Passiv – Sitzen

TV

Die mittlere HR sollte niedriger als der Tagesdurchschnitt sein. Anstiege deuten auf Stress, deutliche Rückgänge auf Müdigkeit hin.

Die Total Power kann sehr variabel sein und ist im Verhältnis zu den detaillierten Werten zu sehen. Anstiege bei gleichzeitigem Rückgang der Herzrate und Anstieg der pNN50 sind als positiv aktivierend zu sehen. Anstiege weisen bei gleichzeitig gestiegener Herzrate und Abfall der pNN50 auf Anspannung hin. Deutliche Rückgänge können bedingt durch Erschöpfung auftreten.

Fällt die Very Low Frequency Power (VLF) gegenüber dem Tagesschnitt, ist dies als Zeichen von körperlicher Entspannung zu deuten. Ein prozentualer Anstieg (höher als jener der Total Power) kann Zeichen für Anspannung sein.

Die Vagusaktivität (pNN50) gibt Auskunft über das Befinden und die Qualität der Atmung. Ein deutlicher Abfall weist auf Stress bis zur Erschöpfung hin, Anstiege auf gute Ökonomie bis hin zum Flow. Sehr hohe Anstiege können in Kombination mit einer niedrigen HR ein Zeichen von Ermüdung sein. Deutliche Abfälle können als Zeichen von Erschöpfung gedeutet werden.

Zuordnung Pulsbereich: Passiv – Sitzen

Teil 3

Einsatz und Nutzen der HRV

1 Die HRV – eine faszinierende Methode mit Geschichte und Zukunft

Als der chinesische Arzt Wang Shu-he im 3. Jahrhundert n. Chr. verkündete *„Wer vier Tage lang eine gleichmäßige Herzschlagfolge hat, stirbt"*, war ihm sicher nicht bewusst, dass das von ihm beschriebene prognostische Prinzip Jahrhunderte später in aller Welt beforscht und angewendet werden würde.

Die HRV der Neuzeit wurde im letzten Viertel des 20. Jahrhunderts eingeläutet. Noch bevor M.M. Wolf 1978 als Erster den Zusammenhang von reduzierter HRV und erhöhter Sterblichkeit nach einem Herzinfarkt beschrieb (Wolf et al., 1978), waren es die Psychologen gewesen, die mit der Nutzung der HRV im Biofeedback als erste Pioniere die Methode der HRV genutzt hatten (Haber et al., 1970).

Schließlich bewiesen Hon und Lee schon in den 1960er-Jahren, dass die Herzschlagfolge des Ungeborenen, unabhängig von der Pulshöhe, über seine Befindlichkeit Auskunft gibt. Dank der immer leistungsfähiger werdenden Hard- und Software wurden der Weiterentwicklung der HRV und ihrer Nutzbarmachung für verschiedenste Disziplinen Tür und Tor geöffnet.

In der Medizin wird die HRV in primärer Gesundheitsbildung, Prävention und Diagnostik sowie zur Therapieplanung und Evaluierung akuter und chronischer Erkrankungen aller Schweregrade genutzt. Sie spannt somit den Bogen ihres Einsatzgebiets von der pränatalen Schlüsseldiagnostik Cardiotokografie (CTG) bis hin zum objektiven Messinstrument zur Erfassung von Schmerzzuständen bewusstseinsgetrübter Patienten auf Palliativstationen. Es wäre durchaus möglich, ein persönliches Gesundheitsdossier aus HRV-Messergebnissen – beginnend mit dem ersten CTG – anzulegen: zur Planung von Operationen, Evaluierung medikamentöser Therapien, Sport als Therapie bis hin zur Kontrolle und Verbesserung des individuellen Lebensstils etc.

Im Sport wird die HRV seit Beginn der 1990er-Jahre verwendet (Costa et al., 1991). Durch die Erkenntnisse aus anderen Disziplinen und deren Nutzbarmachung in sportspezifischen HRV-Analysesoftware-Lösungen kann die Methode künftig nicht nur zur Trainings-, sondern auch zur Regenerationssteuerung, zur Diagnostik und Optimierung von Reizverarbeitungsprozessen und zur Erfassung aller psychosozialen Einflussfaktoren eingesetzt werden.

Im Coaching bietet die HRV eine von Coach und Coachee gleichermaßen verstehbare und glaubwürdige Ausgangsbasis und Kontrollmöglichkeit für gemeinsames Arbeiten. Gerade in Burn-out-Frühstadien erweist sich HRV-Coaching als wirksamste Intervention.

Im betrieblichen Gesundheitsmanagement und der betrieblichen Gesundheitsförderung begann man sich seit etwa 2015 mit dem Gedanken anzufreunden, zusätzlich zu Fragebögen über ein Instrument verfügen zu können, das medizinisch fundierte Daten zum tatsächlichen Wert des Humankapitals eines Unternehmens und zur objektiven Evaluierung von Investitionen in dieses wichtigste Asset liefert. Es wird wohl nur eine Frage der Zeit sein, bis der Mehrwert einer mit der HRV einfach möglich gewordenen individuellen und umfassenden Verhaltensprävention als Ergänzung zur Tradition der Verhältnisprävention anerkannt und praxisnah umgesetzt wird. Angesichts der Tatsache, dass die HRV alle wirksamen Einflüsse auf das Individuum im Berufsalltag direkt und ungefiltert erfasst, birgt vor allem auch das Sichtbarmachen psychosozialer Interaktionen große Chancen, die entscheidenden Hebel für Mitarbeitergesundheit zu erkennen, zu bewegen und Veränderungen zu messen.

Last but not least hat die HRV Ende 2016 auch begonnen, dem einzelnen Gesundheitsinteressierten für seine personalisierte Medizin zur Verfügung zu stehen. Im Zuge des nicht zu stoppenden Phänomens Mobile-Health werden viele Millionen Menschen künftig Biosignale mittels Wearables, und anderer smarter Technologien, erfassen und für sich und Dritte nutzbar machen. Gesundheitsbezogene Big Data wird unser Leben positiv verändern. Die Analyse der HRV ermöglicht es, in diesem Bereich mit geringstem Aufwand die höchste Aussagekraft aller entwickelten und denkbaren Diagnostiken zu liefern. Der (über-) informierte Patient wird sich zum selbstkompetenten Partner entwickeln, der seinen Gesundheitsdienstleistern auf Augenhöhe begegnet, weil er sowohl seinen aktuellen Gesundheitsstatus als auch alle Auswirkungen auf diesen – sei es durch Therapien oder den eigenen Lebensstil – an sich selbst messen und für sich sowie für andere sichtbar machen kann. Am Ende dieser Entwicklung steht eine Demokratisierung der Gesundheit zum Wohl jedes Einzelnen.

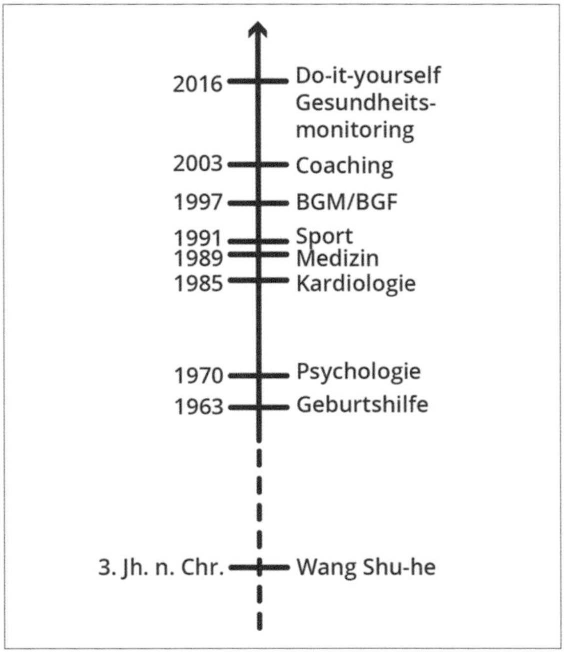

Abb. 3.1 Einsatz der HRV im Laufe der Geschichte (Quelle: Autonom Health®, 2016).

Literatur

Costa O et al. Spectrum analysis of the variability of heart rate in athletes. Rev Port Cardiol 1991; 10: 23–28.

Haber M, Luninet D. Experimental study of heart-rate variability during studies on the psychophysiology of the cardio-pulmonary systems and attempt to obtain classical conditioning of heart-rate by utilisation of unconditional stimuli belonging to the second system of signalisation. Psychother Psychosum 1970; 18: 254–258.

Hon E, Lee S. Electronic evaluation of the fetal heart rate. VIII. Patterns preceding fetal death, further observations. Am J Obstet Gynecol 1963; 87: 814–826.

Hon E, Lee S. Electronic evaluation of the fetal heart rate. Am J Obstet Gynecol 1963; 75: 1214.

Togo F, Takahashi M. Heart rate variability in occupational health – a systematic review. Ind Health 2009; 47: 589–602.

Vybiral T et al. Effect of passive tilt on sympathetic and parasympathetic components of heart rate variability in normal subjects. Am J Cardiol 1989; 63: 1117–1120.

Wolf MM et al. Sinus arrhythmia in acute myocardial infarction. Med J Aust 1978; 2: 52–53.

2 Die HRV als Instrument zur psychischen Gefährdungsanalyse

2.1 Gesetzliche Bestimmungen

Die Evaluierung der psychischen Belastungen am Arbeitsplatz ist seit 2013 in Österreich und Deutschland für alle Unternehmen verpflichtend (u. a. Österreich: ASchG-Novelle BGBl. I Nr. 118/2012; Deutschland: Arbeitsschutzgesetz § 4 Nr. 1). Arbeitgeber haben die Ursachen von arbeitsbedingten psychischen Belastungen, die zu Fehlbeanspruchungen führen, zu ermitteln, zu beurteilen und Maßnahmen zur Verbesserung zu treffen. Die Wirkung der getroffenen Maßnahmen ist zu überprüfen und die Maßnahmen sind erforderlichenfalls anzupassen. Die Ergebnisse der Ermittlung und Beurteilung sowie die durchgeführten Maßnahmen sind in einer geeigneten Art und Weise nachvollziehbar zu dokumentieren (§§ 4, 5, 7 ASchG). Arbeits- und Organisationspsychologen verfügen über das notwendige Know-how, um Unternehmen im Prozess der psychischen Gefährdungsanalyse erfolgreich zu unterstützen.

Unter psychischen Belastungen versteht man die Gesamtheit aller Einflüsse, die von außen auf den Menschen zukommen und auf ihn psychisch einwirken (DIN EN ISO 10 075-1). Sie ergeben sich aus den Arbeitsbedingungen, die sich in Arbeitsaufgabe, Arbeitsmittel, Arbeitsumgebung, Arbeitsorganisation und Arbeitsplatz einteilen lassen. Die unmittelbare Auswirkung der psychischen Belastung auf das Individuum in Abhängigkeit von seinen jeweiligen überdauernden und augenblicklichen Voraussetzungen, einschließlich der individuellen Bewältigungsstrategien, nennt man psychische Beanspruchung.

Belastungen sind aber nicht belastend im Sinne von krank machend, denn sie können den Einen anspornen und den Anderen überfordern. Je nachdem kann es zu unterschiedlichen Beanspruchungsfolgen kommen. Das können zum einen positive, das heißt gesundheits- und entwicklungsförderliche, und zum anderen negative, das heißt gesundheits- und entwicklungsbeeinträchtigende Beanspruchungsfolgen sein. Diese können sich dann auf psychischer und physischer Ebene sowie im sozialen Verhalten äußern.

§ 5 des ASchG schreibt die *„Beurteilung der Arbeitsbedingungen"* vor und damit die Identifizierung der psychischen Belastungen. Unerkannte psychische Belastungen führen zu langfristigen psychischen Beanspruchungen. Sie sind damit nicht nur ein Problem für den arbeitenden Menschen, der darunter leidet, sie sind auch eine große Herausforderung für das Unternehmen und letzten Endes für die gesamte Volkswirtschaft. Nicht nur Krankheiten und Ausfälle, auch das Wohlbefinden der am Arbeitsplatz anwesenden Mitarbeiter hat Einfluss auf die Qualität der Arbeitsergebnisse. Anzeichen, dass Belastungen und Anforderungen nicht mehr bewältigt werden können, sind unter anderem Konflikte am Arbeitsplatz, sinkende Motivation, schlechtes Betriebsklima, häufige Kurzabsenzen, Klagen der Beschäftigten, Suchtverhalten oder Nichteinhalten von Terminen. Gesundheitsfördernde Arbeitsbedingungen können einen wichtigen Beitrag leisten, um Gesundheitskosten zu senken und Wettbewerbsvorteile zu sichern.

2.2 Erfassung psychischer Belastungen

Zum Erfassen der psychischen Belastungen bzw. zur Gefährdungsanalyse eignen sich mehrere Methoden. Einige sind hier beispielhaft erwähnt:

Fragebögen zur Arbeitsanalyse

Durch die Befragung der Mitarbeiter entsteht ein guter Überblick über die Ressourcen und Belastungen im Betrieb. Standardisierte und gütegesicherte Verfahren bieten eine hohe Messqualität und gewährleisten die nötige Anonymität. Antworten sind immer subjektiv gefärbt. Das Phänomen der sozialen Erwünschtheit kann Verzerrungen der Resultate hervorrufen.

Beobachtungsverfahren bzw. -interviews

Ziel ist die Beobachtung der Tätigkeiten/Arbeitsplätze durch fachkundiges oder geschultes Personal zur Einschätzung von Belastungsrisiken. Beobachtungsverfahren werden idealerweise durch Kurzinterviews mit den betroffenen Mitarbeitern ergänzt. Das Vorgehen lässt sich individuell an die betrieblichen Anforderungen anpassen und ermöglicht oft die schnelle Ableitung zielorientierter Maßnahmen. Der Zeitaufwand der Erhebung kann beträchtlich sein.

Gesundheitszirkel

In Workshops erheben Mitarbeiter und Führungskräfte gemeinsam Belastungsschwerpunkte und Ressourcen. Ein externer Moderator führt durch den Workshop. Darin werden gemeinsam Verbesserungsvorschläge entwickelt und Entlastungsmaßnahmen initiiert.

Gruppeninterviews

Gruppeninterviews eignen sich, um qualitative Informationen zu den Belastungen am Arbeitsplatz zu definieren und Maßnahmen abzuleiten.

HRV-Messungen

Die HRV eignet sich, um interessierten Mitarbeitern Aussagen zu ihrem Gesundheitszustand mit personalisierten Empfehlungen zur Verbesserung zu geben. Das Unternehmen profitiert von der Förderung und Verbesserung der Gesundheit seiner Mitarbeiter. Größere Unternehmen können HRV-Messungen zur Erhebung von psychischen Belastungen einsetzen. Aggregierte und anonymisierte Reports geben Auskunft über Belastungsschwerpunkte im Unternehmen. Man kann sie zur Planung von Präventionsmaßnahmen verwenden. Der Einsatz der HRV-Methode wird für die Arbeitsmedizin empfohlen:

„Die Praxistauglichkeit der Hf und von HRV-Analysen im Rahmen von Felduntersuchungen an Arbeitsplätzen ist erwiesen. Die Analysen können für verschiedene Fragestellungen zielführend eingesetzt werden, wenn die methodischen Anforderungen erfüllt sind. Unter diesen Voraussetzungen können sie nicht nur Forschungseinrichtungen, sondern auch praktizierenden Arbeitsmedizinern und Betriebsärzten empfohlen werden, zumal kardioassoziierte Aspekte in der modernen Arbeitsmedizin im Rahmen des Wandels der Arbeitswelt und der demografischen Situation der Erwerbstätigen in Deutschland eine zunehmend größere Bedeutung erlangen." (Quelle: 002/042 – S2k-Leitlinie: Nutzung der Herzschlagfrequenz und der Herzfrequenzvariabilität in der Arbeitsmedizin und Arbeitswissenschaft. Aktueller Stand: 06/2014).

2.3 HRV und psychische Belastungen

Bei psychischen Belastungen werden Veränderungen in der HRV sichtbar. Sie können als Indikatoren herangezogen werden, da sie eine Möglichkeit bieten, die vegetative Balance zu beschreiben (Backs et al., 1994; van Amelsvoort et al., 2000).

Auch zum Erfassen von psychophysischen Zuständen und Einschränkungen der Adaptions- und Anpassungsfähigkeit lässt sich die HRV in der psychischen Gefährdungsbeurteilung einsetzen. Vor allem RMSSD, SDNN, LF und HF eignen sich für Rückschlüsse.

So ist bei Depressionen (van der Koy et al., 2006; Birkhofer et al., 2005), mentalem Stress (Hjortskov et al., 2004), Bluthochdruck (Ruediger et al., 2004), Angststörungen (Chalmers et al., 2014) und Panikstörungen (Birkhofer et al., 2004; McCraty et al., 2011) eine reduzierte HRV erkennbar. Sie äußert sich in einer erhöhten sympathischen Kontrolle der HRV und einem reduzierten vagalen Tonus.

Der Low Frequency Bereich als Ausdruck sympathischer Aktivität gilt als Indikator für kognitiv und emotional gefärbte mentale Beanspruchbarkeit (Nickel & Nachreiner, 2003; Ruediger et al., 2004). Eine gesteigerte Vagusaktivität ist ein Anzeichen für Müdigkeit (Jouanin et al., 2004), eine reduzierte parasympathische Aktivität Zeichen von mentalem Stress (Ruediger et al., 2004; Hjortskov et al., 2004) und eine erhöhte Sympathikusaktivität, verbunden mit einem Rückgang des Vagus, ein Zeichen von Anspannung (Jiao et al., 2005).

Die folgenden zwei Bilder zeigen den Unterschied in der HRV zwischen einem 47-jährigen Mann mit Depression und einem 49-jährigen leistungsstarken Arbeitnehmer (Abb. 3.2 und 3.3).

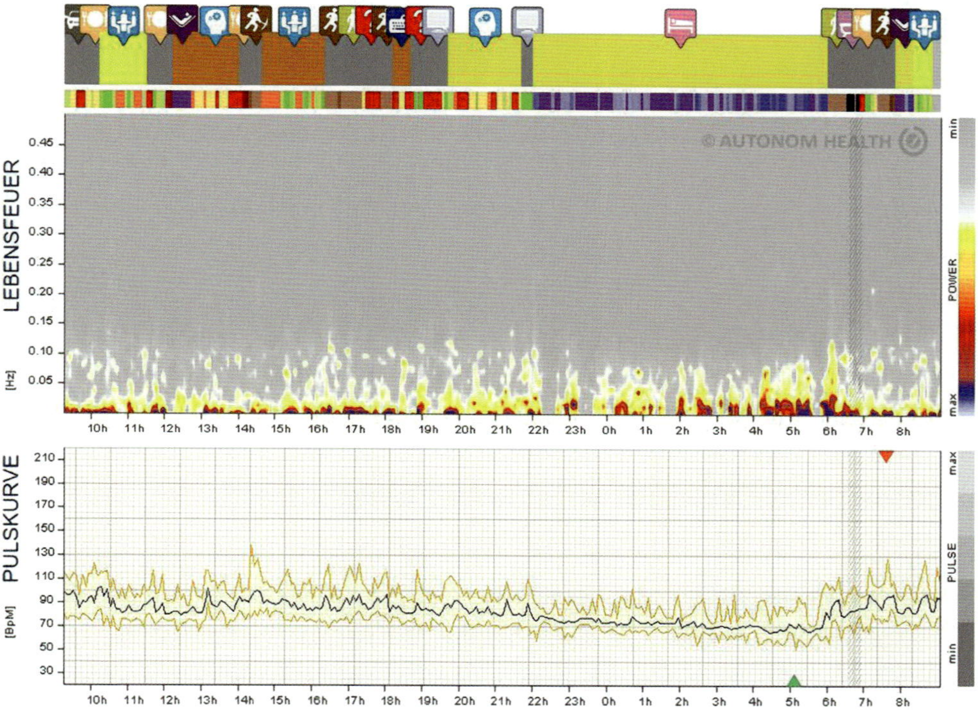

Abb. 3.2 Männlich, 47 Jahre, Depressivität, Schlafstörung (Quelle: Autonom Health®, 2016).

In der Abbildung 3.2 wird das HRV-Spektrogramm eines 47-jährigen Mannes mit dem klinischen Bild einer Depression und Schlafstörung dargestellt.

Auf den ersten Blick fällt ein kaum vorhandenes Lebensfeuer ins Auge. Weder ein starkes Farbspektrum, noch Höhe oder Dichte sind vorhanden. Der Schlaf bringt keine Erholung mehr. Sowohl untertags als auch nachts liegt seine Herzrate in einem sehr ähnlichen, hohen Bereich.

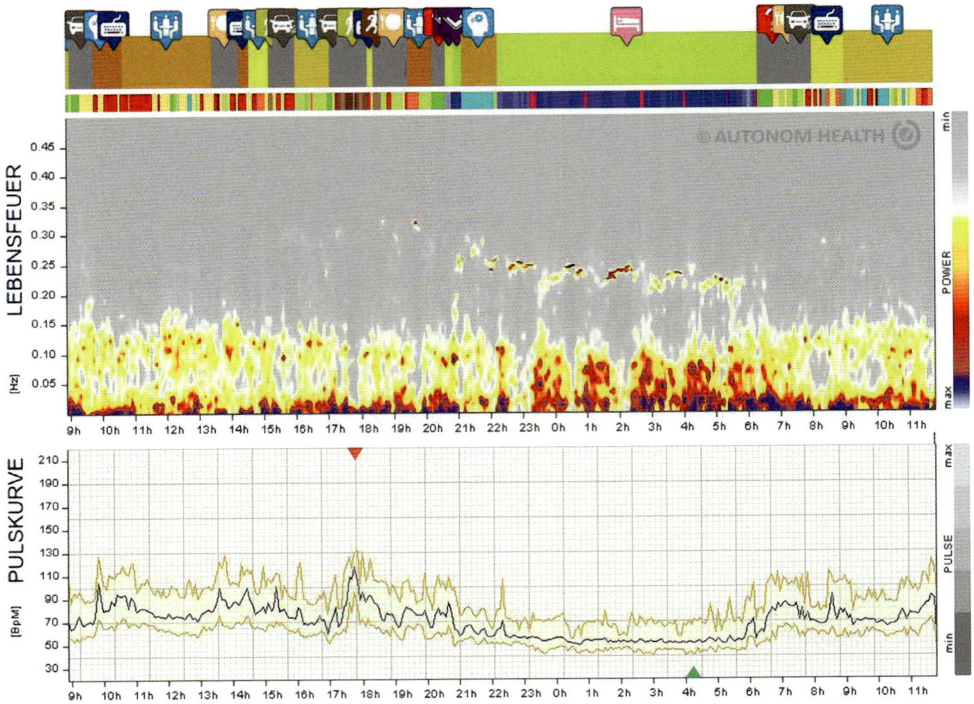

Abb. 3.3 Männlich, 49 Jahre, leistungsstarker Arbeitnehmer (Quelle: Autonom Health®, 2016).

Die Abbildung 3.3 zeigt das HRV-Spektrogramm eines 49-jährigen, leistungsstarken Arbeitnehmers. Sofort sind die kräftigen Farben, Höhe und Dichte erkennbar, die für eine ausgezeichnete Vitalität sprechen. Ein Hochflammen während geistiger Aktivitäten zeigt, wie gut dieser Mann während seiner Arbeitszeit performt.

Die HRV ist in der betrieblichen Gesundheitsförderung zur Evaluierung der physischen und psychischen Gesundheit einsetzbar. Sie schließt damit den Kreis zwischen subjektiv emotionalen Daten, erhoben durch Mitarbeiterbefragungen, und objektiv allgemeinen Daten, gewonnen aus Systemkennzahlen, durch medizinisch objektive Daten. Sie eignet sich zur Verhaltensprävention, indem Krankheiten behandelt werden können und Gesundheit ausgebaut werden kann, und unterstützt bei der Evaluierung durchgeführter Maßnahmen.

Es werden nicht nur Belastungen erkannt, sondern auch jene Ressourcen, die gesunde Mitarbeiter besitzen, um lange leistungsfähig im Unternehmen zu bleiben. Mit der HRV werden alle wirksamen Einflüsse auf das Individuum im (Berufs-)Alltag direkt und ungefiltert erfasst. Psychosoziale Interaktionen oder Arbeitsgestaltung zeigen große Chancen auf, um Mitarbeitergesundheit zu erkennen und zu fördern.

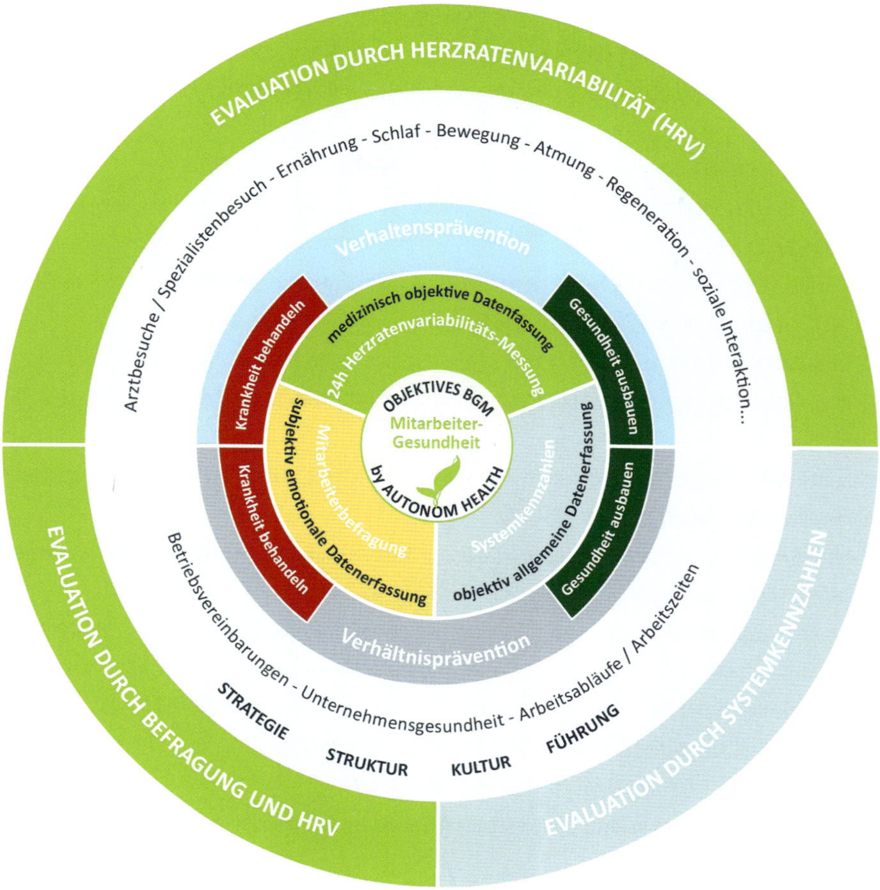

Abb. 3.4 Einsatz der HRV zur Evaluierung im BGM (Quelle: Autonom Health®, 2015).

Einsatzmöglichkeiten der HRV:

- objektive Beurteilung von Gefahren und Ressourcen
- Identifizierung von betrieblichen Belastungsschwerpunkten
- individuelle physische und psychische Beanspruchungsanalyse
- Evaluation arbeitsmedizinischer, gesundheitsbezogener und präventiver Interventionen
- valide Gesundheitsinformationen für HR-Verantwortliche, Betriebsärzte, BGF/BGM Dienstleister

Literatur

Backs RW, Ryan AM, Wilson GF. Psychophysiological measures of workload during continuous manual performance. Hum Factors 1994; 36: 514–531.

Birkhofer A, Schmidt G, Förstl H. Heart and brain – the influence of psychiatric disorders and their therapy on heart rate variability. Fortschr Neurol Psychiatr 2005; 73: 192–205.

Chalmers JA et al. Anxiety disorders are associated with reduced heart rate variability: A meta analysis. Front Psychiatry 2014; 11: 80.

Gollner E, Stahl HK, Schnabel F. Betriebe gesund managen. Haufe: Freiburg. 1. Auflage, 2020.

Hjortskov N et al. The effect of mental stress on heart rate variability and blood pressure during computer work. Eur J Appl Physiol 2004; 92: 84–89.

Jiao K et al. Synthetic effect analysis of heart rate variability and blood pressure variability on driving mental fatigue. Sheng Wu Yi Yue Gong Cheng Yue Za Zhi 2005; 22: 343–346.

Jouanin JC et al. Analysis of heart rate variability after a ranger training course. Mil Med 2004; 169: 583–587.

McCraty R et al. Analysis of twenty-four hour heart rate variability in patients with panic disorder. Biol Psychol 2001; 56: 131–150.

Nickel P, Nachreiner F. Sensitivity and diagnosticity of the 0,1 Hz component of heart rate variability as an indicator of mental workload. Hum Factors 2003; 45: 575–590.

Ruediger H et al. Sympathetic and parasympathetic activation in heart rate variability in male hypertensive patients under mental stress. J Hum Hypertens 2004; 18: 307–315.

Sammito S et al. Leitlinie Nutzung der Herzschlagfrequenz und der Herzfrequenzvariabilität in der Arbeitsmedizin und der Arbeitswissenschaft. AMWF online. Das Portal der wissenschaftlichen Medizin 06/2014: http://www.awmf.org/uploads/tx_szleitlinien/002-042l_S2k_Herzschlagfrequenz _Herzfrequenzvariabilit %C3%A4t_2014-07.pdf.

Van Amelsvoort LG et al. Occupational determinants of heart rate variability. Int Arch Occup Environ Health 2000; 73: 255–262.

Van der Kooy KG et al. Differences in heart rate variability between depressed and non depressed elderly. Int J Geriatr Psychiatry 2006; 21: 147–150.

3 Die HRV im Sport

„Wir besteigen Gipfel, weil wir sie lieben.
Wir lieben die Orte, an die sie uns bringen.
Und wir lieben es, unterwegs etwas über uns selbst zu lernen."
Ed Viesturs

Dies ist ein Zitat, das Seppi Neuhauser aus dem Kleinwalsertal gerne verwendet. Er war Triathlon-Staatsmeister, WM-Teilnehmer und ist höchst erfolgreicher Bergläufer und Trainer. Die HRV ist für ihn ein Schlüsselinstrument in der Betreuung zahlreicher Weltklasseathleten. Dank seiner großen Expertise und mit seiner Unterstützung konnte das folgende Kapitel verfasst werden.

Trainieren macht stark, mehr zu trainieren macht stärker, zu viel zu trainieren bedeutet jedoch, zu viel Zeit in zu wenig Erfolg zu investieren. Im schlimmsten Fall „schießt" sich der Athlet sogar selbst ab. Trainiert man allerdings zu wenig, läuft man Gefahr, die eigenen Leistungsgrenzen nicht gewinnbringend auszuschöpfen. Die Balance zwischen Aufwand und Erfolg zu halten ist also keine leichte Aufgabe. Sie ist jedoch durch die clevere Nutzung der HRV besser und einfacher steuerbar als mit anderen Methoden.

3.1 Welche HRV-Parameter sind für den Einsatz im Sport wichtig?

Total Power (TP)

Die Total Power definiert die Summe der in Millisekunden gemessenen Variabilität zwischen allen Herzschlägen eines Messzeitraums. Je höher der Wert ist, umso besser. Die Total Power ist das Potenzial, das für Leistung zur Verfügung steht. Jegliche Anpassung sowie die generelle Verbesserung der Anpassungsfähigkeit spiegelt sich in der Total Power wider. Das Ziel jeden Trainings muss folglich auch sein, die Total Power reaktiv zu steigern.

Die Stärken und Schwächen einzelner Teilfrequenzbereiche der Total Power können dabei als Grundlage bzw. Zielrichtung gewertet werden, wie im Abschnitt „HRV-Archetypen: Interventionen auf Basis der drei Frequenzbereiche" (siehe S. 145) dargestellt wird.

Die TP ist für Seppi Neuhauser wie ein Trichter. Jede Belastung, egal ob im Sport oder Alltag, zwingt uns in den Schlot (hier ist unser inneres Milieu eingeengt). Es muss unser Ziel sein, so schnell wie möglich den Rand des Trichters zu erreichen, wo unser Milieu wieder Spielraum hat. So entsteht auch das Open Windows Prinzip: reduzierte HRV (Schlot) = geschwächtes Immunsystem und man ist offen für Infekte.

Neurophysiologische Belastung (NPB)

Ökonomisierung des Systems

Sie misst die Wirkung aller das Training beeinflussenden Faktoren auf die kardiorespiratorische Leistung im Ausdauerbereich und erfasst dabei sowohl physische als auch mentale Einflüsse. Die Annahme „Ich war im Kopf nicht frei!" ist somit messbar geworden!

Ein Sportler, der z. B mit 130 Puls trainiert und im Kopf frei von stressigen Gedanken ist, wird eine höhere TP aufweisen als der gleiche Sportler mit identischem Puls, den stressige Gedanken bei der Trainingseinheit begleiten.

Folgende Werte definieren die neurophysiologische Belastung:

< 0: unterschwellig → regenerationsfördernd
0–30: Funktion erhaltend → stabilisierend
30–95/100: Funktion fördernd → trainingswirksam
> 95/100: möglicherweise zu hohe Belastung → Overreaching

Die angeführte Einteilung hat sich im Trainingsalltag bei Ausdauersportlern bestens bewährt. Zu beachten ist, dass die NPB ausschließlich zur Beurteilung der Trainingseinheit selbst unter Einbeziehung der sogenannten Dynamik C zweckentsprechend ist.

Im Leistungssport kann, je nach Erfahrung, eine höhere Einteilung vorgenommen werden:

< 20 → regenerationsfördernd
20–60/70 → stabilisierend
60/70–110 → trainingswirksam
>110 → bewusste Grenzbelastung

Dieser Parameter ist nur bei Ausdauerbelastungen aussagekräftig, da die Erhöhung der Herzfrequenz und die noch vorhandene Totale Power miteinbezogen werden.

Beispiel eines Läufers, der die Trainingseinheit mithilfe der NPB analysiert und erfahren möchte, ob die Gesamtbelastung gerechtfertigt ist.

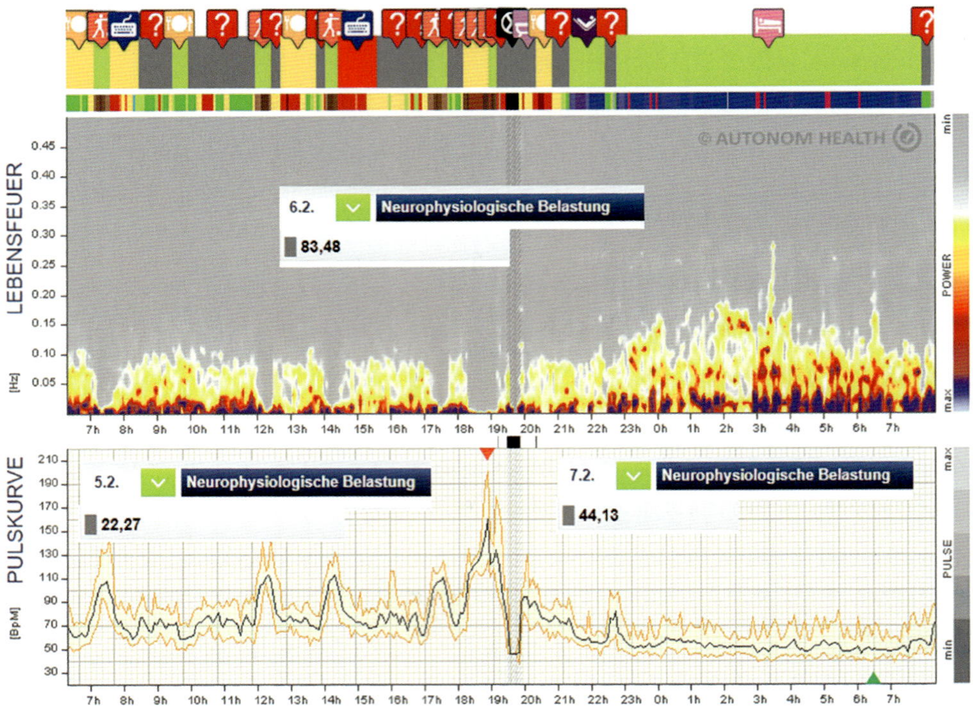

Abb. 3.5 5.2. Aufwärmen, 6.2. Hauptteil der sportlichen Belastung, 7.2. Ausklang (Quelle: Autonom Health®, 2021)

Welche Impulse kann ich dem Sportler, je nach NPB-Wert, mitgeben?

Wenn die Belastung (NPB) *über der Vorgabe* liegt:

- Subjektive Wahrnehmung
- STEP und RSA
- Strecke und RSA
- Aktivitäten/Belastungen vor dem Training beachten
- Blick in die Trainingsdetails

Liegt der Sportler mit der Trainingsbelastung *unter der Vorgabe:*

- Subjektive Wahrnehmung
- Energiestatus hinterfragen, LF-Bereich ansehen
- Überlastungen ausschließen
- Aktivitäten/Belastungen vor der Belastung beachten
- Blick in die Trainingsdetails

Dynamik C (Dyn. C)

Regeneration beginnt bereits unmittelbar mit der Beendigung des Trainingsreizes. Um diese Tatsache zu würdigen und messen zu können, wurde die Dynamik C eingeführt, ein einfacher, aussagekräftiger und vor allem auch edukativer Parameter, dem als leitender Gedanke die Verbesserung der Leistung durch Steuerung der Regeneration als Schlüssel zum Erfolg zugrunde liegt.

Die Basis für die Berechnung der Dynamik C für eine Trainingsstunde liefert neben der mittleren Herzrate dieser Trainingseinheit auch die Differenz der mittleren Herzraten einer Stunde VOR dem Training und einer Stunde NACH dem Training.

Bei Werten von +/-10 BpM ist die Regeneration noch ausreichend gegeben, kann aber mit hoher Wahrscheinlichkeit durch bewusste Maßnahmen noch verbessert werden. Liegt die Dynamik C höher als 10 BpM, sollte ein Schwerpunkt auf das Training von Erholung und Entspannung gelegt werden. Bei Werten bis 5 BpM kann von optimaler Down-Regulation gesprochen werden.

Ein Anstieg der Dynamik C allein beweist keine Überlastung und kann eine normale Stressreaktion auf eine gewollte Kurzbelastung oder einen intensiven Trainingsreiz darstellen. Man kann aber anhand von Verlaufswerten sehr schön die Wichtigkeit der Regeneration und die Frische des Sportlers sehen.

Die Dynamik C zeigt dem Sportler, dass ein gezieltes Cool-down entscheidend für die nachfolgende Regeneration ist.

Optimale Nachbereitung eines Sportlers:

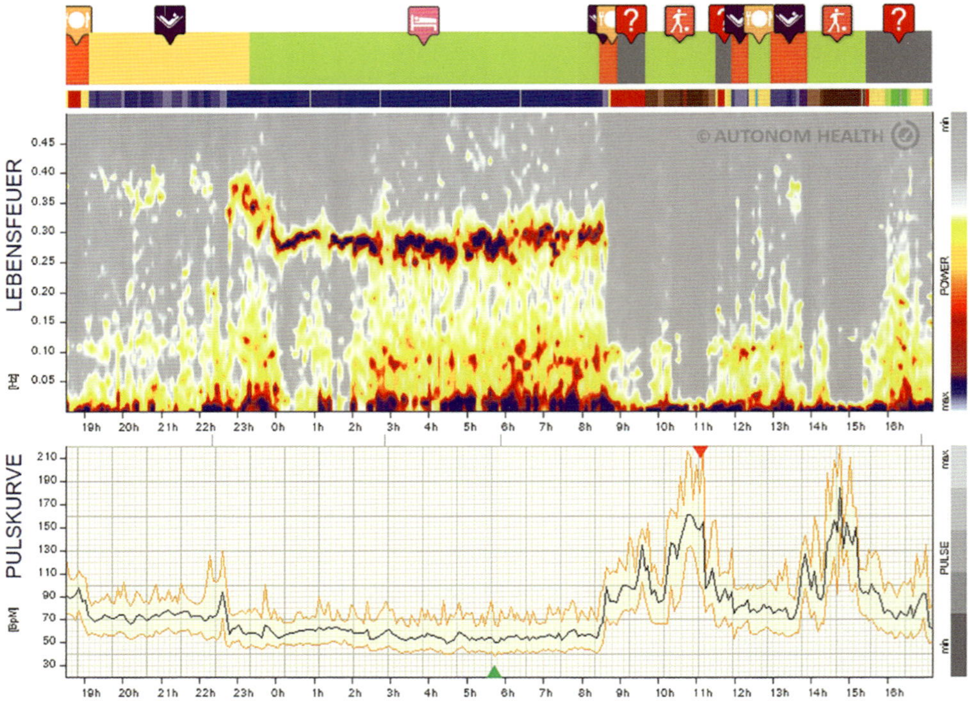

Abb. 3.6 Aktivität nach Sporteinheit (Quelle: Autonom Health®, 2021)

Welche Impulse kann ich dem Sportler, je nach Dynamik C-Wert, geben?

Für die Regenerationseinleitung sollten immer die Belastungen/Aktivitäten vor und nach dem Training berücksichtigt werden.

Folgende Impulse werden gegeben, wenn die Dynamik C in einem erhöhten Bereich über 20 liegt.

- NPB vom Training einsehen und Soll-Trainingsbelastung vergleichen
- STEP-Wert & RSA sowie Schlaf miteinbeziehen
- Trainingseinheit verkürzen/differenzieren, um Regeneration einzuleiten

Der Schlüssel zu Vitalität und Erfolg ist die Regeneration.

Wichtig ist, dass auch die Belastungszeit vor und nach dem Training mitgemessen wird, da die Belastungszeit ein wichtiger Faktor für die Berechnung der Dynamik C ist.

- Zeit (Trainingsdauer)/mittlere Herzrate vor dem Training
- Zeit (Trainingsdauer)/mittlere Herzrate nach dem Training

Respiratorische Sinusarrhythmie (RSA)

Sie zeigt die respiratorische Anpassung auf Reize und korreliert mit Verarbeitungsprozessen von Trainingsreizen (Laktat). Wenn die RSA in der Nacht sinkt, können dem Organismus intensivere Reize zugemutet werden, da die Atmung in der Nacht ökonomisch verläuft. Steigt die RSA, ist eine Überlastung des kardiopulmonalen Systems gegeben und die Anpassung in der Nacht läuft hinterher.

Die RSA ist ein Optimierer von Trainingsphasen, da sie langsam reagiert. Man kann hier in verschiedenen Phasen/Zyklen das Training optimieren.

Liegen die Mittelwerte von durchschnittlicher Herzrate und Atemfrequenz im Schlaf in einem ganzzahligen Verhältnis, ist dies als guter Hinweis zu werten, dass sich das kardiopulmonale System – und das von ihm beeinflusste rhythmische Gesamtsystem Organismus – im wahrsten Sinn des Wortes „in Ordnung" befindet.

Der im Idealfall in einer Flatline verlaufende Puls-Atem-Quotient (QPA) ist am besten in einer speziellen Grafik ablesbar. Die Korrelation der Mittelwerte von Atem- und Herzfrequenz kann aber auch in Form einer einfachen Berechnung erfasst werden, z. B. RSA = 0,25 Hz x mittlere Herzrate im Schlaf von 60 BpM ergibt den Wert 15. Welche wichtigen Informationen so gewonnen werden können, zeigt folgendes Beispiel.

Um das Training über das Pulmonale System schneller zu kontrollieren, gibt es die Möglichkeit einer einfachen Rechnung. Hier werden die kardiopulmonalen Reize miteinbezogen:

Berechnung AF/HR-Korrelation: Das Beispiel bezieht sich auf eine Messung mit einer RSA von 0,25 Hz und einer mittleren Herzrate in der Nacht von 45,10.

$$0{,}25\ \text{Hz} \times 45{,}10 = 11{,}275$$

Ist die AF/HR-Korrelation höher als die Baseline, zeigt dies eine pulmonale Reaktion. Dieser Wert korreliert mit der RSA und gibt das gleiche, nur sensibler, wieder.

Beispiel Pulmonale Anpassung

Vorbereitung für den Berglauf auf den Elbrus (5.642 m) mit einem Höhenzelt

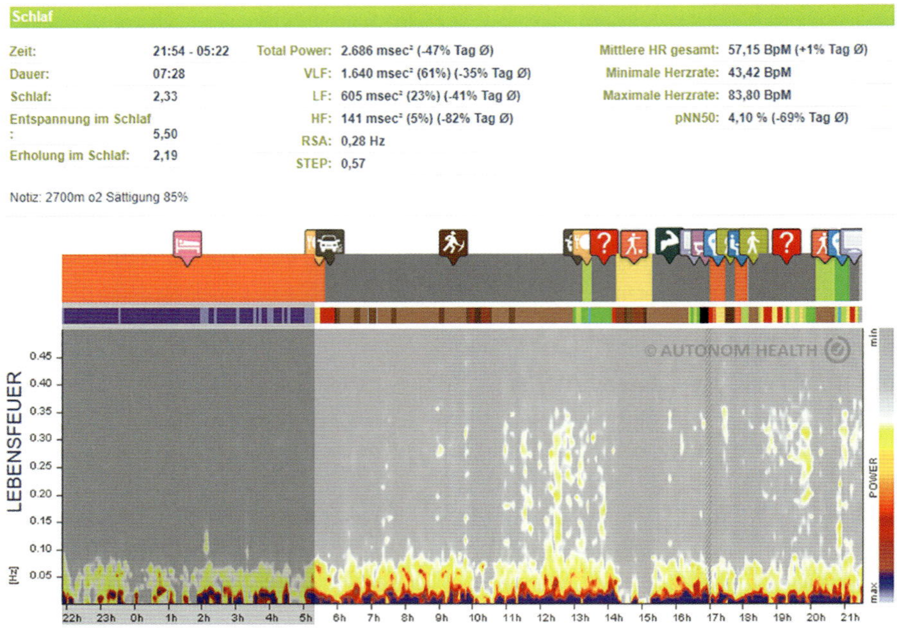

Abb. 3.7 Beginn der Vorbereitung AF/HR-Korrelation 16,002 (0,28 Hz x 57,15 Bpm) (Quelle: Autonom Health®, 2021)

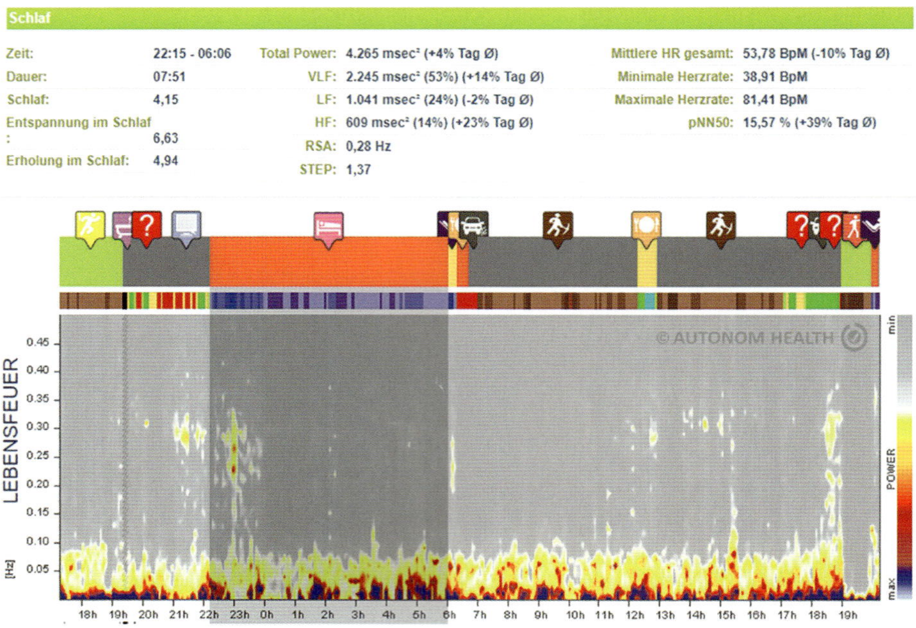

Abb. 3.8 14 Tage später AF/HR Korrelation 15,06 (0,28Hz x 53,78 Bpm) (Quelle: Autonom Health®, 2021)

Messung in derselben Nacht, mit und ohne Zelt

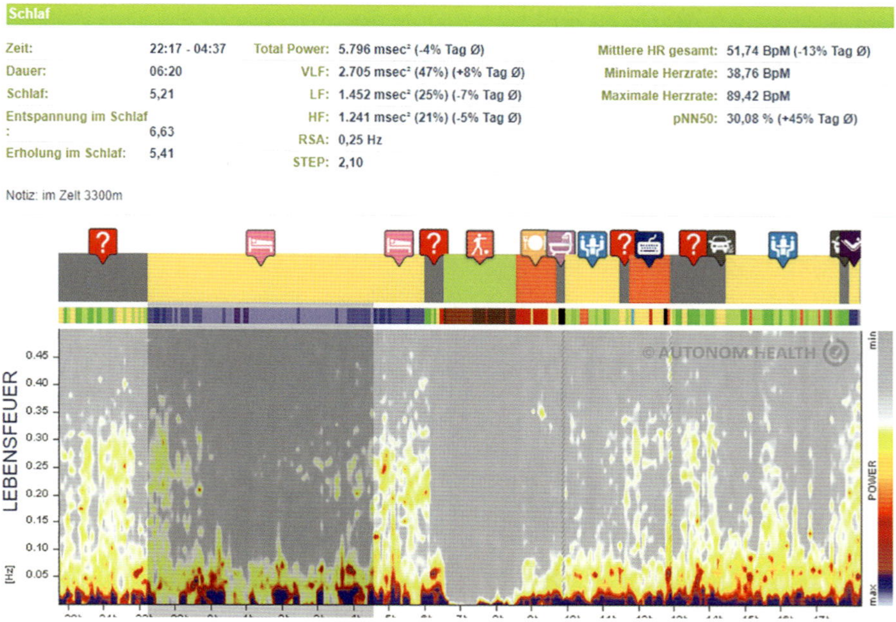

Abb. 3.9 AF/HR-Korrelation 12,935 (0,25 Hz x 51,74 Bpm) (Quelle: Autonom Health®, 2021)

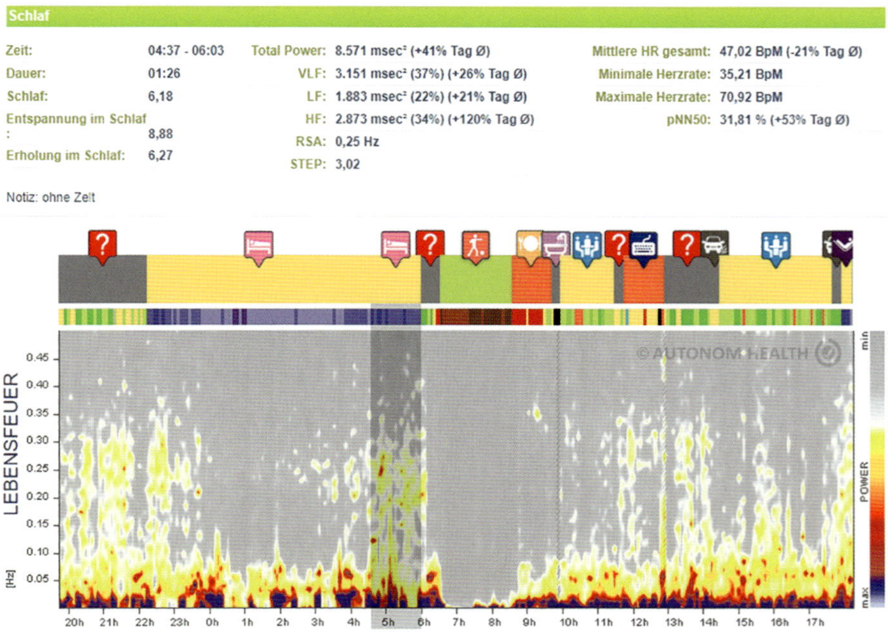

Abb. 3.10 AF/HR-Korrelation 11,755 (0,25 Hz x 47,02 Bpm) (Quelle: Autonom Health®, 2021)

Wettkampftag, Schlaf in der Ortschaft Azau auf 2.500 m

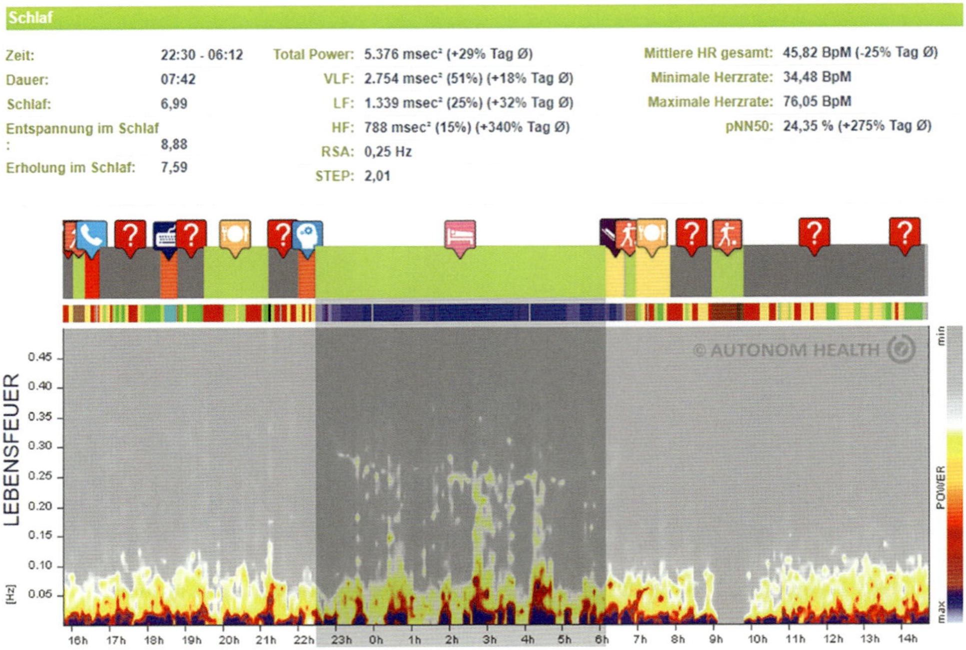

Abb. 3.11 AF/HR-Korrelation 11,455 (0,25 Hz x 45,82 Bpm) (Quelle: Autonom Health®, 2021)

Übersicht des Verlaufs der AF/HR-Korrelation und pulmonalen Anpassung

27.02. 12,42 1.200 m

23.03. 16,00 2.700 m

11.04. 15,06 3.500 m

19.04. 10,73 ohne

04.05. 11,45 1. Wettkampftag

19.05. 10,75 2 Wochen nach Elbrus

„Das Leben wird nicht gemessen an der Zahl der Atemzüge,
sondern an den Orten und Momenten, die uns den Atem rauben"

Maya Angelou, Amerikanische Schriftstellerin

Welche Impulse kann ich dem Sportler, je nach kardiopulmonalem Wert, mitgeben?

Wenn RSA & AF/HR steigen, wird im Sinne einer pulmonalen Ermüdung die Intensität reduziert.

Wenn RSA & AF/HR sinken, wird im Sinne einer Ökonomisierung die Intensität erhöht.

Erhöht sich der Wert, sollten immer das Belastungsprotokoll, die Vorbelastung, die NPB und Dynamik C berücksichtigt werden.

Sinkt der Wert, sollten Vorbelastung, NPB und die Herzfrequenzen in der Nacht im Auge behalten werden.

Stress-Erholungs-Parameter (STEP-Wert)

Dieser Wert muss übergeordnet bewertet werden, da hier alle bewusst und unbewusst wirksamen Stressoren der 24-Stunden-Messung einfließen und der Qualität der Regeneration während der Nacht gegenübergestellt werden.

- Werte unter 1 sind sehr stressdominant
- bei 1–1,5 ist die Balance gegeben
- ab 1,5 überwiegt die Entspannung und Erholung
- je höher der Wert, desto effektiver ist die Regeneration in der Nacht

Es kann durchaus sein, dass ein Training sehr effektiv ist, der STEP-Wert jedoch im unteren Bereich liegt. In einem solchen Fall muss der Alltag als Langzeitstressor beachtet werden. Und genau hier liegen für den Sportler oft entscheidende Hebel, um durch Anpassungen im Leben neben dem Sport die Leistung zu optimieren.

Anpassung von Be- und Entlastung, Parasympathikus und das Herzkreislauf-System beeinflussen den STEP-Wert.

Deshalb ist der Wert für alle Belastungen aussagekräftig und für die Impulssteuerung übergeordnet zu betrachten. Dieser Wert zeigt jegliche Belastung, egal ob physisch oder psychisch, an. Er wird nur in der Aktivität „Schlaf“ angezeigt, denn dies ist die wertvollste Regenerationszeit in unserem Leben.

Die Frequenzbereiche HF/LF/VLF

In der Analyse der Frequenzbanden liegt sehr viel Potenzial, um Reserven bei einem Sportler auszuloten. Der Sportler sollte auf den drei gesunden Säulen der Frequenzbänder von HF/LF/VLF aufbauen, die im Idealfall in einem harmonischen Verhältnis zueinander stehen. Forschungen zu diesem sehr neuen Aspekt der HRV im Sport laufen.

Beispiel des STEP-Wertes an einem Operationstag

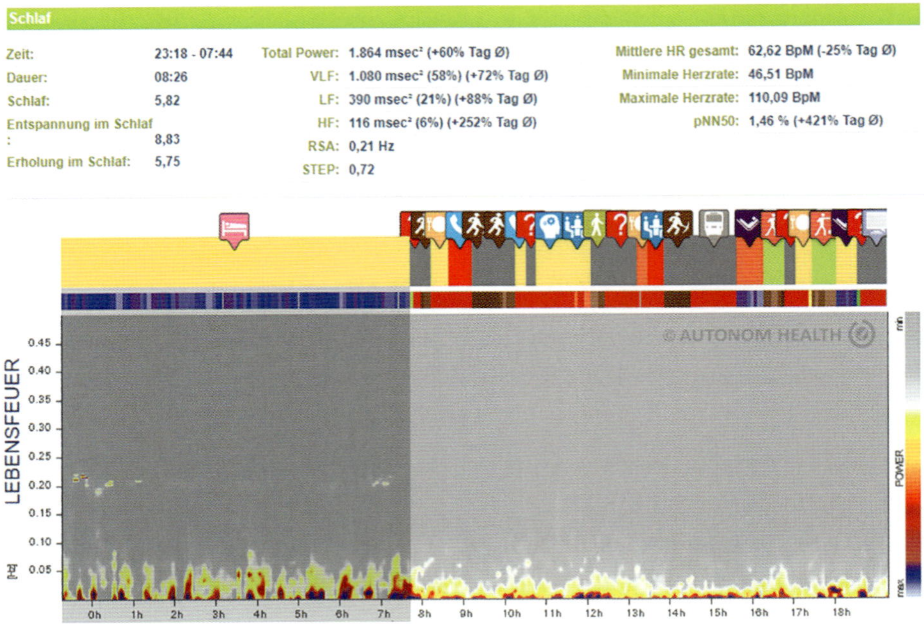

Abb. 3.12 Vor der OP mit starken Schmerzen liegt der STEP-Wert bei 0,72 (Quelle: Autonom Health®, 2021)

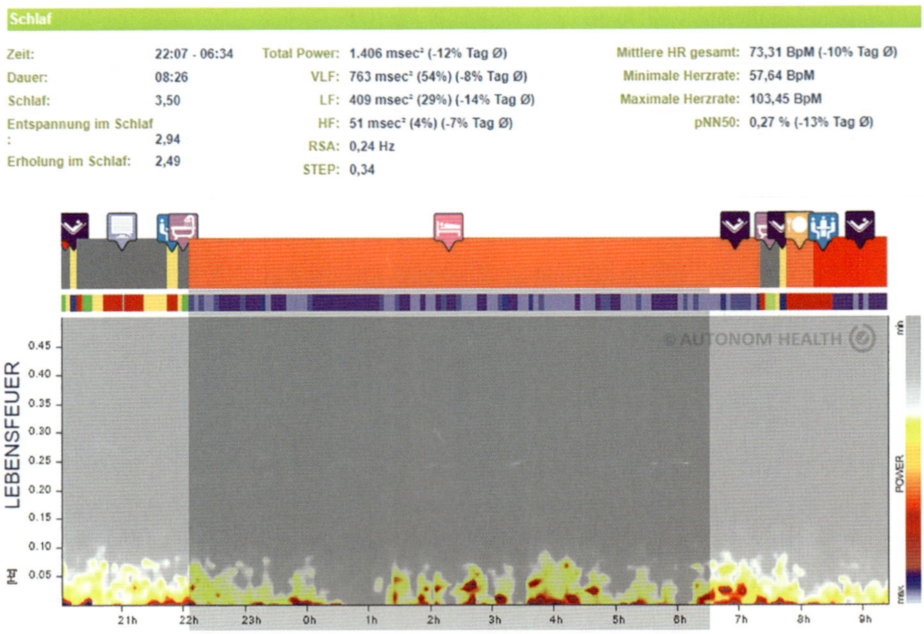

Abb. 3.13 Nach der OP liegt der STEP-Wert bei 0,34 (Quelle: Autonom Health®, 2021)

Welche Impulse kann ich dem Sportler, je nach STEP-Wert, mitgeben?

Liegt der STEP Wert unter 1,0:

- Schwerpunkt: bewusste Ruhe
- Alltag und Training mit allen Parametern überdenken
- Schlafhygiene
- Entspannungstechniken, Atemübungen

Liegt der STEP Wert zwischen 1,0 und 1,5:

- Dynamik A, Vagus, Herzrate in der Nacht berücksichtigen
- gezieltes Regenerationsprogramm
- kurze, nicht zu energieraubende Belastungen setzen

Liegt der Wert über 1,5 sind alle Herausforderungen offen:

- trotzdem Kontrolle der Parameter und Aktivitäten

Zusammenspiel des STEP & NPB

Hoher STEP und hohe NPB:

- Alltag und das Umfeld des Sportlers berücksichtigen
- Soll-Ist-Vergleich des Trainings

Niedriger STEP und niedrige NPB:

- Alltag ist im Grenzbereich
- Training wird unwirksam

Niedriger STEP und hohe NPB:

- Gefahr der Überlastung
- Alltag verlangt viel Energie
- Soll-Ist-Vergleich des Trainings
- Trainingsbelastungen überdenken
- Substanz im Alltag kann die Reize nicht mehr kompensieren

3.2 Die Phasen der Betreuung

„Erfolg ist eine Treppe, keine Tür."

Dottie Walters

Für Seppi Neuhauser gibt es drei Phasen in der Arbeit mit der HRV und dem Sportler.

- Erstellung der Baseline: Die Baseline ist das Fundament und schafft die Ausgangbasis für alle Bewertungen. Sie sollte ca. 5–10 HRV-Messungen an Trainings- und Ruhetagen erfassen.
- Trainingsbegleitende Phase: Trainingsoptimierung und -analyse der geeigneten Trainingsmethoden.
- Optimierungsphase: Balance von Belastung und Entlastung schaffen.

1. Baseline

Um ein breites Spektrum vom Sportler zu erhalten, sollten in jeder Trainingsmethodik, aber auch in Ruhephasen, HRV-Messungen durchgeführt werden.

pNN50 %	HF	min. HR	AV HR	TP mesc`2	RMSSDmsec
46,63	29,59	44	57,34	11215	74,78
51,9	36,4	46	61,66	11440	79,33
52,68	35,09	43	57,09	13576	86,37
47,71	39,9	45	59,74	8964	74,77
50,45	41,89	46	65,29	11980	76,82
47,26	28,31	40	64,67	12589	79,71
56,12	34,23	41	55,25	14444	97,62
51,25	36,7	43	56,2	12763	82,82
48,83	31,9	41	57,53	12278	80
46,36	39,05	44	62,29	10290	71,89
43,84	31,17	47	64,82	9469	69,15
47,12	36,29	45	59,12	8632	74,26
53,45	34,47	40	55,03	12068	95,39
50,32	44,48	40	51,81	15298	84,76
53,41	44,99	44	65,08	11688	85,35
51,34	40,31	43	65,87	12642	79,43
47,74	33,74	44	59,3	12782	74,63
53,14	34,42	41	58,63	11800	88,34
46,43	29,37	43	56,33	10833	75,93
52,57	52,97	45	58,36	15638	81,61
44,42	33,34	44	59,8	10014	71,84
45,4	27,94	43	56,33	10883	73,11

Abb. 3.14 Auflistung der HRV-Daten in der Nacht eines Sportlers. Sie dienen als Baseline für die darauffolgenden Messungen in der trainingsbegleitenden Phase (Quelle: Seppi Neuhauser, 2016).

2. Trainingsbegleitende Phase

In dieser Phase werden verschiedene Trainingsmethoden, Aufwärmphasen und alles, was zum Sportalltag dazu gehört, miteinbezogen. So kann auf gewisse Muster reagiert werden, um das Effektivste für den Sportler herauszuholen. Energiesparen außerhalb des Trainings ist angesagt.

	RSA	pNN50 %	Step	min. HR	AV HR	TP mesc`2	RMSSDmsec	Bemerkung
21.07.2015	→ 0,22	43,5	↓ 1,86	39	→ 56,53	8546		Daheim Kontrollm.
11.08.2015	↓ 0,21	60,03	↑ 3,78	36	↓ 49,9	13206		Kontrolle nach Trainingsbeginn
07.09.2015	→ 0,22	43,23	↓ 1,71	39	→ 55,9	8788		Kontroll nach harter Trphase
19.09.2015	↓ 0,21	33,48	↓ 1,31	41	↑ 61,99	8272		Kontrolle vor TL Ruhetag
10.10.2015	→ 0,23	39,58	↓ 1,74	39	→ 58,2	7983		Kontrolle nach Grippe
12.10.2015	↓ 0,21	34,68	↓ 1,65	42	↑ 59,5	7869		Kontrolle nach Grippe
20.10.2015	→ 0,22	45,68	↓ 1,87	40	→ 58,52	9128		LG Dachstein
25.10.2015	→ 0,22	35,72	↓ 1,46	42	↑ 60,66	8178		Kontrolle n. LG
12.11.2015	→ 0,23	27,38	↓ 1,26	40	↑ 63,85	6518		Kontrolle LG Livingo
28.11.2015	→ 0,23	38,01	↓ 1,35	43	↑ 60,9	7866		1 T. nach Livingo
02.12.2015	→ 0,22	35,26	↓ 1,72	41	→ 58,12	8058		3 T. nach Livingo u. vor Seefeld
07.12.2015	→ 0,23	38,46	↓ 1,83	40	→ 56,98	8373		Kontrolle vor WC Davos
26.12.2015	→ 0,23	39,27	↓ 1,88	40	→ 56,51	9045		Vor Tour de Ski
09.01.2016	↑ 0,24	42,21	↓ 1,76	40	→ 56,23	7807		Kontrolle nach Tour de Ski
19.01.2016	→ 0,23	31,83	↓ 1,54	42	↑ 59,58	6566		3 Tage nach WC
		40,66		39,7	→ 57,6845	8602		

Abb. 3.15 Darstellung der HRV Daten/Nacht (Quelle: Seppi Neuhauser, 2016).

In Abbildung 3.15 werden in der trainingsbegleitenden Phase Belastungen und Anpassungsfähigkeiten zugeordnet und konkrete Empfehlungen gegeben. In der Messung vom 09.01.16 ist anhand der hohen RSA die hohe Wettkampfbelastung des pulmonalen Systems deutlich sichtbar. Seppi Neuhausers Empfehlung lautet hierfür: Gelassenheit im Training und Intensität rausnehmen. Aktive Regeneration ist angesagt.

3. Trainingsprinzipien: Voraussetzung zur Trainingsplanerstellung

Wenn es eine Leitidee der Trainingsprinzipien gibt, so ist das „Prinzip von Gesundheits- und Entwicklungsförderung" von zentraler Bedeutung, auch wenn der moderne Hochleistungssport dem nicht immer Rechnung trägt.

Ein weiteres Prinzip ist das der „Zyklisierung und Periodisierung zur Sicherung der Anpassung". Es stützt sich auf folgende drei Erkenntnisse:

- Die Leistungsfähigkeit kann nicht ganzjährig auf hohem Niveau abgerufen werden.
- Variable Reizsetzung: Sollen die Anforderungen erhöht werden, empfiehlt sich die Kontrolle und Absicherung durch die HRV und deren NPB- und Herzraten-Werte.
- Anpassungen erfolgen in der Regenerationsphase. Eine Regenerationsphase ist messbar durch RSA und Total Power.

Wichtig ist ein zyklischer und periodischer Wechsel zwischen Belastung und Entlastung, zwischen Umfang, Intensität und Regeneration in den jeweiligen Trainingsabschnitten. Diese unterscheiden sich dabei durch inhaltliche sowie methodische Belastungsgestaltungen und wiederholen sich auf einem immer höheren Niveau. Mit der HRV lässt sich die Anpassung der einzelnen Trainingsabschnitte sichtbar machen.

3.3 Trainingsperioden und deren physiologische Bedeutung

Vorbereitungsperiode (VP) 1–3 in einer Ausdauersportart

VP 1: Entwicklung allgemeiner, grundlegender Leistungsvoraussetzungen (Ausdauer, Kraft, Motorik).

VP 2: Entwicklung der Grundlagen- und Kraftausdauer auf höherem Niveau; aerob-anaerobes Schwellentraining.

VP 3: Höchste Trainingsbelastung durch wettkampfnahes Ausdauertraining.

Wettkampfperiode (WP)

WP 1: Weitere Entwicklung der wettkampfspezifischen Ausdauer; Wettkampfserien mit aerobem Stabilisierungstraining.

WP 2: Wird inhaltlich und organisatorisch vom Wettkampfhöhepunkt bestimmt.

Unmittelbare Wettkampfvorbereitung: Ausprägung der höchsten individuellen Leistungsfähigkeit.

Hauptwettkampf: Auf den Tag kommt es an! Auf diese Herausforderung hat man lange hingearbeitet.

Übergangsperiode

Die Übergangsperiode sollte für die Regeneration der psychophysischen Funktionssysteme genutzt werden. Sie stellt eine wichtige Periode bei langfristigen Trainingsprozessen dar. Aktive Erholungsphasen empfehlen sich, da das Leistungsniveau möglichst nicht stark (nur ca. 20–30 %) abfallen sollte.

Es gibt viele Varianten der Periodisierung, die hier beschriebene ist nur eine davon.

Fünf Fragen, die sich jeder Trainer und Sportler stellen sollte:

- Was will ich verbessern?
- Was ist mein Ziel?
- Welche physiologischen Anpassungsprozesse werde ich für mein Ziel miteinbeziehen?
- Welche Trainingsmethode gibt einen trainingswirksamen Reiz?
- Welche Parameter der HRV stehen in Zusammenhang mit den physiologischen Anpassungsprozessen?

Hier ein grober Überblick über die verschiedenen Kennzeichen und Anpassungsprozesse unterschiedlicher Belastungsformen:

Aerobes Training

- Kohlenhydrate und Fette als Energieträger
- Wasser und Kohlendioxid als nützliche und nicht leistungsbegrenzende Stoffwechselendprodukte
- kurze Erholungszeit nach der Belastung
- gesundheitsfördernde Anpassungen im Herz-Kreislauf-, Blut- und Atmungssystem
- verbesserte Durchblutung der Muskulatur
- niedrige Stressbelastung
- Stärkung des Immunsystems

Anaerobes Training

- nur Kohlenhydrate als Energieträger
- Milchsäure als homöostasestörendes und leistungsbegrenzendes Stoffwechselprodukt
- lange Erholungszeit nach der Belastung
- Grenzbelastung und Gefahr der Überforderung von Herz-Kreislauf-, Blut- und Atmungssystem
- starke Übersäuerung der Muskulatur
- hohe Stressbelastung
- mögliche Schwächung des Immunsystems

3.4 Einsatz der HRV in den wichtigsten Perioden der Trainings- und Regenerationssteuerung

3.4.1 Erste Etappe der Vorbereitungsperiode

Um die notwendigen Grundlagen zu schaffen, kommen neben dem Training der koordinativen Fähigkeiten das Krafttraining und überwiegend die Dauermethode im Ausdauertraining zum Einsatz.

Das Grundlagentraining kann anhand der **NPB** sehr gut eingeordnet werden, da hier die physische und die mentale Ebene in einem Parameter miteinbezogen sind.

Abbildung 3.16 zeigt uns mit einer NPB von 63,76 einen trainingswirksamen Reiz. Eine NPB von 30–100 ist Funktion fördernd.

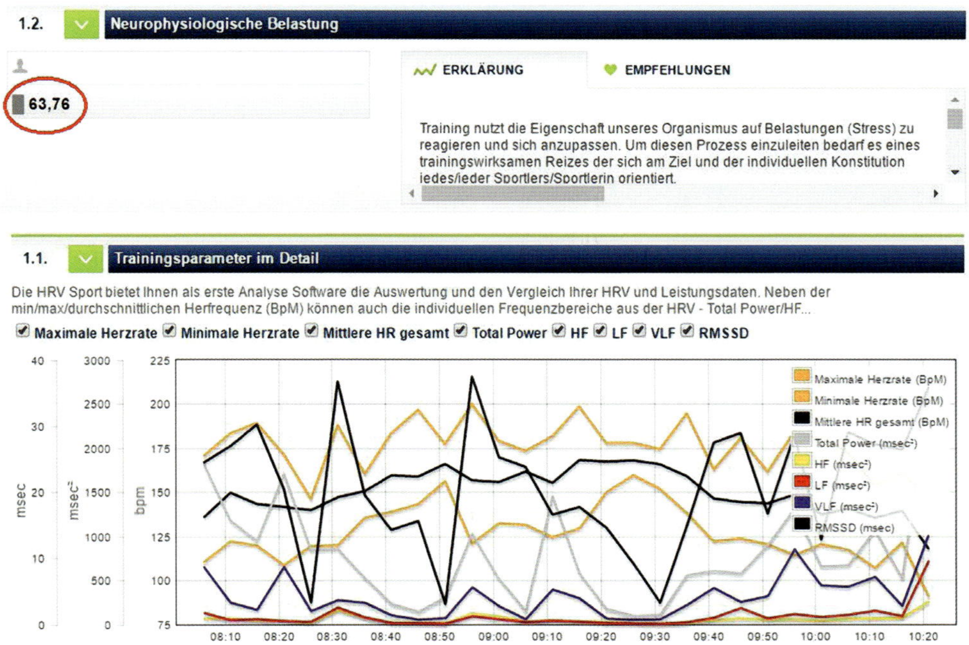

1.2.
Neurophysiologische Belastung
63,76
ERKLÄRUNG
EMPFEHLUNGEN
Training nutzt die Eigenschaft unseres Organismus auf Belastungen (Stress) zu reagieren und sich anzupassen. Um diesen Prozess einzuleiten bedarf es eines trainingswirksamen Reizes der sich am Ziel und der individuellen Konstitution jedes/jeder Sportlers/Sportlerin orientiert.
1.1.
Trainingsparameter im Detail
Die HRV Sport bietet Ihnen als erste Analyse Software die Auswertung und den Vergleich Ihrer HRV und Leistungsdaten. Neben der min/max/durchschnittlichen Herfrequenz (BpM) können auch die individuellen Frequenzbereiche aus der HRV - Total Power/HF...
Maximale Herzrate
Minimale Herzrate
Mittlere HR gesamt
Total Power
HF
LF
VLF
RMSSD
msec
msec²
bpm
Maximale Herzrate (BpM)
Minimale Herzrate (BpM)
Mittlere HR gesamt (BpM)
Total Power (msec²)
HF (msec²)
LF (msec²)
VLF (msec²)
RMSSD (msec)
08:10
08:20
08:30
08:40
08:50
09:00
09:10
09:20
09:30
09:40
09:50
10:00
10:10
10:20

Abb. 3.16 Eine NPB von 63,76 zeigt einen trainingswirksamen Reiz (Quelle: Autonom Health®, 2016).

Die **Dynamik C** von 0,00 BpM (Abb. 3.17) zeigt, dass der Reiz vom Herz-Kreislauf-System optimal verarbeitet wurde. Ein Aufflammen der HRV nach der Belastung bestätigt dies.

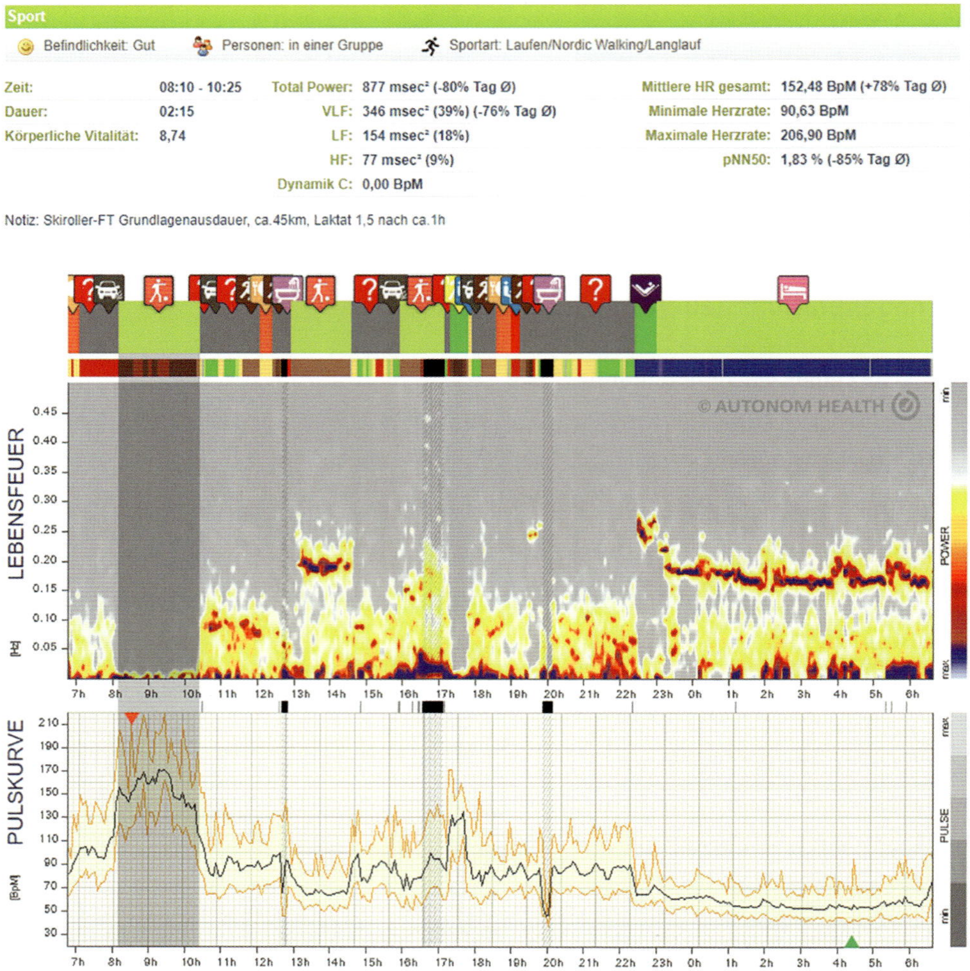

Abb. 3.17 Optimale Reizverarbeitung vom Herz-Kreislauf-System anhand der Dynamik C von 0,00 (Quelle: Autonom Health®, 2021).

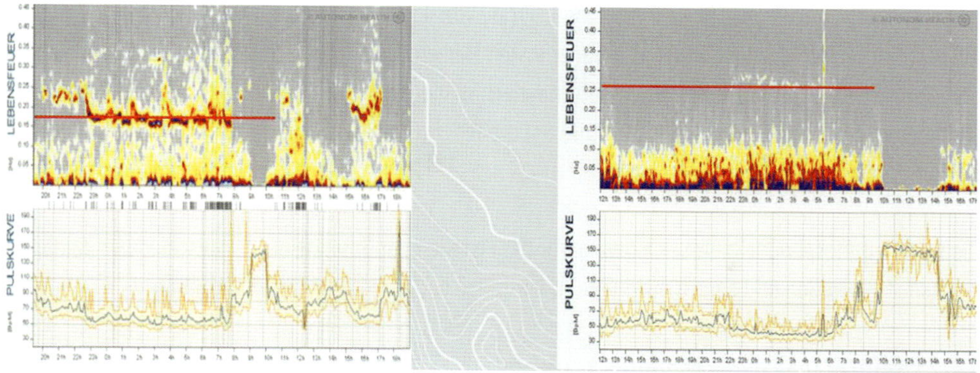

Abb. 3.18 Unterschiede in der Höhe der RSA im HRV-Spektrogramm (Quelle: Autonom Health®, 2016).

Trainingsblöcke können auch mit der **RSA** gesteuert werden. Hier wird sichtbar, ob das kardiopulmonale System ermüdet ist. Sinken RSA und mittlere Herzrate im Schlaf, ist das System regeneriert. Steigen RSA und mittlere Herzrate im Schlaf, ist das System belastet und noch ermüdet.

Durch eine relativ hohe RSA kann eine konstitutionell und/oder trainingsbedingt sehr niedrige Herzrate im Schlaf kompensiert werden und umgekehrt. Bei unten stehender Messung (Abb. 3.19) ergibt das rechnerisch (RSA x 60 = 0,29 x 60) eine Atemfrequenz von 17,4.

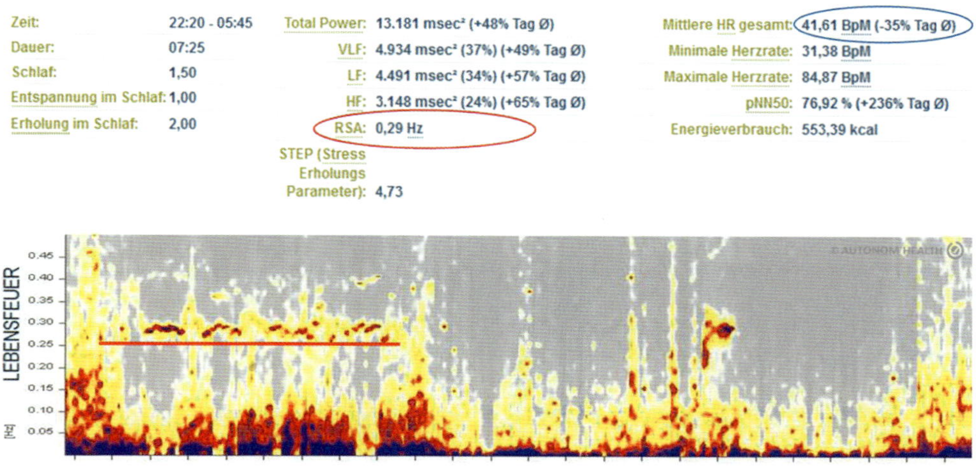

Abb. 3.19 Beispiel eines gut angepassten Herzens im HRV-Spektrogramm (Quelle: Autonom Health®, 2016).

Die hohe RSA von 0,29 und die sehr niedrige Herzrate von 41,61 BpM zeigen eine ökonomische Lungenfunktion mit einem dazugehörigen gut angepassten Herzen. Eine Verbesserung kann durch ein Senken der RSA herbeigeführt werden. Mit entsprechenden Trainingsmethoden kann hier speziell eingegriffen werden, um die Leistung schonend eine Stufe zu erhöhen. Hier wiederum ist zu berücksichtigen: „Was will ich verbessern?"

Die Vorbereitungsperiode bietet sich gerade für das Erstellen der Baseline an, da verschiedene Trainingsmethoden einfließen und ganz individuelle Erkenntnisse daraus gezogen werden können.

3.4.2 Zweite Etappe der Vorbereitungsperiode

In dieser Phase wird die Wettkampfleistung aufgebaut. Zur Anwendung kommen Tempodauermethode, Intervallmethode, Wiederholungsmethode, High Intensity Training (HIT) usw.

Ziel dieser zweiten Etappe ist es, die Wettkampfleistung zu verbessern, z. B. mit der Wiederholungsmethode „5 x 800 m im Entwicklungsbereich" usw. Die zweite Etappe ist eine entscheidende Phase in der Trainingsgestaltung, da hier die Belastung erhöht und der Grat zwischen Belastung und Entlastung schmäler wird. Für Seppi Neuhauser ist in dieser Phase der Alltag sehr wichtig. Unnötige Stressoren sollen hier keinen Einfluss auf den Sportler haben.

Die Messung in Abbildung 3.20 zeigt uns ein Training der Wiederholungsmethode mit 5 x 800 m im Entwicklungsbereich und 200 m im Grenzbereich in der Disziplin Lauf. Die Gesamtbelastung ist laut TP im grünen Bereich.

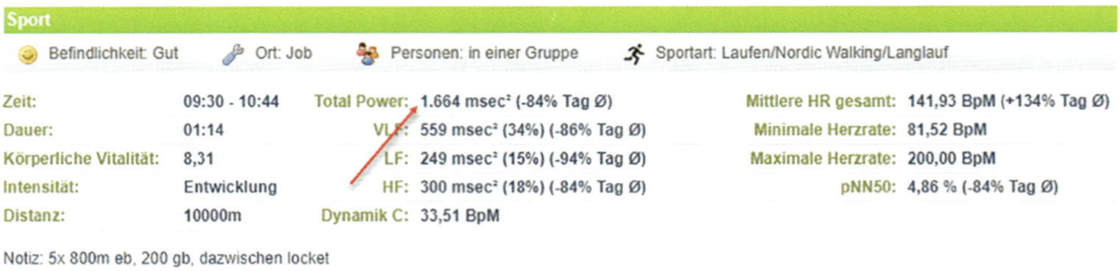
Sport
Befindlichkeit: Gut
Ort: Job
Personen: in einer Gruppe
Sportart: Laufen/Nordic Walking/Langlauf
Zeit: 09:30 - 10:44
Dauer: 01:14
Körperliche Vitalität: 8,31
Intensität: Entwicklung
Distanz: 10000m
Total Power: 1.664 msec² (-84% Tag Ø)
VLF: 559 msec² (34%) (-86% Tag Ø)
LF: 249 msec² (15%) (-94% Tag Ø)
HF: 300 msec² (18%) (-84% Tag Ø)
Dynamik C: 33,51 BpM
Mittlere HR gesamt: 141,93 BpM (+134% Tag Ø)
Minimale Herzrate: 81,52 BpM
Maximale Herzrate: 200,00 BpM
pNN50: 4,86 % (-84% Tag Ø)
Notiz: 5x 800m eb, 200 gb, dazwischen locket

Abb. 3.20 Die HRV-Parameter zeigen einen sehr guten Trainingszustand (Quelle: Autonom Health®, 2021).

Beim Betrachten der Reizsetzung wird deutlich, welche Belastung ausgeübt wurde. TP und pNN50 sind sehr stark reduziert, obwohl die Herzfrequenzen nicht so hoch erscheinen. Ein Blick auf die NPB zeigt uns das ganze Ausmaß der Belastung. Hier sieht man, wie komplex die Analyse im Sport ist und dass wir immer die Gesundheit berücksichtigen müssen.

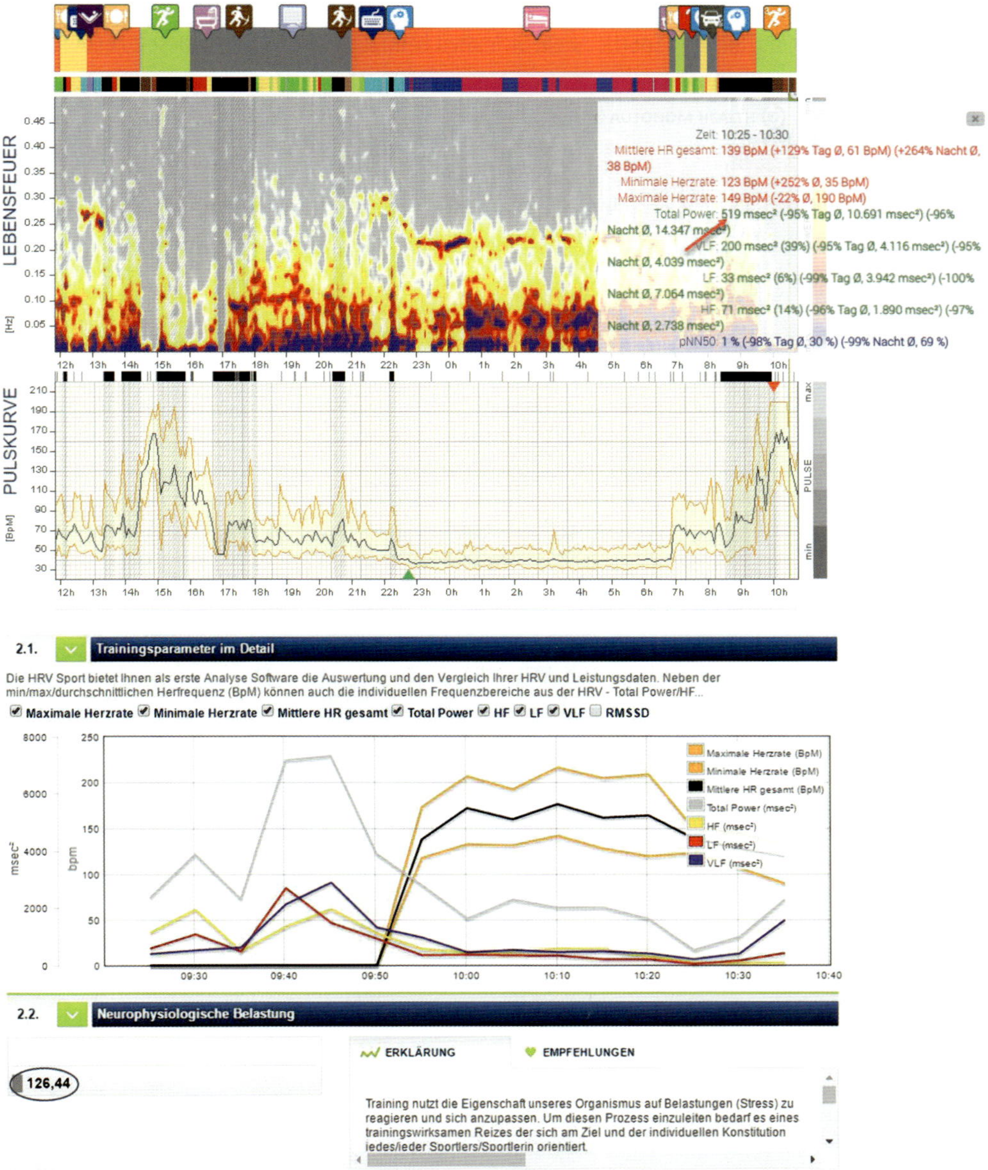

Abb. 3.21 Anwendung der Wiederholungsmethode in HRV-Spektrogramm und Pulskurve im Detail (Quelle: Autonom Health®, 2021).

Es wird klar ersichtlich, dass der Sportler mit einer NPB von 126 an die Wettkampfleistung herankommt. Bemerkbar ist, dass die Frequenzbanden auf allen drei Ebenen fast gleich reduziert sind. Hier könnten noch Reserven für den Sportler identifiziert werden. Es ist gut möglich, dass er in dieser Trainingseinheit aus mentaler Sicht am meisten gefordert wurde, da der Low Frequency Bereich am weitesten absinkt. Aus muskulärer Sicht (Very Low Frequency) sind noch Reserven vorhanden. Empfehlung wäre hier evtl. ein Laktattoleranz-Training, um dem Sportler mehr Sicherheit beim Überwinden der Azidose zu geben, denn häufig blockiert dieser Punkt die Leistungsbereitschaft.

3.4.3 Pausengestaltung

Pausen, Ruhe- und Erholungsphasen sind Tankstellen für unseren Organismus. In der trainingsbegleitenden Phase muss besonders auf die Pausengestaltung eingegangen werden. Wie verhält sich der Sportler? Was trinkt er? Welche Maßnahmen tun ihm gut?

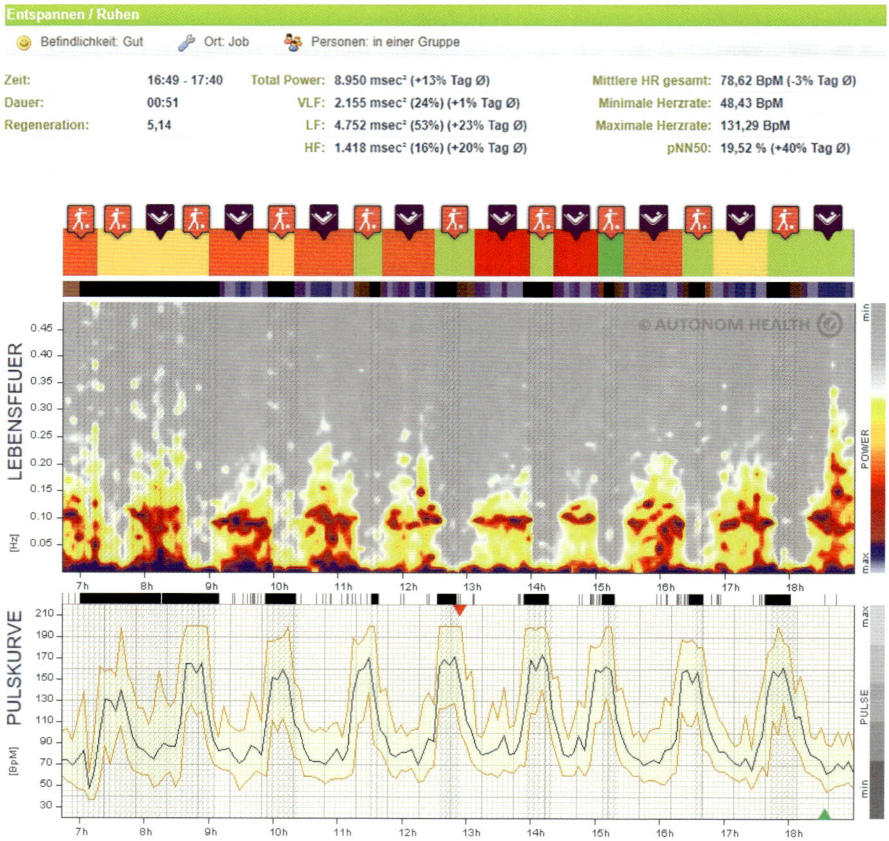

Abb. 3.22 12-Stunden Mountainbike-Rennen in HRV-Spektrogramm und Pulskurve (Quelle: Autonom Health®, 2021).

Die vorletzte Pausengestaltung in Abbildung 3.22 zeigt, dass mit geeigneten Maßnahmen die Pause effektiv genutzt werden kann und der „Tank" (= Total Power) gefüllt wurde. Die durchgeführte Maßnahme war eine Lockerungsmassage mit einer Visualisierung der nächsten Belastung. Sie ist deutlich sichtbar an der Erhöhung der LF- und Reduzierung der VLF-Bande. Dass sich der Sportler in einem erholten Zustand befindet, zeigt sich in der pNN50 – ein wertvoller Puffer für die Belastungen der folgenden Wettkampfperiode.

3.4.4 Wettkampfperiode 1

„Was kann man herausholen?" – Halbmarathon, erster Wettkampf im Frühjahr.

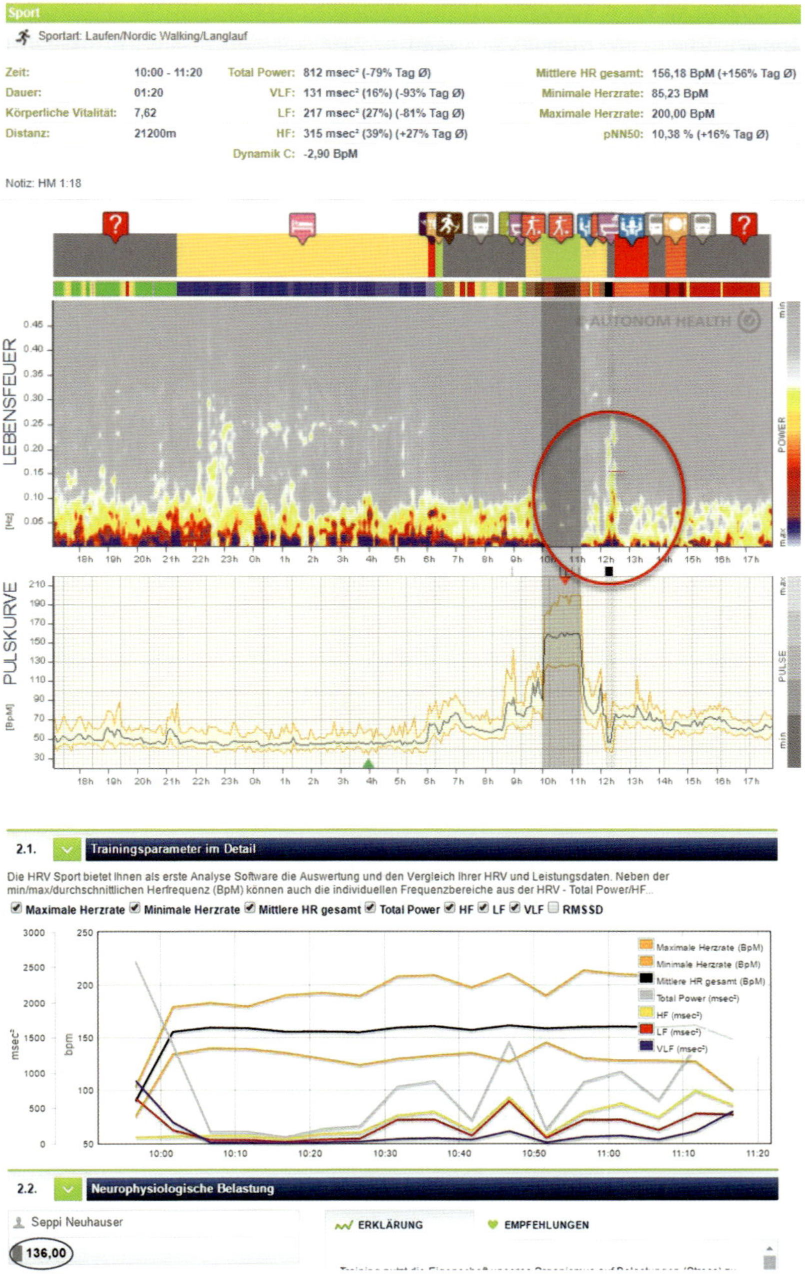

Abb. 3.23 Halbmarathon, erster Wettkampf im Frühjahr, in HRV-Spektrogramm und Pulskurve (Quelle: Autonom Health®, 2021).

Die neurophysiologische Belastung zeigt, dass der Reiz stark überschwellig war. Weiters können die verschiedenen Ebenen eingeschätzt und daraus Trainingsempfehlungen abgeleitet werden.

Der Low Frequency Bereich für die mentale Ebene und Leistungsbereitschaft zeigt, dass der Sportler noch nicht bereit ist, ans Limit zu gehen (Low Frequency steigt nach ca. 25 Minuten an). Dennoch ist erkennbar, dass er nach 25 Minuten dem Wettkampfwillen etwas Luft lässt. Diese Phasen sind ganz normal für den ersten Wettkampf.

Der High Frequency Bereich steht für Vagus und Atmung. Auch hier ist nach 25 Minuten zu sehen, dass die anfängliche Sauerstoffschuld überwunden und die pulmonale Anpassung noch nicht erreicht ist. Dies ist ebenfalls ein vollkommen normales Bild für den Zustand in der frühen Wettkampfperiode.

Die Very Low Frequency ist stark gefordert. Sie zeigt, dass die muskuläre Ebene am ehesten am Limit war und schon wettkampftauglich ist.

Ziel für einen Hauptwettkampf sollte sein, dass alle drei Ebenen identisch auf einer Linie verlaufen. Das liefert den Beweis, dass alle Systeme ausgeschöpft werden können. Wenn ein Sportler es schafft, den Low Frequency Bereich auszuschöpfen, ist sein Fokus zu 100 % auf die Herausforderung gerichtet. Die Bereitschaft, ans Limit zu gehen, ist vorhanden. Wenn der High Frequency Bereich der Low Frequency und der Very Low Frequency folgt, kann er bis an die autonome Schwelle gehen. Wenn einer der drei Frequenzbereiche in dieser Phase nicht ausgeschöpft werden kann, ist die Anpassung auf Höchstleistung noch nicht gegeben oder ein System ist müde.

„Nicht der Berg ist es, den man bezwingt, sondern das eigene Ich."
Sir Edmund Hillary

Wie bereits erwähnt, passt sich die Leistung nur in der Regeneration bzw. Erholungsphase an: **Training ist das Ergebnis aus Belastung + Erholung.** Es gibt wenige Sportler, die frisch und erholt am Start stehen.

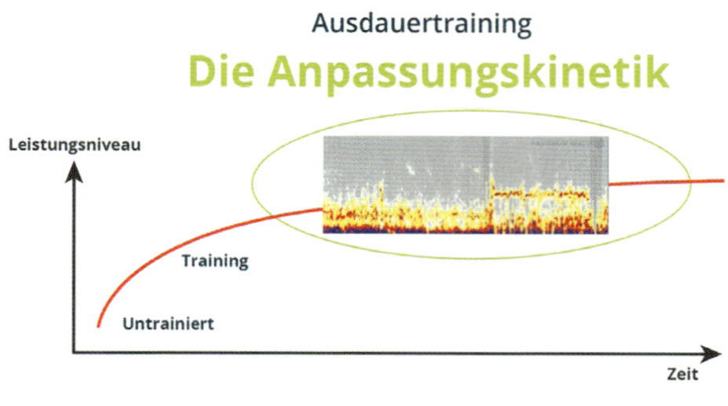

Abb. 3.24 Darstellung der Anpassungskinetik (Quelle: Autonom Health®, 2015).

Abbildung 3.24 zeigt: Wo hohe Leistungen abgerufen werden, muss man sensibel auf Einflüsse reagieren. Je höher das Leistungsniveau des Sportlers ist, umso schwieriger wird es, die Leistung langfristig und schonend zu erhöhen. Mit der HRV kann dieser schmale Grat der Anpassung optimiert werden. Um hier die Balance zu halten, spielen regenerative Maßnahmen die wichtigste Rolle.

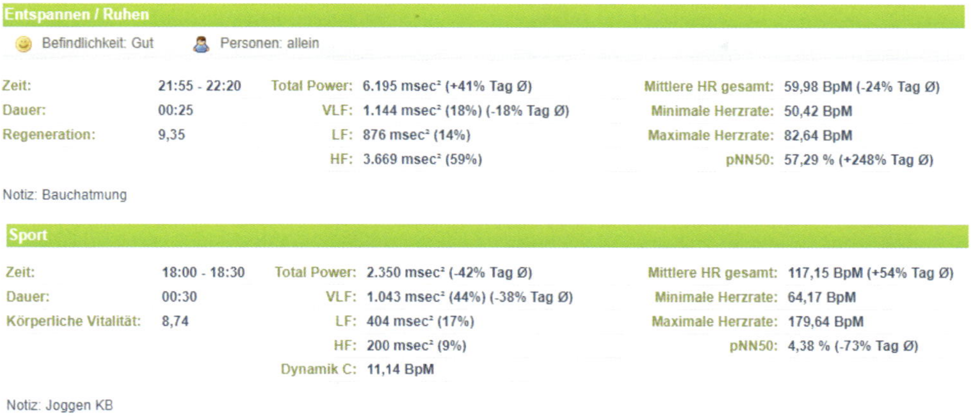

Abb. 3.25 Darstellung des Einflusses regenerativer Einheiten anhand diverser HRV-Parameter (Quelle: Autonom Health®, 2021).

In Abbildung 3.26 ist gut erkennbar, dass die Durchblutung (Very Low Frequency) am Ende der regenerativen Einheit zunimmt. Dies ist das Ergebnis einer aktiven Regeneration.

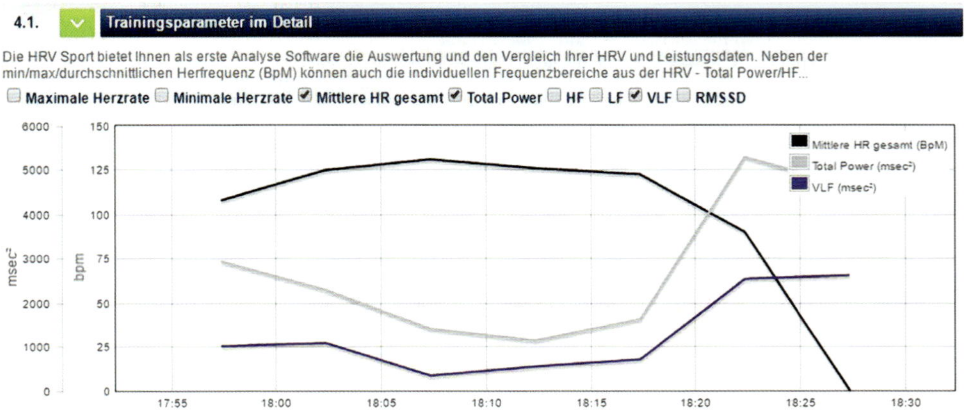

Abb. 3.26 Eine aktive Regeneration im Detail (Quelle: Autonom Health®, 2016).

3.4.5 Hauptwettkämpfe

Nachfolgend ein paar Messungen von Wettkämpfen:

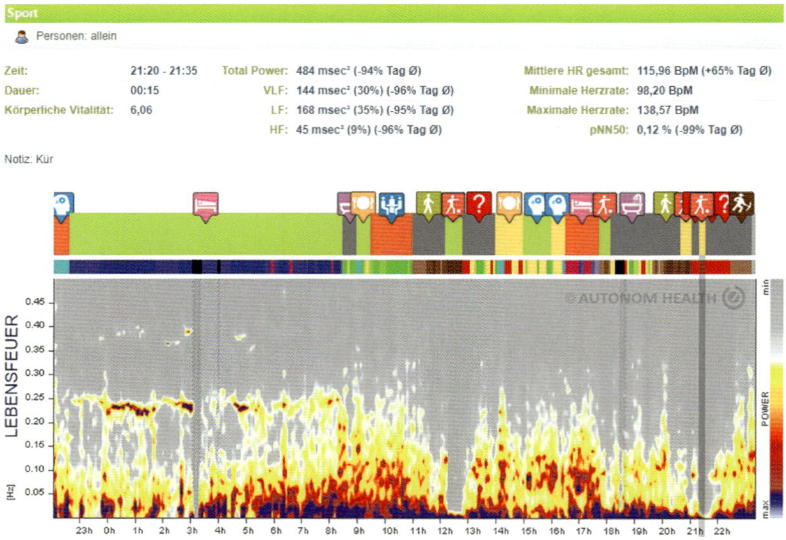

Abb. 3.27 Europameisterschaft Eiskunstlauf Kür und Einlaufphase im HRV-Spektrogramm (Quelle: Autonom Health®, 2021).

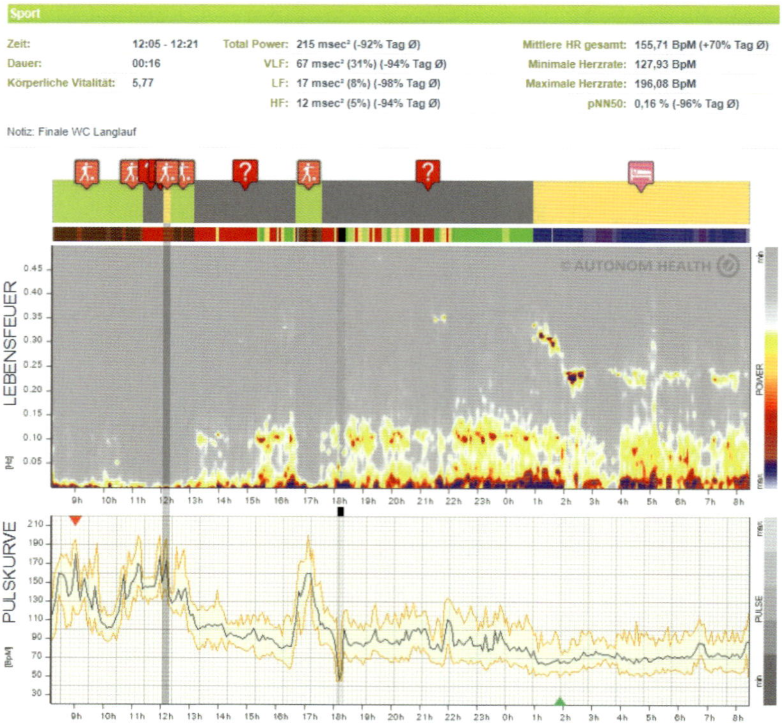

Abb. 3.28 Weltcup Langlauf Finale Sprint in HRV-Spektrogramm und Pulskurve (Quelle: Autonom Health®, 2021).

Zum Zeitpunkt der Messung war die HRVsport-Software noch in Planung. Die NPB lag hier bei 123. Die Frequenzbanden sind im Verhältnis zum Tagesdurchschnitt reduziert.

Diese Phase bedingt die Ausschöpfung des Systems. Der Sportler ist psychisch und physisch zu 100 % bereit, seinen Sport auf höchstem Niveau auszuüben. Die Frequenzbanden, TP und pNN50 bestätigen das. Sichtbar ist auch, dass das Herz-Kreislauf-System sehr ökonomisch arbeitet.

Folgende Abbildungen zeigen einen Laufwettkampf in der Sportart Biathlon:

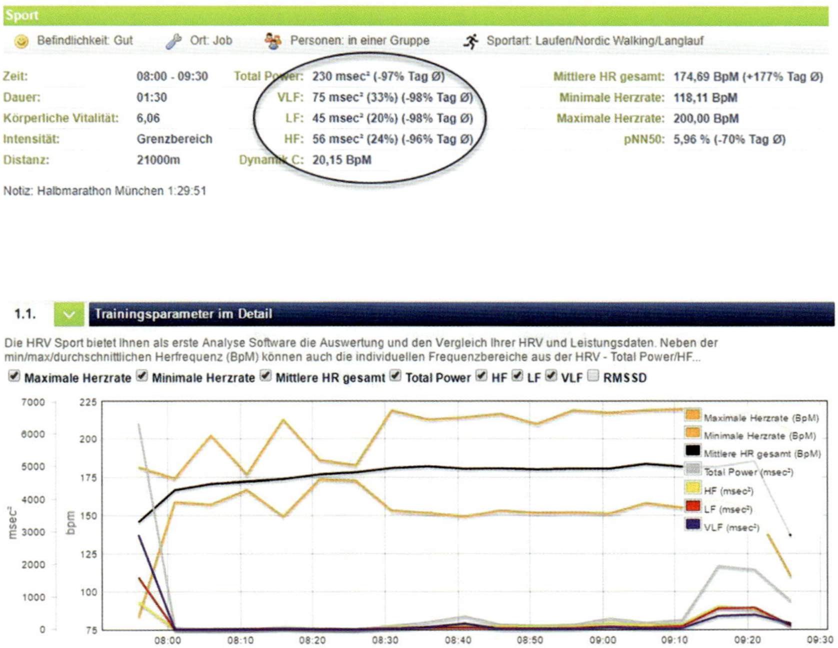

Abb. 3.29 Halbmarathon einer Biathletin im Detail (Quelle: Autonom Health®, 2021).

Die HRV ist in allen Frequenzebenen um mehr als 95 % reduziert, die Sportlerin mental jedoch 100-prozentig motiviert. Sie kann muskulär sowie vom pulmonalen System her an ihre Grenzen gehen. Sie fühlt sich mit dieser Belastung nach eigenen Aussagen wohl, die pNN50 liegt bei durchschnittlich 5,96 %.

3.4.6 Messungen in der Wettkampfphase und die Veränderungen in der HRV

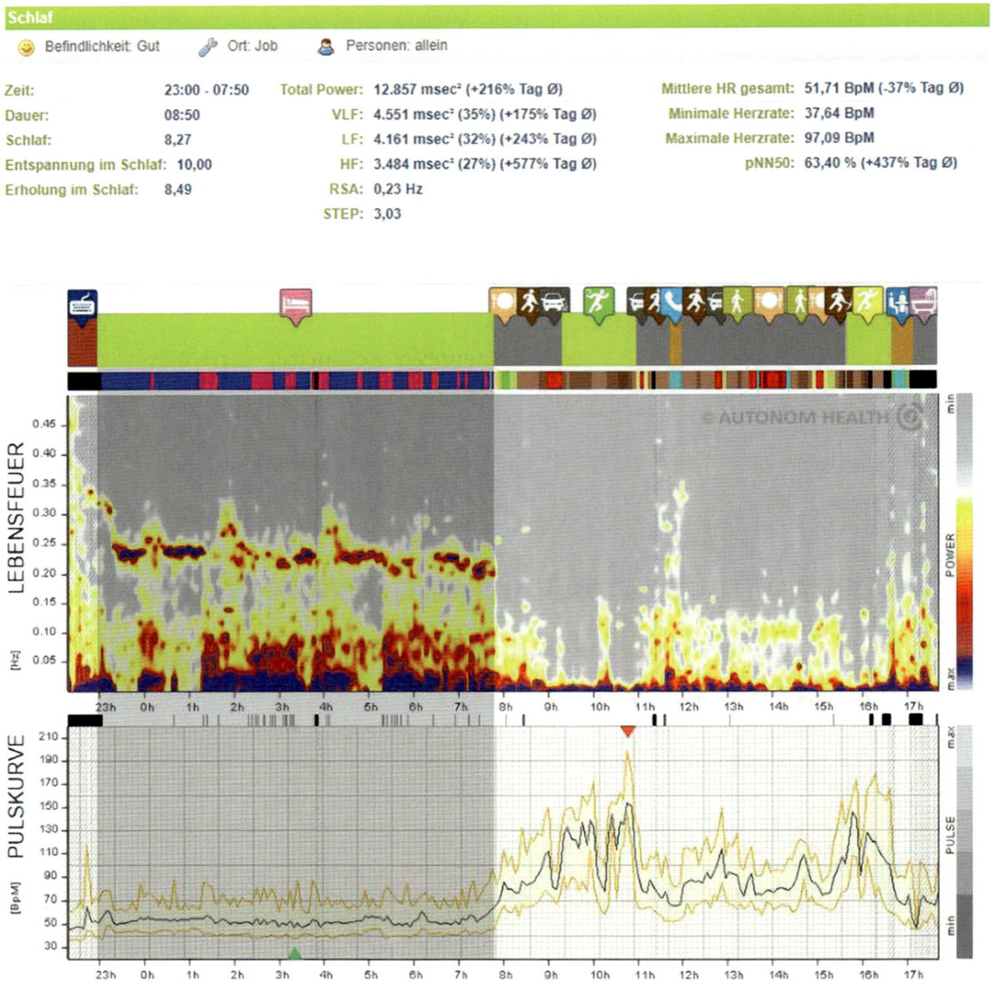

Abb. 3.30a Messung vor Tour de Ski in HRV-Spektrogramm und Pulskurve (Quelle: Autonom Health®, 2021).

Zwischen den beiden Messungen in Abbildung 3.30a und b (s. S. 225) liegt die „Tour de Ski" mit sechs Langlauf Weltcup-Rennen. Neben den sportlichen Anforderungen impliziert das intensive Reisetätigkeiten.

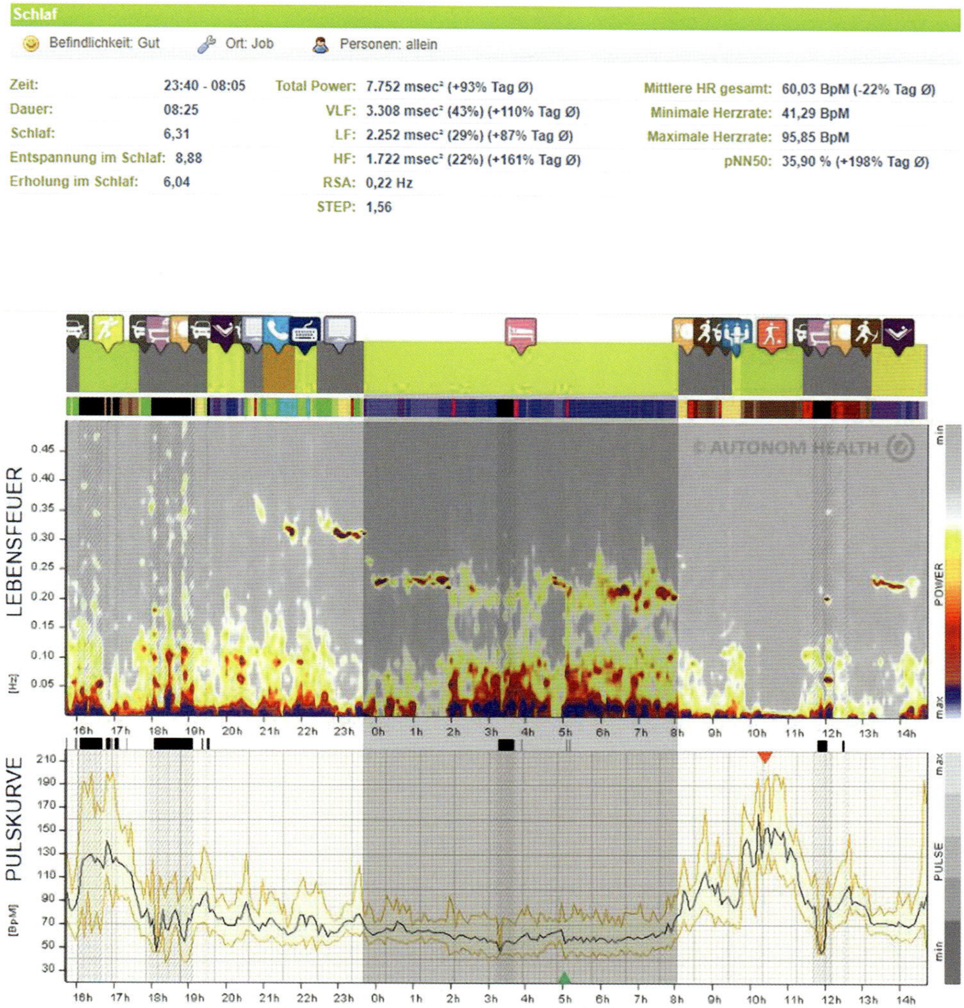

Abb. 3.30b Messung nach Tour de Ski in HRV-Spektrogramm und Pulskurve (Quelle: Autonom Health®, 2021).

In Abbildung 3.30a zeigen **STEP, RSA, mittlere HR im Schlaf** und die hohe **pNN50,** dass der Sportler für die folgenden Wettkämpfe bereit ist. In Abbildung 3.30b erkennt man die Folgen der Belastung im reduzierten STEP und in der verringerten pNN50 sowie der erhöhten mittleren HR im Schlaf.

Die Empfehlung für diesen Sportler lautet, die nächsten 72 Stunden nur im regenerativen Bereich zu trainieren, um dann mit einer Verlaufsmessung die Weichen neu zu stellen. Ein Optimum aus den Frequenzbereichen für eine Höchstleistung herauszuholen, kann ein Schlüssel zum Erfolg sein.

Die folgende Abbildung 3.31 zeigt Seppi Neuhausers HRV-Messung vom 08.03.2016 zu Beginn seiner Vorbereitung auf die Teilnahme am Transalpine-Run, einem Trail Run über 250 Kilometer und rund 15.000 Höhenmetern im Aufstieg. Sein Hauptaugenmerk lag beim Training auf der Steuerung der Frequenzbanden.

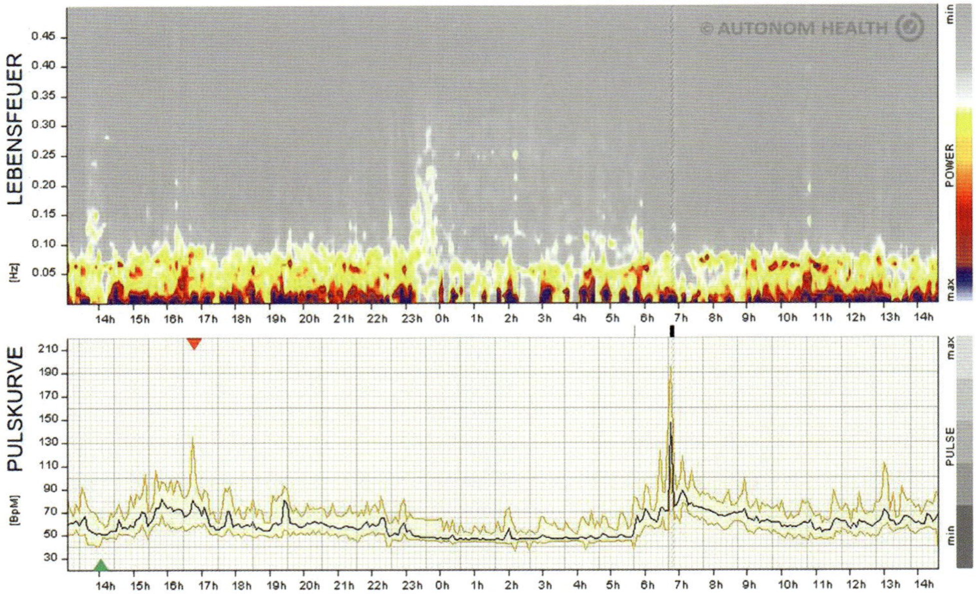

DETAILS DER MESSUNG

Aktuelles Biologisches Alter	38 Jahre	**General Vitality Index**	344
Anzahl Herzschläge	86.194	**Anzahl Herzschläge in 24h**	82.065
Minimale Herzrate	41 BpM um 14:05:19 (Entspannen / Ruhen)	**Dynamik A**	14 BpM
Maximale Herzrate	135 BpM um 16:49:52 (Gehen)	**Dynamik B**	94 BpM

Parameter	Tag	Schlaf	Ganze Messung
Mittlere Herzrate	61,34 BpM	47,53 BpM	56,91 BpM
Total Power	4.209,96 msec²	3.611,03 msec²	4.042,01 msec²
ULF	573,97 msec² (13,63 %)	293,47 msec² (8,13 %)	497,24 msec² (12,30 %)
VLF	2.113,64 msec² (50,21 %)	1.782,79 msec² (49,37 %)	2.020,68 msec² (49,99 %)
LF	1.346,33 msec² (31,98 %)	1.039,25 msec² (28,78 %)	1.262,55 msec² (31,24 %)
HF	176,02 msec² (4,18 %)	495,53 msec² (13,72 %)	261,55 msec² (6,47 %)
pNN50	5,94 %	21,51 %	9,31 %
SDNN	136,27 msec	88,53 msec	178,36 msec
RMSSD	37,19 msec	56,86 msec	42,23 msec
StressIndex	---	---	---

Pulsstatistik	Protokolliert	Tatsächliches Aktivierungsniveau	
Schlaf, Entspannen / Ruhen	07:22 (28,87%)	14:46 (58,64%)	Pulsbereich Schlafen
Sitzende Tätigkeiten	09:53 (38,73%)	08:50 (35,11%)	Pulsbereich Sitzen
Gehen / Radfahren, manuelle Arbeit	07:51 (30,76%)	01:13 (4,83%)	Pulsbereich Gehen, Manuelle Arbeit, etc.
Sport	00:18 (1,18%)	00:00 (0,01%)	Pulsbereich Grundlagenausdauer
	---	00:00 (0,00%)	Pulsbereich Spitzenpuls

Abb. 3.31 Messung von Seppi Neuhauser vom 08.03.2016 (Quelle: Autonom Health®, 2016).

Im Folgenden kommentiert Seppi Neuhauser selbst den Verlauf seiner Vorbereitungen für dieses Trailrunning-Event:

High Frequency

„Ich wollte eine gute Balance in den Frequenzbanden erreichen, um alle Potenziale möglichst breit nutzen zu können, da bei einem Etappenlauf sehr viele verschiedene Einflüsse zu bewältigen sind wie Höhe, Anstiege und variables Gelände, tägliche andere Belastungen auftreten, aber auch unterschiedliche Möglichkeiten zur Regeneration zur Verfügung stehen werden.

Um die pulmonalen Beeinflussungen der Leistung wie Höhe bis 3.000 Meter bestmöglich wegstecken zu können, wollte ich den High Frequency Bereich anheben, der wiederum in der Regeneration immer mein wichtigster Parameter war, um meine Körperzellen so schnell wie möglich wieder mit Sauerstoff zu versorgen. Nur ein gut versorgter Organismus kommt in die Balance, und das ist nach stundenlangen Belastungen nicht einfach zu regeln. Man muss das System erziehen, damit es gut reguliert."

High Frequency am 08.03.2016: 6,47 % → 262 ms^2
High Frequency am 23.08.2016: 39,06 % → 3.931 ms^2

Very Low Frequency

„Für die Kraft und Ausdauer war mir der Very Low Frequency Bereich sehr wichtig. Die mitochondriale Komponente ist hier das Wichtigste. In den Kraftwerken wird die Energie oxidativ bereitgestellt. Hier ist der Zitronensäurezyklus mit Acetyl-CoA (Essigsäure) ein wichtiger Punkt. Ich bringe ihn mit dem Neurotransmitter Acetylcholin in Verbindung. Acetylcholin ist ja auch der Überträgerstoff des Vagus und sorgt für Erholung und Ökonomie und Acetyl-CoA ist für den aeroben Stoffwechsel zuständig. Man kann nur über viele Tage gut sein, wenn man eine entspannte Leistung abrufen kann. Deshalb wollte ich die mitochondriale Leistungskapazität erhöhen – und das über den Very Low Frequency Bereich."

Very Low Frequency am 08.03.2016: 49,99 % → 2.020 ms^2
Very Low Frequency am 23.08.2016: 26,67 % → 2.684 ms^2

Low Frequency

„Dieser Frequenzbereich steht für den Zündfunken zur Leistung! Fokus, Konzentration und mentale Stärke braucht man, um seine Leistung abzurufen."

Low Frequency am 08.03.2016: 31,24 % → 1.263 ms^2
Low Frequency am 23.08.2016: 28,79 % → 2.897 ms^2

„Um nicht über das Ziel zu stolpern, war mir wichtig, ein gesundes Verhältnis der Frequenzbanden zueinander herzustellen. Man muss natürlich berücksichtigen, dass die Total Power von 4.042 ms² auf 10.064 ms² gestiegen ist und somit auch insgesamt viel mehr Substanz in die einzelnen Frequenzbereiche geflossen ist. Wie man die einzelnen Frequenzbereiche optimieren kann, ist eine trainingstechnische Angelegenheit und sehr individuell!"

Abbildung 3.32 zeigt Seppi Neuhausers HRV-Messung vom 23.08.2016, acht Tage vor dem Start des Transalpine-Runs:

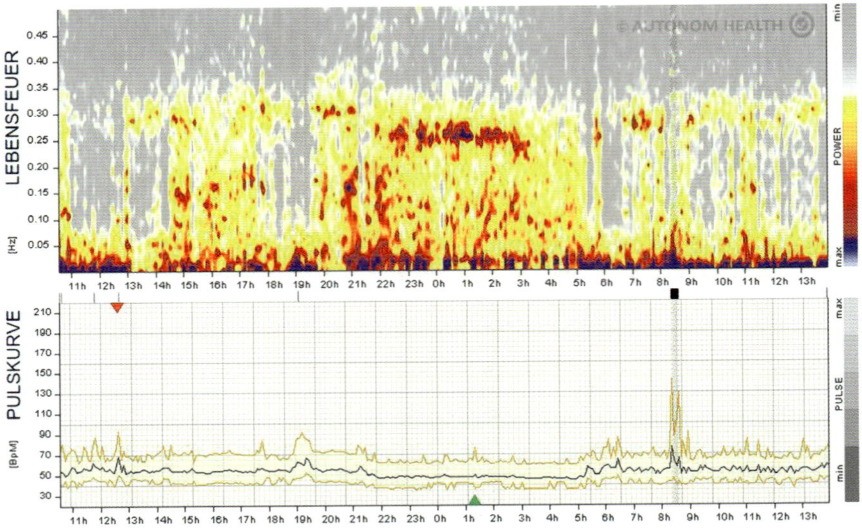

DETAILS DER MESSUNG

Aktuelles Biologisches Alter	20 Jahre	**General Vitality Index**	941
Anzahl Herzschläge	80.170	**Anzahl Herzschläge in 24h**	74.677
Minimale Herzrate	40 BpM um 01:21:09 (Schlaf)	**Dynamik A**	7 BpM
Maximale Herzrate	93 BpM um 12:39:47 (Manuelle Arbeit)	**Dynamik B**	53 BpM

Parameter	Tag	Schlaf	Ganze Messung
Mittlere Herzrate	54,11 BpM	46,69 BpM	51,86 BpM
Total Power	8.863,17 msec²	13.129,80 msec²	10.064,34 msec²
ULF	631,30 msec² (7,12 %)	350,95 msec² (2,67 %)	551,74 msec² (5,48 %)
VLF	2.628,13 msec² (29,65 %)	2.837,90 msec² (21,61 %)	2.684,33 msec² (26,67 %)
LF	2.430,63 msec² (27,42 %)	4.080,86 msec² (31,08 %)	2.897,43 msec² (28,79 %)
HF	3.173,11 msec² (35,80 %)	5.860,08 msec² (44,63 %)	3.930,84 msec² (39,06 %)
pNN50	32,46 %	44,65 %	35,38 %
SDNN	141,86 msec	158,00 msec	162,93 msec
RMSSD	141,42 msec	188,69 msec	154,07 msec
StressIndex	—	—	—

Pulsstatistik	Protokolliert	Tatsächliches Aktivierungsniveau	
Schlaf, Entspannen / Ruhen	07:48 (28,50%)	20:25 (79,28%)	Pulsbereich Schlafen
Sitzende Tätigkeiten	10:02 (36,66%)	02:53 (11,24%)	Pulsbereich Sitzen
Gehen / Radfahren, manuelle Arbeit	09:29 (34,65%)	00:01 (0,11%)	Pulsbereich Gehen, Manuelle Arbeit, etc.
Sport	00:00 (0,00%)	00:00 (0,00%)	Pulsbereich Grundlagenausdauer
	—	00:00 (0,00%)	Pulsbereich Spitzenpuls

Abb. 3.32 Messung von Seppi Neuhauser vom 23.08.2016 (Quelle: Autonom Health®, 2016).

Diese Messung gab ihm enorme Sicherheit für die bevorstehende Herausforderung. Er hatte durch die HRV eine Bestätigung über seine Arbeit. Die Vorbereitung lief nach Maß, ohne Krankheit oder Ähnlichem. Das wichtigste für einen Sportler, Trainer, Verband usw. ist: Nur ein gesunder Sportler kann ohne Spätfolgen seine Leistung abrufen.

Abbildung 3.33 zeigt Seppi Neuhausers HRV-Messung 72 Stunden nach dem Transalpine-Run am 14.09.2016:

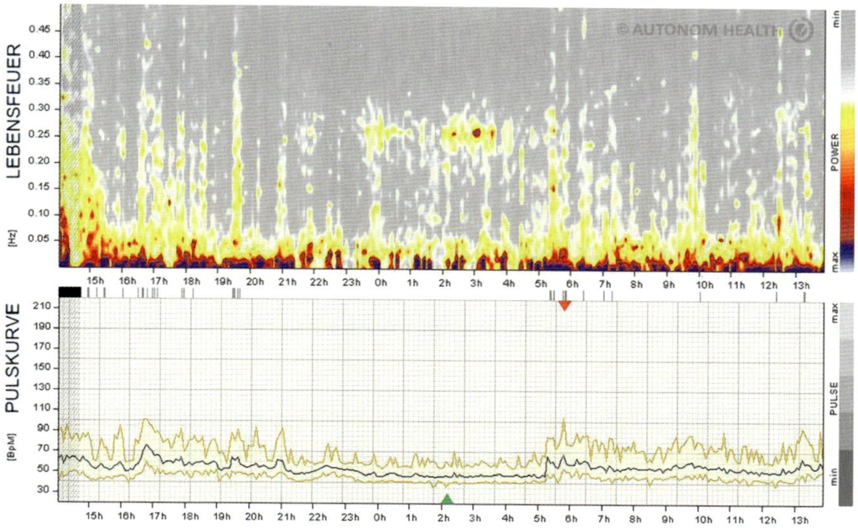

DETAILS DER MESSUNG

Aktuelles Biologisches Alter	27 Jahre	**General Vitality Index**	506
Anzahl Herzschläge	70.160	**Anzahl Herzschläge in 24h**	75.736
Minimale Herzrate	40 BpM um 02:13:46 (Schlaf)	**Dynamik A**	8 BpM
Maximale Herzrate	98 BpM um 05:51:22 (Essen / Trinken)	**Dynamik B**	58 BpM

Parameter	Tag	Schlaf	Ganze Messung
Mittlere Herzrate	55,64 BpM	48,06 BpM	52,59 BpM
Total Power	6.000,05 msec²	4.598,86 msec²	5.492,28 msec²
ULF	682,50 msec² (11,37 %)	317,13 msec² (6,90 %)	550,02 msec² (10,01 %)
VLF	2.279,15 msec² (37,99 %)	1.788,07 msec² (38,88 %)	2.098,30 msec² (38,20 %)
LF	1.604,19 msec² (26,74 %)	1.006,65 msec² (21,89 %)	1.391,73 msec² (25,34 %)
HF	1.434,22 msec² (23,90 %)	1.487,01 msec² (32,33 %)	1.452,23 msec² (26,44 %)
pNN50	19,86 %	24,52 %	21,44 %
SDNN	172,31 msec	105,87 msec	175,11 msec
RMSSD	148,43 msec	97,84 msec	133,51 msec
StressIndex	---	---	---

Pulsstatistik	Protokolliert	Tatsächliches Aktivierungsniveau	
Schlaf, Entspannen / Ruhen	08:14 (34,52%)	18:09 (81,66%)	Pulsbereich Schlafen
Sitzende Tätigkeiten	05:48 (24,32%)	02:47 (12,55%)	Pulsbereich Sitzen
Gehen / Radfahren, manuelle Arbeit	08:58 (37,60%)	00:09 (0,73%)	Pulsbereich Gehen, Manuelle Arbeit, etc.
Sport	00:00 (0,00%)	00:00 (0,00%)	Pulsbereich Grundlagenausdauer
	---	00:00 (0,00%)	Pulsbereich Spitzenpuls

Abb. 3.33 72 Stunden nach dem Transalpine-Run (Quelle: Autonom Health®, 2016).

„Wie man sieht, konnte ich die Frequenzbanden-Aufteilung erhalten, sogar mit einer Verbesserung in der Ebene der Very Low Frequency. Der Low Frequency Bereich ist etwas reduziert, aber momentan nicht mehr so wichtig. Dafür konnte der High Frequency Bereich erhöht werden, um die Regeneration und ANPASSUNG optimal zu gestalten. Wie erwartet, ist die Total Power reduziert, jedoch immer noch höher als bei der Ausgangsmessung. Insgesamt zeigt sich, dass der Organismus trotz Höchstbelastung in der Lage ist, sich auf Extreme einzulassen und anzupassen, wenn man zusätzlich zur Steuerung der Belastungen das Hauptaugenmerk auf bewusste Regeneration legt."

„Herausforderungen machen das Leben interessant, sie zu bewältigen bedeutungsvoll."
Seppi Neuhauser

3.5 Übergangsphase

Wie schon zu Anfang beschrieben, ist in dieser Phase die volle Regeneration aller Ebenen bei gleichzeitigem Erhalt des Niveaus das Ziel. Das ist kein einfaches Unterfangen, da die subjektive Wahrnehmung nach den vielen Reizen einer Saison oft täuscht und man fehlgeleitet wird. Es geht darum, genau zu wissen, wie der Organismus in dieser Zeit im Energiesparmodus aktiviert werden kann.

Welche Aktivitäten geben mir Energie? Wo beanspruche ich meinen Stoffwechsel? Wie wird die Durchblutung gefördert? Bei welcher Bewegungsform kann ich mental loslassen? Das sind alles Fragen, auf die die HRV Antworten gibt. Es ist nicht schwierig, sich über physiologische Anpassungen Gedanken zu machen und diese in die HRV-Messung einzugliedern. Am Ende steht ein neuer Zugang zur Trainingssteuerung.

Passive Regeneration „Mittagsschlaf im Liegestuhl" anhand der Frequenzbanden-Analyse

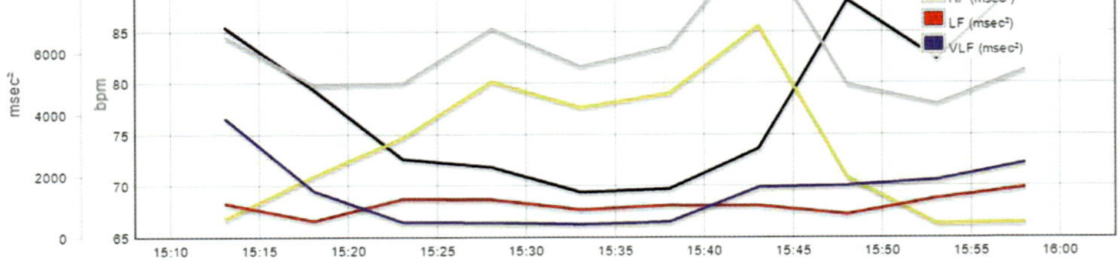

Abb. 3.34 Mittagsschlaf im Liegestuhl (Quelle: Autonom Health®, 2016).

Abbildung 3.34 zeigt, dass der High Frequency Bereich zunimmt und sich Vagus und Atmung erholen.

Osteopathie

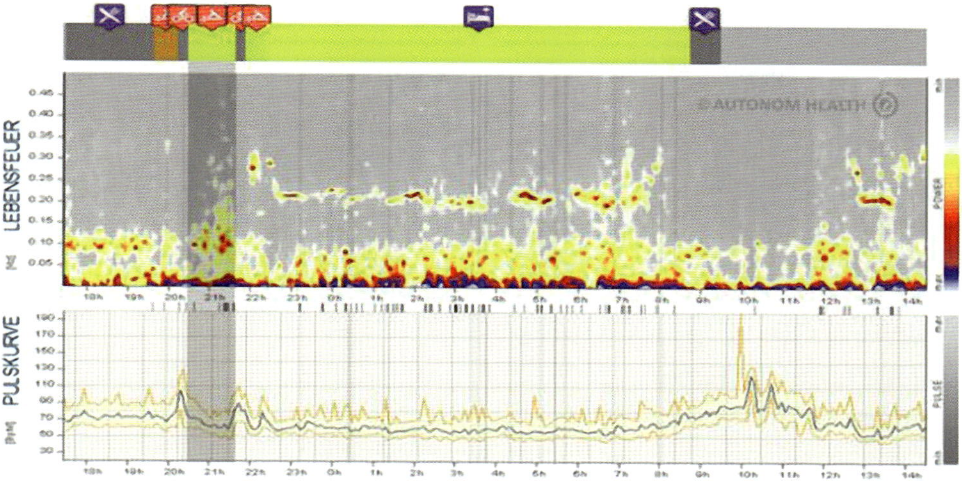

Abb. 3.35 Osteopathie in HRV-Spektrogramm und Pulskurve (Quelle: Autonom Health®, 2016).

Die HRV-Messung während einer Osteopathie-Behandlung zeigt deren Wirkung: Mittlere Herzrate = 66 BpM, pNN50 = 33 %, High Frequency steigt um 15 %. Der Vagus wird aktiviert. Fazit: Anhand der HRV kann sichtbar gemacht werden, was einem guttut und was nicht.

3.6 Übertraining

Es wird zwischen sympathischem und parasympathischem Übertraining unterschieden. Der sympathische Typ tritt bei Sportlern in der ersten Phase der Überlastung am häufigsten auf.

Kennzeichen von sympathischem Übertraining:

- erhöhte Herzfrequenz
- erhöhter Blutdruck im Ruhezustand
- langsamere Erholung des Herzschlags und des Blutdrucks nach Anstrengungen
- eingeschränktes Leistungsvermögen
- schnelles Ermüden
- ruhelos, hyperaktiv
- Schlaflosigkeit, vor allem Einschlafstörungen
- weniger Appetit
- Gewichtsverlust
- verminderter Wettbewerbsdrang
- größeres Risiko von Infektionen/Krankheiten

Kennzeichen von parasympathischem Übertraining:

- niedrige Herzfrequenz im Ruhezustand
- schnelle Erholung der Herzfrequenz nach Anstrengungen
- eingeschränktes Leistungsvermögen
- schnelles Ermüden
- Lustlosigkeit, Gleichgültigkeit, depressives Verhalten
- guter und ausgiebiger Schlaf
- normaler Appetit
- normales Gewicht
- verminderter Wettbewerbsdrang
- größeres Risiko von Infektionen/Krankheiten
- weniger Lust auf Sex (Männer)
- Ausbleiben der Menstruation bei Frauen

Man kann mit der HRV, und hier ganz besonders anhand der Vagusaktivität, den Übergang gut eingrenzen.

Eine gute Baseline ist das Fundament für die Einschätzung, in welche Richtung es gehen kann, sei es im Bereich der Leistungssteigerung oder auch, um Übertraining und Überlastungen zu vermeiden.

3.7 Leistungstests

Um ein Trainingsjahr effektiv zu gestalten, braucht es auch Kontrollen, die den Fortschritt beurteilen. Dabei ist der wichtigste Fortschritt die Vitalität des Menschen. Nur bei bestmöglicher Gesundheit lassen sich gezielte intensive Reize setzen, um das System aus dem Gleichgewicht zu bringen.

Hier hat sich der Dauerleistungstest in einer 24-Stunden-HRV-Messung bewährt, da dieser spezifisch in fast jeder Ausdauersportart eingesetzt werden kann. Als großer zusätzlicher Vorteil sei dabei die Einsicht in die Auswirkungen der Aktivitäten rund um die Sporteinheiten und vor allem auf die Schlafphasen genannt. Alles zusammen ergibt ein komplettes Bild des Sportlers mit seinen Reserven und Defiziten.

Der Dauerleistungstest gibt Aufschluss über die erbrachte Leistung, über die Regulationen für Leistung, über die Anpassung von Be- und Entlastung und über die Aktivierung in den drei Ebenen (HF, LF, VLF) mit ihren Merkmalen. Es werden aber auch Trainingsbereiche herausgefiltert, um das Training optimal zu gestalten.

Trainingswirksamkeit

Ein effektives Training kann man anhand der Neurophysiologischen Belastung (NPB) erkennen. In diesem Wert spiegeln sich die physischen Belastungen (kardiorespiratorischen Leistungen) und psychischen Belastungen. Jede körperliche und geistige Belastung reduziert die HRV.

Dies hat man sich bei diesem Wert zunutze gemacht und schließt die Belastung über das Herzkreislauf-System mit ein.

Zu berücksichtigen ist, dass der Parameter nur für den Zeitraum einer Ausdauerbelastung angewandt werden kann. Jedes Pausieren würde den Belastungsimpuls aussetzen und somit den Wert reduzieren.

Werte unter 0 haben einen unterschwelligen Charakter, 0–30/40 sind funktionserhaltend, 30/40–95/100 sind funktionsfördernd und jeder Wert über 100 spiegelt möglicherweise zu hohe Belastungen und sollte nur ganz gezielt angestrebt werden.

Wenn der STEP unter 1 liegt, sollte nur im unterschwelligen Bereich trainiert werden, maximal bis NPB 20, bei einem STEP-Wert von 1–1,5 kann im funktionsfördernden Bereich gearbeitet werden. Als sehr guter Wert für einen guten Aufbau der Ausdauerleistung hat sich der Bereich der NPB um 50 herauskristallisiert. Bei wettkampforientiertem Training kann der Trainingsreiz etwas höher angesetzt werden.

Um die individuellen Trainingsbereiche mit den dazugehörigen Herzfrequenzen zu ermitteln, haben wir die Möglichkeit geschaffen, einen Dauerleistungstest durchzuführen. Damit kann man jederzeit, sportartspezifisch, die eigenen, aktuellen Trainingsbereiche ermitteln. Man läuft/radelt/rudert etc. über z. B. 30 Minuten so weit als möglich. Triathleten belasten sich unter Umständen deutlich länger, Patienten in einer Rehabilitationseinrichtung vielleicht nur 15 Minuten oder sogar noch kürzer. Die Software ermittelt die hochaktuellen Trainingsbereiche unter Berücksichtigung sämtlicher gegenwärtig Einfluss nehmender Lebensumstände. Sowohl die spezifischen Trainingsherzfrequenzbereiche als auch die korrelierenden Geschwindigkeiten beim Laufen oder Radfahren stehen fest.

Vor der Durchführung eines Dauerleistungstests soll immer eine HRV-Messung über 24 Stunden erfolgen, um die Belastbarkeit richtig einzuschätzen und um die Dauer des Leistungstest zu bestimmen. Der Test selbst kann in einer Dauer von sechs bis 90 Minuten und in jeder Ausdauersportart gestaltet werden. Natürlich sollte, bevor man den Test macht, der STEP-Wert im grünen Bereich um 1,5 liegen.

Die Regeneration nach Belastung spiegelt die Qualität der Reizanpassung. Der dafür ausgewiesene Wert der Dynamik C sollte daher immer im Blick behalten werden. Denn nur in der Pause passt sich unser System an die Belastungen an und wir werden stärker.

Testdauer:	00:30 (09:45-10:15)
Sportart:	Laufen/Nordic Walking/Langlauf
Distanz:	13000m
Mittlere HR gesamt	183,51 BpM
Durchschnittsgeschwindigkeit	26,00 km/h

Trainingsbereich	HR von-bis (BpM)	Tempo von-bis (km/h)
Regenerativ	0,00 - 130,00	0,00 - 18,20
Stabilisierung	130,00 - 155,00	18,20 - 20,80
Entwicklung	155,00 - 175,00	20,80 - 23,40
Grenzbereich	175,00 - 195,00	23,40 - 26,00

1.1. Trainingsparameter im Detail

Die HRV Sport bietet Ihnen als erste Analyse Software die Auswertung und den Vergleich Ihrer HRV und Leistungsdaten. Neben der min/max/durchschnittlichen Herfrequenz (BpM) können auch die individuellen Frequenzbereiche aus der HRV - Total Power/HF...

☑ Maximale Herzrate ☑ Minimale Herzrate ☑ Mittlere HR gesamt ☑ Total Power ☑ HF ☑ LF ☑ VLF ☑ RMSSD

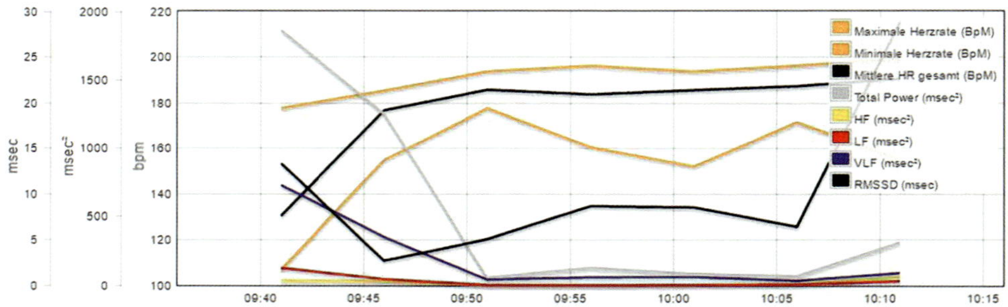

1.2. Neurophysiologische Belastung

ERKLÄRUNG EMPFEHLUNGEN

99,82

Abb. 3.36 Verlaufsdarstellung eines Dauerleistungstests auf Skirollern (Quelle: Autonom Health®, 2016).

Diese Grafik ergibt sich aus einem Dauerleistungstest, der auf Skirollern durchgeführt wurde und die Trainingsbereiche für das kommende Training ermittelt. Die NPB zeigt, dass noch Luft nach oben ist, und der VLF-Bereich der muskulären Ebene hat Reserven, die durch Kraftausdauertraining ausgeglichen werden.

Teil 4

Richtwerte in der HRV

1 Die Bedeutung der Alters- und Geschlechtszuordnung von HRV-Messergebnissen

Seit vielen Jahren werden von der Scientific Community und immer zahlreicheren Anwendern zu Recht „Normwerte" oder zumindest verbindliche „Richtwerte" zur HRV gefordert.

Die im Folgenden aufgelisteten Übersichten sollen der Forschung als eine weitere Datenquelle und den Anwendern als Orientierung dienen. Die zugrunde liegende rasch wachsende Datenbank des Analyseportals von Autonom Health® wird regelmäßig veröffentlicht. Andere Zentren sind eingeladen, einen gemeinsamen Datenpool zu speisen, zur Stärkung der Methode und zum Nutzen der Menschen, die messen und gemessen werden.

Sämtliches in diesem Kapitel beschriebenes Datenmaterial stammt von HRV-Messungen von gesunden Menschen, die einen Messzeitraum von 24 +/-1 Stunde aufweisen, mit einer Abtastrate von 1 kHz gemessen wurden und deren Analysen eine Artefaktrate von unter 3 % aufweisen. Es handelt sich ausschließlich um Messungen mit protokollierten Aktivitäten, einschließlich über den Pulsverlauf validierten Schlafzeiten.

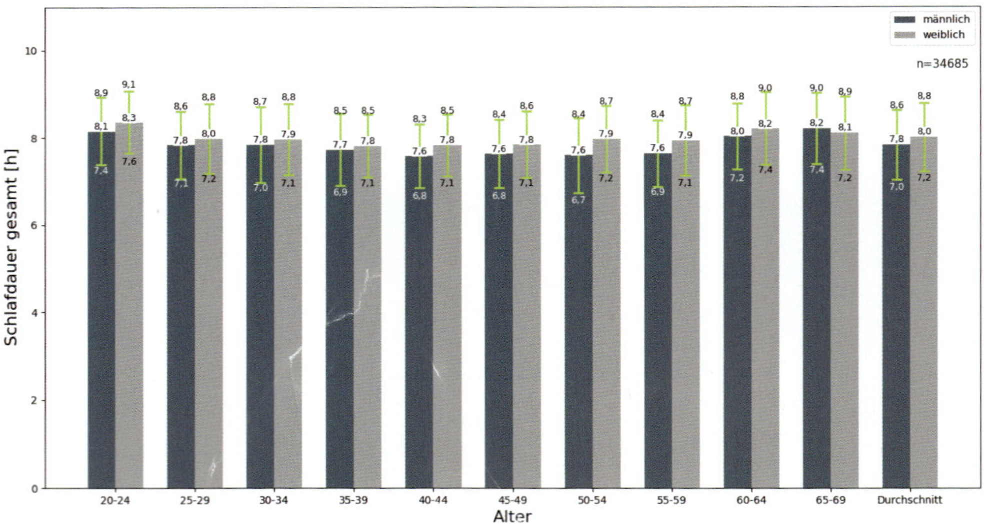

Abb. 4.1 Schlafdauer gesamt Männer und Frauen (Quelle: Autonom Health®, 2021).

Im Mittel der 20- bis 69-Jährigen schlafen Frauen durchschnittlich genau 8 Stunden, Männer knapp 15 Minuten kürzer. Bemerkenswert ist, dass die Schlafdauer bei Männern und Frauen unter 25 und ab 60 Jahren mit 8,0 bis 8,3 Stunden am längsten ist. In den Altersgruppen dazwischen schlafen Männer durchschnittlich 7,40 Stunden, Frauen 7,50 Stunden.

Mit 6,7 Stunden am kürzesten schlafen die 50- bis 54-jährigen Männer. Bei den Frauen sind es die 30- bis 49-jährigen und 50- bis 59-jährigen mit einer Schlafdauer von 7,1 Stunden. Eine perimenopausale Beeinflussung der Schlafdauer ist nicht feststellbar.

Die 20- bis 24-jährigen und über 60-jährigen Männer und Frauen schlafen mit rund 9 Stunden am längsten.

Auffällig ist auch, dass die 35- bis 54-Jährigen beiderlei Geschlechts sowohl im Mittelwert als auch in der Standardabweichung sehr stabile Werte aufweisen.

Tab. 4.1 Übersicht über Anzahl und Geschlecht der gemessenen Personen (Quelle: Autonom Health®, 2021).

Altersbereich in Jahren	**Anzahl gemessene Personen**	
	männlich	weiblich
20–24	707	990
25–29	881	1.196
30–34	1.430	1.416
35–39	2.464	1.682
40–44	2.447	2.683
45–49	3.238	3.112
50–54	3.168	2.640
55–59	3.390	2.014
60–64	2.350	1.003
65–69	618	578
Summe	20.693	17.314
	38.007	

Insgesamt flossen in die folgenden Übersichten Messungen von 38.007 Gesunden – hauptsächlich aus Österreich, Deutschland und der Schweiz – ein, davon 54,4 % Männer und 45,6 % Frauen. Bemerkenswert ist der größere Männeranteil bei den 45- bis 64-Jährigen, denn normalerweise werden freiwillige Gesundheitschecks in dieser Altersklasse überwiegend von Frauen durchgeführt.

2 Herzraten

2.1 Mittlere Herzrate gesamt (24 h)

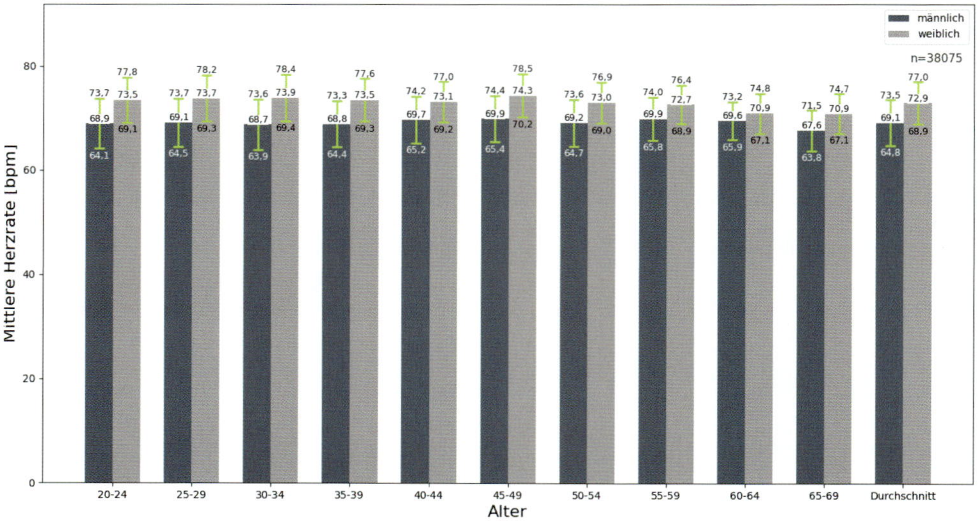

Abb. 4.2 Mittlere Herzrate gesamt Männer und Frauen (Quelle: Autonom Health®, 2021).

Frauenherzen (72,9) schlagen pro Minute durchschnittlich um 3,8 BpM schneller als jene der Männer (69,1). Die 60- bis 64-Jährigen zeigen mit 1,3 BpM den geringsten, die 30- bis 34-Jährigen mit 5,2 BpM den größten Unterschied zwischen den Geschlechtsgruppen.

Den höchsten Durchschnittspuls mit 69,9 BpM erreichen 45- bis 49- und 55- bis 59-jährige Männer sowie 45- bis 49-jährige Frauen mit 74,3 BpM. Die niedrigsten mittleren Herzraten finden sich bei den 65- bis 69-jährigen Männern (67,6 BpM) und 60- bis 69-jährigen Frauen (70,9 BpM).

2.2 Mittlere Herzrate Tag

Hier liegt der Unterschied über alle Altersgruppen bei durchschnittlich 4,1 Schlägen pro Minute zwischen den Geschlechtsgruppen; am geringsten mit nur 2,2 BpM bei den 60- bis 64-Jährigen, am größten mit 5,1 Schlägen pro Minute bei den 45- bis 49-Jährigen. Die niedrigsten Durchschnittspulse wurden bei den 65- bis 69-Jährigen gemessen (Männer: 71,7 BpM, Frauen: 75,7 BpM), die höchsten bei den 20- bis 24-Jährigen (Männer: 76,3 BpM, Frauen: 81,1 BpM).

Frauen zeigen eine kontinuierliche Abnahme ihrer durchschnittlichen Herzrate mit zunehmendem Alter um 5,4 Schläge pro Minute, Männer eine ebenso kontinuierliche Abnahme, jedoch nur um 4,6 BpM.

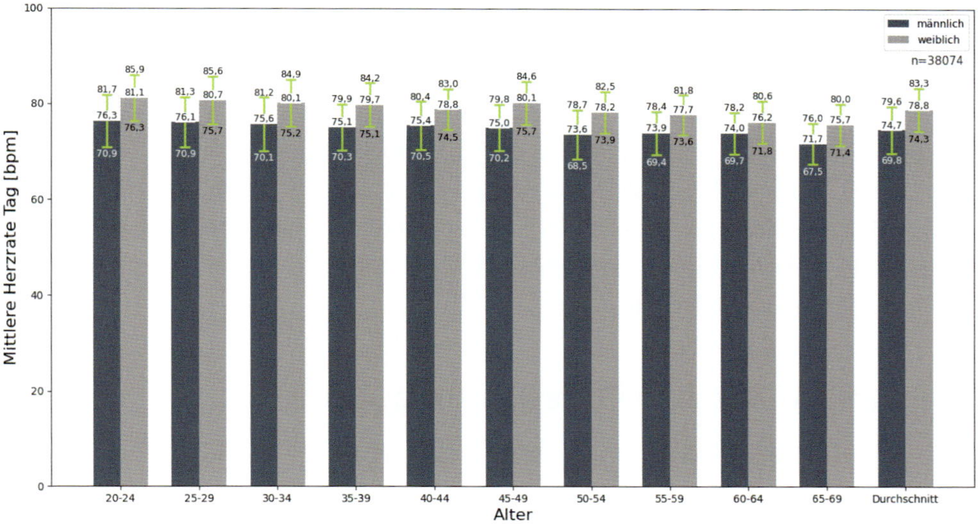

Abb. 4.3 Mittlere Herzrate Tag Männer und Frauen (Quelle: Autonom Health®, 2021).

2.3 Mittlere Herzrate Schlaf

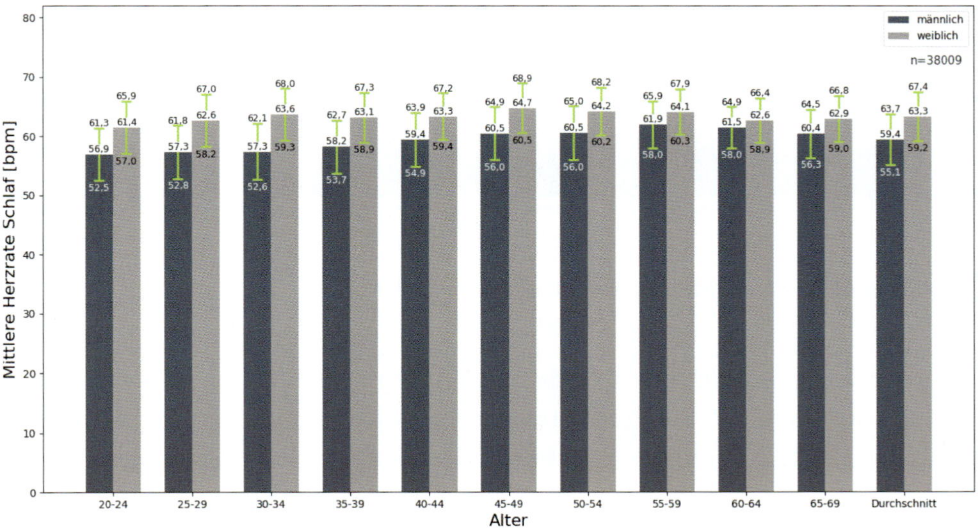

Abb. 4.4 Mittlere Herzrate Schlaf Männer und Frauen (Quelle: Autonom Health®, 2021)

Hier liegt der Unterschied zwischen Männern und Frauen über alle Altersgruppen bei 3,9 Schlägen pro Minute; am geringsten mit 1,1 Schlägen bei den 60- bis 64-Jährigen, am größten mit 6,3 BpM bei den 30- bis 34-Jährigen. Die niedrigsten Durchschnittspulse im Schlaf zeigen die 20- bis 24-Jährigen (Männer: 56,9 BpM, Frauen: 61,4 BpM). Es zeigt sich das umgekehrte Phänomen zum Durchschnittspuls am Tag, bei dem die niedrigsten Werte von der ältesten Kohorte erzielt wurden.

Frauen zeigen – konträr zur Beobachtung am Tag – eine kontinuierliche Zunahme ihrer durchschnittlichen Herzrate im Schlaf mit zunehmendem Alter um 3,3 Schläge pro Minute von 61,4 BpM mit 20–24 Jahren auf 64,7 BpM mit 45–49 Jahren und einem ebenso kontinuierlichen Abfall auf 62,6 BpM bei den 60–64-Jährigen. Männer verzeichnen einen Anstieg um genau 5 Schläge pro Minute von 56,9 BpM bei den 20- bis 24-Jährigen auf 61,9 BpM bei den 55- bis 59-Jährigen, gefolgt von einem Absinken auf 60,4 BpM bei den 65- bis 69-Jährigen.

2.4 Dynamik A (Differenz mittlere Herzrate Tag/Schlaf)

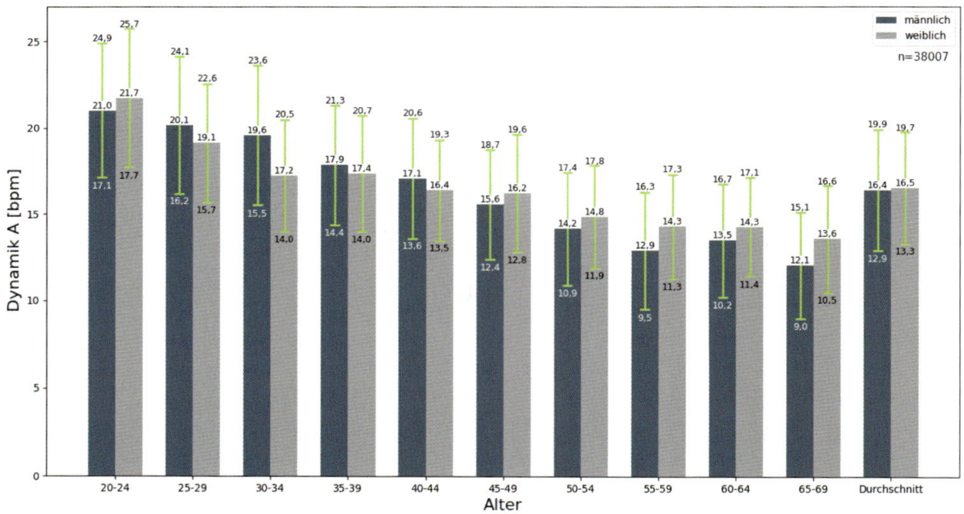

Abb. 4.5 Dynamik A gesamt Männer und Frauen (Quelle: Autonom Health®, 2021).

An dieser Stelle wird nachdrücklich bemerkt, dass für die Berechnung der Dynamik A die Tagesmittelwerte der Herzraten inklusive sportlicher Aktivitäten verwendet wurden. Bei der Darstellung der mittleren Herzrate am Tag in Abbildung 4.3 wurden die Pulswerte während des Sports nicht miteinbezogen.

Sowohl Mittelwert als auch Standardabweichung, über alle Altersgruppen gerechnet, sind bei beiden Geschlechtern fast identisch. Die größte Differenz findet sich mit 2,4 Schlägen mehr bei Männern in der Altersgruppe der 30- bis 34-jährigen.

Bemerkenswert ist das deutliche und kontinuierliche Absinken der Dynamik bei beiden Geschlechtern. Bei den Frauen: um 8,1 von 21,7 BpM mit 20–24 Jahren auf 13,6 BpM mit 65–69 Jahren. Bei den Männern: um 8,9 von 21,0 BpM mit 20–24 Jahren auf 12,1 BpM mit 65–69 Jahren. Ob diese sinkende Dynamik – hervorgerufen durch die zuvor beschriebenen sinkenden Herzraten am Tag und steigenden Herzraten im Schlaf – Ursache oder Symptom eines natürlichen Alterungsprozesses ist, kann diskutiert werden. Jedenfalls ist ein Perpetuieren der Dynamik durch anhaltende körperliche Aktivierung und den damit verbundenen verbesserten Schlaf eine erwiesenermaßen wirksame Anti-Aging-Strategie.

2.5 Minimale Herzraten

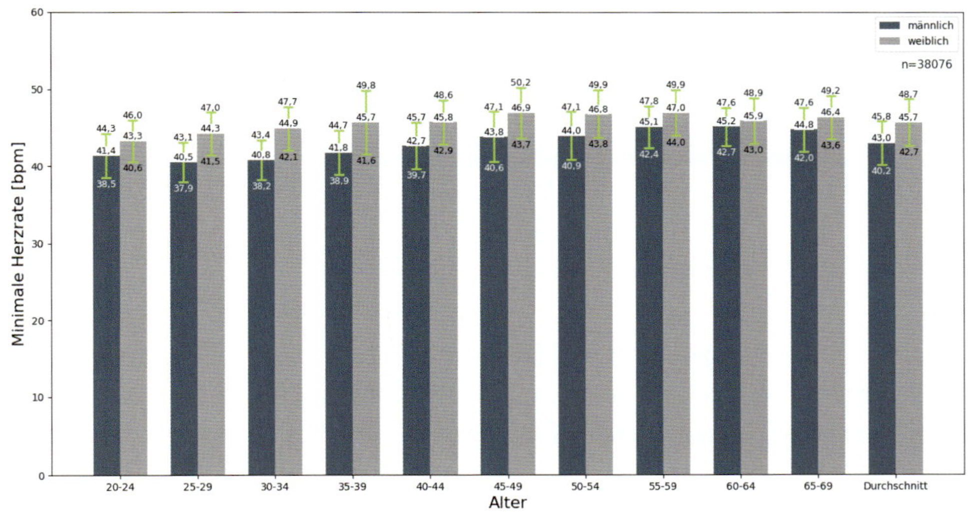

Abb. 4.6 Minimale Herzrate gesamt Männer und Frauen (Quelle: Autonom Health®, 2021).

Ebenso wie die mittleren Herzraten im Schlaf steigen auch die als absoluter Ruhepuls im Schlaf identifizierten Werte mit zunehmendem Alter an; und zwar bei Frauen kontinuierlich um 3,7 Schläge von 43,3 BpM mit 20–24 Jahren auf 47,0 BpM mit 55–59 Jahren und bei Männern ebenfalls um 4,7 Schläge von 40,5 BpM mit 25–29 Jahren auf 45,2 BpM in der Gruppe der 60- bis 64-jährigen. Der Durchschnittswert über alle Altersgruppen liegt bei 43,0 BpM bei Männern und 45,7 BpM bei Frauen.

2.6 Maximale Herzraten

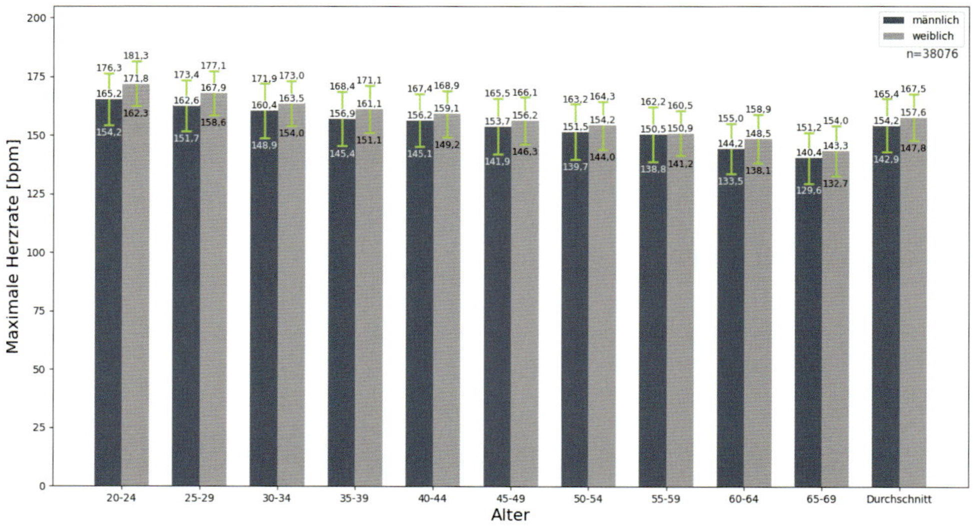

Abb. 4.7 Maximale Herzrate gesamt Männer und Frauen (Quelle: Autonom Health®, 2021).

Dass auch die in der Autonom Health® Datenbank erhobenen maximalen Herzraten mit zunehmendem Alter kontinuierlich um 28,5 BpM (Frauen) bzw. 24,8 BpM (Männer) absinken, war zu erwarten. Dass die Werte jedoch nur sehr geringe Unterschiede zwischen den Geschlechtsgruppen zeigen, ist bemerkenswert. Dass in allen Altersgruppen Frauen einen höheren Maximalpuls aufweisen als Männer, überrascht sogar.

2.7 Dynamik B (Differenz maximale Herzrate/minimale Herzrate)

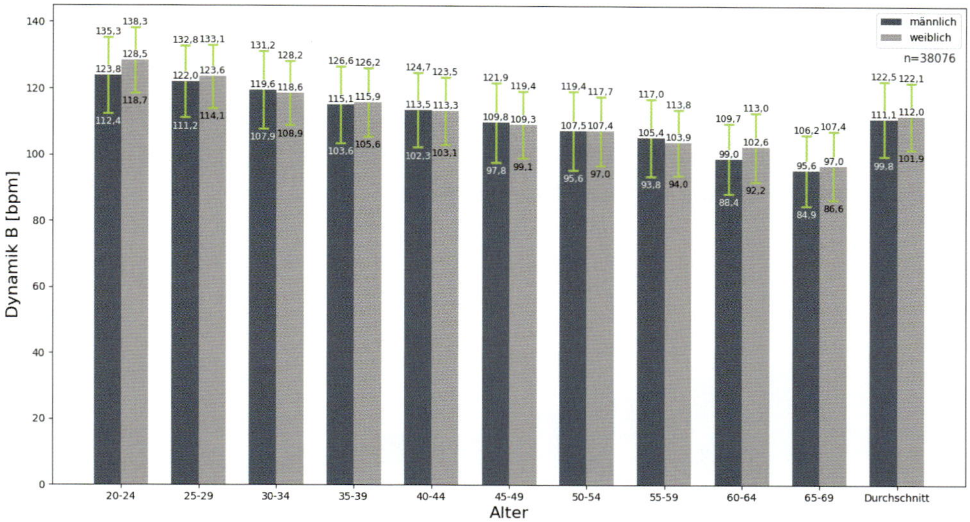

Abb. 4.8 Dynamik B gesamt Männer und Frauen (Quelle: Autonom Health®, 2021).

Als logische Folge des altersspezifischen Verlaufs maximaler und minimaler Herzraten sinkt die Dynamik B bei Frauen um 31,5 % und bei Männern um 28,2 % pro Minute von der jüngsten bis zur ältesten Kohorte. Bemerkenswert ist auch hier der völlige Gleichklang beider Geschlechter in der Durchschnittsberechnung aller Altersgruppen.

3 SDNN

3.1 SDNN gesamt 24 +/–1 h

Auch bei der SDNN zeigt sich eine altersabhängige Abnahme der Werte. Im Durchschnitt aller Altersgruppen weisen Männer eine um 10,7 % höhere SDNN auf. Der größte Unterschied findet sich in der Gruppe der 30- bis 34-jährigen, hier ist die SDNN der Männer um 20,1 % höher. In der Gruppe der 60- bis 64-Jährigen liegt die SDNN der Frauen etwa gleichauf mit jener der Männer.

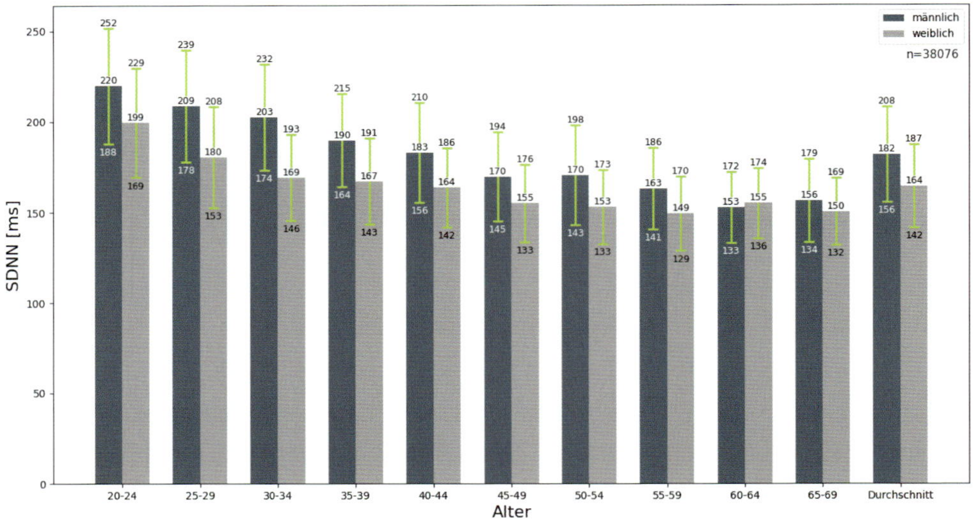

Abb. 4.9 SDNN gesamt Männer und Frauen (Quelle: Autonom Health®, 2021).

3.2 SDNN Tag

Im Durchschnitt aller Altersgruppen weisen Männer am Tag eine um 8,5 % höhere SDNN gegenüber Frauen auf. Der größte Unterschied findet sich in der Gruppe der 55- bis 59-Jährigen, hier ist die SDNN der Männer um 13,5 % höher. Insgesamt liegt die SDNN am Tag bei Männern und Frauen in einem relativ ähnlichen Bereich.

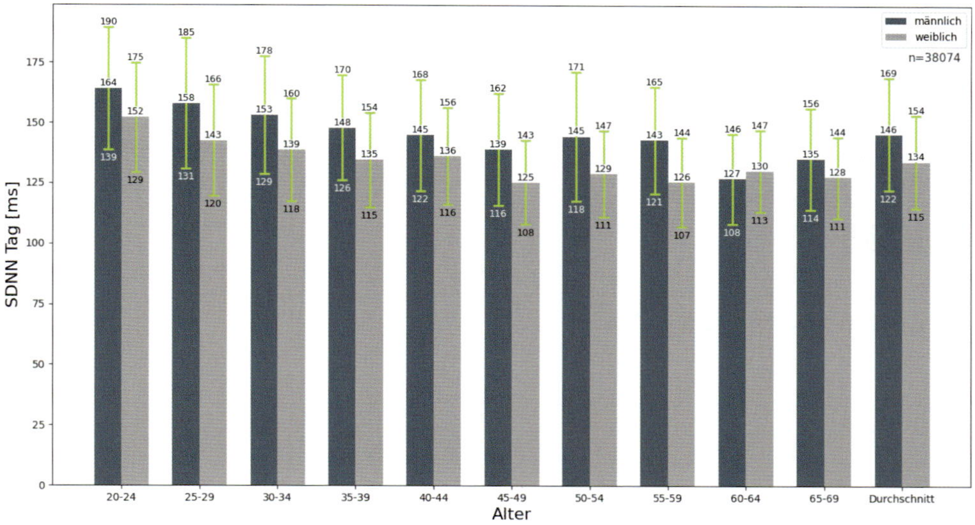

Abb. 4.10 SDNN Tag Männer und Frauen (Quelle: Autonom Health®, 2021).

3.3 SDNN Schlaf

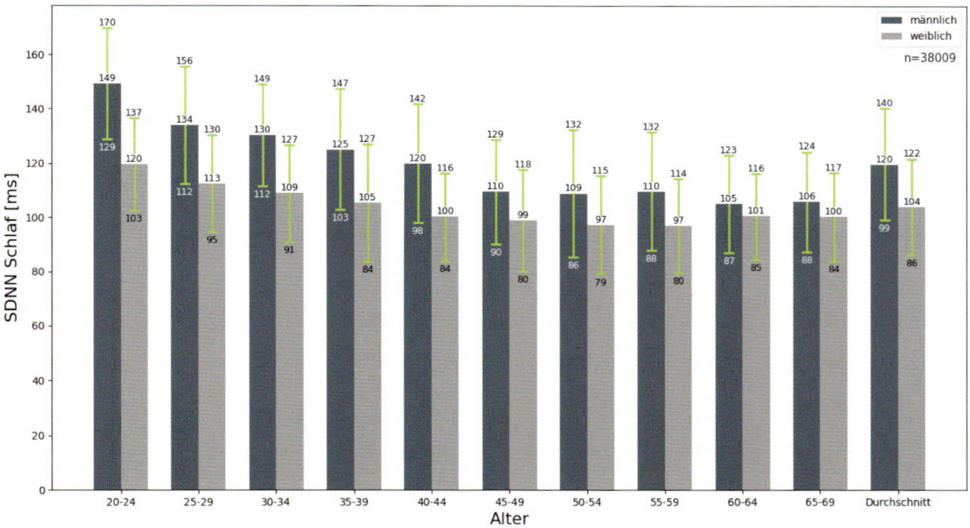

Abb. 4.11 SDNN Schlaf Männer und Frauen (Quelle: Autonom Health®, 2021).

Im Durchschnitt aller Altersgruppen weisen Männer im Schlaf eine um 15,1 % höhere SDNN als Frauen auf. Der größte Unterschied findet sich in der Gruppe der 20- bis 24-Jährigen; hier ist die SDNN der Männer um 24,2 % höher. Bei den über 60-Jährigen liegt die SDNN der Frauen etwa gleichauf mit jener der Männer. Insgesamt differiert die SDNN zwischen Männern und Frauen im Schlaf mehr als am Tag.

4 pNN50

4.1 pNN50 gesamt 24 +/−1 h

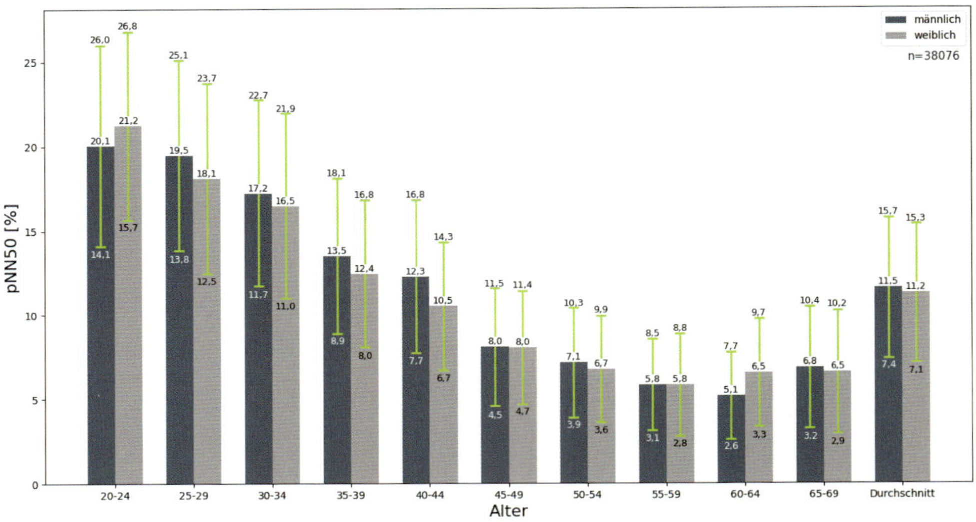

Abb. 4.12 pNN50 gesamt Männer und Frauen (Quelle: Autonom Health®, 2021).

Wie auch der hochfrequente Anteil der Total Power der HRV zeigt sich die pNN50 im Durchschnitt der 20- bis 69-Jährigen bei Männern und Frauen praktisch auf gleicher Höhe.

Bemerkenswert ist der Abfall der pNN50-Werte um 74,6 % in der Gruppe der 20–64-jährigen Männer und um 72,6 % bei den 20–59-jährigen Frauen als Zeichen eines natürlichen Alterungsprozesses. Wobei unbedingt darauf hinzuweisen ist, dass einem Abfall von Parasympathikusaktivität allein durch gute Atmung entgegengewirkt werden kann.

4.2 pNN50 Tag

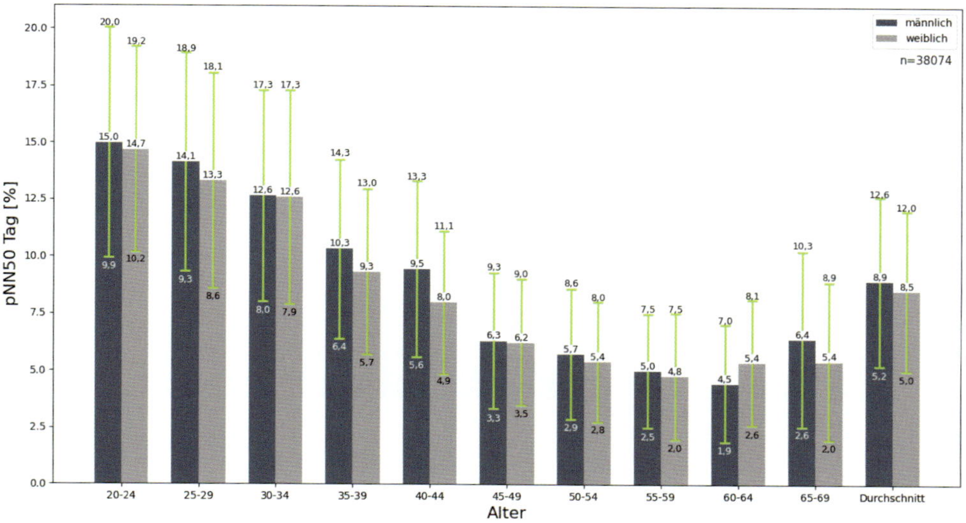

Abb. 4.13 pNN50 Tag Männer und Frauen (Quelle: Autonom Health®, 2021).

Die Verlaufsbeschreibung der pNN50-Werte am Tag entspricht jener bei 24-Stunden-Messungen. Der Rückgang im Altersverlauf beträgt bei den 20–64-jährigen Männern 70 % und bei den 20–59-jährigen Frauen 67,3 %.

4.3 pNN50 Schlaf

Die pNN50 ist im Schlaf mehr als doppelt so hoch wie am Tag. Im Durchschnitt der 20- bis 69-Jährigen liegt die pNN50 bei Männern knapp über jener der Frauen.

Der Rückgang der Werte im Altersverlauf ist bei der pNN50 im Schlaf noch stärker als bei den 24-Stunden Messungen: bei den 20–59-jährigen Frauen 77,7 % und bei den 25–64-jährigen Männern sogar 80,1 %.

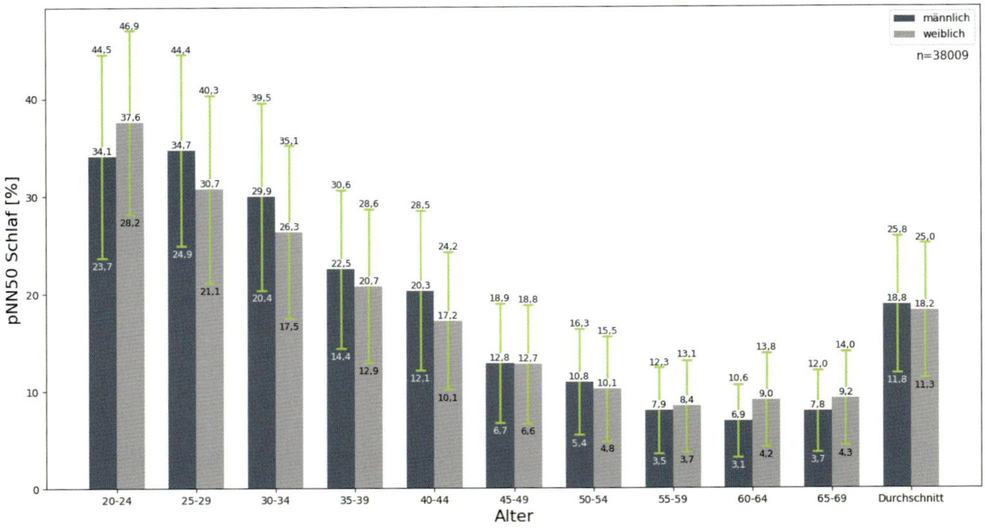

Abb. 4.14 pNN50 Schlaf Männer und Frauen (Quelle: Autonom Health®, 2021).

5 Total Power

5.1 Total Power gesamt 24 +/–1 h

Die Total Power nimmt linear mit dem Alter kontinuierlich ab. Im Durchschnitt der 20- bis 69-Jährigen liegt die Total Power bei Männern 19,6 % über jener der Frauen. Mit 28,9 % am größten ist der Unterschied bei den 40- bis 44-Jährigen, am geringsten bei den 60- bis 64-Jährigen mit 5,3 %. In allen Altersbereichen liegt die Total Power bei Männern deutlich höher als bei Frauen. Der absolute Unterschied zwischen Männern und Frauen reduziert sich zunehmend ab einem Alter von 50 Jahren.

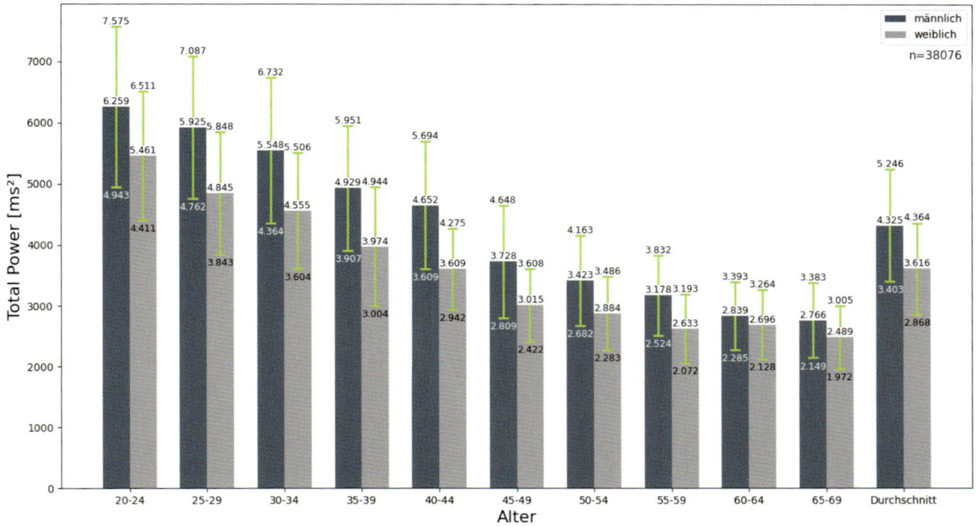

Abb. 4.15 Total Power gesamt Männer und Frauen (Quelle: Autonom Health®, 2021).

5.2 Total Power Tag

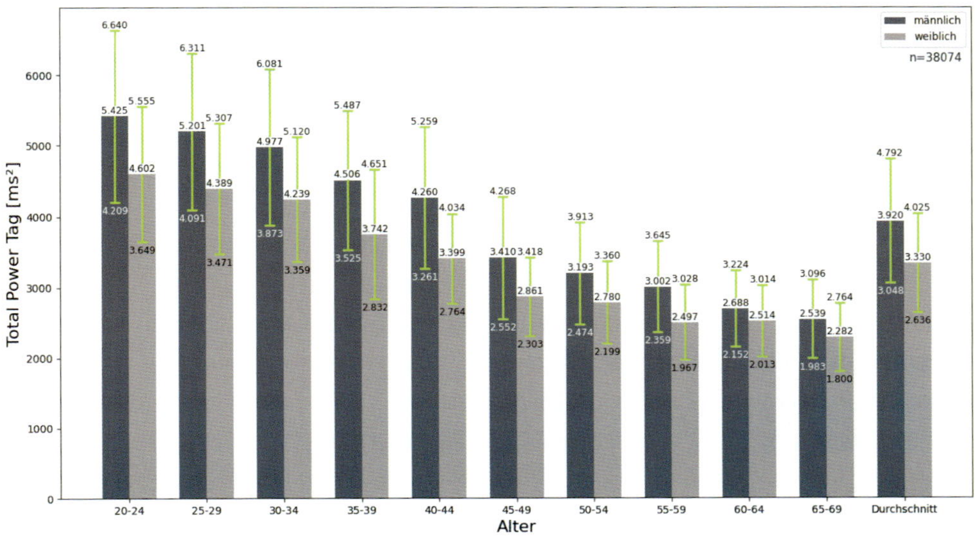

Abb. 4.16 Total Power Tag Männer und Frauen (Quelle: Autonom Health®, 2021).

Im Durchschnitt der 20- bis 69-Jährigen liegt die Total Power am Tag bei Männern 17,7 % über jener der Frauen. Mit 25,3 % am größten ist der Unterschied bei den 40- bis 44-Jährigen, am geringsten mit 6,9 % bei den 60- bis 64-Jährigen. In allen Altersbereichen liegt die Total Power bei Männern deutlich höher als bei Frauen. Sie reduziert sich bei beiden Geschlechtern mit zunehmendem Alter. Eine Verflachung des Unterschiedes zwischen den Geschlechtern ab 50 Jahren wie bei der Total Power über 24 Stunden ist ebenfalls zu beobachten.

5.3 Total Power Schlaf

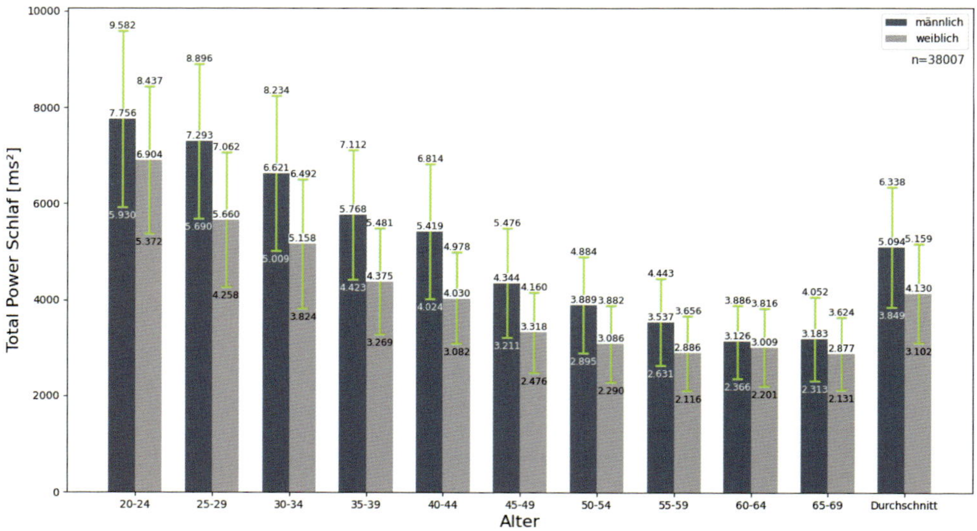

Abb. 4.17 Total Power Schlaf Männer und Frauen (Quelle: Autonom Health®, 2021).

In Übereinstimmung mit der Fachliteratur liegt die Total Power im Schlaf deutlich höher als am Tag (plus 29,9 % bei Männern, plus 24,0 % bei Frauen). Im Durchschnitt der 20- bis 69-Jährigen ist die Differenz der Total Power im Schlaf zwischen Männern und Frauen mit 23,3 % etwas höher als innerhalb von 24 Stunden (19,6 %) und deutlich höher als am Tag (17,7 %). Mit 34,5 % am größten ist der Geschlechterunterschied bei den 40- bis 44-Jährigen, am geringsten mit 3,9 % bei den 60- bis 64-Jährigen. In den Altersbereichen der 20- bis 59-Jährigen liegt die Total Power bei Männern deutlich höher als bei Frauen. Sie reduziert sich bei beiden Geschlechtern mit zunehmendem Alter. Auch im Schlaf ist – wie bei den Werten über 24 Stunden – eine Verflachung des Geschlechterunterschieds ab 50 Jahren zu beobachten.

6 ULF

6.1 ULF gesamt 24 +/–1 h

Die ULF-Power ist im Durchschnitt der 20- bis 69-Jährigen bei Männern und Frauen etwa gleich hoch. Es lässt sich kein geschlechtsspezifisches Muster erkennen. Die Kurve verläuft am flachsten im Vergleich zu allen anderen Frequenzbändern. So reduziert sich die ULF bei den 20- bis 64-jährigen Männern um 27,2 % und bei den 20- bis 59-jährigen Frauen um nur 20,7 %. Ob dies als ein vom Lebensalter relativ wenig beeinflusstes basales Grundmuster langsamer Prozesse, wie etwa der Tagesgang sowie die Körperkerntemperatur und eines intrinsischen kardialen Rhythmus zu werten ist, werden künftige Untersuchungen zeigen.

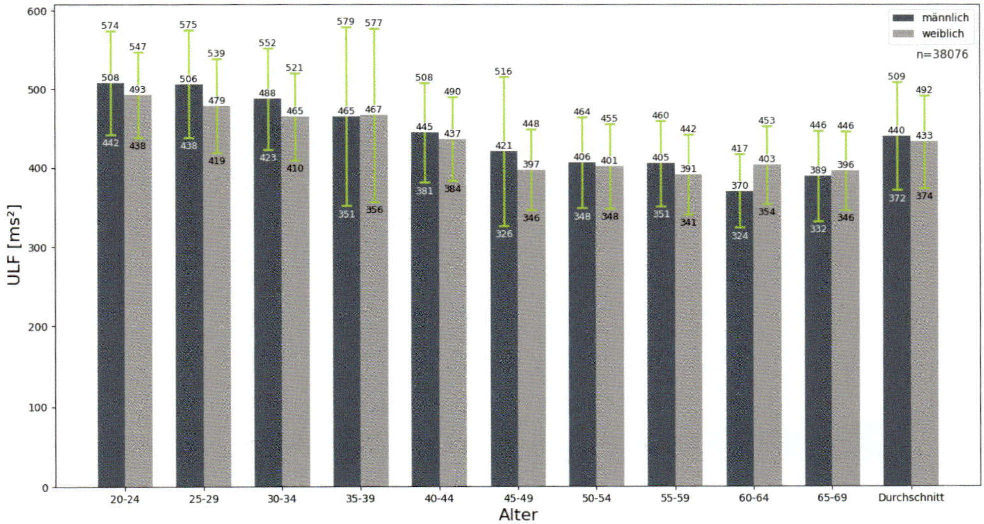

Abb. 4.18 ULF gesamt Männer und Frauen (Quelle: Autonom Health®, 2021).

6.2 Prozent ULF gesamt 24 +/–1 h

Der Prozentanteil der ULF an der Total Power über 24 Stunden verläuft über alle Geschlechter und Altersklassen – im Gegensatz zu den Absolutwerten – in Form eines streng linearen Anstiegs mit fast einer Verdoppelung des Wertes der 20-Jährigen auf jenen der über -65Jährigen. Augenscheinlich ist, dass der Anteil der ULF an der Gesamtvariabilität bei Frauen über alle gemessenen Altersbereiche um 17,2 % höher liegt als bei Männern. Im Mittel beträgt der Anteil der ULF an der Gesamtvariabilität 13,6 % bei Frauen und 11,6 % bei Männern.

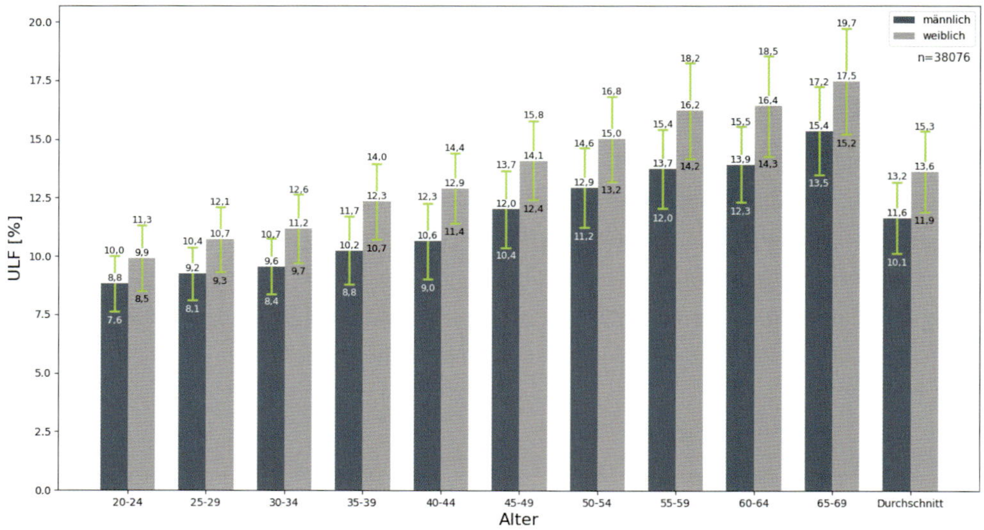

Abb. 4.19 % ULF gesamt Männer und Frauen (Quelle: Autonom Health®, 2021).

6.3 ULF Tag

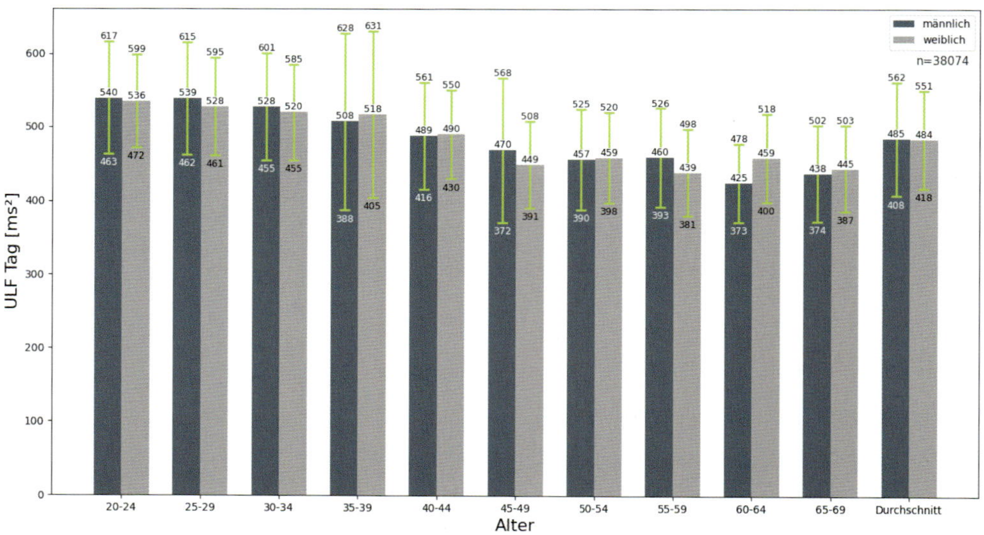

Abb. 4.20 ULF Tag Männer und Frauen (Quelle: Autonom Health®, 2021).

Die Grafik der ULF-Power am Tag verläuft ähnlich jener der 24-Stunden-Messungen. Im Durchschnitt über alle Altersbereiche liegen Männer (485 ms^2) und Frauen (484 ms^2) gleichauf. Im Altersverlauf lässt sich kein geschlechtsspezifisches Muster erkennen.

6.4 Prozent ULF Tag

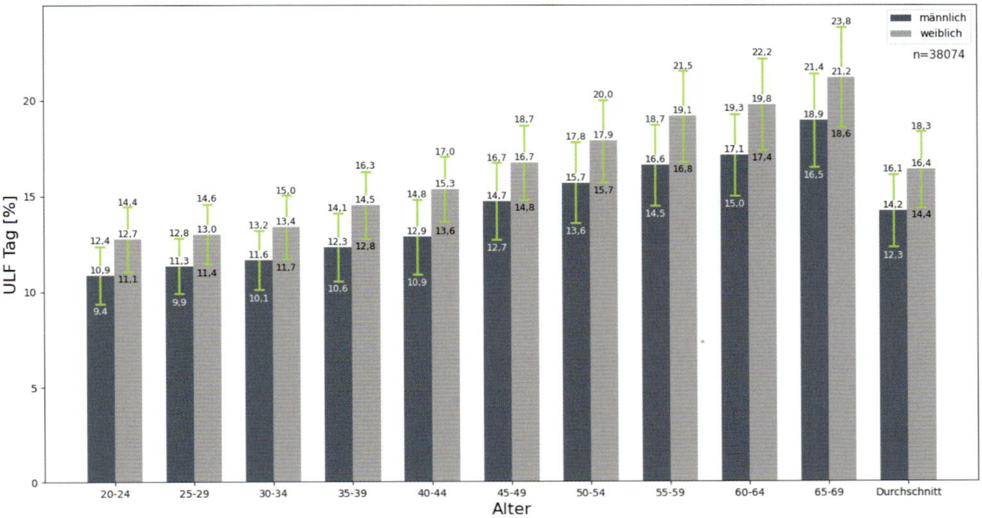

Abb. 4.21 % ULF Tag Männer und Frauen (Quelle: Autonom Health®, 2021).

Die Verlaufsgrafik des Prozentanteils der ULF-Power am Tag ist jener bei 24-Stunden-Messungen sehr ähnlich und zeigt eine Zunahme der Werte bei den Männern um 73,4 % und bei den Frauen um 66,9 % über alle Altersgruppen, steigt aber bis zur Kohorte der 30- bis 34-Jährigen nur flach an. Der Anteil der ULF an der Gesamtvariabilität am Tag liegt bei Frauen im Durchschnitt 15,5 % über jenem der Männer.

6.5 ULF Schlaf

Die Verlaufsgrafik der ULF-Power im Schlaf ist wesentlich linearer als jene der Tageswerte, beginnend mit einem relativ steilen Abfall und einer Verflachung ab einem Alter von 50 Jahren. Im Durchschnitt liegt die ULF der Männer im Schlaf 4,5 % über jener der Frauen, wobei diese Dominanz von den Jüngsten bis zu den Mittfünfzigern abflacht, um sich danach zugunsten der Frauen umzukehren.

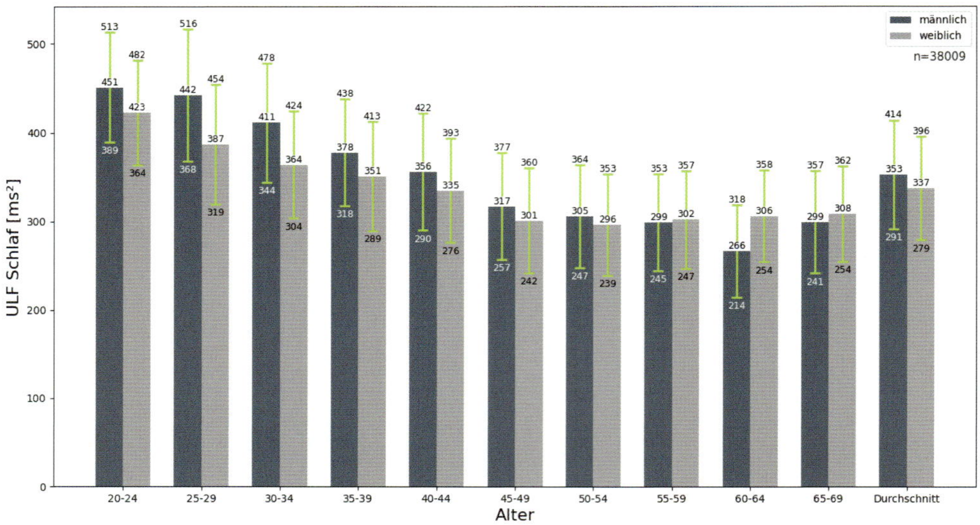

Abb. 4.22 ULF Schlaf Männer und Frauen (Quelle: Autonom Health®, 2021).

6.6 Prozent ULF Schlaf

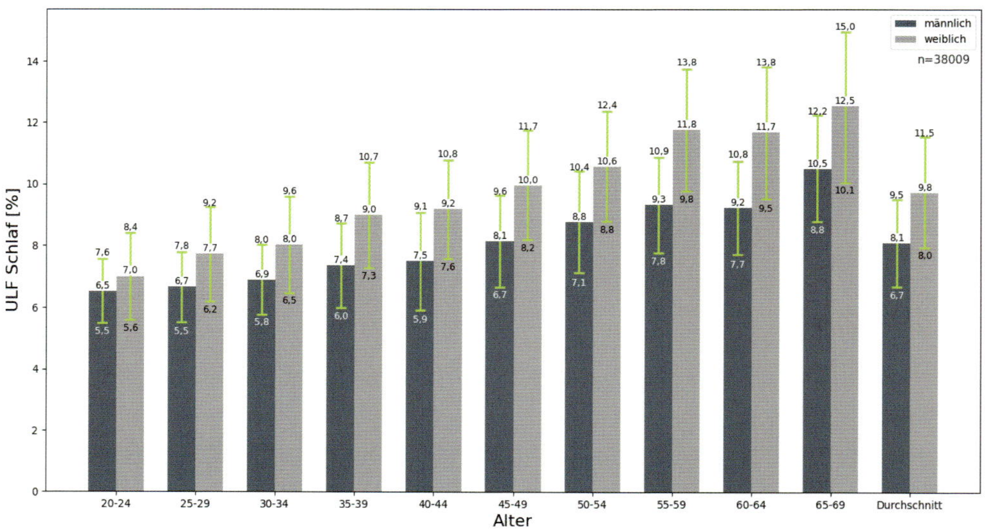

Abb. 4.23 % ULF Schlaf Männer und Frauen (Quelle: Autonom Health®, 2021).

Die Grafik des Prozentanteils der ULF-Power im Schlaf verläuft über alle Altersgruppen fast linear und noch prononcierter als die Grafik der prozentuellen ULF am Tag. Es kommt hier zu einer Zunahme der Werte um 61,5 % bei Männern und 78,6 % bei Frauen. Der Anteil der ULF an der Gesamtvariabilität im Schlaf liegt bei Frauen im Durchschnitt 21 % über jenem der Männer.

7 VLF

7.1 VLF gesamt 24 +/−1 h

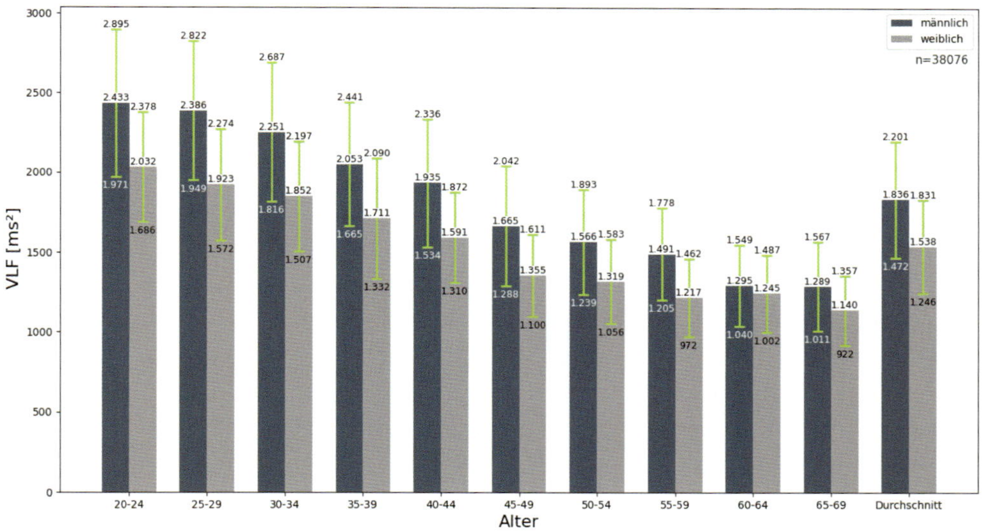

Abb. 4.24 VLF gesamt Männer und Frauen (Quelle: Autonom Health®, 2021).

Die VLF-Power zeigt einen deutlichen geschlechts- und altersabhängigen Verlauf mit einer annähernd linearen Abnahme um 47 % bei Männern und um 43,9 % bei Frauen zwischen 20 und 69 Jahren. Im Durchschnitt liegt die VLF bei Männern bei 1.836 ms^2 und damit 19,4 % höher als jene der Frauen von 1.538 ms^2.

7.2 Prozent VLF gesamt 24 +/−1 h

Der Prozentanteil der VLF an der Total Power über 24 Stunden verläuft über alle Altersklassen leicht ansteigend mit einer Verflachung ab dem 45. Lebensjahr. Im Durchschnitt über alle Altersklassen liegen beide Geschlechtsgruppen gleichauf um 44 %.

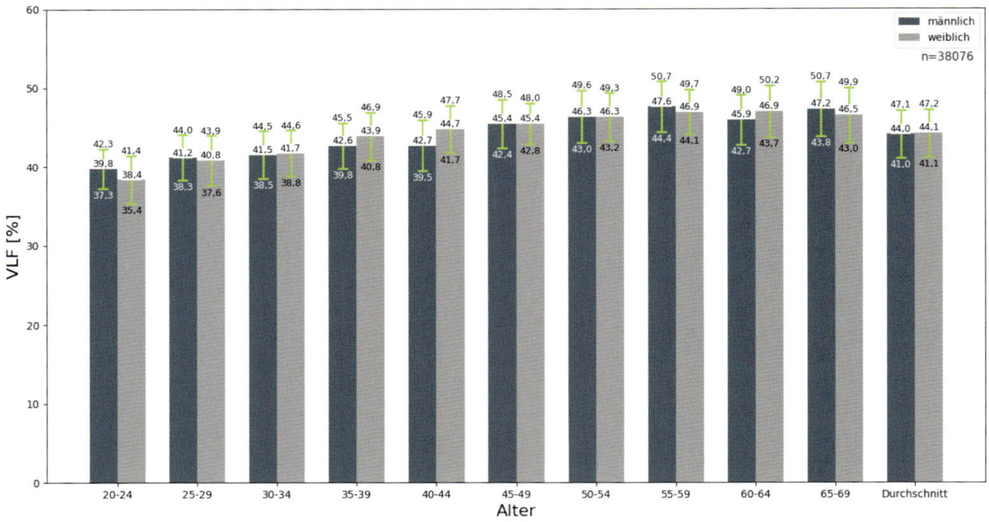

Abb. 4.25 % VLF gesamt Männer und Frauen (Quelle: Autonom Health®, 2021).

7.3 VLF Tag

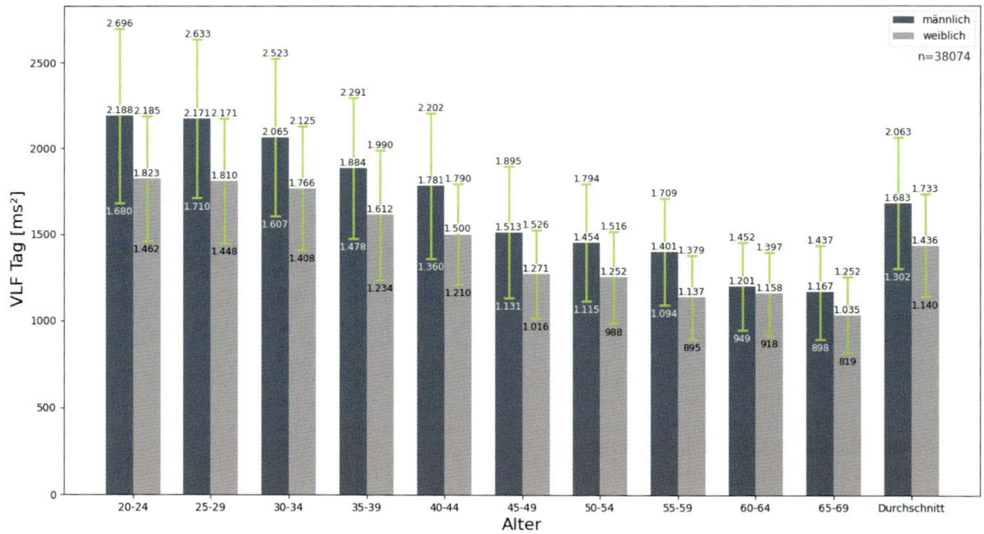

Abb. 4.26 VLF Tag Männer und Frauen (Quelle: Autonom Health®, 2021).

Die Grafik der VLF-Power am Tag verläuft in Form einer deutlichen altersentsprechenden Abnahme der Werte bei den 20–69-Jährigen (Männer minus 46,7 % und Frauen minus 43,2 %). Im Durchschnitt über alle Altersbereiche liegt der Wert bei Männern bei 1.683 ms² und bei Frauen bei 1.436 ms².

7.4 Prozent VLF Tag

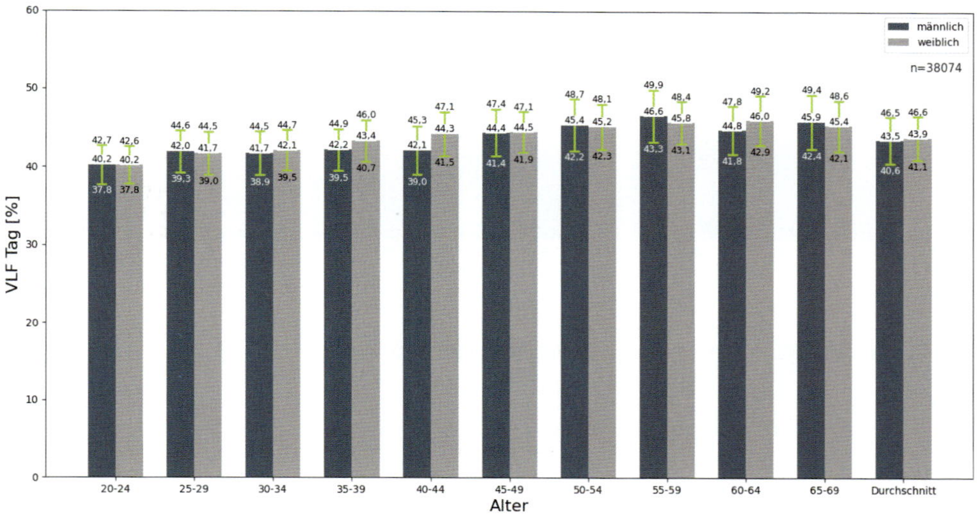

Abb. 4.27 % VLF Tag Männer und Frauen (Quelle: Autonom Health®, 2021).

Die Grafik des Prozentanteils der VLF-Power am Tag verläuft – mit einer Verflachung ab der Gruppe der 45-Jährigen – ansteigend über alle Altersgruppen. Bei Männern und Frauen von 40,2 % bei der Gruppe der 20- bis 24-Jährigen auf 46,6 % bei den 55- bis 59-jährigen Männern und auf 46,0 % bei den 60- bis 64-jährigen Frauen. Der Anteil der VLF an der Gesamtvariabilität am Tag liegt bei Männern bei 43,5 %, bei Frauen bei 43,9 %.

7.5 VLF Schlaf

Die Verlaufsgrafik der VLF-Power im Schlaf zeigt eine deutliche altersentsprechende Abnahme der Werte (um 48,6 % bei Männern zwischen 20 und 64 Jahren und 44,2 % bei Frauen zwischen 20 und 69 Jahren). Im Durchschnitt über alle Altersbereiche liegt der Wert bei Männern bei 2.127 ms² und bei Frauen bei 1.725 ms².

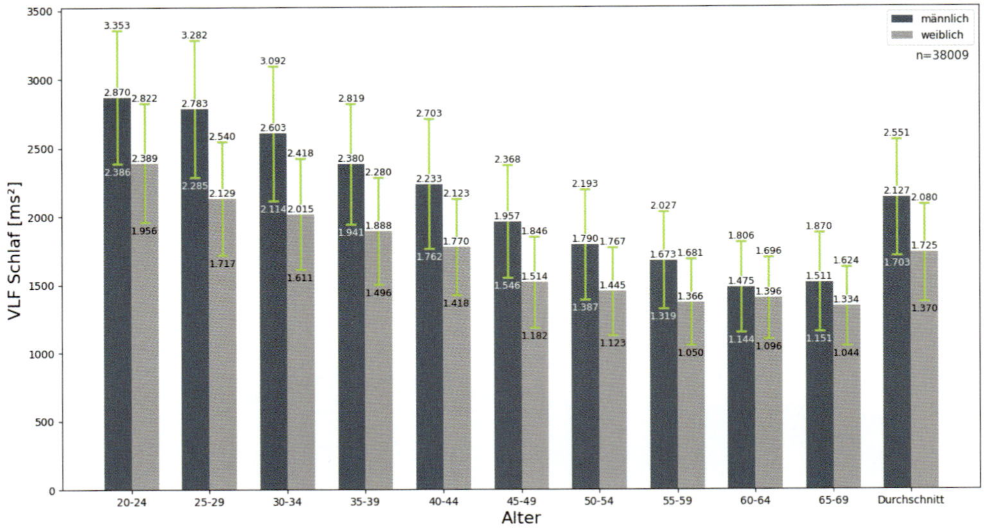

Abb. 4.28 VLF Schlaf Männer und Frauen (Quelle: Autonom Health®, 2021).

7.6 Prozent VLF Schlaf

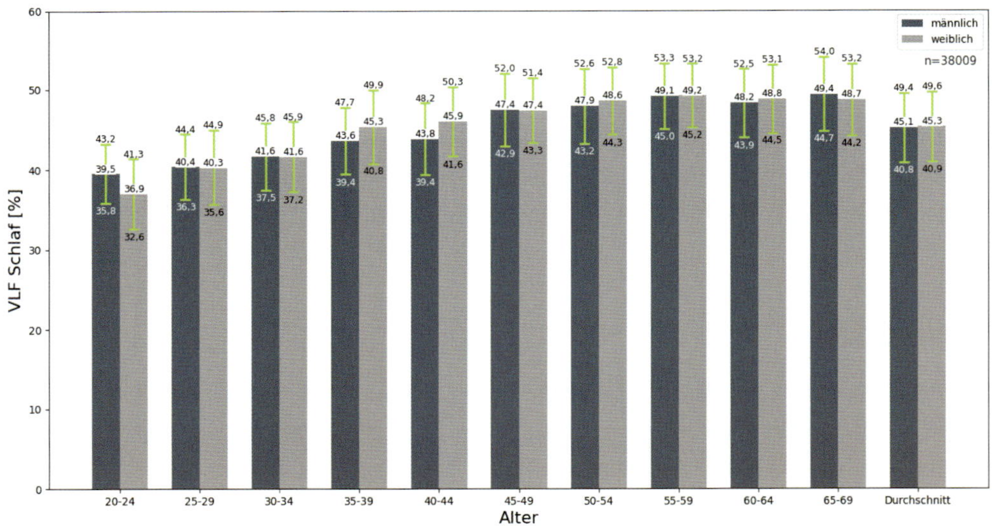

Abb. 4.29 % VLF Schlaf Männer und Frauen (Quelle: Autonom Health®, 2021).

Die Verlaufsgrafik des Prozentanteils der VLF-Power im Schlaf ist – mit einer Verflachung ab der Gruppe der 45-Jährigen – ansteigend. Bei Männern von 39,5 % und Frauen von 36,9 % bei der Gruppe der 20- bis 24-Jährigen auf 49,4 % bei den 65–69-jährigen Männern und auf 49,2 % bei den 55–59-jährigen Frauen. Im Mittel über alle Altersgruppen beiderlei Geschlechts liegt der Anteil der VLF im Schlaf bei 45 %.

8 LF

8.1 LF gesamt 24 +/–1 h

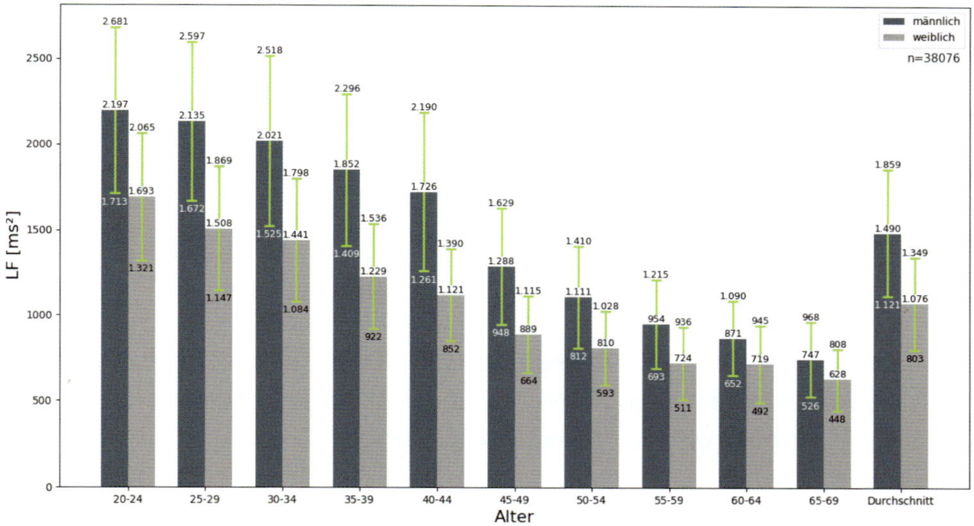

Abb. 4.30 LF gesamt Männer und Frauen (Quelle: Autonom Health®, 2021).

Die LF-Power ist die Frequenzbande, die die größten Unterschiede zwischen den Geschlechtern zeigt – 1.490 ms² bei Männern gegenüber 1.076 ms² bei Frauen – das sind 27,8 % im Durchschnitt der eingeschlossenen Altersgruppen. Über 24 Stunden gemessen gibt es einen Abfall um 66 % bei den Männern und um 62,9 % bei den Frauen zwischen 20 und 69 Jahren. Den größten Geschlechterunterschied innerhalb der LF einer Altersgruppe findet man mit 54% bei den 40-44-Jährigen, den geringsten Unterschied mit 18,9 % bei den 65- bis 69-Jährigen.

8.2 Prozent LF gesamt 24 +/–1 h

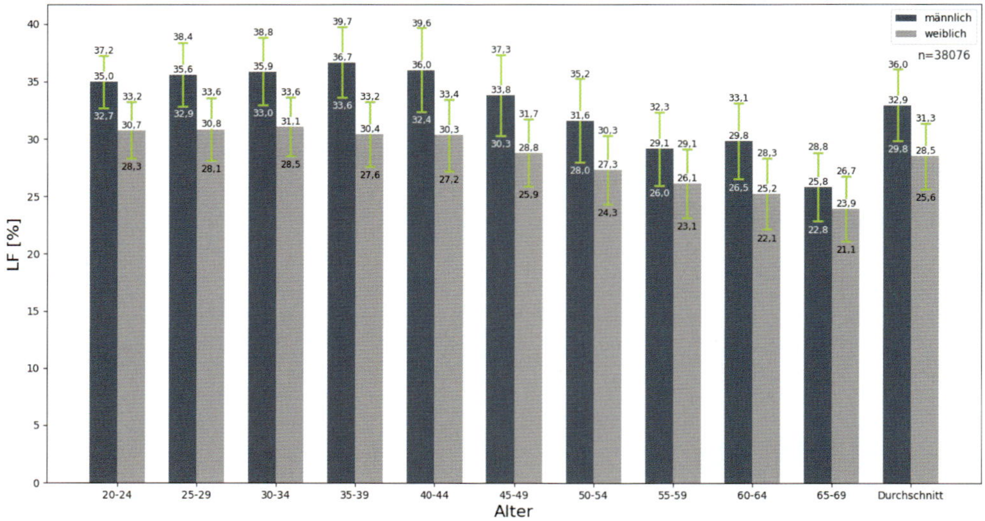

Abb. 4.31 % LF gesamt Männer und Frauen (Quelle: Autonom Health®, 2021).

Der Prozentanteil der LF an der Total Power über 24 Stunden verläuft ansteigend bis zur Gruppe der 35- bis 39-jährigen Männern bzw. den 30- bis 34-jährigen Frauen mit anschließendem relativ deutlichem Abfall. Der maximale Durchschnittswert liegt bei den 35- bis 39-jährigen Männern bei 36,7 % und bei den 30- bis 34-jährigen Frauen bei 31,1 %. Die niedrigsten LF-Anteile an der Gesamtvariabilität finden sich mit 25,8 % bei Männern und 23,9 % bei Frauen zwischen 65 und 69 Jahren. Im Durchschnitt über alle Altersklassen zeigen die Männer einen LF-Anteil von 32,9 % und die Frauen von 28,5 %.

8.3 LF Tag

Die Verlaufsgrafik der LF-Power am Tag zeigt eine deutliche altersentsprechende Abnahme der Werte: um 68,2 % bei den Männern und um 64,7 % bei den Frauen. Im Durchschnitt über alle Altersbereiche liegt der Wert bei Männern bei 1.350 ms^2 und bei Frauen bei 1.007 ms^2.

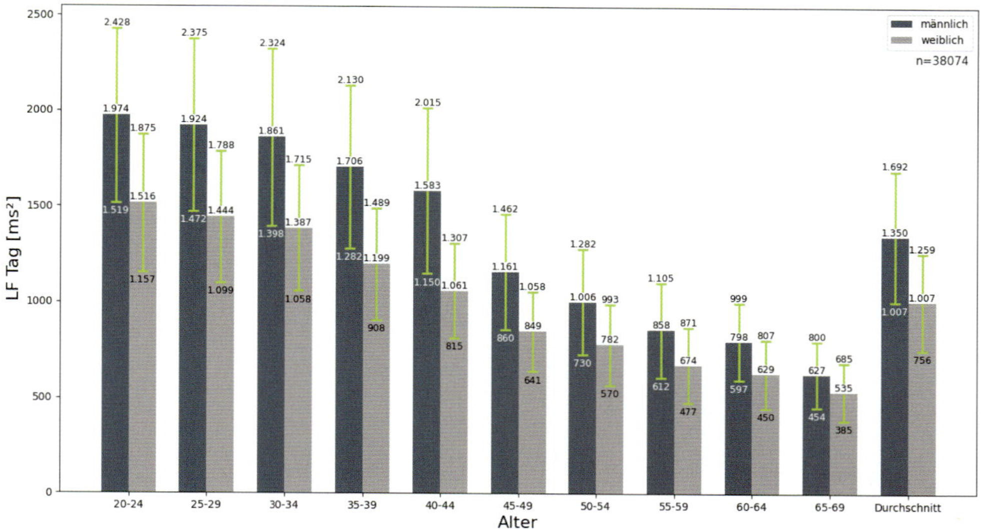

Abb. 4.32 LF Tag Männer und Frauen (Quelle: Autonom Health®, 2021).

8.4 Prozent LF Tag

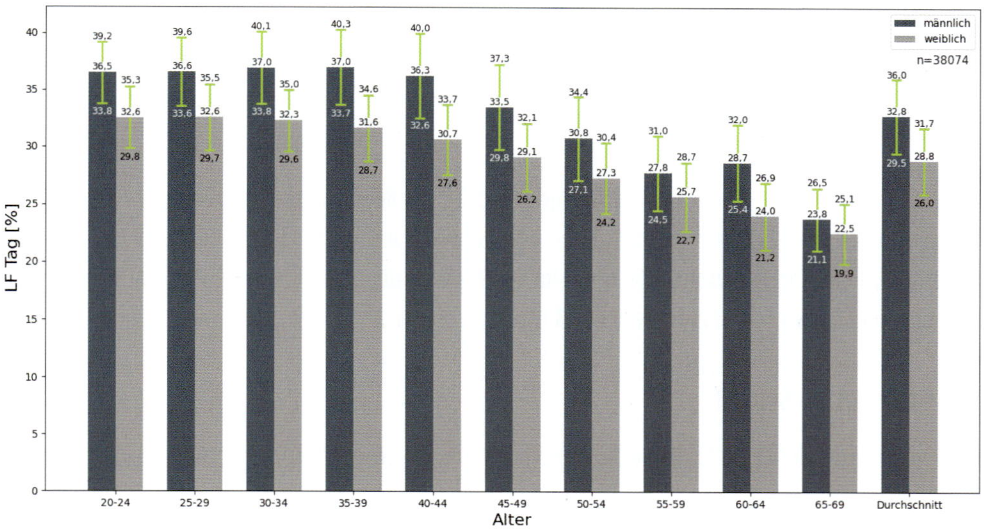

Abb. 4.33 % LF Tag Männer und Frauen (Quelle: Autonom Health®, 2021).

Der Prozentanteil der LF am Tag verläuft wie jener über 24 Stunden ansteigend bis zur Gruppe der 35- bis 39-jährigen Männern bzw. der 25- bis 29-jährigen Frauen mit anschließendem – und ab 45 – deutlichem Abfall. Der maximale Durchschnittswert liegt bei den 30- bis 39-jährigen Männern bei 37,0 %, bei den 20- bis 29-jährigen Frauen bei 32,6 %. Im Durchschnitt über alle Altersklassen zeigen die Männer einen LF-Anteil von 32,8 % und die Frauen von 28,8 %.

8.5 LF Schlaf

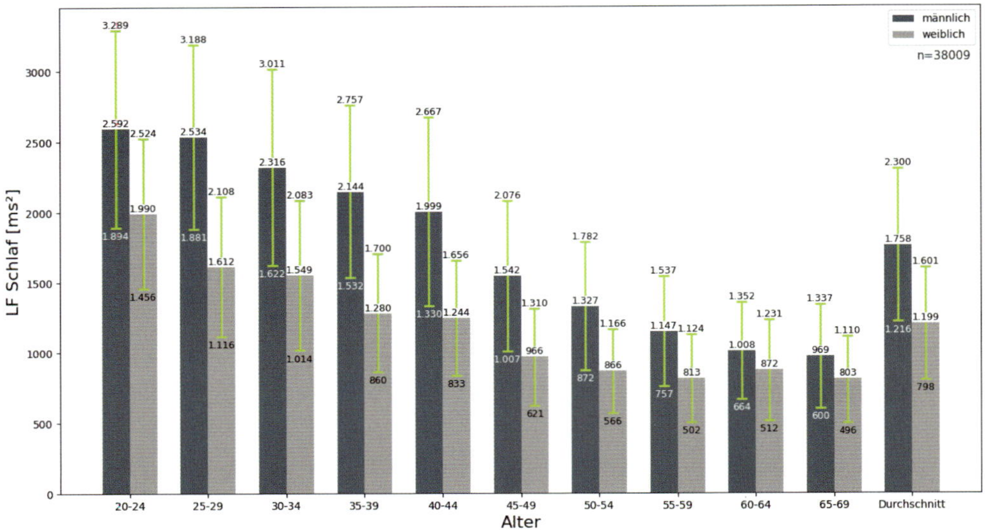

Abb. 4.34 LF Schlaf Männer und Frauen (Quelle: Autonom Health®, 2021).

Die Verlaufsgrafik der LF-Power im Schlaf zeigt eine deutliche lineare altersentsprechende Abnahme der Werte, nämlich von 2.592 ms^2 auf 969 ms^2 bei Männern (das entspricht 62,6 %) und von 1.990 ms^2 auf 803 ms^2 bei Frauen (das entspricht 59,6 %). Im Durchschnitt über alle Altersbereiche liegt der Wert bei Männern bei 1.758 ms^2 und bei Frauen bei 1.199 ms^2.

8.6 Prozent LF Schlaf

Der Prozentanteil der LF im Schlaf verläuft wie jener über 24 Stunden und jener am Tag. Der maximale Durchschnittswert liegt bei den 35- bis 39-jährigen Männern bei 35,7 %, bei den 40- bis 44-jährigen Frauen bei 29,3 %. Im Durchschnitt über alle Altersklassen zeigen die Männer einen LF-Anteil von 32,8 % und die Frauen von 27,5 %.

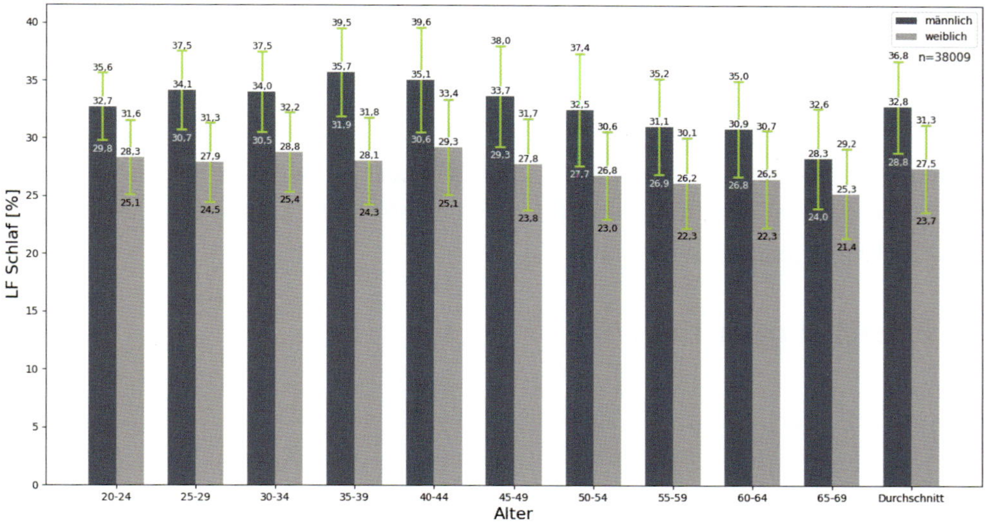

Abb. 4.35 % LF Schlaf Männer und Frauen (Quelle: Autonom Health®, 2021).

9 HF

9.1 HF gesamt 24 +/–1 h

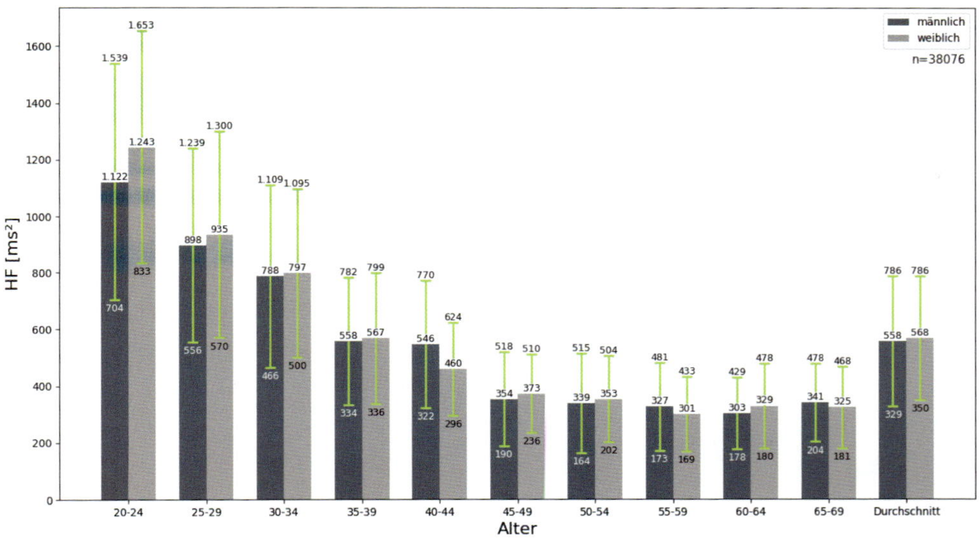

Abb. 4.36 HF gesamt Männer und Frauen (Quelle: Autonom Health®, 2021).

Die High Frequency Power ist die Frequenzbande, die den stärksten Abfall der HRV-Werte im Altersverlauf zeigt. Bei Männern sinkt die HF von 1.122 ms^2 bei den 20- bis 24-jährigen auf 303 ms^2 bei den 60- bis 64-jährigen um insgesamt 73 %; bei den Frauen von 1.243 ms^2 bei den 20- bis 24-jährigen auf 301 ms^2 bei den 55- bis 59-jährigen um insgesamt 75,8 %. Bemerkenswert ist auch, dass die HF-Power bei den Frauen bis zum Alter von 39 Jahren über jener der Männer liegt, obwohl die Total Power der Männer in diesen Altersgruppen deutlich höher ist als jene der Frauen. Im Durchschnitt über alle Altersbereiche liegen beide gleich auf (Frauen: 568 ms^2, Männer: 558 ms^2).

9.2 Prozent HF gesamt 24 +/-1 h

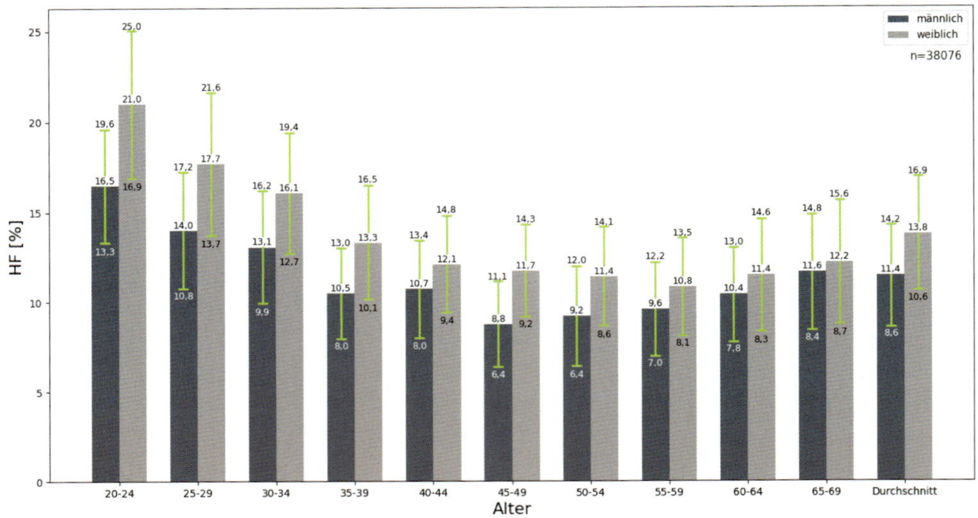

Abb. 4.37 % HF gesamt Männer und Frauen (Quelle: Autonom Health®, 2021).

Der Prozentanteil der HF an der Total Power über 24 Stunden verläuft bei Männern annähernd in Form einer U-Kurve, bei Frauen mit einem leichten Anstieg ab 60. Der maximale Durchschnittswert liegt bei den 20- bis 24-jährigen Frauen bei 21 %, bei den 20- bis 24-jährigen Männern bei 16,5 %. Die niedrigsten HF-Anteile an der Gesamtvariabilität finden sich mit 8,8 % bei 45- bis 49-jährigen Männern und 10,8 % bei Frauen in der Altersgruppe der 55- bis 59-jährigen. Im Durchschnitt über alle Altersklassen zeigen die Männer einen HF-Anteil von 11,4 % und die Frauen von 13,8 %.

9.3 HF Tag

Die High Frequency Power am Tag zeigt ebenfalls einen Abfall der HRV-Werte im Altersverlauf. Bei Männern sinkt die HF von 723 ms^2 bei den 20- bis 24-jährigen auf 264 ms^2 bei den 60- bis 64-jährigen um insgesamt 63,5 %; bei den Frauen von 727 ms^2 bei den 20- bis 24-jährigen auf 247 ms^2 bei den 55- bis 59-jährigen um insgesamt 66 %. Im Durchschnitt über alle Altersbereiche liegen Männer und Frauen mit 402 ms^2 exakt gleich.

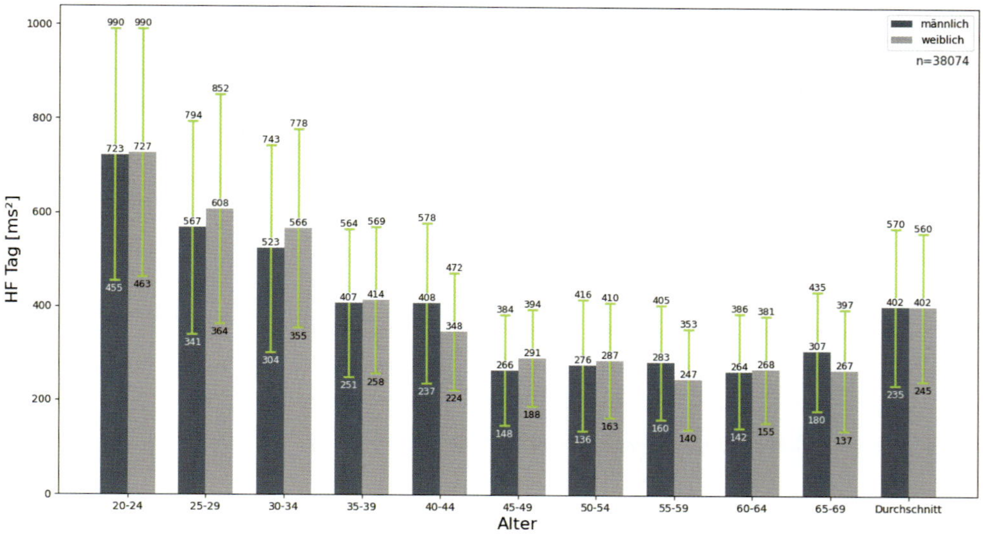

Abb. 4.38 HF Tag Männer und Frauen (Quelle: Autonom Health®, 2021).

9.4 Prozent HF Tag

Der Prozentanteil der HF an der Total Power am Tag zeigt einen ähnlichen Verlauf wie bei den 24-Stunden-Messungen. Prozentuell liegen die HF-Werte der Frauen am Tag in jüngeren Jahren deutlich über jenen der Männer. Ab 50 reduziert sich der Unterschied, bei den 65- bis 69-Jährigen liegen die Männer sogar 0,4 Prozentpunkte über jenem der Frauen. Der maximale Durchschnittswert liegt bei den 20- bis 24-jährigen Frauen bei 14,5 %, bei den 20- bis 24-jährigen Männern bei 12,4 %. Die niedrigsten HF-Anteile an der Gesamtvariabilität finden sich mit 7,3 % bei den 45- bis 49-jährigen Männern und mit 9,4 % bei den 55- bis 59-jährigen Frauen. Im Durchschnitt über alle Altersklassen haben die Männer einen HF-Anteil an der Total Power von 9,5 % und die Frauen von 10,9 %.

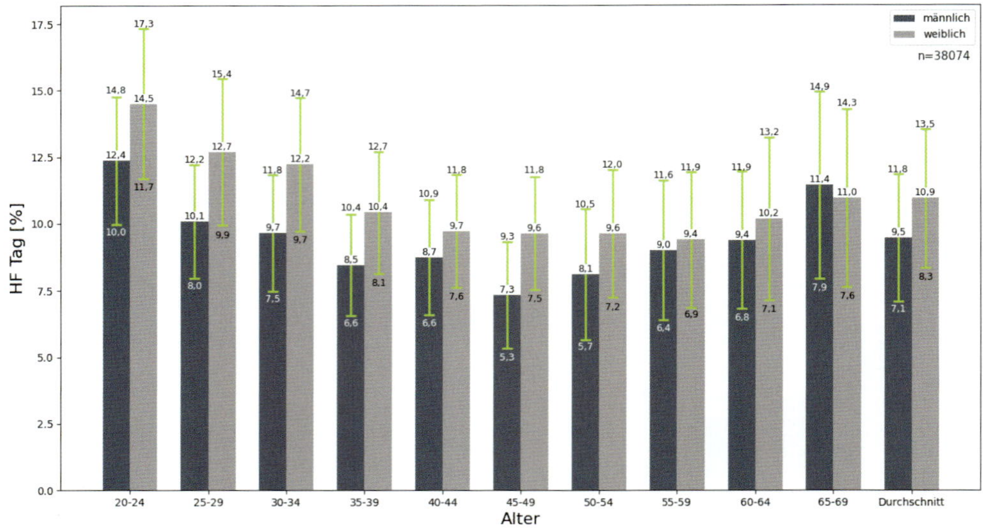

Abb. 4.39 % HF Tag Männer und Frauen (Quelle: Autonom Health®, 2021).

9.5 HF Schlaf

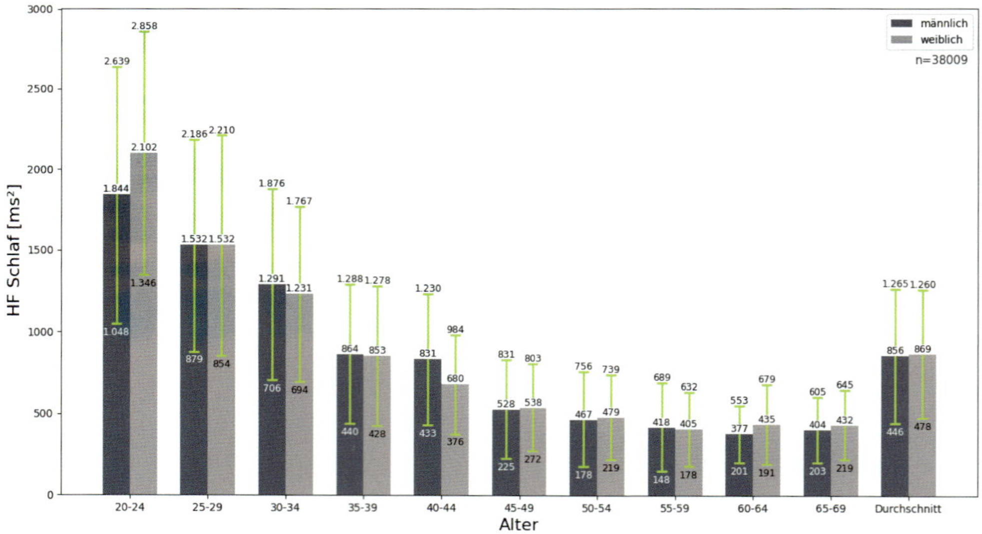

Abb. 4.40 HF Schlaf Männer und Frauen (Quelle: Autonom Health®, 2021).

Der Verlauf der High Frequency Power im Schlaf zeigt ebenfalls einen klaren Abfall der HRV-Werte im Altersverlauf. Bei Männern sinkt die HF von 1.844 ms² bei den 20- bis 24-jährigen auf 377 ms² bei den 60- bis 64-jährigen um insgesamt 79,6 %, bei den Frauen von 2.102 ms² bei den 20- bis 24-jährigen auf 405 ms² bei den 55- bis 59-jährigen um insgesamt 80,7 %. Im Durchschnitt über alle Altersbereiche liegt der HF-Wert im Schlaf bei Frauen bei 856 ms² und bei Männern bei 869 ms², differiert also kaum.

9.6 Prozent HF Schlaf

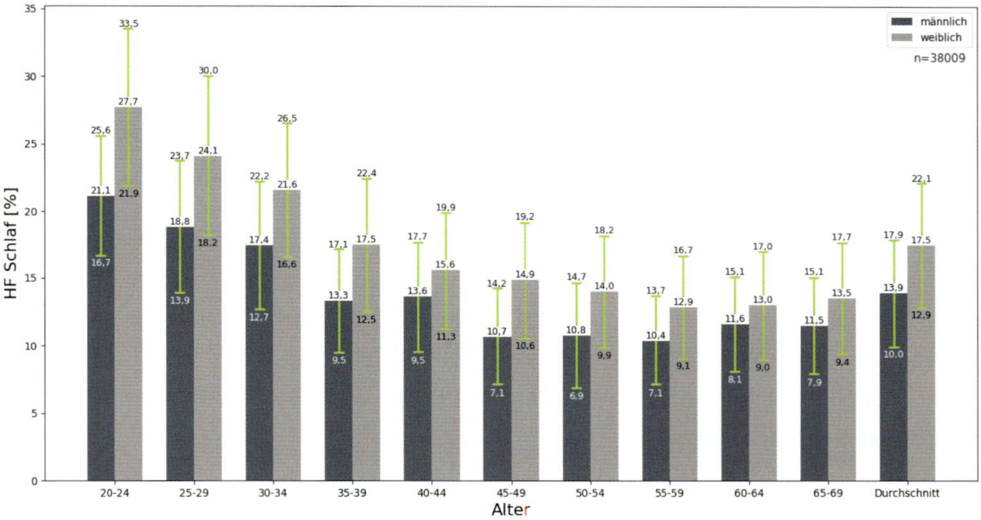

Abb. 4.41 % HF Schlaf Männer und Frauen (Quelle: Autonom Health®, 2021).

Sowohl bei Männern als auch bei Frauen sinkt der Anteil der HF an der Total Power im Schlaf im Altersverlauf deutlich, wobei die Abnahme bei den Frauen stark abflacht und sich bei den Männern ab 50 Jahren sogar in einen ganz leichten Wiederanstieg umkehrt; bei den Frauen erst ab 60 Jahren. Der maximale Durchschnittswert ist bei beiden Geschlechtern in der Kohorte der 20- bis 24-Jährigen zu finden (Männer: 21,1 %, Frauen: 27,7 %). Den niedrigsten Prozentanteil der HF an der Total Power im Schlaf zeigen Männer (10,4 %) und Frauen (12,9 %) mit 55–59 Jahren. Im Durchschnitt über alle Altersklassen liegt der Wert bei Männern bei 13,9 % und bei Frauen bei 17,5 %.

10 Übersicht und Gegenüberstellung von Total Power und Frequenzbändern im Geschlechtsvergleich

Tab. 4.2 Übersicht und Gegenüberstellung von Total Power und Frequenzbändern im Geschlechts- und Altersvergleich (Quelle: Autonom Health®, 2021).

Parameter	Einheit	Männer	Anteil Gesamtvariabilität in %	Frauen	Anteil Gesamtvariabilität in %
Total Power	[ms^2]	4.325	100,0	3.616	100,0
ULF	[ms^2]	440	10,2	433	12,0
VLF	[ms^2]	1.836	42,5	1.538	42,5
LF	[ms^2]	1.490	34,5	1.076	29,8
HF	[ms^2]	558	12,9	568	15,7

Werden die einzelnen Frequenzbänder betrachtet, so überwiegen die Absolut- und Relativwerte bei den männlichen Probanden im Bereich der LF deutlich. Die VLF liegt bei Männern und Frauen im Anteil an der Gesamtvariabilität bei 42,5%, mit einem höheren Absolutanteil bei Männern. Im Bereich von ULF und HF weisen beide Geschlechtsgruppen gleich hohe Werte auf, wobei die relativen Anteile bei Frauen bei ULF um 1,8 % und bei HF um 2,8 % höher liegen. Die beschriebenen Verhältnisse decken sich mit den bisherigen Erkenntnissen der Fachliteratur.

11 Die dargestellten Richtwerte im Vergleich zu den relevanten Daten der Literatur

Für die Thematik der Normwerte in der HRV aus Langzeitmessungen existieren die angeführten relevanten Arbeiten.

Tab. 4.3 Studien mit Angaben zu HRV-Werten aus Langzeit-EKG-Messungen (Quelle: Autonom Health®, 2021)

	Jahr	Probanden	Männer	Frauen	Alter
Task Force	1996	274	202	72	40-69
Beckers et al.	2006	276	141	135	18-71
Almeida-Santos et al.	2015	1.743	616	1.127	40-100
Aeschbacher et al.	2017	2.096	979	1.117	25-41

Folgende Vergleiche zu den Daten von Autonom Health, mit Messungen von 20.693 Männern und 17.314 Frauen und im Alter von 20 bis 69 Jahren, sind zu ziehen:

Tab. 4.4 Vergleich der Daten von Autonom Health und Beckers et al. (Quelle: Autonom Health®, 2021)

Männer	**HR Tag (SD)**	**HR Schlaf (SD)**	**pNN50 Tag (SD)**	**pNN50 Schlaf (SD)**
Beckers et al. (2006)	80,8 (10,2)	63,0 (9,1)	8,2 (8,0)	18,3 (16,2)
Autonom Health (2021)	74,7 (9,8)	59,4 (8,6)	8,9 (7,4)	18,8 (14,0)
	Total Power Tag (SD)	**Total Power Schlaf (SD)**		
Beckers et al. (2006)	2.110 (1.462)	3.297 (2.511)		
Autonom Health (2021)	3.920 (1.744)	5.094 (2.489)		

Frauen	**HR Tag (SD)**	**HR Schlaf (SD)**	**pNN50 Tag (SD)**	**pNN50 Schlaf (SD)**
Beckers et al. (2006)	85,3 (10,2)	67,3 (8,3)	5,9 (6,1)	15,0 (12,8)
Autonom Health (2021)	78,8 (9,0)	63,3 (8,2)	8,5 (7,0)	18,2 (13,7)
	Total Power Tag (SD)	**Total Power Schlaf (SD)**		
Beckers et al. (2006)	1.448 (947)	2.066 (1.517)		
Autonom Health (2021)	3.330 (1.389)	4.130 (2.057)		

Die Daten zeigen im Zeitbereich große Übereinstimmung, im Frequenzbereich eine Abweichung um 56,5 % bei den Männern und um 50 % bei den Frauen. Einheitliche Berechnungen von HRV-Rohdaten, gerade im Frequenzbereich, werden zu Recht seit langem gefordert.

Tab. 4.5 Vergleich der Daten von Autonom Health und Aeschbacher et al. (Quelle: Autonom Health®, 2021)

Männer	**HR 24 h (SD)**	**HR Schlaf (SD)**	**SDNN (SD)**	**Total Power (SD)**
Aeschbacher et al. (2016)	72,2 (12,2)	59,7 (5,9)	156 (53)	4.096 (3.055)
Autonom Health (2021)	69,1 (8,7)	59,4 (8,6)	182 (52)	4.325 (1.843)

Frauen	**HR 24 h (SD)**	**HR Schlaf (SD)**	**SDNN (SD)**	**Total Power (SD)**
Aeschbacher et al. (2016)	76,9 (10,3)	63,2 (11,6)	145 (47)	3.060 (2.057)
Autonom Health (2021)	72,9 (8,1)	63,3 (8,2)	164 (45)	3.616 (1.496)

Die rezentesten Daten Aeschbachers mit der höchsten Probandenzahl zeigen auch im Frequenzbereich hohe Übereinstimmung bei Männern und Frauen.

Tab. 4.6 Vergleich der Daten von Autonom Health und Task Force (Quelle: Autonom Health®, 2021)

	Total Power m + f	LF m + f	HF m + f	SDNN m + f	pNN50 m + f
Task force	3.466 (1.018)	1.170 (416)	975 (203)	141 (39)	9 (7)
Autonom Health 2021	3.971 (1.670)	1.283 (642)	563 (447)	173 (49)	11,4 (8,3)

Die höheren HRV-Daten der Probanden von Autonom Health sind am ehesten auf Alter und Gesundheitszustand zurückzuführen.

Tab. 4.7 Vergleich der Daten von Autonom Health und Almeida Santos et al. (Quelle: Autonom Health®, 2021)

Almeida-Santos et al. (2015)				Autonom Health (2021)			
Männer	**40–49**	**50–59**	**60–69**	**Männer**	**40–49**	**50–59**	**60–69**
Probanden	98	142	202	**Probanden**	5.685	6.558	2.968
SDNN(SD)	139 (29)	129 (25)	120 (30)	**SDNN(SD)**	177 (51)	166 (50)	154 (42)
rMSSD(SD)	31 (14)	27 (12)	26 (15)	**rMSSD(SD)**	49 (29)	53 (38)	53 (33)
pNN50	7,4 (7,4)	4,6 (4,6)	4,0 (5,5)	**pNN50**	10,1 (8,0)	6,4 (5,9)	5,9 (6,1)

Almeida-Santos et al. (2015)				Autonom Health (2021)			
Frauen	**40–49**	**50–59**	**60–69**	**Frauen**	**40–49**	**50–59**	**60–69**
Probanden	202	229	331	**Probanden**	5.795	4.654	1.581
SDNN(SD)	128 (25)	127 (26)	114 (27)	**SDNN(SD)**	159 (43)	151 (40)	152 (37)
rMSSD(SD)	34 (13)	28 (11)	29 (15)	**rMSSD(SD)**	46 (25)	43 (25)	44 (22)
pNN50	7,8 (6,6)	4,8 (4,4)	5,3 (6,7)	**pNN50**	9,2 (7,1)	6,2 (6,1)	6,5 (6,8)

Zwecks Vergleichbarkeit wurden hier die entsprechenden Altersgruppen gegenübergestellt. Auch hier zeigen sich geringere HRV-Werte in allen Gruppen im Vergleich zu den Daten von Autonom Health. Ob die Ursachen hierfür in der Heterogenität der gemessenen Kollektive oder in den Berechnungen selbst liegen, konnte leider nicht eruiert werden.

Literatur

Aeschbacher S, Schoen T, Dörig L, Kreuzmann RA, Neuhauser C, Schmidt-Trucksäss A, Probst-Hensch N, Risch M, Risch L, Conen D. Heart rate, heart rate variability and inflammatory biomarkers among young and healthy adults. Annals of Medicine 2017; 49: 32–41.

Almeida-Santos MA, Barreto-Filho JA, Menezes Oliveira JL, Prado Reis F, Costa da Cunha Oliveira C, Sobral Sousa AC. Aging, heart rate variability and patterns of autonomic regulation of the heart. Arch Gerontol Geriatr. 2016; 63: 1–8.

Beckers F, Verheyden B, Aubert André E. Aging and nonlinear heart rate control in a healthy population, Am J Physiol Heart Circ Physiol 2006; 290: H2560–H2570.

Nunan D, Sandercock G, Brodie D. A quantitative systematic review of normal values for short-term heart rate variability in healthy adults. PACE – Pacing Clin Electrophysiol 2010; 33(11): 1407–1417.

Sammito S, Böckelmann I. Einfluss von Extrasystolen auf die Herzfrequenzvariabilitätsmessung im Rahmen von 24-Stunden-Messungen. Herzfrequenzvariabilität. Grundlagen – Methoden – Anwendungen. 2014; 233: 82–86.

Task Force of the European Society of Cardiology and the North American Society of Pacing and Electrophysiology. Heart-rate variability. Standards of measurement, physiological interpretation, and clinical use. Circulation 1996; 93(5): 1043–1065. Online: https://www.ncbi.nlm.nih.gov/pubmed/8598068 [abgerufen am 18. 01. 2017].

Teil 5

Medikamente und HRV

1 Der Einfluss von Medikamenten auf die HRV

Nachdem alles um und in uns unser Vegetativum beeinflusst, eignen sich Messungen der HRV sehr gut, um festzustellen, wie sich medikamentöse Therapien auf den individuellen Organismus auswirken. Erwünschte Arzneimittelwirkungen müssen sich naturgemäß immer auch positiv auf die HRV auswirken. Denn selbst wenn das Pharmakon an sich die HRV reduzieren sollte, müsste sich die HRV als „Gesamtindikator" für Gesundheit und Wohlbefinden verbessern aufgrund der Reduktion von Schmerzen, Dyspnoe, Angst etc., oder der Verbesserung von Schlaf oder Antrieb. Die HRV bietet die Möglichkeit einer objektiv messbaren und dokumentierbaren Evaluierung, vor allem auch für jene, die regelmäßig mehrere Medikamente einnehmen. Der folgende Abschnitt soll als praktische Nachschlagemöglichkeit zum gegenwärtigen Wissensstand über die Beeinflussung der HRV durch Medikamente dienen.

2 β-Adrenorezeptor-Antagonisten

Das katecholaminerge System ist eines der wichtigsten Regulationssysteme unseres Körpers. Seine Effekte sind durch Wirkungen der Neurotransmitter Adrenalin und Noradrenalin vermittelt. Zahlreiche noradrenerge Neurone (Wirkung durch Noradrenalin vermittelt) befinden sich im zentralen Nervensystem und in der Körperperipherie. Adrenerge Neurone (Wirkung durch Adrenalin vermittelt) findet man primär im zentralen Nervensystem. Das Nebennierenmark übt die Funktion eines sympathischen Ganglions aus, indem es Adrenalin und Noradrenalin im Verhältnis 4:1 zusammen mit Dopamin (sogenannte Katecholamine) aus der Aminosäure Tyrosin synthetisiert und in das Blut freisetzt. Die Wirkungen des katecholaminergen Systems sind über neun G-Protein-gekoppelte Rezeptoren vermittelt (drei α_1-Rezeptoren – α_{1A}, α_{1B}, α_{1C}, drei α_2-Rezeptoren – α_{2A}, α_{2B}, α_{2C} und drei β-Rezeptoren – β_1, β_2, β_3). α-Rezeptoren zeigen höhere Affinität für Noradrenalin im Gegensatz zu β-Rezeptoren, die empfindlicher für Adrenalin sind.

Medikamente können auf alle physiologischen Vorgänge im katecholaminergen System wirken. Jedoch haben sich in der Therapie von Herzerkrankungen die β-Adrenorezeptor-Antagonisten, auch Betablocker genannt, am meisten bewährt. Ihnen kommt eine große Bedeutung in der Therapie von Hypertonie, Angina pectoris, Herzrhythmusstörungen und Herzinsuffizienz zu (Aktories et al., 2008). Aufgrund zahlreicher kardiologischer Indikationen, bei denen Betablocker erfolgreich verwendet werden, hat das Nobelkomitee an Sir James W. Black für die Entdeckung des ersten Betablockers Propranolol 1988 den Nobelpreis vergeben. Seine Entdeckung beschrieb das Nobelkomitee als *„The greatest breakthrough when it comes to pharmaceuticals against heart illness since the discovery of digitalis 200 years ago."* (Chrysant et al., 2008).

Die Wirkung der β-Adrenorezeptor-Antagonisten kann sich aus den physiologischen Effekten der β-Rezeptor-Agonisten ableiten. Die Betablocker antagonisieren deren Effekte und wirken somit entgegengesetzt den Agonisten. Sie zeigen negativ chronotrope (senken die Frequenz), negativ dromotrope (vermindern die Überleitungsgeschwindigkeit am AV-Knoten), negativ inotrope (senken die Kontraktilität), negativ lusitrope (vermindern die Relaxationsgeschwindigkeit) und Automatie unterdrückende Wirkung. Daher vermindern Betablocker den Sympathikotonus und wirken sich auf die HRV aus.

Maeder et al. (2016) identifizierten in ihrer Multivariatanalyse unter anderem auch eine Kombination aus erniedrigter HRV und fehlender Gabe von Betablockern als unabhängigen prognostischen Faktor für Tod und Herzversagen-assoziierte Hospitalisierungen. Clyne et al. (2015) stellten fest, dass Nierenkranke eine signifikante Assoziation zwischen dem 24-Stunden-SDNN-Wert und der Gabe von Betablockern, dem GFR-Wert und Diabetes mellitus aufweisen. Kiselev und sein Forschungsteam (2014) zeigten, dass man die HRV für die Einschätzung der autonomen Regulation und somit auch für die Wahl der entsprechenden pharmakologischen Therapie verwenden kann. Sie identifizierten Patienten mit niedrigem S-Index und LF-Wert als optimale Kandidaten für eine Therapie mit ACE-Hemmern (Fosinopril oder Enalapril) und Betablockern (Atenolol oder Metoprolol). Außerdem zeigten Butta und Kollegen (2016), dass Betablocker bei Patienten mit Vorhofflimmern mit höheren SDNN-Werten verbunden sind.

Lanza et al. (2007) fanden heraus, dass Atenolol einige HRV-Parameter positiv beeinflusst. Das RR-Intervall war signifikant verlängert in der Atenolol-Gruppe. Darüber hinaus waren Very Low Frequency (VLF), Low Frequency (LF) und High Frequency (HF) signifikant erhöht. Atenolol senkte den Blutspiegel von C-reaktivem Protein (ein Marker für entzündliche Vorgänge) deutlich im Vergleich zur Kontrollgruppe. Niemela et al. (1994) entdeckten, dass Atenolol und Metoprolol die Mehrheit der HRV-Parameter positiv beeinflussen. Beide Betablocker führten zu einem statistisch signifikanten Anstieg von ULF, VLF, HF, RR-Intervall, SDNN und RMSSD im Vergleich zur Placebo-Gruppe.

Izzo und Kollegen verglichen die Effekte der getrennten und gemeinsamen Gabe von Nebivolol und Valsartan (Angiotensin-I-Antagonist, wird als Antihypertensivum verwendet) auf Sauerstoffverbrauch des Herzens und HRV. Die Ergebnisse zeigen, dass Nebivolol sowohl alleine als auch in Kombination mit Valsartan die HRV verringert (Izzo et al., 2015b). Eine andere Studie desselben Forschungsteams unterstützt diese Ergebnisse. Es wurde eine ähnliche Wirkung von Nebivolol und seiner Kombination mit Valsartan auf die HRV demonstriert (Izzo et al., 2015a). Ob dies im Vergleich zu anderen Betablockern ein isolierter Effekt von Nebivolol ist, bedarf allerdings weiterer Forschung.

Kardos und Mitarbeiter (1998) demonstrierten, dass die Wasserlöslichkeit des Betablockers auch eine Rolle spielt. Die Therapie mit dem wasserlöslichen Atenolol zeigte höhere LF- und HF-Werte und ein niedrigeres LF/HF-Verhältnis im Vergleich zur Therapie mit dem lipidlöslichen Metoprolol. Es wurde auch nachgewiesen, dass der Vagotonus in der Atenolol-Gruppe während Stress deutlich weniger zurückgeht.

Katarzynska-Szymanska et al. (2013) arbeiteten heraus, dass Bisoprolol und Metoprolol die Verzögerung des Barorezeptor-Reflex deutlich verringern. Dies entspricht dem schnelleren Wirkeintritt des Vagus. Foslund und seine Kollegen vom Karolinska Spital Stockholm (2002) zeigten, dass eine Therapie mit Metoprolol mit einem niedrigen LF/HF-Verhältnis und höheren Werten von VLF, LF, HF und Total Power einhergeht.

Einer der Faktoren, der zu gesteigerter HRV beiträgt, ist auch der Zeitpunkt der Medikamenteneinnahme. Targonksi und Sadowski (2009) fanden heraus, dass die abendliche Gabe von Bisoprolol die LF und das RR-Intervall steigert. Hingegen war das LF/HF-Verhältnis unter Bisoprolol signifikant niedriger als bei morgendlicher Gabe. Weber und seine Kollegen von der Universität Rostock (1999) entdeckten, dass Bisoprolol im Vergleich zu Nifedipin (L-Typ-Ca-Kanal-Blocker) auch einen statistisch signifikanten Anstieg von RMSSD, SDNN und RR-Intervall verursacht.

Takase et al. (2008) wiederum demonstrierten, dass eine zusätzliche Gabe von Betoxolol zu Amlodipin im Vergleich zur alleinigen Gabe von Amlodipin mit erhöhten Werten von LF, HF und RR-Intervall einhergeht. Außerdem war das LF/HF-Verhältnis unter Betoxolol erniedrigt.

Mortara et al. (2000) untersuchten die Effekte einer langzeitigen Gabe von Carvedilol in Patienten mit koronarer Herzkrankheit. Dabei verbesserten sich die HRV-Parameter signifikant. Unter der Therapie mit Carvedilol waren die Werte von RMSSD, RR-Intervall und SDNN deutlich erhöht. Darüber hinaus zeigten Nessler et al. (2007) die positiven Wirkungen von Carvedilol in Patienten mit chronischem Herzversagen. Carvedilol reduzierte die Anzahl an negativen klinischen Endpunkten und erhöhte die RR-Intervalle, SDNN und die Auswurffraktion des Herzens signifikant.

Oflaz et al. (2013) entdeckten ähnliche Effekte von Carvedilol bei Kleinkindern mit dilatativer Kardiomyopathie. Eine Therapie mit Carvedilol bewirkte einen Anstieg der Werte von RR-Intervall, RMSSD, pNN50 und SDNN. Zudem verminderte sich die Inzidenz von arrhythmischen Ereignissen.

Kim et al. (2011) erforschten die Effekte vom ersten klinisch wirksamen β-Adrenorezeptor-Antagonisten Propranolol bei Patienten, die auf eine Lebertransplantation warten. Sie fanden heraus, dass Propranolol die HRV-Parameter positiv beeinflusst. Propranolol verursachte einen Abfall der Herzfrequenz und einen Anstieg von HF und RMSSD. Goldberger et al. (2001) zeigten auch, dass Propranolol einen positiven Einfluss auf RR-Intervalle, RMSSD und pNN50 hat. Die Gabe von Propranolol bewirkte einen Anstieg aller drei Parameter.

β-Blocker	Effekte verschiedener β-Adrenorezeptor-Antagonisten auf die HRV									
	ULF	VLF	LF	HF	TP	LF/HF	RR	SDNN	pNN50	RMSSD
Atenolol	↑	↑	↑	↑	-	↓	↑	↑	-	↑
Metoprolol	↑	↑	↑	↑	↑	↓	↑	↑	-	↑
Bisoprolol	-	-	-	↑	-	↓	↑	↑	-	↑
Betoxolol	-	-	↑	↑	-	↓	↑	-	-	-
Carvedilol	-	-	-	-	-	-	↑	↑	↑	↑
Propranolol	-	-	-	↑	-	-	↑	-	↑	↑

Abb. 5.1 Effekte verschiedener β-Adrenorezeptor-Antagonisten auf die HRV. Die nicht bekannten Wirkungen auf die HRV sind mit (-) markiert (Quelle: Autonom Health®, 2016).

Literatur

Aktories K et al. Pharmakologie noradrenerger und adrenerger Systeme – Pharmakotherapie des Asthma bronchiale – Doping. Allgemeine und spezielle Pharmakologie und Toxikologie (10. Aufl.). München: Urban & Fisher 2008.

Butta C et al. Relationship between HRV measurements and demographic and clinical variables in a population of patients with atrial fibrillation. Heart Vessels 2016; 3: 1–10.

Chrysant SG, Chrysant GS, Dimas B. Current and future status of beta-blockers in the treatment of hypertension. Clin Cardiol 2008; 31: 249–252.

Clyne N et al. Relationship between declining GFR and measures of cardiac and vascular autonomic neuropathy. Nephrology (Carlton) 2015; 21: 1047–1055.

Forslund L et al. Prognostic implications of autonomic function assessed by analyses of catecholamines and heart rate variability in stable angina pectoris. Heart 2002; 87: 415–422.

Goldberger JJ et al. Relationship of heart rate variability to parasympathetic effect. Circulation 2001; 103: 1977–1983.

Izzo J et al. Differential effects Nebivolol and Valsartan alone and in combination on 24-hour ambulatory rate-pressure product, stroke load, and blood pressure-heart rate variability. J Hypertens 2015a; 33: e93.

Izzo J et al. Ambulatory 24-hour cardiac oxygen consumption and blood pressure-heart rate variability: effects of nebivolol and valsartan alone and in combination. J Am Soc Hypertens 2015b; 9: 526–535.

Kardos A et al. Lipophilic versus hydrophilic beta(1) blockers and the cardiac sympatho-vagal balance during stress and daily activity in patients after acute myocardial infarction. Heart 1998; 79: 153–160.

Kim YK et al. Effect of propranolol on the relationship between QT interval and vagal modulation of heart rate variability in cirrhotic patients awaiting liver transplantation. Transplant Proc 2011; 43: 1654–1659.

Kiselev AR et al. Effects of antihypertensive treatment on cardiovascular autonomic control: a prospective study. Anadolu Kardiyol Derg 2014; 14: 701–710.

Lanza GA et al. Association between cardiac autonomic dysfunction and inflammation in type 1 diabetic patients: effect of beta-blockade. Eur Heart J 2007; 28: 814–820.

Maeder MT et al. Prognostic value of the change in heart rate from the supine to the upright position in patients with chronic heart failure. J Am Heart Assoc 2016; 5.

Mortara A et al. Nonselective beta-adrenergic blocking agent, carvedilol, improves arterial baroflex gain and heart rate variability in patients with stable chronic heart failure. J Am Coll Cardiol 2000; 36: 1612–1618.

Nessler J et al. Sudden cardiac death risk factors in patients with heart failure treated with carvedilol. Kardiol Pol 2007; 65: 1417–1722; discussion 1423–1424.

Niemela MJ, Airaksinen KE, Huikuri HV. Effect of beta-blockade on heart rate variability in patients with coronary artery disease. J Am Coll Cardiol 1994; 23: 1370–1377.

Oflaz MB et al. Effects of carvedilol therapy on cardiac autonomic control, QT dispersion, and ventricular arrhythmias in children with dilated cardiomyopathy. Med Sci Monit 2013; 19: 366–372.

Takase B et al. Comparative effects of amlodipine monotherapy and combination therapy with betaxolol on cardiac autonomic nervous activity and health-related quality of life in patients with poorly controlled hypertension. Circ J 2008; 72: 764–769.

Targonski R, Sadowski J. The effect of an evening dose of a long-acting beta-blocker on the autonomic tone in patients with congestive heart failure. Kardiol Pol 2009; 67: 963–970.

Weber F et al. Heart rate variability and ischaemia in patients with coronary heart disease and stable angina pectoris; influence of drug therapy and prognostic value. TIBBS Investigators Group. Total Ischemic Burden Bisoprolol Study. Eur Heart J 1999; 20: 38–50.

3 ACE-Hemmer, AT_1-Antagonisten und Aldosteron-Antagonisten

Die Komponenten des Renin-Angiotensin-Aldosteron-Systems (RAAS) stellen Zielpunkte für den pharmakologischen Eingriff von ACE-Hemmern, AT_1-Antagonisten und Aldosteron-Antagonisten dar. Diese Medikamente werden hauptsächlich in der Therapie von Herzerkrankungen und Hypertonie angewendet. Dabei werden vier Zielpunkte beeinflusst:

- Hemmung des Renins und nachfolgende Verminderung der Produktion von Angiotensinogen, das in Angiotensin I umgewandelt wird. Der erste wirksame Hemmer des Renins ist Aliskiren. Aliskiren wird jedoch aufgrund seiner niedrigen oralen Bioverfügbarkeit und der dadurch geringen Steuerbarkeit kaum angewendet.
- Hemmung von Angiotensin-Converting-Enzymen mit den sogenannten ACE-Hemmern. Dabei wird die Umwandlung von biologisch wenig aktivem Angiotensin I in das aktive Angiotensin II gehemmt.
- Blockade des Angiotensin-I-Rezeptors mittels AT_1-Rezeptor-Antagonisten. Somit werden die physiologischen Effekte der AT_1-Aktivierung gehemmt.
- Anwendung von ADH- und Aldosteron-Antagonisten. (Aktories et al., 2008d)

3.1 ACE-Hemmer

Die Hemmer von Angiotensin-Converting-Enzymen (ACE-Hemmer) haben sich als unentbehrliche Mittel in der Therapie von Hypertonie und Herzinsuffizienz erwiesen. ACE-Hemmer ähneln der C-terminalen Peptidkette des Angiotensin I. Sie binden das Zink im aktiven Zentrum des Enzyms, das für die enzymatische Reaktion benötigt wird. Dadurch wird die Umwandlung von Angiotensin I in das aktive Angiotensin II gehemmt. Daher vermindern sich alle Effekte, die durch den aktivierten AT_1-Rezeptor vermittelt werden.

Hier sind die am häufigsten verwendeten ACE-Hemmer aufgelistet:

ACE-Inhibitor	Anmerkung	Wirkdauer
Captopril	Wirksame Substanz	8–12 h
Lisinopril	Wirksame Substanz	24 h
Ramipril	Pro-drug, wird in der Leber zu aktivem Ramiprilat gespalten	24–48 h
Enalapril	Pro-drug, wird in der Leber zu aktivem Enalaprilat gespalten	12–24 h
Fosinopril	Pro-drug, wird in der Leber zu aktivem Fosinoprilat gespalten	24 h
Quinapril	Pro-drug, wird in der Leber zu aktivem Quinaprilat gespalten	12–24 h
Trandolapril	Pro-drug, wird in der Leber zu aktivem Trandolaprilat gespalten	24 h

Abb. 5.2 ACE-Hemmer im Überblick (Quelle: Autonom Health®, 2016).

ACE-Hemmer vermindern die arterielle Vasokonstriktion und wirken hemmend auf die Produktion von Aldosteron. Infolgedessen sinkt der mittlere arterielle Blutdruck. Dies zieht eine Senkung der kardialen Vorlast nach sich. Ventrikuläre Vor- und Nachlast bestimmen die Leistung, die das Herz erbringen muss, um die Perfusion aller Organe aufrechtzuerhalten. Erhöhte Vor- und Nachlast gehen mit einem gesteigerten Sympathikotonus einher, der langfristig zur Entstehung von kardiovaskulären Krankheiten wie etwa Herzinsuffizienz beiträgt.

Bartczak et al. (2016) untersuchten die autonomen Parameter bei den mit Betablockern und ACE-Hemmern nicht erfolgreich behandelten Hypertonikern. Die Ergebnisse zeigen, dass die Aktivität des ANS bei Patienten mit Herz-Kreislauf-Erkrankungen deutlich verringert war. Eine beeinträchtigte Modulation des ANS zog auch eine protrahierte psychische Spannung und eine fehlgesteuerte Immunantwort nach sich.

Dambrink et al. (1994) forschten nach den Effekten einer Gabe von ACE-Hemmern bei Patienten mit Myokardinfarkt. Sie fanden heraus, dass eine verminderte HRV vor der Entlassung aus der stationären Therapie einen prädiktiven Wert für die linksventrikuläre Dilatation hat. Darüber hinaus hat sich die HRV bei Patienten mit bereits niedrigerer HRV unter Therapie mit Captopril signifikant verbessert.

Marzbanrad und Kollegen (2016) zeigten, dass gewisse Polymorphismen im Angiotensin-Converting-Enzyme(ACE)-Gen nicht nur eine wichtige Rolle in der Entstehung von hohem Blutdruck spielen, sondern auch an der HRV maßgeblich beteiligt sind. Lu et al. (2016) untersuchten prospektiv die HRV und das Phänomen der autonomen Re-Innervierung bei 13 herztransplantierten Patienten. Sie beobachteten einen Abfall der HRV unmittelbar nach der orthotropen Herztransplantation. Total Power (TP), Very Low Frequency Power (VLF), Low Frequency Power (LF), High Frequency Power (HF) sowie das LF/HF-Verhältnis waren nach der Herztransplantation erniedrigt. Die Forscher suggerieren, dass die Verwendung einer normalisierten VLF als Indikator der Renin-Angiotensin-Modulation vorsichtig unternommen werden soll, insbesondere bei herztransplantierten Patienten.

Okabayashi und Mitarbeiter (1997) untersuchten den Effekt von Enalapril auf die autonome Herzfunktion vor und während der Kipptischuntersuchung. Die Ergebnisse zeigen, dass die Erhaltung der kardialen autonomen Funktion unter Nifedipin deutlich beeinträchtigt war. Dagegen war die autonome Herzfunktion unter Enalapril nach der Untersuchung immer noch erhalten. Enalapril erhöhte signifikant den Anteil von HF an der gesamten Varianz der Herzrate. Galván et al. (2002) untersuchten die Effekte von Angiotensinhemmung in Patienten mit arterieller Hypertension. Dies ergab, dass Enalapril in Kombination mit Irbesartan (AT_1-Antagonist) die HF-Komponente statistisch signifikant erhöhte. Lewandowski et al. (2008) verglichen die Effekte von Therapien mit Enalapril und Telmisartan. Beide Medikamente erniedrigten das LF/HF-Verhältnis im Vergleich zu den Ausgangswerten.

ACE-Hemmer	Effekte verschiedener ACE-Hemmer auf die HRV									
	ULF	VLF	LF	HF	TP	LF/HF	RR	SDNN	pNN50	RMSSD
Quinapril	-	-	-	↑	↑	-	-	↑	↑	↑
Lisinopril	-	-	-	↑		↓	-	↑	-	-
Captopril	Im Allgemeinen positive Wirkung auf die HRV									
Enalapril	-	-	-	↑	-	↓	-	-	-	-

Abb. 5.3 Effekte verschiedener ACE-Hemmer auf die HRV. Die nicht bekannten Wirkungen auf die HRV sind mit (-) markiert (Quelle: Autonom Health®, 2016).

Darüber hinaus bewirkte Telmisartan auch eine Erniedrigung des LF/HF-Verhältnisses während der Kipptischuntersuchung. Binkley et al. (2000) untersuchten die Effekte einer dreistündigen Infusion von Enalapril auf die HRV. Sie fanden heraus, dass Enalapril einen Anstieg der HF verursacht. Einer der ACE-Hemmer, Lisinopril, wirkte vergleichsweise ähnlich wie Enalapril. Petretta et al. (1996) konnten nachweisen, dass Lisinopril die HF in Patienten mit linksventrikulärer Hypertrophie und Hypertonie signifikant erhöht. Andererseits wurde bei Patienten, bei denen die Hypertrophie während der Therapie nicht zurückging, eine Verschlechterung der Parameter nach dem Absetzen von Lisinopril beobachtet. De Tomassi et al. (2003) erkannten auch einen günstigen Effekt von Lisinopril auf die HRV. Ein Anstieg des SDNN war während der Therapie mit Lisinopril zu beobachten. Kontopoulos und Kollegen (1997) fanden heraus, dass sich Quinapril in Patienten mit diabetischer Neuropathie positiv auf die HRV auswirkt. Eine Therapie mit Quinapril zeigte statistisch signifikante Anstiege in SDNN, Total Power, pNN50, RMSSD und HF. Darüber hinaus verursachte Quinapril einen Abfall des LF/HF-Verhältnisses.

3.2 AT_1-Antagonisten

Die Angiotensin-I-Rezeptor-Antagonisten stellen die zweite medikamentöse Möglichkeit für den Eingriff in das RAAS dar. Sie blockieren den AT_1-Rezeptor und hemmen somit alle Wirkungen, die über diesen Rezeptor vermittelt werden. Dementsprechend wirken sie ähnlich wie ACE-Hemmer, zeigen jedoch ein günstigeres Nebenwirkungsprofil, das sich kaum von jenem des Placebos unterscheidet. Alle AT_1-Rezeptor-Antagonisten haben eine 10.000-fach niedrigere Selektivität für den AT_2-Rezeptor. Nach der Bindung an den AT_1-Rezeptor dissoziieren sie langsam vom Rezeptor ab. Das erklärt ihre lange Wirkdauer von ca. 24 Stunden (Aktories et al., 2008b).

Aufgrund ihres günstigen Nebenwirkungsprofils sind die AT_1-Rezeptor-Antagonisten Mittel der Wahl bei Patienten, die ACE-Hemmer nicht vertragen. Das Risiko eines Angioödems und trockenen Hustens ist deutlich geringer im Vergleich zu den ACE-Hemmern. Neben der Blutdrucksteigerung durch Angiotensin II hemmen die AT_1-Rezeptor-Antagonisten auch die Sekretion von Aldosteron, die durch Angiotensin II vermittelt wird. Dadurch senken sie die Rückresorption von Natrium und die Ausscheidung von Kalium. Infolgedessen sinkt die osmotische Wirkung von Natriumionen mit entsprechender Verminderung des Blutdrucks.

Franchi et al. (2002) untersuchten die Effekte einer kombinierten Gabe von Irbesartan und Trandolapril. Es wurde gezeigt, dass Irbesartan sowohl allein als auch in Kombination mit Trandolapril den arteriellen Blutdruck und das LF/HF-Verhältnis senkt. Die Wirkung von Irbesartan wurde jedoch durch zusätzliche Gabe von Trandolapril verstärkt. Galvan et al. (2002) erforschten die Wirkungen von Enalapril und Irbesartan in hypertensiven Patienten. Sie beobachteten einen Anstieg der HF sowohl nach Einzelgabe von Irbesartan als auch nach der kombinierten Gabe von Irbesartan und Enalapril.

Peters et al. (2014) zeigten in ihrer randomisiert-kontrollierten Studie, dass Irbesartan im Vergleich zu Placebo bei einer zufriedenstellenden antihypertensiven Wirkung keine Änderung der HRV oder anderer kardiovaskulärer Endpunkte wie dem Brain-Natriuretic-Hormone(BNP)-Spiegel hervorruft.

Sultana et al. (2014) zeigten, dass sich die langfristige Therapie mit Losartan positiv auf Blutdruck und HRV auswirkt. Nach einer sechsmonatigen Therapie mit Losartan sahen sie eine signifikante Erhöhung von SDNN, RMSSD und RR-Intervall. Die Erhöhung von RMSSD war jedoch höher im Vergleich zur Therapie mit Amlodipin.

Petretta und Kollegen von den Universitäten Rom und Neapel (2000) untersuchten die Effekte einer Angiotensin-II-Blockade auf die autonome Kontrolle des Herzens in Patienten mit Herzinsuffizienz. Sie verglichen die Effekte der Angiotensin-II-Blockade vor und nach der Volumenexpansion mit isotonischer Kochsalzlösung. Die Ergebnisse zeigen, dass Losartan positive Effekte auf die HRV hatte. Es beeinflusste sowohl die zeitabhängigen als auch die frequenzabhängigen Parameter der HRV positiv und bewirkte sowohl statistisch signifikante Anstiege von SDNN, RMSSD und pNN50 als auch Anstiege in Total Power, VLF, LF und HF. Das LF/HF-Verhältnis blieb jedoch unverändert.

Die Ergebnisse der Studie von Shahab et al. (2008) zeigen ebenfalls die positiven Effekte der AT_1-Rezeptor-Antagonisten. Die Forscher demonstrierten, dass Losartan sowohl als Einzelmedikament als auch in Kombination mit Spironolacton (Aldosteron-Antagonist) oder einem ACE-Hemmer positive Effekte auf HRV-Indizes hat. Losartan erhöhte die Werte von RMSSD und SDNN in allen Fällen.

Lewandowski et. al. (2008) verglichen die Effekte einer Gabe von Telmisartan oder Enalapril auf die HRV. Beide Medikamente wirkten sich positiv auf die HRV aus. Telmisartan senkte das LF/HF-Verhältnis jedoch effektiver als Enalapril. Im Vergleich zu Enalapril wurde auch ein höherer Anstieg der HF unter Telmisartan beobachtet. AT_1-Antagonisten können daher als eine sinnvolle Alternative zu ACE-Hemmern betrachtet werden.

AT_1-Antagonisten	Effekte verschiedener AT_1-Antagonisten auf die HRV									
	ULF	VLF	LF	HF	TP	LF/HF	RR	SDNN	pNN50	RMSSD
Irbesartan	-	-	-	↑	-	↓	-	-	-	-
Losartan	-	↑	↑	↑	-	-	↑	↑	↑	↑
Telmisartan	-	-	↓	↑	-	↓	-	-	-	-

Abb. 5.4 Effekte verschiedener AT_1-Antagonisten auf die HRV. Die nicht bekannten Wirkungen auf die HRV sind mit (-) markiert (Quelle: Autonom Health®, 2016).

3.3 Aldosteron-Antagonisten

Aldosteron-Antagonisten greifen ebenfalls in das RAA-System ein. Sie sind strukturelle Analoga des Aldosterons und hemmen kompetitiv seine Bindung an den cytosolischen Mineralocorticoidrezeptor. Dieser Rezeptor ist eng mit dem Glucocorticoidrezeptor verwandt und übt seine Wirkungen in Niere, Colon, Speichel- und Schweißdrüsen sowie Hippocampus aus.

Aldosteron verursacht fibrotische Veränderungen am Herzen sowie Hypertrophie des Myocards. Beide Effekte gehören zu den pathologischen Entwicklungsmechanismen einer Herzinsuffizienz. An den Koronargefäßen löst Aldosteron auch entzündliche Veränderungen aus, die zu verschiedenen Herzpathologien beitragen (Aktories et al., 2008b). Die Ergebnisse der RALES-Studie zeigten, dass Aldosteron sowohl die Morbidität als auch die Mortalität bei Patienten mit fortgeschrittener Herzinsuffizienz senkt (Pitt et al., 1999).

Grübler et al. zeigten, dass das Verhältnis aus Aldosteron und aktivem Renin (Aldosteron to active renin ratio – AARR) bei hypertensiven Patienten mit der HRV signifikant korreliert ist. Darüber hinaus war dieser Wert auch mit dem QTc-Intervall signifikant assoziiert. Dieses stellt einen Marker für Störungen der kardialen Repolarisation dar und kann auch als ein Maß für das Arrhythmierisiko herangezogen werden.

Hier die zurzeit verfügbaren Aldosteron-Antagonisten in Tabellenform:

Aldosteron-Antagonist	Wirkdauer	Verabreichung
Spironolacton	24–36 h	Oral
Eplerenon	24–36 h	Oral
Canrenon	24–36 h	Intravenös

Abb. 5.5 Aldosteron-Antagonisten im Überblick (Quelle: Autonom Health®, 2016).

Heute setzt man Aldosteron-Antagonisten vor allem in der Therapie von fortgeschrittener Herzinsuffizienz des dritten und vierten Grades ein. Die Therapie mit Aldosteron-Antagonisten senkt die Gesamtsterblichkeit bei der Herzinsuffizienz und die Anzahl an Todesfällen, die durch akute Verschlechterung der Herzinsuffizienz hervorgerufen werden. Neben ihrer diuretischen Wirkung hemmen Aldosteron-Antagonisten auch kardiale Remodelingvorgänge, die an der Entstehung und Verschlechterung des Herzversagens beteiligt sind. MacFayden et al. (1997) untersuchten die Wirkungen von Spironolacton auf Herz und HRV. Sie fanden heraus, dass die zusätzliche Gabe von Spironolacton zu ACE-Hemmern und Diuretika deutlich positive Effekte auf das Herz-Kreislauf-System hat. Die Therapie mit Spironolacton erhöhte die RR-Intervalle sowie die Werte von SDNN. Shehab et al. (2008) erforschten die Effekte von verschiedenen Pharmaka auf die HRV und die QT-Streuung. Die erste Gruppe erhielt Losartan, die zweite Spironolacton plus Losartan und die letzte Gruppe Spironolacton und einen ACE-Hemmer. Interessant bei allen drei Therapieansätzen sind die Anstiege von RR-Intervallen sowie von SDNN- und RMSSD-Werten. Die größten Anstiege beobachteten die Forscher in der Gruppe, die Spironolacton und Losartan erhielt. Dies deutet auf einen potenziellen synergistischen Effekt beider Medikamente hin. Yee et al. (2001) zeigten ebenfalls positive Effekte einer Therapie mit Spironolacton. Ein Zusatz von Spironolacton zu Losartan offenbarte statistisch signifikante Anstiege von RR-Intervall und HF im Vergleich zum Zusatz von Placebo. Darüber hinaus senkte Spironolacton auch das LF/HF-Verhältnis.

Lin et al. (2016) erforschten in ihrer randomisierten placebokontrollierten Studie die Langzeiteffekte und Nebenwirkungen einer niedrig dosierten Gabe von Spironolacton bei Dialysepatienten. Spironolacton senkte die Rate von Herz-Kreislauf-assoziierten Todesfällen und verursachte keine signifikante Änderung der HRV. Darüber hinaus kam es auch zur Verbesserung der endothelialen Funktion und zur Verkleinerung des linken Ventrikels. Lin und Kollegen (2015) verglichen die HRV-Parameter zwischen Patienten mit Aldosteron produzierenden Adenomen und jenen mit essentieller Hypertonie. Die Studie zeigte ähnliche Werte von HRV bei beiden Gruppen. Die HRV-Werte blieben unverändert trotz Entfernung der Nebenniere, dem Produktionsort von Aldosteron (primäre Therapie für Aldosteron produzierende Tumore).

Aldosteron-Antagonist	Effekte des Spironolactons auf die HRV									
	ULF	VLF	LF	HF	TP	LF/HF	RR	SDNN	pNN50	RMSSD
Spironolacton	-	-	-	↑	-	↓	↑	↑	-	↑

Abb. 5.6 Effekte des Spironolactons auf die HRV. Die nicht bekannten Wirkungen auf die HRV sind mit (-) markiert (Quelle: Autonom Health®, 2016).

Literatur

Aktories K et al. Nebennierenrindenhormone. Allgemeine und spezielle Pharmakologie & Toxikologie. München: Urban & Fisher 2008a.

Aktories K et al. Pharmakologie des cardiovaskulären Systems – die Blutgefäße – Behandlung von Hypertonie und Hypotonie. Allgemeine und spezielle Pharmakologie & Toxikologie. München: Urban & Fisher 2008b.

Bartczak D et al. Psychoneuroimmunological aspects of cardiovascular diseases: a preliminary report. Cent Eur J Immunol 2016; 41: 209–216.

Binkley PF et al . Dissociation between ACE activity and autonomic response to ACE inhibition in patients with heart failure. Am Heart J 2000; 140: 34–42.

Dambrink JH et al. Association between reduced heart rate variability and left ventricular dilatation in patients with a first anterior myocardial infarction. CATS Investigators. Captopril and Thrombolysis Study. Br Heart J 1994; 72: 514–520.

De Tommasi E et al. Comparison of the effect of valsartan and lisinopril on autonomic nervous system activity in chronic heart failure. Am Heart J 2003; 146: E17.

Franchi F et al. Cardiac autonomic tone during trandolapril-irbesartan low-dose combined therapy in hypertension: a pilot project. J Hum Hypertens 2002; 16: 597–604.

Galvan L et al. Effect of angiotensin blockade on the orthostatic response in patients with systemic arterial hypertension. Rev Esp Cardiol 2002; 55: 1137–1142.

Grübler et al. Aldosterone-to-renin ratio is associated with reduced 24-hour heart rate variability and qtc prolongation in hypertensive patients. Medicine (Baltimore) 2016; 95(8): e2794.

Kontopoulus AG et al. Effect of chronic quinapril administration on heart rate variability in patients with diabetic autonomic neuropathy. Diabetes Care 1997; 20: 355–361.

Lewandowski J et al. The effect of enalapril and telmisartan on clinical and biochemical indices of sympathetic activity in hypertensive patients. Clin Exp Hypertens 2008; 30: 423–432.

Lin C et al. Long-term effects of low-dose spironolactone on chronic dialysis patients: a randomized placebo-controlled study. J Clin Hypertens (Greenwich) 2016; 18: 121–128.

Lin Y et al. Reversible heart rhythm complexity impairment in patients with primary aldosteronism. Sci Rep 2015; 5: 11249.

Lu W et al. The use of heart rate variability measures as indicators of autonomic nervous modulation must be careful in patients after orthotopic heart transplantation. J Clin Monit Comput 2016; 30: 687–697.

Macfayden RJ, Barr CS, Struthers AD. Aldosterone blockade reduces vascular collagen turnover, improves heart rate variability and reduces early morning rise in heart rate in heart failure patients. Cardiovasc Res 1997; 35: 30–34.

Marzbanrad F et al. Methodological comparisons of heart rate variability analysis in patients with type 2 diabetes and angiotensin converting enzyme polymorphism. IEEE J Biomed Health Inform 2016; 20: 55–63.
Peters C et al. No significant effect of angiotensin II receptor blockade on intermediate cardiovascular end points in hemodialysis patients. Kidney Int 2014; 86: 625–637.
Petretta M et al. Effect of 1 year of lisinopril treatment on cardiac autonomic control in hypertensive patients with left ventricular hypertrophy. Hypertension 1996; 27: 330–338.
Pitt B et al. The effect of spironolactone on morbidity and mortality in patients with severe heart failure. Randomized Aldactone Evaluation Study Investigators. N Engl J Med 1999; 341: 709–717.
Shebab A, Elnour AA, Struthers AD. A randomised, controlled, double-blind, cross-over pilot study assessing the effects of spironolactone, losartan and their combination on heart rate variability and QT dispersion in patients with chronic heart failure. Cardiovasc J Afr 2008; 19: 292–296.
Sultana S et al. Effect of losartan and amlodipine on heart rate variability in essential hypertensive patients. Journal of Bangladesh Society of Physiologist 2014; 8: 42–50.
Yee KM, Pringle SD, Struthers AD. Circadian variation in the effects of aldosterone blockade on heart rate variability and QT dispersion in congestive heart failure. J Am Coll Cardiol 2001; 37: 1800–1807.

4 HMG-CoA-Reduktase-Inhibitoren – Statine

HMG-CoA-Reduktase-Inhibitoren, auch Statine genannt, werden in der Therapie von verschiedenen Formen der Hypercholesterinämie verwendet. Sie spielen eine große Rolle in der primären und sekundären Prävention von atherosklerotischen Ereignissen. In der folgenden Abbildung werden die am häufigsten eingesetzten Statine dargestellt:

Statin	Anmerkung
Lovastatin	Pro-drug, wird in der Leber zu aktiver β-Hydroxysäure-Form hydrolysiert
Simvastatin	Pro-drug, wird in der Leber zu aktiver Form hydrolysiert
Pravastatin	Aktive Substanz
Fluvastatin	Aktive Substanz
Atorvastatin	Pro-drug, wird in der Leber zu den ortho- und parahydroxylierten Metaboliten sowie zu β-Hydroxysäure-Formen hydrolysiert
Rosuvastatin	Aktive Substanz, 10 % der Substanz werden in der Leber zu weniger aktivem N-desmethyl Rosuvastatin hydrolysiert

Abb. 5.7 Überblick über die am häufigsten eingesetzten Statine (Quelle: Autonom Health®, 2016).

Statine verringern nachgewiesen das Risiko eines plötzlichen Herztods nach kardialen Ereignissen. Darüber hinaus stellen sie den Goldstandard in der Therapie verschiedener Formen von Hypercholesterinämie dar. Statine senken auch die Gesamtmortalität. Dies verleiht ihnen einen hohen Stellenwert in der Therapie und in der sekundären Prävention verschiedener Erkrankungen des Herz-Kreislauf-Systems. Gomes et al. (2010) untersuchten die Effekte von Atorvastatin in hypertensiven Patienten. Sie fanden heraus, dass Atorvastatin den Sympathikotonus verringert, beobachteten jedoch keinen signifikanten Anstieg der HRV. Pehlivanidis et al. (2001) untersuchten die Effekte von Atorvastatin in hypercholesterinämischen Patienten mit und ohne koronarer Herzerkrankung. Sie berichten von den positiven Wirkungen von Atorvastatin in beiden Gruppen. Die Therapie mit Atorvastatin bewirkte einen Anstieg der Parameter RMSSD, SDNN, SDANN und pNN50 der HRV. Außerdem wurden Anstiege von Frequenz-Parametern der HRV beobachtet. Atorvastatin erhöhte LF, HF und Total Power in beiden Patientengruppen. Darüber hinaus senkte Atorvastatin auch das LF/HF-Verhältnis.

Feringa et al (2007) forschten nach dem Einfluss verschiedener Statine auf klinische kardiale Endpunkte. Die fünf verschiedenen Patientengruppen erhielten folgende Statine: Simvastatin, Pravastatin, Fluvastatin, Atorvastatin und Rosuvastatin. Sie zeigten, dass Statine den Blutspiegel von Troponin T (ein Zeichen für Zerfall der Herzmuskelzellen) erniedrigen. Darüber hinaus beobachtete das Forschungsteam mit zunehmender Statin-Dosierung eine deutliche Erhöhung der SDNN vor, während und nach den kardiovaskulären Operationen. In Patienten, die Statine erhielten, wurde auch ein höherer Wert von RMSSD vor der Operation beobachtet. Die 24-Stunden-Werte von SDNN und SDANN waren ebenfalls höher bei Patienten, die mit Statinen behandelt wurden.

Welzig und Kollegen (2003) verglichen die Effekte von Therapien mit Pravastatin und Simvastatin. Eine Therapie mit Pravastatin ging mit einem erhöhten Wert von HF einher. Außerdem verursachte Pravastatin eine höhere Expression von Gαi2-Protein, das mit einer höheren HF-Fraktion signifikant korrelierte. Bei der von Gentlesk et al. (2005) durchgeführten Studie wurde unter Simvastatin eine negative Korrelation zwischen der Änderung des LDL-Spiegels und der Änderung des LF-Werts beim Valsalva-Manöver gefunden. Dies deutet auf einen Zusammenhang zwischen der LDL-Änderung und der sympathischen Antwort auf Stress hin. Verschiedene Reviews und Metaanalysen zeigten auch die positiven pleiotropen Effekte einer Therapie mit Statinen (Horwich & Middlekauff, 2008; Kostapanos et al., 2007).

Die folgende Abbildung zeigt die Effekte verschiedener Statine auf die HRV:

Statin	Effekte verschiedener Statine auf die HRV								
	ULF	VLF	LF	HF	TP	LF/HF	RR	SDNN	pNN50	RMSSD
Pravastatin	-	-	-	↑	-	-	↑	↑	-	↑
Atorvastatin	-	-	↑	↑	↑	↓	↑	↑	-	↑
Simvastatin	-	-	-	-	-	-	-	↑	-	↑
Rosuvastatin	-	-	-	-	-	-	-	↑	-	↑
Lovastatin	-	-	-	-	-	-	-	↑	-	↑

Abb. 5.8 Effekte verschiedener Statine auf die HRV. Die nicht bekannten Wirkungen auf die HRV sind mit (-) markiert (Quelle: Autonom Health®, 2016).

Literatur

Feringa HH et al. Intensity of statin therapy in relation to myocardial ischemia, troponin T release, and clinical cardiac outcome in patients undergoing major vascular surgery. J Am Coll Cardiol 2007; 50: 1649–1656.

Gentlesk PJ, Wiley T, Taylor AJ. A prospective evaluation of the effect of simvastatin on heart rate variability in non-ischemic cardiomyopathy. Am Heart J 2005; 150: 478–483.

Gomes ME et al. Sympathoinhibition by atorvastatin in hypertensive patients. Circ J 2010; 74: 2622–2626.

Horwich TB, Middlekauff HR. Potential autonomic nervous system effects of statins in heart failure. Heart Fail Clin 2008; 4: 163–170.

Kostaponos MS et al. Do statins have an antiarrhythmic activity? Cardiovasc Res 2007; 75: 10–20.

Pehlivanidis AN et al. Heart rate variability after long-term treatment with atorvastatin in hypercholesterolaemic patients with or without coronary artery disease. Atherosclerosis 2001; 157: 463–469.

Welzig CM et al. Lipid lowering by pravastatin increases parasympathetic modulation of heart rate: Galpha(i2), a possible molecular marker for parasympathetic responsiveness. Circulation 2003; 108: 2743–2746.

5 Herzglykoside

Herzglykoside werden heute vor allem in der Therapie chronischer Herzinsuffizienz des dritten und vierten Grades (NYHA III & IV) verwendet. Sie verbessern den Verlauf und die Symptomatik der Erkrankung, bewirken aber keine Änderung der Mortalität in den Dosierungen, die bisher getestet wurden. Da sie eine niedrige therapeutische Breite haben, muss ihr Blutspiegel ständig kontrolliert werden. Es zeigte sich, dass niedrige Blutspiegel mit einem Überlebensvorteil einhergehen, wohingegen ein hoher Blutspiegel die Mortalität erhöht. Da Herzinsuffizienz durch einen deutlich erhöhten Sympathikotonus und hohe Spiegel von Katecholaminen gekennzeichnet ist, haben Herzglykoside einen günstigen Effekt, weil sie den Parasympathikotonus steigern und den Sympathikotonus erniedrigen. Daher resultieren ihre kardialen Effekte sowie die günstigen Änderungen der HRV.

Slatton et al. (1997) verglichen die Effekte einer niedrigen und einer moderaten therapeutischen Dosierung von Digoxin. Sie erkannten, dass niedrige therapeutische Dosierungen positive Effekte auf die autonome Kontrolle ausüben. Eine niedrige Dosierung von Digoxin verursachte eine Senkung der Herzfrequenz bzw. eine Erhöhung des RR-Intervalls. Darüber hinaus beobachteten sie im Vergleich zu mittleren Dosierungen höhere Werte von SDNN und SDANN. Zudem wiesen sie einen Trend der LF-Erhöhung nach. Krum et al. (1995) analysierten die Effekte einer langzeitigen Gabe von Digoxin bei herzinsuffizienten Patienten. Sie maßen die HRV und das Plasma-Noradrenalin vor und vier bis acht Wochen nach der Therapie mit Digoxin. Die Ergebnisse zeigten positive Effekte von Digoxin auf die HRV und den Noradrenalinspiegel. Digoxin steigerte statistisch signifikant die Länge der RR-Intervalle und erhöhte SDNN und pNN50. Unter den frequenzabhängigen Parametern der HRV verursachte Digoxin Anstiege von LF und Total Power. Jan Brouwer und Kollegen (1995) untersuchten die Effekte einer Therapie mit Digoxin und Ibopamin auf die neurohormonelle Kontrolle. Sie entdeckten, dass sich alle Parameter in der Placebo-Gruppe nach drei Monaten verschlechterten. Im Gegenteil dazu beobachteten sie erhöhte SDNN-, LF- und HF-Werte sowie einen niedrigeren Noradrenalinspiegel in der Digoxin-Gruppe. Darüber hinaus erhöhte Digoxin im Allgemeinen die Werte von LF, HF und Total Power sowie das LF/HF-Verhältnis.

Castagno et al. (2012) analysierten auch die Ergebnisse der SHIFT-Studie. Es stellte sich heraus, dass Digoxin trotz seiner Toxizität ähnliche positive Effekte wie andere frequenzsenkende Medikamente wie etwa Ivabradin aufwies. Sie diskutierten darüber hinaus, ob die Senkung der Herzfrequenz lebensverlängernd wirkt (Levine, 1997). Im Allgemeinen haben Herzglykoside eine hohe therapeutische Wirksamkeit, wenn sie vorsichtig und in Kombination mit ständigen Kontrollen der Blutspiegel dosiert werden.

Folgende Abbildung stellt die Effekte eines Herzglykosids auf die HRV dar:

Herzglykosid	Effekte des typischen Herzglykosids auf die HRV									
	ULF	VLF	LF	HF	TP	LF/HF	RR	SDNN	pNN50	RMSSD
Digoxin	-	-	↑	↑	↑	↓	↑	↑	↑	↑

Abb. 5.9 Effekte des typischen Herzglykosids auf die HRV. Die nicht bekannten Wirkungen auf die HRV sind mit (-) markiert (Quelle: Autonom Health®, 2016).

Literatur

Brouwer J et al. Heart rate variability in patients with mild to moderate heart failure: effects of neurohormonal modulation by digoxin and ibopamine. The Dutch Ibopamine Multicenter Trial (DIMT) Study Group. J Am Coll Cardiol 1995; 26: 983–990.

Castagno D et al. Should we SHIFT our thinking about digoxin? Observations on ivabradine and heart rate reduction in heart failure. Eur Heart J 2012; 33: 1137–1141.

Krum H et al. Effect of long-term digoxin therapy on autonomic function in patients with chronic heart failure. J Am Coll Cardiol 1995; 25: 289–294.

Levine HJ. Rest heart rate and life expectancy. J Am Coll Cardiol 1997; 30: 1104–1106.

Slatton ML et al. Does digoxin provide additional hemodynamic and autonomic benefit at higher doses in patients with mild to moderate heart failure and normal sinus rhythm? J Am Coll Cardiol 1997; 29: 1206–1213.

6 Analgetika

6.1 Acetylsalicylsäure und das Herz

Acetylsalicylsäure (ASS) ist ein pluripotentes Medikament. Es wird nicht nur zur Bekämpfung von Schmerzen eingesetzt. Weitere wichtige Indikationen für ASS sind akute kardiale Ereignisse wie ein akutes Koronarsyndrom und die Sekundärprävention von thrombotischen Ereignissen nach gefäßchirurgischen Operationen und atherosklerotischen Veränderungen (Koronarsyndrom und zerebrale Gefäßverschlüsse infolge von Thrombosierung). Daher stellt dieses wertvolle Medikament eines der wichtigsten Mittel zur Bekämpfung von sekundären atherothrombotischen Ereignissen in der Kardiologie und Neurologie dar. Wie jedes andere Medikament ist die ASS nicht unbedenklich und ihr Einsatz mit oben angeführten Nebenwirkungen verbunden. Dennoch ist sie ein wichtiger Bestandteil der Therapie von thrombotischen Ereignissen und ihrer Sekundärprophylaxe (Weber, 2009).

Obwohl die ASS seit Jahren einen wichtigen Bestandteil der Therapie von kardialen Ereignissen darstellt, sind ihre Effekte auf das Herz und die HRV relativ unerforscht geblieben. Einige der Ersten, die sich mit dieser Thematik beschäftigt haben, waren Siepmann und seine Kollegen. In ihrer placebokontrollierten doppelblinden Cross-Over-Studie haben sie die Effekte von ASS auf die HRV bei jungen gesunden Patienten untersucht. Bei allen 16 jungen Probanden war die HRV nicht nennenswert verändert. Das kann – mit aller Vorsicht aufgrund der geringen Zahl untersuchter Probanden – auf die HRV-neutrale kardioprotektive Wirkung von ASS hindeuten (Siepmann et al., 2007).

Allerdings ist bei vielen Patienten eine Abnahme der Wirkung oder ein unzureichender antithrombotischer Effekt von ASS zu beobachten. Dieses Phänomen bezeichnet man als „Aspirin-Resistenz". Seine Wichtigkeit für die Klinik ist relativ unerforscht. Dies beruht zum Teil auf den Methoden, mit denen die Blutgerinnung gemessen wird. Heutzutage verwendet man HRV-Messungen dazu, Patienten mit erhöhtem Risiko für kardiale Mortalität zu identifizieren, vor allem nach zurückliegenden Herzinfarkten. Dies ist durch zahlreiche Studien belegt ebenso wie die Signifikanz für die Risikoidentifizierung zur Objektivierung des Herzinfarktrisikos (Luria et al., 1993; Lau et al., 2006; Sosnowski et al., 2002).

Einige kardiologische Studien haben sich auch mit dem Phänomen der Aspirin-Resistenz auseinandergesetzt. Durmaz und Kollegen (2008) evaluierten den Zusammenhang zwischen HRV und Aspirin-Resistenz bei Patienten mit stabiler koronarer Herzerkrankung (KHK). Sie verglichen diese Patienten mit jenen, die normal auf Aspirin reagieren. Bei Patienten mit Aspirin-Resistenz war die Ejektionsfraktion der linken Kammer erniedrigt. Darüber hinaus beobachteten die Forscher bei diesen Patienten auch eine erhöhte Inzidenz von myokardialen Infarkten. Ebenso waren bei der Gruppe mit Aspirin-Resistenz der LF-Wert und das LF/HF-Verhältnis signifikant höher im Vergleich zu den Normal-Respondern. Außerdem waren die Werte von HF, SDNN, SDANN und RMSSD deutlich niedriger. Ihre HRV war erniedrigt, während ihre Messungen eine erhöhte Sympathikusaktivität aufwiesen. Dies könnte zu einem erhöhten Risiko für wiederholte Herzinfarkte bei Patienten mit Aspirin-Resistenz hindeuten. Aus den Ergebnissen der Studie von Siepmann et al. (2007) könnte man schließen, dass ASS an sich eine neutrale Wirkung bezüglich der HRV hat. Die physiologischen Reaktionswege bei Patienten mit Aspirin-Resistenz scheinen pathologisch verändert zu sein. Das führt zur erniedrigten HRV und einem höheren Risiko für wiederholte Infarkte. Darüber hinaus haben zahlreiche Studien eine lebensverlängernde Wirkung von ASS bei Patienten mit Herzinfarkt nachgewiesen. Deswegen wird sie heutzutage als ein Teil der Standardtherapie und Sekundärprophylaxe von thrombotischen Ereignissen benutzt (Durmaz et al., 2008).

Perkiomaki et al. (2014) untersuchten den prognostischen Wert der HRV bei Patienten mit Vorhofflimmern im mittleren Alter. Andere von ihnen analysierte prognostische Faktoren waren unter anderem die HRV-Indizes, Alter, hoher Blutdruck, eine KHK-Vorgeschichte, systolischer und diastolischer Blutdruck sowie Medikamenteneinnahme (Betablocker, ACE-Hemmer und ASS). Sie fanden heraus, dass nur der LF-Wert und der systolische Blutdruck relevante prognostische Faktoren für Vorhofflimmern sind. Dies spricht für die neutrale Wirkung von ASS in Bezug auf Rhythmusstörungen und HRV.

6.2 Andere Analgetika und ihre Wirkung auf die HRV

Einer der wichtigen Momente in der Forschung der Nicht-Opioidanalgetika war die Entdeckung von COX-2-selektiven Analgetika, die bevorzugt diese Form der Cyclooxygenase hemmen. Ihr Vorteil liegt darin, dass es aufgrund der unbeeinflussten COX-1-Aktivität zu weniger gastrointestinalen Nebenwirkungen kommt. Allerdings wurden einige dieser Substanzen wegen ihrer Nebenwirkungen vom Markt genommen. Der Grund dafür war ein erhöhtes Risiko für kardiovaskuläre Ereignisse, das mit ihrer Anwendung verbunden ist. COX-2-Inhibitoren hemmen die Synthese von Prostacyclin, ohne die durch COX-1 vermittelte Synthese von Thromboxan A2 zu beeinflussen. Prostacyclin scheint einen schützenden Einfluss zu haben, da es antithrombotisch und antiatherosklerotisch wirkt. Es stellte sich heraus, dass solche Substanzen ein prädisponierender Faktor für Thrombose, Atherosklerose und Hypertonie sind (Funk & Fitzgerald, 2007; Grosser, 2006).

Obwohl die COX-2-selektiven Analgetika das kardiovaskuläre Risiko erhöhen, existieren nur wenige Studien zu ihrer Wirkung auf die HRV. Aw und Kollegen (2006) waren einige der ersten Forscher, die sich mit dieser Thematik beschäftigten. Rofecoxib, einer der COX-2-Hemmer, scheint mit Aldosteron um Cytosol-Reduktase zu konkurrieren. Dies könnte dementsprechend zu einem Anstieg des Blutdrucks führen. Daher verglichen die Forscher die Effekte von Rofecoxib bei Patienten mit Hypertonie und Osteoarthritis mit denen von Celecoxib. Sie erhoben Marker für Blutdruck, sympathische und parasympathische Aktivität sowie HRV. Im Vergleich zu Celecoxib verursachte Rofecoxib einen Anstieg von systolischem und diastolischem Blutdruck. Es gab jedoch keine Änderung des Blutspiegels von Aldosteron unter Therapie mit beiden Medikamenten. Die HRV-Marker unterschieden sich nicht zwischen den beiden Therapieformen. Trotz ihrer Erhöhung des kardiovaskulären Risikos scheinen beide, Rofecoxib und Celecoxib, die HRV nicht zu beeinflussen.

Ob andere COX-2-Hemmer die HRV verändern können, ist nicht endgültig geklärt. In diesem Bereich bedarf es weiterer Forschung. Eindeutig ist dennoch, dass solche Medikamente bei chronischen Herzerkrankungen aufgrund ihrer Nebenwirkungen zu vermeiden sind.

Ein anderes Analgetikum aus der Nicht-Opioidklasse ist Indometacin. Man setzt es am häufigsten bei stärkeren Schmerzen wie etwa bei einem Gichtanfall ein. Indometacin kann auch zur Blockade der Uterusaktivität bei drohender Frühgeburt eingesetzt werden. Diaz-Calderon und Mitarbeiter (1992) untersuchten die Effekte einer Indometacin-Gabe zur Wehenhemmung. Bei 52 % der Feten beobachteten sie vorübergehende Blockaden des *Ductus arteriosus botalli*. Während der Blockaden waren auch erhöhte HRV-Werte zu beobachten. Andere Effekte von Indometacin auf Feten und Neugeborene waren allerdings nicht zu sehen. Daher empfiehlt es sich, die Therapie mit Indometacin durch fetale EKGs zu überwachen, um eine neonatale pulmonale Hypertension rechtzeitig zu erkennen.

Waring et al. (2008) untersuchten die Kardiotoxizität bei Überdosierung von Antidepressiva. Dabei diente ihnen Paracetamol als Vergleich in der Kontrollgruppe. Verschiedene Studien belegten bisher die signifikanten kardiotoxischen Nebenwirkungen von Antidepressiva. Eine verminderte HRV ist eine der kardialen Nebenwirkungen. Sie kommt durch akute Antidepressiva-Toxizität zustande. Waring et al. maßen die HRV-Parameter bei Patienten, die wegen einer Antidepressiva-Überdosierung im Krankenhaus aufgenommen wurden. Im Vergleich zu Paracetamol verursachten Antidepressiva verminderte Werte von HF (24,3 gegenüber 36,4) und führten zum Anstieg der LF-Werte (64,8 gegenüber 49,8). Darüber hinaus war in der Antidepressiva-Gruppe auch ein höheres LF/HF-Verhältnis zu beobachten. In Bezug auf die HRV wurden keine negativen Wirkungen des Paracetamols beobachtet. Obwohl Paracetamol nicht der Zentralpunkt dieser Studie war, zeigen die Ergebnisse seine bessere Wirkung auf die HRV im Vergleich zu Antidepressiva.

6.3 Analgetika und HRV

Trotz ihrer weitverbreiteten Anwendung scheinen die direkten Wirkungen von Analgetika auf das Herz nicht ausreichend erforscht zu sein. Die zuvor genannten typischen Nebenwirkungen sind heute hinreichend geklärt. Ein Bereich, der allerdings noch der Forschung bedarf, ist die Wirkung von Analgetika auf die HRV. Wie am Beispiel der Acetylsalicylsäure gesehen, scheinen Analgetika keine negative Wirkung auf die HRV zu haben. Dies ist jedoch nur durch eine geringe Anzahl von Studien belegt.

Da die HRV eine immer größere prognostische Rolle in der Kardiologie und Chirurgie spielt, wären Studien über Analgetika und HRV von großer klinischer Bedeutung. Über die evidenzbasierte Medizin hinaus wird die HRV auch als ein wichtiger Parameter des Allgemeinzustandes verwendet. Wie am Beispiel der angeführten Studien gesehen, kann die HRV dafür verwendet werden, um die kardialen Nebenwirkungen im klinischen Umfeld zu beobachten. Dieses Prinzip wird bereits bei Therapie der Antidepressiva-Überdosierung verfolgt. Dies ist eine kostengünstige Methode, ihr klinischer Einsatz stellt eine ergänzende Alternative zu teuren klinischen Tests dar.

Literatur

Aw TJ et al. Can the blood pressure effects of COX-2 selective inhibitors be explained by changes in plasma aldosterone levels? J Hypertens 2006; 24: 1979–1984.

Diaz-Calderon O et al. Indomethacin in threatening premature labor. Fetal and neonatal cardiovascular effects. Ginecol Obstet Mex 1992; 60: 326–330.

Durmaz T et al. Heart rate variability in patients with stable coronary artery disease and aspirin resistance. Int Heart J 2008; 49: 413–422.

Funk CD, Fitzgerald GA. COX-2 inhibitors and cardiovascular risk. J Cardiovasc Pharmacol 2007; 50: 470–479.

Grosser T. The pharmacology of selective inhibition of COX-2. Thromb Haemost 2006; 96: 393–400.

Lau S et al. Low HRV entropy is strongly associated with myocardial infarction. Biomed Tech (Berl) 2006; 51: 186–189.

Luria MH et al. Early heart rate variability alterations after acute myocardial infarction. Am Heart J 1993; 125: 676–681.

Perkiomaki J et al. Heart rate variability findings as a predictor of atrial fibrillation in middle-aged population. J Cardiovasc Electrophysiol 2014; 25: 719–724.

Siepmann M et al. The effects of acetylic salicylic acid on heart rate variability in healthy subjects. Clin Auton Res 2007; 17: 115–117.

Sosnowski M et al. Age-adjustment of HRV measures and its prognostic value for risk assessment in patients late after myocardial infarction. Int J Cardiol 2002; 86: 249–258.

Waring WS et al. Impaired heart rate variability and altered cardiac sympathovagal balance after antidepressant overdose. Eur J Clin Pharmacol 2008; 64: 1037–1041.

Weber A-A. Pharmakologie der Hämostase. Allgemeine und Spezielle Pharmakologie & Toxikologie. München: Elsevier 2009.

7 Orale Antidiabetika und Herzratenvariabilität

7.1 Diabetes mellitus und Spätfolgen

Alle Typen von Diabetes verursachen zwei Arten von Gefäßschädigungen. Diese sind verantwortlich für die Spätkomplikationen dieser Erkrankung. Der erste Typ von Gefäßschädigung sind die Mikroangiopathien. Sie zeichnen sich durch Veränderungen an den kleinsten Gefäßen, den Kapillaren, aus. Infolgedessen kommt es zu Störungen der renalen Mikrozirkulation (diabetische Glomerulosklerose), Schädigungen der Netzhaut sowie zu (Poly-)Neuropathie. Den zweiten Typ von Gefäßschädigung stellen die Makroangiopathien dar. Sie betreffen mittelgroße bis große Gefäße. Diese Schädigungen sind nicht unmittelbar dem Diabetes zuzuordnen, entwickeln sich aber bei Diabetikern schneller als bei Personen, die von Diabetes nicht betroffen sind. Darüber hinaus ist das Ausmaß der Makroangiopathie bei Diabetikern deutlich größer als bei Stoffwechselgesunden. Die Makroangiopathie ist außerdem mit hohem Risiko für Gangräne, Herzinfarkte und Schlaganfälle verbunden. Die bedeutendsten Risikofaktoren, die zur Entstehung von Angiopathien bei Diabetikern beitragen, sind Dyslipidämie, Insulinresistenz, Hyperglykämien sowie verschiedene gefäßaktive Substanzen und Hormone (Panten, 2009).

Die oben genannte Schädigung der die Nerven versorgenden Gefäße und infolgedessen auch der Nerven führt zum klinischen Bild der diabetischen (Poly)-Neuropathie. Unter diesem Begriff versteht man die Störungen der peripheren sensorischen, motorischen und autonomen Nerven. Diese sind mit zahlreichen klinischen Erscheinungen verbunden. Das typische Bild einer (Poly-)Neuropathie enthält diffuse Sensibilitätsstörungen (meistens an den unteren Extremitäten), Parästhesien (schmerzhafte Empfindungen ohne entsprechende chemische oder physikalische Reize), vermindertes Vibrationsempfinden, Taubheitsgefühl sowie trophische Hautveränderungen und Lähmungen im späten Stadium (Griebler, 2013). Bei vielen Patienten ist auch das autonome Nervensystem (ANS) von der progressiven Nervenschädigung betroffen. Eines der Bilder, das sich in diesen Fällen am häufigsten manifestiert, ist trockene Haut, die oft auch gerötet ist. Darüber hinaus kommt es bei Diabetikern mit manifestierter Polyneuropathie auch zur Störung der Blasenentleerung sowie zur orthostatischen Hypotonie. Letztendlich sind bei vielen Patienten auch Durchfälle und häufiger bei jungen Diabetikern auch erektile Dysfunktion und Impotenz zu beobachten. In Bezug auf das kardiovaskuläre System manifestiert sich Tachykardie am häufigsten (Mattle, 2011).

Aus der Störung der Nervenfunktion ergibt sich die Tatsache, dass Diabetiker eine gestörte HRV aufweisen. Schon viele Wissenschaftler haben den Einsatz der HRV-Analyse als eine kosteneffiziente und zuverlässige Messmethode für die Einschätzung der ANS-Aktivität anerkannt. Innerhalb der letzten drei Jahrzehnte zeigten viele Studien einen Zusammenhang zwischen der gestörten HRV und vielen pathophysiologischen Vorgängen, die mit verschiedenen Erkrankungen verbunden sind, unter anderem auch den kardiovaskulären Erkrankungen und Diabetes. Einige der Erkrankungen, die durch eine gestörte Funktion des ANS beeinflusst werden, sind koronare Herzkrankheit, plötzlicher Herztod, Herzinsuffizienz sowie Hypertonie, Hyperlipidämie und Diabetes. Die HRV-Analyse wurde in medizinischen Kreisen als ein Teil der standardisierten Risikostratifizierung aufgrund ihrer unabhängigen prognostischen Relevanz vorgeschlagen. Daher sollte dieses Potenzial in höherem Ausmaß anerkannt und die Verwendung der HRV in den klinischen Alltag eingebaut werden (Shyheri et al., 2012).

Andere Forscher untersuchten die Zusammenhänge zwischen Diabetes mellitus und anderen metabolischen und funktionellen Parametern, u. a. auch der HRV. So haben zum Beispiel Matei et al. (2013) den Zusammenhang zwischen Diabetes und metabolischen und vaskulären Risikofaktoren sowie autonomen und kognitiven Funktionen bei Patienten mit und ohne vaskulärer Demenz analysiert. Im Vergleich zur Kontrollgruppe wiesen die Patienten mit vaskulärer Demenz signifikant höhere Werte von glykosyliertem Hämoglobin, Triglyceriden und systolischem Blutdruck auf. Darüber hinaus wurden bei ihnen auch eine erhöhte Herzfrequenz und verminderte Werte von Zeit-Domäne-abhängigen HRV-Parametern beobachtet. Letztendlich war das LF/HF-Verhältnis bei dieser Probandengruppe signifikant erhöht, was auf die sympathovagale Dysfunktion hindeutet. Diese Arbeit zeigt, dass die HRV bei Patienten mit Diabetes und neurologischen Schäden mit dem Ausmaß der Erkrankung korreliert und eventuell als ein prognostisches Maß dienen kann.

Balcıoğlu und Müderrisoğlu (2015) beschäftigten sich mit kardialen Auswirkungen von Diabetes. In ihrer Review untersuchten sie klinische Manifestationen, kardiovaskuläre (Spät)-Folgen, Diagnose und Behandlung der kardialen autonomen Neuropathie (CAN – cardial autonomic neuropathy).

Die Risikofaktoren für CAN sind inadäquate glykämische Kontrolle, erhöhter Body-Mass-Index, Dauer der Diabeteserkrankung, höheres Alter und weibliches Geschlecht. Die am häufigsten verwendeten Methoden für die Diagnose der CAN beruhen auf der Analyse der HRV, da sie sowohl bei symptomatischen als auch bei asymptomatischen Patienten oft die ersten Veränderungen aufweist. Selbst bei normalen Herzfrequenzen zeigen Patienten mit CAN bereits im subklinischen Anfangsstadium eine verminderte HRV. Sie lässt sich durch tiefes Einatmen feststellen.

Stuckey et al. (2014) beschäftigten sich mit den Folgen des metabolischen Syndroms, dem gleichzeitigen Vorhandensein von abdominaler Fettsucht, erhöhtem Triglyzeridspiegel, vermindertem HDL-Spiegel, erhöhtem Blutdruck sowie gestörter Glukosetoleranz oder manifestiertem Diabetes mellitus Typ II. Das metabolische Syndrom erhöht auch das relative Risiko für die Entstehung von kardiovaskulären Erkrankungen und Diabetes mellitus Typ II. Die Forscher fanden heraus, dass die HRV bei Frauen mit metabolischem Syndrom im Vergleich zu Gesunden signifikant erniedrigt war. Die Ergebnisse bei männlichen Probanden waren inkonsistent. Die zeit- und frequenzabhängigen Parameter der HRV korrelierten mit individuellen Risikofaktoren des metabolischen Syndroms. Zwei Studien inkludierten auch die nichtlinearen sowie die Poincare-Plot-Parameter der HRV, die beim metabolischen Syndrom erniedrigt waren. Die HRV ist beim metabolischen Syndrom geschlechtsspezifisch beeinträchtigt.

7.2 Wie die wichtigsten oralen Antidiabetika die HRV beeinflussen

Im Folgenden sind die wichtigsten oralen Antidiabetika und ihr Einfluss auf die HRV beschrieben.

7.2.1 Biguanide

Biguanide werden seit vielen Jahren verwendet. In einer Reihe von Biguaniden hat sich bisher nur Metformin als nebenwirkungsarm und wirksam erwiesen.

Da Metformin heutzutage das Mittel erster Wahl in der Therapie von Diabetes mellitus Typ II ist, liegen relativ viele Studien zu seinem Wirkmechanismus, seinen Indikationen, Kontraindikationen und sonstigen Effekten vor. Einige dieser Studien beschäftigten sich auch mit der Wirkung von Metformin auf die HRV. So untersuchten Carnethon et al. (2006) den Zusammenhang zwischen der Funktion des autonomen Nervensystems, aufgetretenem Diabetes und der Interventionsgruppe in einem Präventionsprogramm. Die Forscher verglichen die Effekte einer intensiven Lifestyle-Therapie mit denen des Metformins und erhoben die Endpunkte nach drei Jahren. Die Lifestyle-Therapie führte innerhalb von drei Jahren zur Abnahme der basalen Herzfrequenz und der QT-Indizes sowie zum Anstieg der HRV. Die Abnahme der Herzfrequenz in der Metformin- und Placebo-Gruppe war jedoch weniger ausgeprägt und die HRV wurde nicht signifikant verändert. Darüber hinaus wurden Anstiege der HRV und Abfälle der QT-Indizes mit einem niedrigeren

Risiko für die Entwicklung des Diabetes mellitus verbunden. Diese Studie zeigte die Überlegenheit der Bewegungs- beziehungsweise Lifestyle-Therapie gegenüber der medikamentösen Therapie.

Manzella und Kollegen (2004) erforschten die Effekte einer Therapie mit Metformin und Ernährungsumstellung auf den Blutdruck und die Funktion des autonomen Nervensystems. Im Vergleich zu der mit Placebo und Ernährungsumstellung behandelten Gruppe zeigte Metformin eine Reihe von positiven Wirkungen auf die metabolischen Parameter. Metformin verbesserte auch die sympathikovagale Balance.

Apaijai und seine Kollegen untersuchten die kardioprotektiven Effekte von Metformin und Vildagliptin bei erwachsenen Ratten mit Insulinresistenz. Diese wird durch fettreiche Diät hervorgerufen. Ratten haben eine sehr hohe Homologie mit Menschen, sie stellen gemeinsam mit Mäusen die angemessensten Versuchstiere für biologische Forschung dar (Nilsson et al., 2001; Gibbs et al., 2004). Deshalb sind die Ergebnisse aus Tierexperimenten und ähnlichen Studien zum großen Teil auch auf Menschen übertragbar. Da Tiermodelle als ein verlässliches prognostisches Maß für das Auftreten von Nebenwirkungen beim Menschen dienen, müssen Nebenwirkungen vieler Medikamente vor der Zulassung bei anderen Organismen überprüft werden.

Apaijai et al. (2012) verglichen ein neueres orales Antidiabetikum, Vildagliptin (Dipeptidyl-Peptidase-IV-Hemmer), mit Metformin bei adipösen Ratten. Die Ratten wurden entweder mit normaler Mischkost oder mit fettreicher Nahrung gefüttert, um bei ihnen einen Diabetes mellitus auszulösen. Danach wurden sie mit Metformin und Vildagliptin behandelt. Die mit fettreicher Kost ernährten Ratten wiesen ein erhöhtes Körpergewicht, mehr viszerales Fettgewebe, einen erhöhten Insulinspiegel und gesteigerte Cholesterinwerte auf. Darüber hinaus zeigten sie Zeichen einer verminderten HRV und kardiale Mitochondriendysfunktion. Beide, Vildagliptin und Metformin, führten zu keiner Gewichtsänderung nach 21 Tagen. Andererseits erniedrigten beide Medikamente den Plasmainsulinspiegel, das totale Cholesterin und den oxidativen Stress. Darüber hinaus kam es auch zur Verbesserung der HRV und der kardialen Dysfunktion sowie der mitochondrialen Dysfunktion in Kardiomyozyten.

Dieselben Forscher untersuchten in einer anderen Studie die Effekte einer kombinierten Therapie mit Metformin und Vildagliptin und verglichen sie mit denjenigen der Monotherapien mit diesen Substanzen. Dafür wurden die Versuchsratten mit fetthaltigen Nahrungsmitteln zwecks der Entwicklung von Diabetes ernährt. In dieser Studie lösten die Forscher bei Ratten experimentell einen Herzinfarkt aus, indem sie einen Ast der linken Koronararterie, den *Ramus interventricularis anterior arteriae coronariae sinistrae* (auch *left anterior descendent artery* oder LAD genannt), 30 Minuten lang ligierten. Danach erfolgte die zweistündige Reperfusionsphase. Die drei Therapien mit Medikamenten sowie die Gabe von Kochsalzlösung während der Ischämie-Reperfusion gingen mit einer Verbesserung der linksventrikulären Funktion und einer Verminderung des Infarktareals einher. Außerdem waren die Medikamentenschemata effektiver in der Regulation der metabolischen Parameter. Sie verbesserten auch die HRV im Gegensatz zur Kochsalzlösung. Andererseits zeigte sich nur bei der kombinierten Therapie mit Vildagliptin und Metformin eine Verzögerung des Zeitraums bis zum Auftreten der ventrikulären Tachykardie beziehungsweise einer ventrikulären Fibrillation. Darüber hinaus war diese Therapie erfolgreicher in der Kontrolle der Arrhythmien. Sie reduzierte die Mortalität nach dem Herzinfarkt signifikant (Apaijai et al., 2014). Man muss jedoch bedenken, dass es sich hierbei um Studien mit Tiermodellen handelt. Die Übertragbarkeit der Ergebnisse auf Menschen ist eingeschränkt. Diese Methode ist aber nach wie vor eine der wichtigsten in den Studien zu pharmakologischen In-vivo-Eigenschaften und in jedem Zulassungsverfahren obligat.

Viele medizinische Studien belegten die positiven Wirkungen von Metformin auf das kardiovaskuläre System beim Menschen. Diese inkludieren vor allem die Abnahme der kardialen Mortalität. Sie ist insbesondere bei Diabetikern und Personen hoch, die einen Herzinfarkt überlebten. Darüber hinaus ist der klinische Vorteil von Metformin auch bei Patienten mit Herzversagen nachgewiesen worden. Deshalb kann man Metformin unter Einhaltung der Indikationen und Beachtung der Kontraindikationen als ein Medikament mit sicherem Anwendungsprofil betrachten (Roberts & Ryan, 2007; Eurich et al., 2007; 2013).

7.2.2 Sulfonylharnstoffe

Trotz des breiten Einsatzes von Substanzen aus dieser Klasse in der Therapie von Diabetes mellitus Typ II gibt es wenige Studien, die den Zusammenhang zwischen Sulfonylharnstoffen und HRV erforscht haben. Soydan et al. (2013) vom Universitätsklinikum Gießen und Marburg untersuchten die Auswirkungen von hypoglykämischen Ereignissen auf die HRV. Die Forscher kontrollierten den Blutzuckerspiegel bei gesunden Probanden und Patienten mit Typ II Diabetes mellitus mittels Infusionen von Insulin und Glukose. In einem zweiten Experiment ahmten sie eine Hypoglykämie mit Glibenclamid oder körperlicher Aktivität nach. Nach der Induktion von Hypoglykämie erfolgten 24-stündige Messungen der HRV und der Serumhormonspiegel. Es zeigte sich, dass die hypoglykämischen Episoden die zeit- und frequenzabhängigen Parameter der HRV sowohl bei gesunden Probanden als auch bei Diabetikern dämpften. Das Ausmaß der HRV-Reduktion war höher bei Patienten, die an Diabetes mellitus litten. Die morgendliche Dosierung von Glibenclamid erhöhte die tägliche Anzahl von milden Hypoglykämien im Vergleich zu moderater körperlicher Aktivität oder Placebo. Dementsprechend war auch die 24-Stunden-HRV erniedrigt. Diese Studie belegte, dass die HRV unter Hypoglykämie bei Patienten mit Diabetes mellitus Typ II beeinträchtigt ist. Darüber hinaus besteht bei solchen Patienten ein höheres Risiko für plötzliche Arrhythmien nach milden hypoglykämischen Episoden.

Einige retrospektive und prospektive Kohortenstudien haben eine Korrelation zwischen der mehrjährigen Gabe von Sulfonylharnstoffen und einem erhöhten Risiko für kardiovaskuläre Ereignisse festgestellt (Li et al., 2014; Roumie et al., 2012; 2014). Daher scheint ihre Verwendung als Mittel zweiter Wahl in Bezug auf das kardiovaskuläre Risiko und die HRV begründet zu sein. In Hinsicht auf ihre Wirkung auf die HRV sind mehrere Studien nötig, um einen klaren Vor- oder Nachteil dieser Substanzen feststellen zu können. Darüber hinaus haben Biguanide ein sichereres Wirkungsprofil unter Einhaltung der Indikationen und Kontraindikationen. Sie sind daher nach dem bisherigen Wissensstand den Sulfonylharnstoffderivaten und ihren Analoga vorzuziehen.

7.2.3 PPARγ-Agonisten – Glitazone

Die wichtigsten Vertreter aus dieser Klasse der oralen Antidiabetika sind Pioglitazon, Troglitazon und Rosiglitazon. Eine Therapie mit Glitazonen führt zur Sensibilisierung der zellulären Antwort auf Insulin in Leber, Skelettmuskulatur und Fettgewebe. Bisher haben einige wissenschaftliche Studien den Einfluss von Glitazonen auf die HRV untersucht.

So haben Petrofsky et al. (2007) die Effekte von Rosiglitazon auf die orthostatische Toleranz während der Hitze-Exposition bei Patienten mit Typ II Diabetes mellitus erforscht. Gemessen wurden die Änderungen der HRV, des Blutdrucks und der Durchblutung nach Hebung des Oberkörpers um 45 Grad aus dem Liegen sowie die Nervenlatenz der sensorischen Nerven am Fuß als ein Marker für Nervenschädigung. Die Ergebnisse zeigten, dass die Patienten mit Typ II Diabetes mellitus nach der einjährigen Behandlung mit Rosiglitazon eine 50-prozentige Verbesserung der Nervenlatenz des *N. suralis*, des *N. plantaris medialis* und des *N. plantaris lateralis* aufwiesen. Darüber hinaus wurde auch eine Verbesserung der Durchblutung nach dem Aufrichten aus dem Liegen (ein Maß für orthostatische Regulation und allgemeine Funktion des ANS) festgestellt. Nach der einjährigen Behandlung mit Rosiglitazon verbesserten sich der Blutdruck, die Durchblutung und die HRV um etwa 50 % deutlich. Die Ergebnisse dieser Studie: Rosiglitazon kann einige der durch Diabetes hervorgerufenen Schäden rückgängig machen.

Pipatpiboon et al. (2015) berichteten in ihrem Brief an das „International Journal of Cardiology" von der von ihnen durchgeführten Studie an übergewichtigen insulinresistenten Ratten. Im Gegensatz zu der von Petrofsky und seinen Kollegen durchgeführten Studie wies Rosiglitazon andere Wirkungen bei Ratten auf. Daher ist es fraglich, ob und inwieweit die Ergebnisse der Studien mit Tiermodellen auf Menschen übertragbar sind. Die Untersuchung von Pipatpiboon zeigte keine wesentliche Verbesserung der HRV bei den Ratten, die mit Rosiglitazon behandelt wurden.

Gianiorio et al. (2011) beschäftigten sich in ihrer Studie mit den Effekten von Pioglitazon auf die Progression von autonomen Schäden zusammen mit der Kontrolle der kardiovaskulären Funktion bei Patienten mit Typ II Diabetes mellitus. Die Patienten wurden sechs Monate lang mit Pioglitazon behandelt. Nach dieser Zeit wurden die Parameter der sympathovagalen Aktivität, der Variabilität der RR-Intervalle und der Blutdruckvariabilität gemessen. Die Ergebnisse weisen darauf hin, dass Pioglitazon keinen wesentlichen Effekt auf den arteriellen Blutdruck hat. Die Probanden mit Diabetes wiesen am Anfang der Studie eine verminderte HRV auf. Die Therapie mit Pioglitazon bewirkte nach sechs Monaten keine wesentliche Änderung der basalen HRV. Bei der Kontrollgruppe verursachte dieses Medikament sogar einen Abfall der Werte von High Frequency (HF), steigerte aber die Low Frequency (LF) und das LF/HF-Verhältnis. Bei den Diabetikern rief Pioglitazon keine Änderung der LF und des LF/HF-Verhältnisses hervor. Es kam aber auch bei ihnen zum Abfall der HF. Pioglitazon bewirkte jedoch sowohl bei der Kontrollgruppe als auch bei den Diabetikern einen Abfall der LF und des LF/HF-Verhältnisses im Stehen. Das deutet auf eine verbesserte sympathovagale Balance hin. Man könnte daher vermuten, dass Pioglitazon nur bei Personen mit Diabetes mellitus Typ II einen positiven Effekt auf die HRV und das sympathovagale Gleichgewicht ausübt. Bei den gesunden Probanden scheint es einen gegenteiligen Effekt zu haben.

Nerla et al. (2010) untersuchten den antiinflammatorischen Effekt von Pioglitazon zusammen mit der kardialen autonomen Kontrolle und der metabolischen Kontrolle bei Diabetikern. Nach einer dreimonatigen Therapie wurden Blutspiegel von C-reaktivem-Protein (CRP, ein Marker für Entzündung), metabolischen Parametern und die HRV gemessen. Bis auf den milden Anstieg des HDL-Spiegels wurden keine wesentlichen Änderungen der metabolischen Parameter beobachtet. Die Pioglitazon-Gruppe hatte auch einen verringerten CRP-Spiegel im Vergleich zur Kontrollgruppe, bei der dieser Wert unverändert blieb. Diese Studie stellte nach dreimonatiger Therapie mit Pioglitazon keine Veränderung der HRV-Parameter im Vergleich zur Ausgangssituation fest. Ihre Ergebnisse deuten auf eine antiinflamatorische und ANS-neutrale Wirkung von Pioglitazon bei Patienten mit Typ II Diabetes mellitus hin. Pioglitazon scheint in Bezug auf das kardiovaskuläre Risiko sicherer als Rosiglitazon zu sein. Dennoch sollte man Glitazone (nur?!) als Reservemittel verwenden, da sie in bestimmten Fällen trotz sorgfältigem Einsatz wesentliche Nebenwirkungen haben können.

7.2.4 α-Glucosidase-Hemmer

Als α-Glucosidase-Hemmer werden jene Substanzen bezeichnet, die das intestinale Enzym α-Glucosidase hemmen. Dieses Enzym befindet sich auf der apikalen Seite des Epithels im Darm. Es steuert den Abbau von Polysacchariden und Disacchariden zu ihren Bestandteilen, den Monosacchariden. Zu den α-Glucosidase-Hemmern gehören Miglitol und Acarbose. Sie weisen eine besonders hohe Affinität für Saccharase und Glucoamylase auf. Darüber hinaus wird auch die Maltase durch Miglitol gehemmt. Durch die Hemmung der Enzyme bewirken die Substanzen aus dieser Klasse die Glukoseresorption und somit wird auch der postprandiale Anstieg des Blutglukosespiegels vermindert (Freissmuth, 2012).

Die häufigsten Nebenwirkungen unter Therapie mit Miglitol und Acarbose sind gastrointestinale Beschwerden. Sie äußern sich meistens als Durchfall, Blähungen und Bauchschmerzen. Diese unerwünschten Wirkungen liegen der bakteriellen Spaltung der nicht resorbierten Kohlenhydrate in distalen Darmabschnitten zugrunde. Ähnlich wie Glitazone verursachen die α-Glucosidase-Hemmer auch keine Hypoglykämien. Aus den Nebenwirkungen dieser Substanzklasse lassen sich auch die wichtigsten Kontraindikationen ableiten. Zu diesen zählen Schwangere und Stillende, Personen unter 18 Jahren, chronische Resorption- und Verdauungsstörungen sowie Niereninsuffizienz. Darüber hinaus dürfen diese Substanzen bei Zuständen, bei denen Gasbildung eine Gefahr für den Patienten darstellt, nicht eingenommen werden (Freissmuth, 2012; Panten, 2009).

Fukushima et al. (2013) untersuchten in ihrem Experiment die Rolle der intestinalen Peptide und des ANS in der postprandialen Hypotension (PPH) bei Patienten mit multipler Systematrophie. Eines der Merkmale dieser Erkrankung ist die postprandiale Hypotension. Ihre Ursachen sind immer noch unklar. Es gibt Hinweise, dass autonome Dysfunktion und gastrointestinale vasoaktive Peptide bei ihrer Entstehung eine Rolle spielen. Die Forscher erhoben verschiedene Parameter vor und nach dem Essen. Diese Parameter inkludierten Blutdruck, Blutglukosespiegel, Insulin, Noradrenalin, Neurotensin sowie Glucagon-like-Peptide 1 und 2 (GLP-1/-2). Die zweite Nahrungsaufnahme erfolgte zusammen mit der Gabe von Acarbose zwecks

Bestimmung ihres Effekts auf die PPH und die Blutspiegel der gastrointestinalen vasoaktiven Peptide. Es wurden auch die HRV und die Blutdruckantwort auf den „Head-Up Tilt Test" erhoben. Die Ergebnisse zeigten eine ausgeprägte orthostatische Hypotension und eine beeinträchtigte HRV bei Patienten mit PPH. Darüber hinaus war bei diesen Patienten auch die Sekretion von GLP-1 signifikant erhöht. Acarbose bewirkte eine Abnahme der postprandialen Hypotension und reduzierte die GLP-2-Sekretion, was auf ihre potenziell präventive Rolle gegen PPH bei Patienten mit multipler Systematrophie hindeutet. Doch sind weitere Studien nötig, um eine eventuelle Wirkung von Acarbose und Miglitol auf die HRV sowohl bei Gesunden als auch bei Diabetikern festzustellen. Acarbose scheint laut den Ergebnissen dieser Studie einen positiven Effekt auf das ANS zu haben. Daraus ergibt sich ein wissenschaftlicher Anreiz, weitere Effekte dieser Substanz zu erforschen.

7.2.5 Dipeptidylpeptidase-IV-Hemmer

Die Dipeptidylpeptidase-IV-Hemmer (auch Gliptine genannt) stellen eine Neuheit in der Pharmakologie von Diabetes dar, weil sie erst vor kurzer Zeit zugelassen worden sind. Alle Substanzen aus dieser Klasse hemmen das Enzym Dipeptidyl-Peptidase-IV, das für den Abbau von Glucagon-like-peptide-1 (GLP-1) und Glucose-dependent-insulinotropic-peptide (GIP) verantwortlich ist. Die wichtigsten unerwünschten Nebenwirkungen sind Erbrechen und Übelkeit. Gelegentlich führen diese Substanzen auch zur Erhöhung der Konzentration von hepatischen Enzymen. Eine seltene, aber dennoch ernstzunehmende Nebenwirkung stellt die Pankreatitis dar. Darüber wurde bereits berichtet (Freissmuth, 2012). Was die kardiovaskulären Nebenwirkungen angeht, scheinen Dipeptidylpeptidase-IV-Hemmer ein günstiges Wirkprofil zu haben (Son & Kim, 2015).

Einige wissenschaftliche Studien haben sich auch mit den Effekten dieser Substanzen auf das autonome Nervensystem und die HRV beschäftigt. Inthachai et al. (2015) verglichen die Effekte von Vildagliptin auf die Herzfunktion und das Cardiac Remodeling bei Ratten mit chronischem Myokardinfarkt mit jenen von Metformin und Enalapril. Das Lädieren der linken Koronararterie, des *Ramus interventricularis anterior arteriae coronariae sinistrae* (auch *left anterior descendent artery* oder LAD genannt) rief einen Myokardinfarkt hervor. Die Ratten mit der chronischen, durch den iatrogenen Myokardinfarkt induzierten Myokardinsuffizienz wiesen erniedrigte Werte der HRV und der linksventrikulären Funktion auf. Darüber hinaus hatten solche Ratten auch eine Herzfibrose und erhöhte Parameter für oxidativen Stress. Eine Behandlung mit Vildagliptin oder Enalapril verringerte signifikant den oxidativen Stress, reduzierte das Ausmaß der Herzfibrose und erhöhte sowohl die HRV als auch die linksventrikuläre Funktion. Die alleinige Behandlung mit Metformin oder sein Zusatz zu beiden anderen Therapien wies keinen Vorteil auf. Daher könnte man vermuten, dass Vildagliptin auch einige positive Wirkungen auf das ANS und die HRV beim Menschen haben könnte. Jedoch sind weitere Forschungen nötig, um etwaige Effekte festzustellen.

Eine andere Studie von Apaijai und Kollegen (2013) untersuchte die Wirkung von Vildagliptin und Sitagliptin auf die Herzfunktion, die HRV und die mitochondriale Funktion bei übergewichtigen insulinresistenten Ratten. Die Ratten wurden zwölf Wochen lang entweder der normalen (20 % der Nahrungsenergie stammt aus Lipiden) oder der fettreichen (59 % der Nahrungsenergie stammt aus Lipiden) Diät unterzogen. Letztere rief bei Ratten eine Insulinresistenz hervor. Sie ging einher mit erhöhtem Körpergewicht, Plasmainsulin und Cholesterin. Darüber hinaus verringerte eine solche Diät auch den HDL-Blutspiegel. Als Folge dieser Diät beobachteten die Forscher auch die kardiale Dysfunktion, eine verringerte HRV und eine gestörte mitochondriale Funktion. Sowohl Vildagliptin als auch Sitagliptin reduzierten das Plasmainsulin, das Gesamtcholesterin und den oxidativen Stress. Darüber hinaus kam es zum Anstieg des HDL-Spiegels. Beide Medikamente verminderten die kardiale Dysfunktion und verhinderten die mitochondriale Dysfunktion. Letztendlich wurde eine Erholung der HRV beobachtet. Daher vermutet man, dass beide Medikamente eine ähnliche Effektivität in Bezug auf die kardioprotektive Wirkung aufweisen. Nach wie vor sind weitere Studien an Menschen nötig, um pharmakologische Wirkungen beim Menschen in ihrer Gesamtheit darstellen zu können.

Smits et al. (2015) führen eine Studie zu den kardiovaskulären, renalen und gastrointestinalen Effekten der Therapie mit Inkretinen an menschlichen Patienten durch. Die zwei untersuchten Antidiabetikaklassen sind GLP-1-Rezeptor-Agonisten und Dipeptidylpeptidase-IV-Hemmer. 60 Patienten durchlaufen eine akute und prolongierte, randomisierte, doppelblinde Interventionsstudie. Die akute Intervention enthält die intravenöse Gabe des GLP-1-Agonisten Exenatide oder von Placebo. Die prolongierte Intervention beinhaltet die 12-wöchige Behandlung mit dem GLP-1-Agonist Liraglutide oder dem DDP-IV-Hemmer Sitagliptin beziehungsweise mit entsprechendem Placebo. Für jedes der Organe wird ein Endpunkt definiert. Der primäre kardiovaskuläre Endpunkt ist die Erhöhung der HRV. Der primäre renale Endpunkt ist die Änderung der glomerulären Filtrationsrate. Sie wird mittels Inulin-Clearance gemessen. Letztendlich wird auch die exokrine Funktion des Pankreas mittels MRI und fäkalen Elastasetests erhoben werden. Die sekundären Endpunkte inkludieren die systemische Hämodynamik, die mikrovaskuläre Funktion, den effektiven renalen Plasmafluss, die renale tubuläre Funktion sowie das pankreatische Volumen und die Geschwindigkeit der Gallenblasenentleerung. Die Forscher hoffen, dass diese Studie einige wichtige Erkenntnisse zu den Effekten von beiden Substanzklassen auf das kardiovaskuläre Risiko und die HRV beim Menschen liefern wird.

7.2.6 Orale Antidiabetika und HRV

Alle Erkrankungen aus dem diabetischen Kreis, insbesondere Diabetes mellitus Typ II, sind komplexe metabolische Erkrankungen. Sie erfordern eine Langzeittherapie, die hohe Compliance seitens der Patienten benötigt. Ziel der Therapie ist es, das Voranschreiten des Diabetes und die Entstehung von Spätfolgen hinauszuzögern und somit eine möglichst hohe Lebensqualität zu gewährleisten. Da sich Spätfolgen von Diabetes mellitus Typ II sowohl auf das autonome Nervensystem als auch auf mikro- und makroskopische Gefäße auswirken, muss eine gegen diabetische Spätfolgen gerichtete Therapie sorgfältig eingesetzt und ständig re-evaluiert werden. Daher soll die HRV nicht nur als ein Maß für das Stadium der Erkrankung dienen, sie sollte auch als ein relevanter Faktor in der Evaluation des therapeutischen Erfolgs eingesetzt werden. Daraus ergibt sich ein Potenzial für die Optimierung der antidiabetischen Therapie, denn die diabetische Polyneuropathie ist eine der gefürchtetsten Spätfolgen dieser Erkrankung und geht einher mit einer verminderten HRV.

Da die HRV ständig relevante Rückmeldungen über den Zustand des autonomen Nervensystems gibt, sollte sie als ein Parameter für die Wirkung der antidiabetischen Therapie herangezogen werden. Außerdem bewirkt die Mehrheit der oralen Antidiabetika eine Verbesserung der autonomen und metabolischen Parameter. Ihr sorgfältiger Einsatz vermindert das kardiovaskuläre Risiko und erhöht die HRV. Einige Substanzen wie Dipeptidylpeptidase-IV-Hemmer scheinen derzeit in Bezug auf die kardiovaskulären Ereignisse ein sicheres Wirkungsprofil zu haben. Dennoch sollte man mit ihrem Einsatz zurückhaltend umgehen, da für sie immer noch wenige Langzeitstudien an Menschen vorliegen.

Literatur

Apaijai N et al. Cardioprotective effects of metformin and vildagliptin in adult rats with insulin resistance induced by a high-fat diet. Endocrinology 2012; 153: 3878–3885.

Apaijai N et al. Effects of vildagliptin versus sitagliptin, on cardiac function, heart rate variability and mitochondrial function in obese insulin-resistant rats. Br J Pharmacol 2013; 169: 1048–1057.

Apaijai N et al. Combined vildagliptin and metformin exert better cardioprotection than monotherapy against ischemia-reperfusion injury in obese-insulin resistant rats. PLoS One 2014; 9: e102374.

Balcıoğlu AS, Müderrisoğlu H. Diabetes and cardiac autonomic neuropathy: clinical manifestations, cardiovascular consequences, diagnosis and treatment. World J Diabetes 2015; 6: 80–91.

Carnethon MR et al. The association among autonomic nervous system function, incident diabetes, and intervention arm in the Diabetes Prevention Program. Diabetes Care 2006; 29: 914–919.

Eurich DT et al. Benefits and harms of antidiabetic agents in patients with diabetes and heart failure: systematic review. BMJ 2007; 335: 497.

Eurich DT et al. Comparative safety and effectiveness of metformin in patients with diabetes mellitus and heart failure: systematic review of observational studies involving 34,000 patients. Circ Heart Fail 2013; 6: 395–402.

Freissmuth MO, Böhm S. Antidiabetika. Pharmakologie & Toxikologie – Von den molekularen Grundlagen zur Pharmakotherapie. Heidelberg: Springer Medizin 2012.

Fukushima T et al. Role of intestinal peptides and the autonomic nervous system in postprandial hypotension in patients with multiple system atrophy. J Neurol 2013; 260: 475–483.

Gianiorio FE et al. Effect of pioglitazone on cardiac sympathovagal modulation in patients with type 2 diabetes. Acta Diabetol 2011; 48: 283–290.

Gibbs RA et al. Genome sequence of the Brown Norway rat yields insights into mammalian evolution. Nature 2004; 428: 493–521.

Griebler RG, Winkler P. Zivilisationskrankheit Diabetes: Ausprägungen, Lösungsansätze, Herausforderungen – Österreichischer Diabetesbericht Wien: Bundesministerium für Gesundheit 2013.

Inthachai T et al. Dipeptidyl peptidase-4 inhibitor improves cardiac function by attenuating adverse cardiac remodelling in rats with chronic myocardial infarction. Exp Physiol 2015; 100: 667–679.

Li Y et al. Sulfonylurea use and incident cardiovascular disease among patients with type 2 diabetes: prospective cohort study among women. Diabetes Care 2014; 37: 3106–3113.

Liu Z et al. Prevalence of chronic complications of type 2 diabetes mellitus in outpatients – a cross-sectional hospital based survey in urban China. Health Qual Life Outcomes 2010; 8: 62.

Manzella D et al. Blood pressure and cardiac autonomic nervous system in obese type 2 diabetic patients: effect of metformin administration. Am J Hypertens 2004; 17: 223–227.

Matei D et al. Autonomic dysfunction in type 2 diabetes mellitus with and without vascular dementia. J Neurol Sci 2013; 325: 6–9.

Mattle HM. Polyradikulopathien und Polyneuropathien. Kurzlehrbuch Neurologie Stuttgart: Thieme 2011.

Nerla R et al. Effect of pioglitazone on systemic inflammation is independent of metabolic control and cardiac autonomic function in patients with type 2 diabetes. Acta Diabetol 2010; 47: 117–122.

Nilsson S et al. Rat-mouse and rat-human comparative maps based on gene homology and high-resolution zoo-FISH. Genomics 2001; 74: 287–298.

Panten UR. Pharmakologie des Glucosestoffwechsels – Antidiabetika, Atihypoglykämika, antihyperglykämische Pharmakotherapie des Diabetes mellitus. Allgemeine und Spezielle Pharmakologie & Toxikologie. München: Elsevier 2009.

Petrofsky J et al. The effect of rosiglitazone on orthostatic tolerance during heat exposure in individuals with type II diabetes. Diabetes Technol Ther 2007; 9: 377–386.

Pipatpiboon N et al. Effects of PPARgamma agonist on heart rate variability and cardiac mitochondrial function in obese-insulin resistant rats. Int J Cardiol 2015; 201: 121–122.

Roberts F, Ryan GJ. The safety of metformin in heart failure. Ann Pharmacother 2007; 41: 642–646.

Smits MM et al. Cardiovascular, renal and gastrointestinal effects of incretin-based therapies: an acute and 12-week randomised, double-blind, placebo-controlled, mechanistic intervention trial in type 2 diabetes. BMJ Open 2015; 5: e009579.

Son JW, Kim S. Dipeptidyl peptidase 4 inhibitors and the risk of cardiovascular disease in patients with type 2 diabetes: a tale of three studies. Diabetes Metab J 2015; 39: 373–383.

Soydan N et al. Reduced capacity of heart rate regulation in response to mild hypoglycemia induced by glibenclamide and physical exercise in type 2 diabetes. Metabolism 2013; 62: 717–724.

Stuckey MI et al. Heart rate variability and the metabolic syndrome: a systematic review of the literature. Diabetes Metab Res Rev 2014; 30: 784–793.

UK Prospective Diabetes Study (UKPDS) Group. Effect of intensive blood-glucose control with metformin on complications in overweight patients with type 2 diabetes (UKPDS 34). Lancet 1998; 352: 854–865.

Xhyheri B et al. Heart rate variability today. Prog Cardiovasc Dis 2012; 55: 321–331.

8 Weibliche Sexualhormone – Östrogene, Gestagene

Östrogene und Gestagene haben eine Reihe von Wirkungen im menschlichen Körper, primär auf das Reproduktionssystem. Einige der Wirkungen betreffen aber auch unmittelbar das kardiovaskuläre System. Andere wiederum beruhen darauf, dass die Synthese einiger für das Herz-Kreislauf-System wichtiger Hormone und Enzyme wie Angiotensin-Converting-Enzyme, Renin und Endothelin-I gehemmt wird. Darüber hinaus kann es auch zu einer herabgesetzten Expression gewisser Rezeptoren wie dem Angiotensin-II-Rezeptor vom Typ 1 kommen. Daher scheint es möglich, dass Progesterone und Gestagene die HRV sowohl direkt als auch indirekt beeinflussen. Neves et al. (2007) untersuchten die Effekte einer Therapie mit Östrogen bei jungen und postmenopausalen Frauen. Die Studie wurde bei Frauen in der Follikulärphase des Zyklus durchgeführt, um den Einfluss von Progesteron auf die hormonellen Änderungen auszuschließen. Die jüngeren Frauen wiesen signifikant erhöhte Werte von SDNN auf. Frauen in der Menopause unter Östrogentherapie zeigten auch erhöhte Werte von LF und LF/HF sowie eine niedrigere HF im Vergleich zu jenen, die keine Hormontherapie erhielten. Außerdem zeigten die jüngeren Frauen aus der Hormontherapie-Gruppe deutlich günstigere HRV-Werte im Sitzen als im Stehen (HR, RR-Intervall, LF, HF, LF/HF und RMSSD).

Czarnecka et al. (2009) analysierten die HRV bei hypertensiven postmenopausalen Patientinnen. Die Menopause ist üblicherweise durch erniedrigte Spiegel von Östrogenen und Progesteron gekennzeichnet. Die Ergebnisse dieser Studie belegten, dass Frauen in der Postmenopause erniedrigte 24-Stunden-Werte von LF, HF, LF/HF und Total Power aufweisen. Außerdem wiesen sie deutlich höhere Spiegel von Noradrenalin auf. Dies deutet auf die potenziell negativen Effekte eines Östrogen- bzw. Progesteronmangels auf die HRV und die nachfolgende Entwicklung einer Hypertonie hin.

Liu et al. (2003) kamen zu ähnlichen Ergebnissen in ihrer Studie, die geschlechtsabhängige Wirkungen der Östrogene verglich. Sie stellten fest, dass Männer und postmenopausale Frauen ähnliche HRV-Werte aufweisen. Postmenopausale Frauen ohne Hormonersatztherapie zeigten im Vergleich zu prämenopausalen Frauen niedrigere HF- und höhere LF-Werte sowie ein höheres LF/HF-Verhältnis. Frauen aus der postmenopausalen Gruppe mit Hormontherapie wiesen im Vergleich zur postmenopausalen Gruppe ohne Therapie eine höhere HF auf. Außerdem waren bei ihnen die LF-Werte und das LF/HF-Verhältnis signifikant niedriger.

Zudem unterstützen die Resultate der Studie von Usha Rani et al. (2013) die bisher beschriebenen Ergebnisse. Sie zeigten, dass LF während der Lutealphase, HF hingegen in der Follikelphase deutlich höher ist. Außerdem war das LF/HF-Verhältnis signifikant höher in der Lutealphase im Vergleich zur Menstruation und der Follikelphase. Der Blutdruck blieb während des gesamten Zyklus unverändert. Brockbank und Kollegen (2000) analysierten die RR-Intervalle und SDNN-Werte bei prä- und postmenopausalen Frauen. Sie fanden heraus, dass die Menopause mit signifikant erniedrigten SDNN-Werten und RR-Intervallen einhergeht. Leicht et al. (2003) untersuchten die Effekte des Hormonspiegels auf die HRV in verschiedenen

Phasen des weiblichen Zyklus. Sie verglichen die HRV-Werte am dritten Tag (Menstruation, hoher Einfluss der Hormone) mit den Werten am 16. und 22. Tag (Ovulation und Lutealphase, niedriger Einfluss der Hormone). Sie legten dar, dass der Östrogenspiegel eine positive Korrelation mit den absoluten Werten der HRV während der Ovulation aufweist. Dies bestätigt die kardioprotektive Wirkung der Östrogene.

Bai et al. (2009) verglichen die HRV in der Luteal- und Follikelphase der Menstruation. Sie dokumentierten, dass die Lutealphase mit deutlich erniedrigten HF- und höheren LF-Werten sowie einem höheren LF/HF-Verhältnis und einer gestiegenen Herzrate einhergeht. In dieser Phase sind Östrogene erniedrigt, während das Progesteron erhöht ist. Dies deutet auf das unentbehrliche zeitabhängige Zusammenwirken der Hormone in verschiedenen Phasen des Zyklus hin. Zhang et al. (2000) dokumentierten positive Effekte auf die HRV während einer Hormontherapie bei postmenopausalen Frauen. Nach einer viermonatigen Östrogentherapie zeigten die Frauen im Vergleich zur Kontrollgruppe deutliche Anstiege von allen Parametern der HRV. Dies deutet auf die günstigen Effekte einer Hormonersatztherapie auf den gesteigerten Sympathikotonus in der Menopause hin. Brito-Zurita et al. (2003) wiesen auch nach, dass eine viermonatige Östrogentherapie positive Effekte auf alle zeit- und frequenzabhängigen Parameter der HRV hat. Nach der Therapie zeigten die Frauen aus der Östrogen-Gruppe deutlich erhöhte Werte von SDNN, SDANN, RMSSD und pNN50. Darüber hinaus waren LF und HF tags- und nachtsüber deutlich erhöht. Das LF/HF-Verhältnis war jedoch niedriger nach der Therapie, was auf die östrogenvermittelte Steigerung des Parasympathikotonus hindeutet.

Literatur

Bai X. Influence of the menstrual cycle on nonlinear properties of heart rate variability in young women. Am J Physiol Heart Circ Physiol 2009; 297: H765–H774.

Brito-Zurita O et al. Estrogen effect on heart rate variability in hypertensive postmenopausal women. Maturitas 2003; 44: 39–48.

Brockbank CL et al. Heart rate and its variability change after the menopause. Exp Physiol 2000; 85: 327–330.

Czarnecka D et al. Indices of autonomic nervous system activity in women with mild hypertension in the perimenopausal period. Kardiol Pol 2009; 67: 243–251.

Leicht AS, Hirning DA, Allen GD. Heart rate variability and endogenous sex hormones during the menstrual cycle in young women. Exp Physiol 2003; 88: 441–446.

Liu CC, Kuo TB, Yang CC. Effects of estrogen on gender-related autonomic differences in humans. Am J Physiol Heart Circ Physiol 2003; 285: H2188–H2193.

Neves VF et al. Autonomic modulation of heart rate of young and postmenopausal women undergoing estrogen therapy. Braz J Med Biol Res 2007; 40: 491–499.

Usha Rani YS, Manjunath P, Desai RD. comparative study of heart rate variability, heart rate and blood pressure in different phases of menstrual cycle in healthy young women aged 18–22 years. J Phys Pharm Adv 2013; 3: 188–192.

Zhang H et al. Effect of hormone replacement therapy on heart rate variability in postmenopausal women. Chin Med J (Engl) 2000; 113: 592–594.

9 Orale Kontrazeptiva

Kontrazeptiva sind empfängnisverhütende Mittel. Ihr Zweck ist es, eine vorübergehende funktionelle Sterilität hervorzurufen. Die oralen Kontrazeptiva werden in Östrogen-Gestagen-Kombinationspräparate und Minipille (enthält nur Gestagene) eingeteilt. Bei den ersteren unterscheidet man zwischen Einphasenpräparaten (klassische Kombinationspräparate), abgestuften Einphasenpräparaten (Zwei- oder Dreistufenpräparate) und Zweiphasen-/Sequentialpräparaten. Die Dosierung der einzelnen Komponenten des Kontrazeptivums sowie seine Zusammensetzung unterscheiden sich von Präparat zu Präparat. Die meistverwendeten Östrogenkomponenten in oralen Kontrazeptiva sind Mestranol und Ethinylestradiol. Daneben stellen Norethisteron-Derivate, wie Dienogest, Noretynodrel, Lynestrenol, Etynodiol-diacetat und Norethisteron, oder die dem Norgestrel verwandten Substanzen, wie Gestoden, Desogestrel, Norgestimat, Levonorgestrel und Norgestrel, die Gestagenkomponenten dar. Die antiandrogen wirksamen Hydroxyprogesteron-Derivate Cyproteron-acetat und Chlormadinon-acetat werden auch als antiandrogene Gestagenkomponenten in bestimmten Kontrazeptiva angewendet. Die verschiedenen Generationen der oralen Kontrazeptiva unterscheiden sich in der Höhe ihres Östrogenanteils. Die Kontrazeptiva der dritten Generation weisen die niedrigste Hormondosierung ohne Beeinträchtigung des kontrazeptiven Erfolgs auf.

Die unmittelbaren Wirkungen der Kontrazeptiva können aus ihren Indikationen sowie aus ihren Nebenwirkungen abgeleitet werden. Ihre Langzeitwirkungen auf das gesamte Herz-Kreislauf-System sind jedoch weniger bekannt. Darüber hinaus ist ihr Einfluss auf die HRV noch zu erforschen. Einige Forscher haben sich jedoch bereits mit dem Thema auseinandergesetzt. Wilczak et al. (2013) untersuchten die Beziehung zwischen der kombinierten Therapie mit Kontrazeptiva und den HRV-Werten bei jungen gesunden Frauen. Frauen, die eine derartige Therapie für drei Monate bekamen, wiesen im Vergleich zu den Frauen, die keine Therapie erhielten, keine wesentlichen Änderungen der HRV auf.

Rebelo et al. (2013) erforschten die Effekte eines Polymorphismus in Östrogenrezeptoren auf die HRV bei Benutzerinnen und Nichtbenutzerinnen der oralen Kontrazeptiva. Sie analysierten sowohl die zeitabhängigen als auch die frequenzabhängigen Parameter der HRV. Die Forscher stellten fest, dass Polymorphismen im Gen für Östrogenrezeptoren keine wesentliche Änderung der HRV bewirken und dementsprechend kein Risikofaktor bei jungen Frauen darstellen.

Teixeira et al. (2015) untersuchten die HRV während verschiedener Phasen des weiblichen Zyklus bei Patientinnen, die orale Kontrazeptiva einnahmen. Die Ergebnisse ergaben keinen Unterschied in der HRV zwischen der Low-Hormone-Phase und der High-Hormone-Phase des menstruellen Zyklus. Diese Studie lieferte vorläufige Hinweise dafür, dass die HRV bei gesunden Frauen durch orale Kontrazeptiva nicht beeinflusst wird.

Von Holzen et al. (2016) analysierten in ihrer systematischen Übersichtsarbeit die Effekte der oralen Kontrazeptiva auf die HRV und die vagale Modulation. Die Einnahme von diesen Substanzen scheint keine

Wirkung auf die vagale Modulation des Herzens zu haben. Nach der Menopause wurden in vielen Studien Abfälle der HRV beobachtet. Jedoch zeigten die Therapiemodalitäten mit mehreren menopausalen Hormonen eine stützende Rolle des Östrogens auf die HRV. Eine gleichzeitige Therapie mit Östrogen und Progesteron hob die positiven Effekte der alleinigen Gabe von Östrogen auf.

Schueller und seine Kollegen (2006) analysierten die Effekte von synthetischen Gestagenen auf den Tonus des autonomen Nervensystems in jungen Frauen im gebärfähigen Alter. Die Forscher verglichen die HRV-Parameter von Frauen mit und ohne Therapie mit oralen Kontrazeptiva, die Gestagene enthielten. Sie fanden keine signifikanten Unterschiede in den HRV-Parametern zwischen den beiden Gruppen. Die Therapie mit oralen Gestagenen bewirkte negative Änderungen der Serumlipide und des C-reaktiven Proteins.

Nisenbaum et al. (2014) verglichen die Effekte eines Ethinylestradiol- und Drospirenon-haltigen Kontrazeptivums auf die HRV mit jenen anderer nicht hormoneller Methoden der Kontrazeption. Sie zeigten, dass die Therapie mit Ethinylestradiol und Drospirenon im Vergleich zu nicht hormonellen Methoden der Kontrazeption keine wesentlichen Änderungen der sympathovagalen Modulation bewirkt. Rebelo et al. (2013) kamen zu ähnlichen Ergebnissen. Sie untersuchten die Effekte einer kombinierten Kontrazeption aus Ethinylestradiol und Gestoden auf die autonome Kontrolle und demonstrierten, dass Frauen, die eine solche Therapie bekamen, im Vergleich zu Kontrollgruppen keine signifikante Änderungen der HRV aufwiesen.

Wisslead et al. (2012) erforschten die Effekte eines Progestin-haltigen Kontrazeptivums auf die HRV und die Respiratorische Sinusarrhythmie (RSA) unter Stress. Sie beobachteten keine Änderungen von HRV und RSA unter Stress und unter neutralen Bedingungen. Die Phase der Kontrazeption (aktive Tablettenphase) hatte ebenfalls keine Wirkung auf HRV und RSA.

Cauci et al. (2008) untersuchten die Effekte von Kontrazeptiva der dritten Generation auf den Serumspiegel von C-reaktivem Protein und Homozystein bei jungen nicht adipösen Patientinnen und wiesen nach, dass sie einen leichten Anstieg von CRP bewirken. Die Blutspiegel von Homozystein blieben jedoch unverändert. Dies deutet auf eine geringe pro-inflammatorische Wirkung von Kontrazeptiva hin. Änderungen der Entzündungsparameter sind im Allgemeinen mit höherer Anfälligkeit für venöse Embolie und verschiedene Herzerkrankungen verbunden. Die aktuelle Studienlage bietet keinen Hinweis auf die Beeinflussung der HRV durch Kontrazeptiva.

Literatur

Cauci S et al. Effects of third-generation oral contraceptives on high-sensitivity C-reactive protein and homocysteine in young women. Obstet Gynecol 2008; 111: 857–864.

Nisenbaum MG et al. Effects of a contraceptive containing drospirenone and ethinyl estradiol on blood pressure and autonomic tone: a prospective controlled clinical trial. Eur J Obstet Gynecol Reprod Biol 2014; 175: 62–66.

Rebelo AC et al. Association of estrogen receptor alpha gene polymorphisms with autonomic modulation of heart rate in users and nonusers of oral contraceptives. Contraception 2013; 88: 183–188.

Schueller PO et al. Effects of synthetic progestagens on autonomic tone, neurohormones and C-reactive protein levels in young healthy females in reproductive age. Int J Cardiol 2006; 111: 42–48.

Teixeira AL et al. Heart rate variability across the menstrual cycle in young women taking oral contraceptives. Psychophysiology 2015; 52: 1451–1455.

von Holzen JJ et al. Impact of endo- and exogenous estrogens on heart rate variability in women: a review. Climacteric 2016; 19: 222–228.

Wilczak A et al. Relations between combined oral contraceptive therapy and indices of autonomic balance (baroreflex sensitivity and heart rate variability) in young healthy women. Ginekol Pol 2013; 84: 915–921.

Wisslead L et al. 2012. Effect of oral contraceptive use on heart rate variability during laboratory-induced stress. Endocrine Rev 2012.

10 Psychopharmaka

Als Psychopharmaka bezeichnet man Arzneimittel, die in der Elimination oder Linderung psychischer Erkrankungen oder Syndrome verwendet werden. Sie werden in verschiedene Kategorien eingeteilt, abhängig von den pathologischen Symptomen, die durch sie gelindert oder behoben werden. Die psychiatrischen oder neurologischen Krankheiten, bei denen solche Symptome auftreten, spielen bei der Einteilung keine Rolle. Im engeren Sinne kann man Psychopharmaka sechs verschiedenen Kategorien zuordnen: Antidepressiva, Anxiolytika, Tranquillantien, Stimulantien, Neuroleptika und Rauschmittel.

10.1 Antidepressiva/Stimmungsstabilisatoren

Da Antidepressiva den höchsten therapeutischen Erfolg gegenüber anderen Therapiemethoden aufweisen, haben sie einen hohen Stellenwert in der Behandlung von Depressionen. Sie sind ein unersetzbarer Teil der Therapie dieser häufigen Krankheit geworden. Darüber hinaus zeichnet sich ihre Wirkung durch eine Verbesserung sowohl des psychischen als auch des körperlichen Zustands aus.

10.1.1 Wirkweise von Antidepressiva/Stimmungsstabilisatoren

Dennoch weisen einige Antidepressiva Nebenwirkungen auf, deren Spektrum von leichter innerer Unruhe bis hin zum klinischen Bild einer Vergiftung reicht (Mydriasis, Tachykardie, Darmatonie, Halluzinationen, Krampfanfälle, Erbrechen, Atemdepression, Koma, QRS-Verbreiterung, Hypotonie und Arrhythmien). Folglich sollen die erwünschten therapeutischen Wirkungen zusammen mit ihren in Ausnahmefällen schwerwiegenden Nebenwirkungen in Betracht gezogen werden. Antidepressiva spielen in der Psychiatrie eine wichtige Rolle und ihre Wirkungen und Nebenwirkungen sind in zahlreichen klinischen Studien belegt worden.

Kemp et al. (2016) analysierten die Effekte der selektiven Serotonin-Wiederaufnahmehemmer (SSRIs) auf die HRV und die Herzfrequenz. Die untersuchten Antidepressiva inkludierten Citalopram, Escitalopram,

Paroxetin, Fluoxetin und Sertralin. Die Ergebnisse zeigten einen Abfall der HRV bei gleichzeitiger Einnahme von allen SSRIs außer Fluoxetin im Vergleich zu Patienten, die keine Therapie mit SSRIs erhielten. Ähnliche Ergebnisse beobachteten Forscher auch in Bezug auf die Herzfrequenz.

Huang et al. (2016) untersuchten die Effekte von Antidepressiva und Quetiapin (atypisches Antipsychotikum) auf die HRV bei psychiatrischen Patienten ohne Symptome einer Psychose. Die Ergebnisse zeigten erniedrigte Werte von Total Power, VLF und LF bei Patienten, die ein Antidepressivum in Kombination mit Quetiapin erhielten. Patienten die entweder ein SSRI (Escitalopram oder Sertralin), andere Antidepressiva (Mirtazapin oder Venlafaxin) oder kein Antidepressivum erhielten, wiesen höhere Werte aller oben genannten Parameter auf. Alter und Gabe von Quetiapin korrelierten negativ mit Total Power, VLF und LF.

Nezafati et al. (2015) analysierten in ihrer systematischen Übersichtsarbeit die Effekte verschiedener Klassen von Antidepressiva auf die HRV. Die Forscher identifizierten in Bezug auf die HRV fünf Klassen von Antidepressiva: Die erste Klasse stellen die Selektiven-Serotonin-Wiederaufnahmehemmer (SSRIs) dar. Diese haben eine protektive Rolle auf die ventrikuläre Funktion und das Reizweiterleitungssystem. Die zweite Klasse stellen die Trizyklischen Antidepressiva (TCAs) dar, die die Herzraten erhöhen und die HRV erniedrigen. Zur dritten Gruppe gehören Serotonin-Noradrenalin-Wiederaufnahmehemmer (SNRIs), Serotoninantagonisten und -wiederaufnahmehemmer und noradrenerge bzw. spezifische serotoninerge Antidepressiva. Diese haben negative Effekte auf die Herzfunktion, die hemodynamische Stabilität und die HRV.

In ihrer Studie über die Wirkung von trizyklischen Antidepressiva und SSRIs auf die HRV untersuchten Noordam et al. (2016) 23.647 EKG-Messungen. Sie verglichen die Messungen vor, nach und während der Gabe von Antidepressiva. Die Ergebnisse zeigten, dass trizyklische Antidepressiva zu erniedrigten Werten von SDNN und RMSSD führen. Nach dem Absetzen dieser Substanzen beobachteten sie Anstiege beider Parameter. Eine Therapie mit SSRIs verursachte hingegen keine Änderung der HRV. Eine andere Studie von O´Regan et al. (2015) brachte ähnliche Ergebnisse. In dieser Untersuchung wurde gezeigt, dass SSRIs vorteilhafter sind im Vergleich zu trizyklischen Antidepressiva und Serotonin-Noradrenalin-Wiederaufnahmehemmern.

Zimmermann-Viehoff et al. (2014) analysierten die Daten von Patienten mit Depression und maßen die HRV und die Noradrenalinspiegel in Blut und Harn. Die Ergebnisse zeigten durchschnittlich höhere Noradrenalinspiegel bei Patienten, die trizyklische Antidepressiva erhielten. Ebenso war bei diesen Patienten die HRV erniedrigt im Vergleich zu Patienten, die SSRIs oder keine antidepressive Therapie erhielten. Darüber hinaus ging die Einnahme von trizyklischen Antidepressiva im Vergleich zu den anderen zwei Gruppen mit erhöhter Mortalität einher.

Walsh et al. (1999) untersuchten die Effekte von Desipramin auf die kardialen Parameter des autonomen Nervensystem. Dabei wurden die 24-Stunden-Messungen der HRV einer spektralen Analyse unterzogen. Die Ergebnisse deckten auf, dass die Gabe von Desipramin eine altersunabhängige Reduktion der Variabilität von RR-Intervallen verursacht. Darüber hinaus wurden niedrigere Werte von allen Frequenzbereichen sowie eine höhere Herzfrequenz beobachtet.

Volkers und Mitarbeiter (2004) verglichen die Effekte einer Therapie mit Imipramin und Fluvoxamin vor und vier Wochen nach der Einleitung einer medikamentösen Therapie. Vor allem Imipramin, aber auch Fluvoxamin, verursachte eine Reduktion der sympathischen und parasympathischen Aktivität. Daneben beobachteten sie eine positive Korrelation zwischen dem Schweregrad der Depression und der Herzfrequenz beziehungsweise dem Blutdruck.

Auch Srinivasan et al. (2004) beschäftigten sich mit der Wirkung von Imipramin auf die HRV. Sie analysierten sowohl die linearen als auch die nichtlinearen Parameter der HRV bei Kindern. Dabei beobachteten sie Anstiege der LF-Werte sowie signifikante Abfälle der HF-Werte. Dies deutet auf eine durch trizyklische Antidepressiva hervorgerufene Störung der kardialen Vagusfunktion hin, die für ihre Kardiotoxizität verantwortlich gemacht wird.

Zu ähnlichen Ergebnissen kamen Yeragani et al. (1992). Sie analysierten ebenfalls die Effekte einer Therapie mit Imipramin auf die HRV und beobachteten bei allen Patienten einen Abfall aller HRV-Parameter. Dies ist wahrscheinlich auf die anticholinergen Effekte von Imipramin zurückzuführen.

Bar et al. (2010) untersuchten die kardiorespiratorischen Effekte nach einer Therapie mit Nortriptylin und S-Citalopram. Sie zeigten, dass beide keinen signifikanten Unterschied in RMSSD und LF hervorriefen. Nach einer fünf Wochen langen Therapie mit S-Citalopram kam es zu einem Abfall der Herzrate. Im Gegensatz dazu wiesen die mit Nortriptylin behandelten Patienten nach fünfwöchiger Behandlung höhere Herzraten auf. Eine Verminderung der kardiopulmonalen Kopplung wurde nur bei Nortriptylin beobachtet.

Yeragani und Mitarbeiter (2000) recherchierten die QT-Variabilität der Herzschläge bei Patienten, die mit Nortriptylin und Paroxetin therapiert wurden. Patienten unter Nortriptylin-Therapie wiesen eine höhere QT-Varianz auf. Erhöhte QT-Varianz bei symptomatischen Patienten ist mit einem höheren Risiko für plötzlichen Herzstillstand verbunden. Daher scheint Paroxetin für Patienten mit bereits existierenden kardiovaskulären Erkrankungen die bessere Alternative zu sein. Die Forschungsgruppe um Yeragani (2002b) beschäftigte sich auch mit den Wirkungen von Nortriptylin und Paroxetin auf die HRV. Sie stellte fest, dass die Therapie mit Nortriptylin mit einer HRV-Verminderung verbunden ist. Dies gibt einen Hinweis auf stärker ausgeprägte vagolytische Effekte von Nortriptylin im Vergleich zu Paroxetin. Das war bereits durch zuvor erfolgte Studien bekannt. Daher soll man mit der Auswahl des passenden Antidepressivums sorgfältig umgehen, denn Depression alleine stellt bereits einen Faktor für kardiovaskuläre Mortalität dar.

Roose et al. (1998) verglichen die Therapien mit Paroxetin und Nortiptylin bei depressiven Patienten mit ischämischer Herzerkrankung. Sie fanden keine Änderungen der Herzfrequenz oder der HRV unter Therapie mit Paroxetin. Im Gegensatz dazu verursachte Nortriptylin einen Anstieg der Herzfrequenz sowie einen Abfall der SDNN-Werte.

Yeragani et al. (2002a) untersuchten die Effekte derselben Medikamente auch auf die Langzeit-HRV. Nortriptylin führte zu einem Abfall von Total Power, ULF, VLF, LF und HF. Unter Therapie mit Paroxetin kam es hingegen zu einem Anstieg des WC-100-Wertes. Er fungiert als ein Maß der nichtlinearen Komplexität. Dies deutet auf eine potenzielle kardioprotektive Wirkung von Paroxetin hin.

Yeh et al. (2016) verglichen die Effekte von Paroxetin und Agomelatin (neues Antidepressivum, Agonist an melatoninergen MT1A-Rezeptoren) auf die HRV. Im Vergleich zu Gesunden wiesen Patienten mit Depression eine deutlich niedrigere HRV auf. Darüber hinaus waren bei ihnen auch die LF- und HF-Werte deutlich verringert. Patienten, die Agomelatin erhielten, hatten signifikant höhere LF- und HF-Werte im Vergleich zu denen, die keine antidepressive Therapie bekamen. Paroxetin verursachte hingegen keine Änderung der RR-Intervalle oder der HRV.

Die Yeragani-Forschungsgruppe (1994) untersuchte die Effekte einer Therapie mit Nortriptylin bei Patienten mit Panikattacken. Sie zeigte, dass Nortriptylin im Vergleich zu den Ausgangswerten einen statistisch signifikanten Anstieg der Herzfrequenz sowie des Mid-Frequency Bereiches (MF) verursachte.

Rechlin et al. (1995a) beobachteten, dass Amitryptilin bei depressiven Patienten einen Abfall der RR-Variabilität sowie einen Anstieg der Herzfrequenz hervorruft. Im Allgemeinen ist die verminderte HRV potenziell auf die anticholinergen Effekte von Amitryptilin zurückzuführen. Dennoch muss man bedenken, dass Depressive eine bereits erniedrigte HRV aufweisen. Daher kann man die HRV als einen nützlichen Parameter zum Nachweis einer Überdosierung mit trizyklischen Antidepressiva verwenden. Eine weitere Studie von Rechlin et al. (1994a) zeigte ebenfalls, dass depressive Patienten, die Amitryptilin bekamen, niedrigere HRV-Werte sowie eine höhere Herzfrequenz aufwiesen. Dies deutet wiederum auf die anticholinergen Effekte von Amitryptilin hin. Bei einer anderen Rechlin-Studie wurde bei zwei Drittel der mit Amitryptilin behandelten Patienten eine niedrige HRV bei gleichzeitiger kardiovaskulärer autonomer Neuropathie gemessen (Rechlin et al., 1995b).

Siepmann et al. (2002) verglichen die Effekte von Johanniskrautextrakt, Amitryptilin und Placebo auf HRV, kognitive Funktionen und quantitative EEGs. Sie konnten keine Änderung der HRV bei der mit Extrakt des Johanniskrauts therapierten Gruppe feststellen. Doch konnten sie statistisch signifikante Abfälle der pNN50-Werte bei der Amitryptilin-Gruppe ausmachen. Darüber hinaus reduzierte Amitryptilin die Dichte der Alpha-Wellen im EEG. Bei beiden Gruppen konnten sie keine Änderungen der kognitiven Funktionen beobachten.

Lederbogen et al. (2001) verglichen die Wirkungen von Therapien mit Amitryptilin oder Paroxetin. Erstere führte zu einem stärkeren Abfall der SDNN-Werte und einer gleich großen Reduktion der SDANN. In der Amitryptilin-Gruppe beobachteten sie auch erhöhte minimale Herzfrequenzen. Dies deutet auf ein besseres, aber immer noch bestehendes Risikoprofil von SSRIs in Bezug auf kardiovaskuläre Erkrankungen im Vergleich zu den Trizyklika hin.

Rechlin, Weiss und Claus von der Universität Erlangen (1994b) stellten bei einer zweiwöchigen Therapie mit Amitryptilin einen deutlichen Abfall aller HRV-Parameter und einen statistisch signifikanten Anstieg der Herzfrequenz fest. In der Paroxetin-Gruppe ermittelten sie keine statistisch signifikanten Änderungen.

In einer weiteren Studie untersuchte Rechlin (1994) die Effekte von Amitryptilin, Doxepin, Fluvoxamin und Paroxetin. Nach 14 Tagen Therapie mit Amitryptilin und Doxepin kam es zu einer Senkung von RMSSD und mittlerer zirkulärer Resultante (MCR wird während einer tiefen Atmung berechnet) sowie zu einem Anstieg der mittleren Herzfrequenz.

Pentillä et al. (2001) erforschten die Effekte einer einmaligen Gabe von Amitryptilin, Citalopram und Reboxetin auf das autonome Nervensystem bei gesunden Probanden. Reboxetin erhöhte die Herzfrequenz und den Blutdruck und führte zu einem Abfall der HF-Werte. Amitryptilin zeigte anticholinerge Effekte nur in den Speicheldrüsen, nicht aber am Herzen. Die Effekte von Citalopram waren ähnlich jenen von Placebo.

Ein weiteres Antidepressivum in der Reihe der Trizyklika ist Doxepin. Khaykin et al. (1998) untersuchten die 24-Stunden-HRV bei Patienten, die entweder mit Doxepin oder Fluoxetin therapiert wurden. Patienten, die gut auf die Therapie ansprachen, wiesen höhere SDANN-Werte im Vergleich zur Ausgangssituation auf. Bei den Patienten, die schlecht auf die Therapie ansprachen, beobachtete man niedrigere Werte von SDANN und SDNN. Man sah keine signifikanten Unterschiede in der HRV zwischen den beiden Therapiegruppen.

Cohen et al. (2000) untersuchten die Normalisierung der HRV bei Patienten mit posttraumatischer Belastungsstörung. Bei Patienten, die auf eine Therapie mit SSRIs gut ansprachen, normalisierten sich die HRV-Werte. Dies äußerte sich vor allem in einem Anstieg der HF-Werte sowie in Abfällen der LF-Werte und des LF/HF-Verhältnisses. Darüber hinaus kam es auch zu einer Senkung der Herzfrequenz. Es wird jedoch diskutiert, welche Mechanismen bei solchen Patienten eine entscheidende Rolle spielen, da die peripheren autonomen Effekte von SSRIs relativ vernachlässigbar sind.

Tucker et al. (1997) beschäftigten sich mit Effekten von Paroxetin auf Patienten mit einer Angststörung, bei denen die HRV üblicherweise reduziert ist. Dies geht mit einem erhöhten Risiko für plötzlichen Herztod einher. Nach vier Wochen Therapie mit Paroxetin wurde eine verminderte Aktivität der sympathischen Komponente des Baroreflexes beobachtet, die parasympathische Aktivität erhöhte sich.

Straneva-Meuse et al. (2004) analysierten die Antwort auf Stress bei Depressiven, die eine Therapie mit Bupropion oder Paroxetin erhielten. Beide Versuchsgruppen wiesen reduzierte Plasmaspiegel von Cortisol und Adrenalin sowie ein niedrigeres Herzzeitvolumen und einen verringerten systolischen Blutdruck auf. Darüber hinaus wurden bei der Bupropion-Gruppe niedrigere Werte der HRV im Vergleich zur Paroxetin- und Kontrollgruppe beobachtet.

Davidson und Kollegen (2005) verglichen die Effekte von Paroxetin und Venlafaxin auf die HRV bei depressiven Patienten. Dabei kam heraus, dass die Gabe von Venlafaxin im Vergleich zu Paroxetin eine stärkere Reduktion der Variabilität von RR-Intervallen sowie der Respiratorischen Sinusarrhythmie (RSA) hervorruft.

Eine Studie von Adruskevicius (2009) analysierte HRV-Parameter bei depressiven Patienten während einer Therapie mit Citalopram. Die Ergebnisse zeigen einen Anstieg der LF- und einen Abfall der HF-Werte zusammen mit einer Resynchronisierung des Tagesrhythmus. Dies deutet auf eine Erhöhung des Sympathikotonus hin, der bei depressiven Patienten erniedrigt ist.

Chappell et al. (2013) untersuchten die Effekte von Duloxetin und Escitalopram bei gesunden Probanden, die täglich Escitalopram oder Duloxetin über 11 Tage erhielten. Beide Medikamente riefen bei gesunden Probanden keine Änderungen der SDNN, RMSSD und der Frequenzphänomene hervor. Bei der Gabe von Duloxetin wurde jedoch eine höhere Anzahl von Herzschlägen innerhalb von 24 Stunden gemessen.

Das letzte in der Reihe der SSRIs ist Reboxetin. Ferini-Strambi et al. (2004) erforschten die Effekte einer 4-mg-Dosis von Reboxetin auf den Schlaf und die nächtliche Aktivität des autonomen Nervensystems am Herzen. Sie beobachteten eine Suppression des REM-Schlafs (Rapid-Eye-Movement-Schlaf, auch als paradoxer Schlaf bezeichnet) sowie eine kurz- bis mittelfristige Erhöhung des Sympathikotonus. Eine Langzeitbehandlung mit 4 mg Reboxetin wies keine signifikanten Änderungen der autonomen Funktion auf. Agelink et al. (2002) untersuchten ebenfalls die Effekte von Reboxetin auf die Funktion des autonomen Nervensystems. Eine Therapie mit Reboxetin ging mit einer Erniedrigung der LF-Werte sowie mit einem Abfall des mittleren arteriellen Blutdrucks einher. Die Forscher beobachteten auch Abfälle des LF/HF-Verhältnisses mit zunehmender Dauer der Therapie. Die Ergebnisse dieser Studie entsprechen der Monoamin-Hypothese der Depression, da es nach langzeitiger Therapie durch erhöhte Konzentrationen von Noradrenalin an den autoinhibierenden α_2-Rezeptoren zu einer Inhibierung der zentralen noradrenergen Aktivität kommt.

Siepmann et al. (2007) zeigten, dass der Noradrenalin-Rückaufnahme-Inhibitor Venlafaxin bei gesunden Probanden die HRV verringert. Die vasokonstriktorische Antwort sowie der Pupillenreflex wurden ebenfalls beeinflusst. Das gibt einen potenziellen Hinweis auf zentral gesteuerte parasympathische Inhibierung.

Die Wirkungen von Venlafaxin und Mirtazapin während einer Therapie mit beiden Antidepressiva verglichen Terhard et al. (2013). Die depressiven Patienten, die beide Medikamente bekamen, wiesen eine höhere Herzfrequenz und eine herabgesetzte HRV im Vergleich zur Kontrollgruppe auf. Darüber hinaus beobachteten die Forscher einen Abfall der Total Power im Laufe der Therapie.

Agelink et al. (2001) untersuchten die Effekte einer antidepressiven Therapie mit Nefazodon. Sie stellten eine statistisch signifikante Reduktion der HRV für das Valsalva-Verhältnis fest (Quotient aus maximaler Herzrate während des Valsalva-Versuchs und der niedrigsten Herzrate innerhalb von 30 Sekunden nach der höchsten Herzrate). Zudem beobachteten sie einen signifikanten Abfall der mittleren Ruhefrequenz sowie des systolischen Blutdrucks nach einer 21 Tage langen Therapie mit Nefazodon. Dies gilt als Folge einer Herunterregulierung des Serotonin abhängigen Sympathikotonus, was für seine anxiolytische Wirkung potenziell verantwortlich gemacht wird. Auch Lesperance et al. (2003) beschäftigten sich mit der Wirkung von Nefazodon auf die HRV bei depressiven Patienten mit Herzversagen. Patienten, die länger als vier Wochen eine Therapie mit Nefazodon erhielten, wiesen eine signifikante Reduktion der Herzrate und einen Anstieg des QT-Intervalls auf. Ansonsten sahen die Forscher keine Änderungen der HRV.

Kemp et al. (2010) erstellten eine Metaanalyse über die Wirkungen der medikamentösen Therapie der Depression auf die HRV. Patienten mit Depression zeigten eine erniedrigte HRV im Vergleich zu gesunden Probanden. Die Therapie mit trizyklischen Antidepressiva erniedrigte typischerweise die HRV. Andererseits wurde keine statistisch signifikante Korrelation zwischen den SSRIs Mirtazapin und Nefazodon und der HRV gefunden, trotz ihrer antidepressiven Wirksamkeit.

Slaap und Mitarbeiter (2002) erforschten die Beziehung zwischen HRV und therapeutischem Erfolg von Mirtazapin. Ihre Ergebnisse zeigen, dass Patienten, die auf eine solche Therapie gut ansprechen, zu Beginn der Therapie höhere Werte von Total Power und LF aufweisen. Daher könnte die HRV in Zukunft als ein Maß für Ansprechbarkeit auf die antidepressive Therapie herangezogen werden. Jedoch sind weitere klinische Studien nötig, um den Erfolg eines solchen Konzepts zu bestätigen.

Siepmann et al. (2004) erkundeten die Effekte von Moclobemid, einem Monoaminoxidase-Inhibitor, auf kognitive und autonome Funktionen bei gesunden Probanden. Sie beobachteten weder Änderungen der HRV noch der elektrodermalen Aktivität. Darüber hinaus verursachte Mocobemid keine Änderung des qEEGs und der psychomotorischen Leistung. Das subjektive Gefühl der Ermüdung wurde ebenfalls erniedrigt.

Die Effekte von Moclobemid auf kardiovaskuläre Reflexe wurden von Coupland et al. (1995) mit jenen von Phenelzin verglichen. Die Therapie mit Phenelzin ging mit einer gestörten Blutdruckregulation einher und beeinträchtigte eine Normalisierung des Blutdrucks im Stehen. Die HRV-Werte blieben jedoch unverändert. Sie unterschieden sich nicht zwischen den beiden Gruppen. Dies deutet auf eine Störung der sympathischen Funktion mit erhaltener parasympathischer Antwort hin.

Literatur

Agelink MW et al. Autonomic neurocardiac function in patients with major depression and effects of antidepressive treatment with nefazodone. J Affect Disord 2001; 62: 187–198.

Agelink MW et al. Effects of reboxetine, a selective norepinephrine reuptake inhibitor, on sympathetic and parasympathetic outflow to the heart: preliminary data. Psychopharmacology (Berl) 2002; 163: 151–156.

Andruskevicius S. Parameters of the spectral analysis of the heart rate variability in treating depression. Medicina (Kaunas) 2009; 45: 214–220.

Bar KJ et al. Reduced cardio-respiratory coupling after treatment with nortriptyline in contrast to S-citalopram. J Affect Disord 2010; 127: 266–273.

Chappell JC et al. Evaluation of the effects of duloxetine and escitalopram on 24-hour heart rate variability: a mechanistic study using heart rate variability as a pharmacodynamic measure. J Clin Psychopharmacol 2013; 33: 236–239.

Cohen H et al. Normalization of heart rate variability in post-traumatic stress disorder patients following fluoxetine treatment: preliminary results. Isr Med Assoc J 2000; 2: 296–301.

Coupland NJ et al. A comparison of the effects of phenelzine treatment with moclobemide treatment on cardiovascular reflexes. Int Clin Psychopharmacol 1995; 10: 229–238.

Davidson J et al. Effects of paroxetine and venlafaxine XR on heart rate variability in depression. J Clin Psychopharmacol 2005; 25: 480–484.

Ferini-Strambli L et al. Effects of reboxetine on sleep and nocturnal cardiac autonomic activity in patients with dysthymia. J Psychopharmacol 2004; 18: 417–422.

Freissmuth M, Offermans S, Böhm S. Antidepressiva und Stimmungsstabilisatoren. Pharmakologie & Toxikologie. Heidelberg: Spinger Medizin 2012.

Huang WL et al. The effects of antidepressants and quetiapine on heart rate variability. Pharmacopsychiatry 2016; 49: 191–198.

Kemp AH et al. Impact of depression and antidepressant treatment on heart rate variability: a review and meta-analysis. Biol Psychiatry 2010; 67: 1067–1074.

Kemp AH et al. Differential associations of specific selective serotonin reuptake inhibitors with resting-state heart rate and heart rate variability: implications for health and well-being. Psychosom Med 2016; 78: 810–818.

Khaykin Y et al. Autonomic correlates of antidepressant treatment using heart-rate variability analysis. Can J Psychiatry 1998; 43: 183–186.

Lederbogen F et al. Antidepressive treatment with amitriptyline and paroxetine: comparable effects on heart rate variability. J Clin Psychopharmacol 2001; 21: 238–239.

Lesperance F et al. An open-label study of nefazodone treatment of major depression in patients with congestive heart failure. Can J Psychiatry 2003; 48: 695–701.

Nezafati MH, Vojdanparast M, Nezafati P. Antidepressants and cardiovascular adverse events: a narrative review. ARYA Atheroscler 2015; 11: 295–304.

Noordam R et al. Antidepressants and heart-rate variability in older adults: a population-based study. Psychol Med 2016; 46: 1239–1247.

O'Regan C et al. Antidepressants strongly influence the relationship between depression and heart rate variability: findings from The Irish Longitudinal Study on Ageing (TILDA). Psychol Med 2015; 45: 623–636.

Penttilä J et al. The effects of amitriptyline, citalopram and reboxetine on autonomic nervous system. A randomised placebo-controlled study on healthy volunteers. Psychopharmacol (Berl) 2001; 154: 343–349.

Rechlin T. The effect of amitriptyline, doxepin, fluvoxamine, and paroxetine treatment on heart rate variability. J Clin Psychopharmacol 1994; 14: 392–395.

Rechlin T, Claus D, Weis M. Heart rate analysis in 24 patients treated with 150 mg amitriptyline per day. Psychopharmacol (Berl) 1994a; 116: 110–114.

Rechlin T, Claus D, Weis M. Heart rate variability in depressed patients and differential effects of paroxetine and amitriptyline on cardiovascular autonomic functions. Pharmacopsychiatry 1994b; 27: 124–128.

Rechlin T et al. Decreased heart rate variability parameters in amitriptyline treated depressed patients: biological and clinical significance. Eur Psychiatry 1995a; 10: 189–194.

Rechlin T et al. Identifying delirious states and autonomic cardiovascular dysfunction associated with amitriptyline treatment by standardized analysis of heart rate. Psychiatry Res 1995b; 56: 279–287.

Roose SP et al. Comparison of paroxetine and nortriptyline in depressed patients with ischemic heart disease. JAMA 1998; 279: 287–291.

Siepmann M et al. The effects of St John's wort extract on heart rate variability, cognitive function and quantitative EEG: a comparison with amitriptyline and placebo in healthy men. Br J Clin Pharmacol 2002; 54: 277–282.

Siepmann M et al. The effects of moclobemide on autonomic and cognitive functions in healthy volunteers. Pharmacopsychiatry 2004; 37: 81–87.

Siepmann T et al. The effects of venlafaxine on autonomic functions in healthy volunteers. J Clin Psychopharmacol 2007; 27: 687–691.

Slaap BR et al. Heart rate variability as predictor of nonresponse to mirtazapine in panic disorder: a preliminary study. Int Clin Psychopharmacol 2002; 17: 69–74.

Srinivasan K et al. Effect of imipramine on linear and nonlinear measures of heart rate variability in children. Pediatr Cardiol 2004; 25: 20–25.

Straneva-Meuse PA et al. Bupropion and paroxetine differentially influence cardiovascular and neuroendocrine responses to stress in depressed patients. J Affect Disord 2004; 79: 51–61.

Terhardt J et al. Heart rate variability during antidepressant treatment with venlafaxine and mirtazapine. Clin Neuropharmacol 2013; 36: 198–202.

Tucker P et al. Paroxetine increases heart rate variability in panic disorder. J Clin Psychopharmacol 1997; 17: 370–376.

Volkers AC et al. Effects of imipramine, fluvoxamine and depressive mood on autonomic cardiac functioning in major depressive disorder. Pharmacopsychiatry 2004; 37: 18–25.

Walsh BT et al. Effects of desipramine on autonomic input to the heart. J Am Acad Child Adolesc Psychiatry 1999; 38: 1186–1192.

Yeh TC et al. Heart rate variability in major depressive disorder and after antidepressant treatment with agomelatine and paroxetine: findings from the Taiwan Study of Depression and Anxiety (TAISDA). Prog Neuropsychopharmacol Biol Psychiatry 2016; 64: 60–67.

Yeragani VK et al. Effect of imipramine treatment on heart rate variability measures. Neuropsychobiology 1992; 26: 27–32.

Yeragani VK et al. Effects of nortriptyline on heart rate variability in panic disorder patients: a preliminary study using power spectral analysis of heart rate. Neuropsychobiology 1994; 29: 1–7.

Yeragani VK et al. Effects of nortriptyline and paroxetine on QT variability in patients with panic disorder. Depress Anxiety 2000; 11: 126–130.

Yeragani VK et al. Major depression with ischemic heart disease: effects of paroxetine and nortriptyline on long-term heart rate variability measures. Biol Psychiatry 2002a; 52: 418–429.

Yeragani VK et al. Major depression with ischemic heart disease: effects of paroxetine and nortriptyline on measures of nonlinearity and chaos of heart rate. Neuropsychobiology 2002b; 46: 125–135.

Zimmermann-Viehoff F et al. Antidepressants, autonomic function and mortality in patients with coronary heart disease: data from the Heart and Soul Study. Psychol Med 2014; 44: 2975–2984.

10.2 Anxiolytika, Hypnotika, Sedativa

Der Begriff Angst- und Panikstörung bezieht sich auf jene Erkrankungen, die mit übermäßigen Angstreaktionen bei gleichzeitiger Abwesenheit einer externen akuten Gefahr verbunden sind. Angst- und Panikstörungen gehören zu den häufigsten psychiatrischen Erkrankungen mit einer 1-Jahres-Prävalenz von 17,2 %. Die gravierenden Formen solcher Erkrankungen umfassen die Panik, die phobischen Angstzustände und die persistierende flottierende Angst. Angst- und Panikstörungen äußern sich nicht nur durch seelische, sondern auch durch körperliche Erscheinungen. Darüber hinaus haben sie schwerwiegende Folgen auf das soziale Leben. Patienten empfinden sie oft als schwächend und lähmend (Möller et al., 2009a; Bandelow et al., 2008a).

Schlafstörungen, auch Dyssomnien genannt, sind am häufigsten ein Symptom verschiedener organischer und psychischer Erkrankungen. Solche Störungen, denen keine organische oder psychische Ursache zugrunde liegt, werden als primäre Insomnien bezeichnet. Sie stellen einen Risikofaktor für depressive Erkrankungen dar. Schlafstörungen sind divers und umfassen Ein- und Durchschlafstörungen, Schlafunterbrechungen, Früherwachen, Schlaflosigkeit (Insomnie), exzessive Schläfrigkeit (Hypersomnie), Schlafwandeln und Störungen des Schlaf-wach-Rhythmus. Sie gehen mit einer Beeinträchtigung der Tagesbefindlichkeit einher und werden daher als belastend empfunden (Möller et al., 2009b; Bandelow et al., 2008b).

Medikamente, die Spannungs- und Angstzustände lösen, bezeichnet man als Anxiolytika bzw. Tranquillanzien. Sedativa sind Beruhigungsmittel. Durch ihre hemmende Wirkung im Gehirn führen sie zu einer Dämpfung der kognitiven Reaktionsbereitschaft und setzen die Aktivität des zentralen Nervensystems herab. Hypnotika weisen eine schlafinduzierende oder -aufrechterhaltende Wirkung auf. Alle diesen Substanzen zeichnen sich durch eine Modulation des GABA-ergen Systems aus. Ihr wichtigster Neurotransmitter ist die Gamma-Amino-Butter-Säure (GABA). Ihre Wirkungen sind jedoch nicht alle ursächlich miteinander verbunden. Daher ist es verständlich, dass die durch derartige Medikamente verursachte Schlafinduktion oder Anxiolyse nicht unbedingt mit einer Sedierung einhergehen muss. Dennoch sind die Wirkungen dieser Substanzen überlappend. Alle Sedativa fördern den Schlaf und verbessern die Angstsymptomatik, da sie zu einer verminderten Reaktionsbereitschaft führen. Andererseits muss eine Beseitigung des Angstzustandes nicht immer von einer herabgesetzten Aktivität des zentralen Nervensystems oder einer Schlafinduktion begleitet werden, solange der Schlaflosigkeit keine primäre Angststörung zugrunde liegt. Daher betrachtet man Förderung des Schlafs, Anxiolyse und Sedierung als verschiedene Wirkungen dieser Medikamente. Sie sind aber nahe aneinandergekoppelt.

Mittlerweile haben sich folgende Substanzklassen als Hypnotika/Anxiolytika und/oder Sedativa etabliert: Benzodiazepine und Benzodiazepinagonisten, Dicarbamate, Thiazolderivate, Aldehyde, Azaspirone, H_1-Antihistaminika, gewisse Antidepressiva, insbesondere selektive Serotonin-Wiederaufnahmehemmer (SSRIs) und Serotonin-Noradrenalin-Wiederaufnahmehemmer (SNRIs) und Barbiturate. Einige Barbiturate werden heutzutage nur mehr als Antikonvulsiva (Phenobarbital) oder Narkotika (Thiopental und Methohexital) eingesetzt. Aufgrund ihres Wirkmechanismus und ihres Einflusses auf das gesamte Zentralnervensystem sowie auf den Schlaf können Anxiolytika/Sedativa/Hypnotika auch das Herz-Kreislauf-System beeinflussen. Daher können einige dieser Substanzen zudem auf die HRV wirken.

10.2.1 Substanzen mit Wirkung am $GABA_A$-Rezeptor

Benzodiazepine und verwandte Substanzen weisen bei einer moderaten Dosierung eine anxiolytische und muskelrelaxierende Wirkung ohne ausgeprägte Sedierung auf. Mit gesteigerter Konzentration im zentralen Nervensystem sind folgende Wirkungen zu beobachten: unspezifische sedative Wirkung, Induktion und Erhaltung des Schlafs, antikonvulsive Wirkung mit einem narkoseähnlichen Zustand sowie eine anterograde Amnesie.

Niwa et al. (2006) untersuchten die kardiovaskulären Effekte des Adrenalins während einer Sedierung mit Distickstoffmonoxid, Propofol oder Midazolam während einer Zahnimplantation. Sie stellten fest, dass eine Infusion von Midazolam einen Abfall im HF-Bereich bewirkt. Dieser Effekt hielt auch während und nach der Infusion von Adrenalin (10, 25 und 50 mg/kg/min) an. Darüber hinaus beobachteten sie keine Änderungen der HRV-Parameter unter Propofol und Distickstoffmonoxid. Dies deutet auf eine potenziell durch Midazolam hervorgerufene Verringerung der Aktivität des Parasympathikus hin.

Kenwright et al. (2015) erfassten im Rahmen ihrer Studie EKG-Messungen, Hauttemperatur, Puls und elektrodermale Aktivität vor und während einer Generalanästhesie mit Sevofluran oder Propofol. Sevofluran reduzierte die HRV in allen Frequenzbereichen und verringerte auch die Atemvariabilität. Im Gegensatz zu Sevofluran reduzierte Propofol nur die HRV im niederen Frequenzbereich unter 0.021 Hz.

Mit dem Einfluss von Prämedikation (Midazolam, Morphin und Clonidin) auf die HRV in Anästhesie beschäftigten sich auch Michaloudis et al. (1998). Es stellte sich heraus, dass eine intramuskuläre Injektion aller drei Medikamente einen Abfall sowohl im LF- als auch im HF-Bereich bewirkt. Im Fall von Midazolam blieb das LF/HF-Verhältnis nahezu unverändert, während es bei Injektion der anderen zwei Medikamente vermindert war. Die beiden Medikamente verringerten die LF-Komponente deutlicher als die HF-Komponente. Dies deutet auf eine relative Dominanz des Parasympathikus während einer Prämedikation mit Morphin und Clonidin und den Rücktritt des Vagus infolge einer Injektion von Midazolam hin.

Win et al. (2007) verglichen die hämodynamischen Effekte einer Koinduktion von Anästhesie mit Midazolam und Propofol mit alleiniger Induktion mit Propofol. Sie haben alle Frequenzparameter der HRV sowohl vor als auch während der Induktion sowie zum Zeitpunkt der Intubation gemessen. Die Herzrate in der Midazolam-Propofol-Gruppe war nach der Induktion deutlich erhöht im Vergleich zur Ausgangssituation. Darüber hinaus beobachteten sie in dieser Patientengruppe einen deutlichen Anstieg des LF/HF-Verhältnisses zum Zeitpunkt der Induktion und Intubation sowie im nachfolgenden Zeitraum.

Die Forschungsgruppe um Win (2005) untersuchte in einer anderen Studie ebenfalls die Effekte von Propofol und Midazolam. Patienten, die Propofol als Sedierungsmedikament bekamen, wiesen im Vergleich zur Ausgangssituation einen Abfall der Total Power (TP) und des LF/HF-Verhältnisses ohne deutliche Änderung der HR während der Sedierung auf. Andererseits verringerte Midazolam die HF ohne bedeutsame Änderung des LF/HF-Verhältnisses. Darüber hinaus verursachte Midazolam auch einen Anstieg der HR während der Sedierungsperiode im Vergleich zur Ausgangssituation. Dies deutet auf einen dominanten sympathischen Effekt von Midazolam hin.

Smith et al. (2015) untersuchten die sympathovagalen Änderungen vor und während einer durch Fentanyl und Midazolam induzierten Atemdepression im Rahmen von kleineren chirurgischen Eingriffen. Sie beobachteten keine signifikanten Veränderungen vor dem Eintreten kritischer respiratorischer Ereignisse. Der PolVar20-Index deutete allerdings auf kurze Ausbrüche der Sympathikusaktivität vor dem Eintreten der atemdepressiven Episoden hin. Diese Studie illustriert, wie die HRV als ein praktischer Marker in vielen Bereichen der Medizin verwendet werden kann.

Zickmann et al. (1996) erforschten die Effekte der Infusionsgeschwindigkeit und der Dosierung einer anästhesiologischen Induktion mit Fentanyl, Pancuronium und Midazolam. Die Patientengruppen A, B und C bekamen eine Induktionsanästhesie mit steigernden Dosierungen von Midazolam und Fentanyl innerhalb von 10 Minuten (Midazolam: 0,075/0,125/0,200 mg/kg; Fentanyl: 7,5/12,5/20,0 µg/kg), während Gruppe D dieselbe Dosierung wie Gruppe A (Midazolam 0,075 mg/kg und Fentanyl 7,5 µg/kg) innerhalb von einer Minute bekam. Die HRV-Analyse zeigte statistisch signifikante Abfälle im ULF- und LF-Bereich in allen Gruppen. Eine dosisabhängige Änderung der Parameter wurde nur im LF-Bereich gefunden. Die Ergebnisse dieser Studie sprechen für einen sympatholythischen Effekt dieser Medikamentenkombination. Allerdings sind die Wirkungen einzelner Medikamente voneinander nicht zu trennen.

Komatsu und Mitarbeiter (1995) beschäftigten sich mit Differenzialeffekten von Ketamin und Midazolam auf die HRV. Beide bewirkten einen Abfall in LF, HF und TP. Ketamin erhöhte jedoch den relativen Anteil an LF in der TP und verminderte den Anteil an HF in der TP. Midazolam rief hingegen umgekehrte Änderungen in den Frequenzanteilen hervor. Die Ergebnisse dieser Studie weisen auf die entgegensetzten Wirkungen der beiden Medikamente hin. Obwohl beide die TP und alle Frequenzkomponenten verminderten, hatten sie verschiedene Wirkungen auf das autonome Nervensystem. Midazolam supprimierte den Sympathikus stärker als den Parasympathikus. Bei Ketamin beobachteten die Forscher gegenteilige Änderungen.

Ristikankare et al. (2000) untersuchten die Effekte der Koloskopie und der dazugehörigen Sedierung auf die HRV. Sie teilten die Patienten in drei Gruppen ein: intravenöse Sedierung mit Midazolam, intravenöse Kochsalzlösung (Placebo) und Kontrollgruppe (keine intravenöse Injektion). Die HRV-Parameter wurden vor, während und nach der Koloskopie gemessen. Die Prozedur an sich (Einführung des Koloskops) verursachte einen Anstieg der LF und einen Abfall der HF in allen drei Patientengruppen im Vergleich zur Ausgangssituation. Darüber hinaus entdeckten die Forscher einen Anstieg des LF/HF-Verhältnisses sowohl in der Midazolam-Gruppe ($p<0,001$) als auch in der Placebo-Gruppe ($p<0,05$). Zudem beobachteten sie in der Midazolam-Gruppe höhere LF- und niedrigere HF-Werte im Vergleich zur Kontroll- und Placebo-Gruppe. Das LF/HF-Verhältnis war außerdem am höchsten in der Midazolam-Gruppe. Das Forscherteam nahm an, dass Midazolam die Dominanz des sympathischen Anteils des ANS potenziert und somit zu einer erhöhten Inzidenz von kardiovaskulären Ereignissen während der Koloskopie beitragen kann. Lindqvist et al. (1996) zeigten, dass Midazolam bei gesunden Probanden unerwartet hohe Änderungen in der dynamischen Kontrolle der Herzarbeit hervorruft, insbesondere während einer kardiovaskulären Stimulation.

Agelink et al. (2002) erforschten die Kurzzeiteffekte einer intravenösen Injektion verschiedener Benzodiazepine. Dabei verglichen die Forscher Effekte einer Prämedikation mit Midazolam, Diazepam oder Lorazepam vor und 15 bzw. 30 Minuten nach einer Gastroskopie. Sie beobachteten Anstiege der basalen HR und eine Reduktion des Vagotonus in allen drei Benzodiazepin-Gruppen. Durch eine Analyse mit Multivariate-Methoden wurde gezeigt, dass Midazolam und Diazepam im Vergleich zur Kontrollgruppe eine signifikante Verminderung der High Frequency Power verursachten. Darüber hinaus wies die Midazolam-Gruppe einen signifikant größeren Abfall der relativen HF im Vergleich zu allen anderen Gruppen auf. Der Vagotonus blieb im Vergleich zur Ausgangssituation selbst 30 Minuten nach der Gastroskopie erniedrigt. Dies war nicht der Fall bei der Herzrate, die nach dieser Zeit zu den ursprünglichen Werten zurückkehrte. Nach der Verabreichung von Flumazenil (kompetitiver Benzodiazepinantagonist) wurde eine negative Korrelation zwischen dem Anstieg der HF und dem entsprechenden Abfall der HR in Ruhe nachgewiesen. Die Ergebnisse dieser Studie geben Hinweise auf die duale Natur der Benzodiazepinwirkung. Benzodiazepine können den Vagotonus verringern. Außerdem scheinen sie den eigenen Schrittmacher des Herzens negativ zu beeinflussen. Flumazenil als ein spezifischer Antagonist war in der Lage, alle diese Wirkungen zu beheben.

Ein anderes Medikament aus der Gruppe der Benzodiazepine ist Lormetazepam. Jobert et al. (1995) verglichen die EKG-Aktivität von Patienten, die unter Schlaflosigkeit litten und entweder Zopiclon oder Lormetazepam als medikamentöse Therapie erhielten. Bei Patienten, die eine Placebo-Substanz bekamen, fiel die Herzrate im Laufe der Nacht statistisch signifikant ab. Dies wurde in den beiden anderen Gruppen nicht beobachtet. Obwohl die beiden Substanzen das Schlafmuster beeinflussten, konnten keine signifikanten Änderungen im EKG-Muster oder der HRV nachgewiesen werden.

Howell et al. (1995) analysierten die Effekte einer Prämedikation mit Temazepam vor einer Anästhesie mit Propofol oder Thiopental. Patienten, bei denen die Anästhesie entweder mit Thiopental oder Propofol eingeleitet wurde, zeigten eine signifikante Reduktion der HF und der TP sowie einen Anstieg des LF/HF-Verhältnisses. Patienten, denen Temazepam verabreicht wurde, zeigten im Vergleich zu Patienten, die keine Prämedikation bekamen, eine signifikant höhere LF, HF und TP.

Cubuk et al. (2011) beschäftigten sich mit dem Einsatz von Benzodiazepinen in der Radiologie zur Gewinnung von besseren MRT-Bildern. Sie analysierten die Effekte einer Prämedikation mit Alprazolam auf die HRV sowie die Qualität der MRT-Bilder. Daraus resultierte, dass mit Alprazolam sedierte Patienten eine deutlich höhere Bildqualität aufwiesen. Darüber hinaus ging die Prämedikation mit Alprazolam mit einer statistisch signifikanten Reduzierung der HRV einher. Daher könnte sich das Verabreichen von Alprazolam zusammen mit einem Betablocker positiv auf die Qualität der MRT-Bilder auswirken.

Ein weiteres Benzodiazepin ist Clonazepam. Zykov et al. (2005) erforschten die Mechanismen der autonomen Kontrolle bei Patienten mit Tourette-Syndrom und anderen Tic-Erkrankungen und fanden heraus, dass bei ihnen eine negative Korrelation zwischen der Ausprägung der Symptomen und dem LF/HF-Verhältnis herrscht. Eine ausgeprägte Vagotonie wurde bei Patienten mit gravierenden Symptome festgestellt. Die Forscher konnten jedoch keinen negativen Effekt von Clonazepam auf die HRV erkennen. Eine Therapie mit diesem Benzodiazepin reduzierte die Schwere der hyperkinetischen Symptome.

Baker et al. (2003) analysierten die HRV bei Patienten mit Panikattacken und Palpitationen als eines der Symptome dieser Erkrankung. Die HRV-Parameter korrelierten nicht mit einem Ansprechen auf eine Placebo- und Clonazepam-Therapie. Im Vergleich zur Placebo-Gruppe zeigten die Patienten aus der Clonazepam-Gruppe eine statistisch signifikante Verminderung aller zeit- und frequenzabhängigen Parameter der HRV.

Dmitriev et al. (2011) untersuchten die Effektivität von Clonazepam und seinen Einfluss auf das autonome Nervensystem bei älteren Patienten mit labiler arterieller Hypertension. Clonazepam reduzierte signifikant die Blutdruckschwankungen in der Mehrheit der Patienten. Darüber hinaus verursachte es auch einen

Anstieg von VLF und verminderte die Parameter von LF und HF. Außerdem verringerte Clonazepam die evozierte sympathische elektrodermale Aktivität.

Eine andere Forschungsgruppe aus Russland beschäftigte sich ebenfalls mit dem Einfluss von Clonazepam auf labile Hypertension bei älteren Patienten. Diese haben üblicherweise höhere VLF-Werte und niedrigere LF- und HF-Werte sowie eine verringerte SDNN. Das spricht für gestörte parasympathische Regulationsmechanismen. Clonazepam erwies sich als probates Mittel für die Kontrolle von Blutdruckschwankungen, da es die Inzidenz von hypo- und hypertonischen Ereignissen verringerte (Nedostup et al., 2000).

Angst- und Panikstörungen verringern bei Menschen die HRV und die Sensitivität des Baroreflexes. Beide Faktoren können zur Entstehung des plötzlichen Herztods beitragen. Eine französische Forschungsgruppe beschäftigte sich mit molekularen Mechanismen bei Ratten. Ratten und Menschen weisen eine hohe Homologie in ihrem Genom auf, daher eignen sich Ratten gut für pharmakologische Experimente, die solchen Änderungen zugrunde liegen. Die Ratten wurden sozialen Situationen ausgesetzt, die bei ihnen eine Empfindung der sozialen Niederlage auslösten. Dies ging mit einer Reduktion der HRV einher, die durch erhöhten Sympathikotonus hervorgerufen wurde. Es wurden sowohl spontane als auch pharmakologische Erhöhungen des Baroreflexes beeinträchtigt. Nach einer Gabe von Chlordiazepoxid beobachteten die Forscher ein Sichlösen der Angstsymptomatik sowie eine Umkehr der Änderungen der HRV. Da es sich hier um eine andere biologische Spezies handelt, stellt sich die Frage, ob die Wirkung beim Menschen derjenigen bei Ratten entspricht. Dass eine angstlösende Wirkung beobachtet wurde, deutet dennoch auf dieselben molekularen Wirkmechanismen hin (Sevoz-Couche et al., 2013).

Keyl et al. (1996) untersuchten die Effekte eines weiteren Benzodiazepins im Rahmen einer allgemeinen Anästhesie (zusammen mit Propofol, Alfentanil, Atracurium und Isoflurane) im Vergleich zu einer lokalen Anästhesie mit Buvipacain oder Mepivacain vor einer ophthalmologischen Operation. In der Allgemeinanästhesie-Gruppe wurde die TP während der Operation signifikant erniedrigt und stieg nach der Operation langsam an. Das LF/HF-Verhältnis änderte sich in derselben Gruppe nicht maßgeblich und blieb nach der Operation konstant. Bei der Gruppe mit Lokalanästhesie zeigten sich intraoperativ keine wesentlichen Änderungen der TP. Darüber hinaus beobachteten Keyl et al. postoperativ in dieser Gruppe signifikante Anstiege der Herzrate sowie des LF/HF-Verhältnisses.

Eines der am frühesten entdeckten und am meisten eingesetzten Benzodiazepine ist Diazepam. Ikeda et al. (1994) verglichen die Effekte von Midazolam und Diazepam auf die HRV im Rahmen einer Prämedikation bei chirurgischen Patienten. Bei älteren Patienten wurden Anstiege des LF/HF-Verhältnisses beim Ankommen in den Operationsraum ohne Prämedikation beobachtet. Bei älteren Patienten, die Midazolam oder Diazepam bekamen, ließen sich keine Anstiege dieses HRV-Parameters nachweisen. Andererseits erhöhte Diazepam sowohl die LF-Komponente als auch die TP bei älteren und jüngeren Patienten.

Kitajima et al. (2004) untersuchten die hypotensiven Effekte von Midazolam. Sie infundierten den Probanden eine Kochsalzlösung oder Diazepam intravenös. Nach einer Infusion mit Midazolam zeigte sich, dass es sowohl den mittleren als auch den systolischen Blutdruck erniedrigt. Darüber hinaus beobachteten die

Forscher einen Abfall des muskulären Sympathikotonus. Die Herzrate und die HRV blieben jedoch unverändert, was auf einen zentralen hypotensiven Effekt von Midazolam hindeutet.

Ein holländisches Forschungsteam beschäftigte sich mit den Effekten einer Gabe von Diazepam während der Schwangerschaft oder Geburt auf die HRV des Neugeborenen. Die Mütter erhielten Diazepam entweder während des Geburtsvorgangs als Anxiolytikum oder täglich in niedrigen Dosierungen am Ende der Schwangerschaft oder in hohen Dosierungen als Behandlung für Präeklampsie. Der Index der Intervalldifferenz wurde signifikant erniedrigt in den ersten 1–2 Tagen nach der Geburt und dauerhaft bei Kindern, deren Mütter langfristig Diazepam eingenommen hatten. Daher zeigte sich ein negativer Effekt von Diazepam auf die kindliche HRV, der von Dosierung und Länge der mütterlichen Therapie abhängig war (van Geijn et al., 1980).

Komatsu et al. (1992) setzen sich mit Effekten einer Fentanyl-Diazepam-Pancuronium Anästhesie auf die HRV bei herzchirurgischen Patienten auseinander. Sie beobachteten statistisch signifikante Änderungen in der HRV nach der Induktion mit diesen Medikamenten. Beide, LF und HF, reduzierten sich signifikant. Das LF/HF-Verhältnis war erhöht. Dies deutet auf die Effekte der generellen Anästhesie auf das autonome Nervensystem hin. Daher könnte sich eine HRV-Analyse als positiv erweisen in der Einschätzung autonomer Wirkungen einer Anästhesie während der Operation. Man kann jedoch schwer einschätzen, ob diese Effekte auf die bestimmte Kombination der Medikamente oder auf ein bestimmtes der drei Medikament zurückzuführen sind.

Eine weitere Reihe an Medikamenten, die ihre Wirkungen über $GABA_A$-Rezeptoren entfalten, sind die Benzodiazepin-verwandten Substanzen Zaleplon, Zolpidem und Zopiclon. Jouanin et al. (2009) erforschten die Effekte der kurzwirksamen Hypnotika Zaleplon und Zolpidem auf die Höhenanpassung von nichtakklimatisierten Soldaten. Sie maßen Sauerstoffsättigung und HRV in der Zeit vor dem Schlafengehen. Die Sauerstoffsättigung korrelierte negativ mit morgendlicher Übelkeit und die HRV-Parameter zeigten eine sympathikotone Antwort auf die Gabe dieser beiden Medikamente.

Machado et al. (2014) setzten sich mit stimulierenden Effekten von Zolpidem bei Patienten im persistierenden vegetativen Zustand (Koma) auseinander. Sie wiesen vermehrte stimulierende Effekte von Zolpidon wie Gähnen und Schluckauf nach. Darüber hinaus zeigten die Patienten eine kortikale Aktivierung, die im EEG zu beobachten war. Zolpidon verursachte bei den Patienten auch einen chronotropen vagolytischen Effekt ohne deutliche Aktivierung des Sympathikus. Die Forscher gehen davon aus, dass Zolpidon einen positiven Einfluss auf die kortikale Hirnaktivität hat, die bei Patienten im vegetativen Zustand vermindert ist.

Die Forschungsgruppe um Machado (2012) untersuchte auch die Effekte von Zolpidon auf die höheren kognitiven Funktionen bei einer Patientin in vegetativem Zustand. Die Forscher konnten ein Erkennen der mütterlichen Stimme bei der Patientin hervorrufen, nachdem sie Zolpidon erhalten hatte. Nach dem Abspielen einer fremden Stimme wies die Patientin eine Erhöhung der VLF und einen Abfall der HF auf. Beim Hören der Stimme ihrer Mutter zeigte sie ebenfalls eine Erhöhung der VLF mit einer signifikanten Erhöhung der HF. Dies deutet auf eine Sympathikotonus-Erhöhung sowie eine entsprechende parasympathische Aktivität hin, die von der positiven emotionalen Reaktion der Patientin abhängig ist. Die Forscher stellten sich die Frage, ob solche Patienten trotz ihres Zustands einige höhere ZNS-Funktionen erhalten können.

Bar et al. (2006) untersuchten HRV und elektrodermale Aktivität bei Patienten mit Alkoholentzugserscheinungen während einer akuten Phase. Patienten mit mittleren bis starken Entzugserscheinungen bekamen Clomethiazon. Die anderen Patienten mit milden Symptomen dienten als Kontrollgruppe. Die Blutdruckmessungen und andere Indizes für Entzugsymptomatik zeigten typische Änderungen. Die Analyse der HRV und der elektrodermalen Aktivität ließ keine sympathische Aktivierung erkennen, obwohl Alkoholentzug durch einen gravierenden Sympathikotonus und erhöhten Blutdruck gekennzeichnet ist. Eine potenzielle Erklärung dafür liegt in den durch Ethanol beschädigten peripheren Nerven.

10.2.2 Substanzen mit Wirkung an serotonergen Synapsen

Azaspirone stellen die Hauptklasse der Medikamente dar, die ihre Wirkung an serotonergen Synapsen entfalten. Zu den Azaspironen zählen Buspiron, Gespiron und Tandospiron. Buspiron stellt das einzige Azaspiron dar, das bisher klinisch eingesetzt wurde. Allen Azaspironen liegt eine partiell agonistische Wirkung an 5-HT_{1A}-Rezeptoren zugrunde. Diese Rezeptoren sind an der Autoregulation auf serotonergen Synapsen beteiligt. Ihre Aktivierung geht mit einer Verminderung der serotonergen Neuronen einher. Sie führt letztendlich zu einer verminderten Freisetzung von 5-Hydroxytryptamin (Serotonin).

Zu den Nebenwirkungen dieser Medikamente zählen: Übelkeit, Kopfschmerzen, Unruhe, Schlafstörungen, Nervosität, Schwindel, Kribbeln/„Ameisenlaufen" in den Extremitäten, Mundtrockenheit, Tinnitus, Tachykardie, Schwitzen und Müdigkeit oder Schwächegefühl (Böhm, 2012; Möhler, 2009). Da diese Medikamentenklasse relativ jung ist, gibt es keine ausführliche Studienlage zu ihren Effekten auf die HRV und das autonome Nervensystem.

10.2.3 Substanzen mit Wirkung an H_1-Histamin-Rezeptoren

Einen weiteren molekularen Angriffspunkt für anxiolytische Wirkung stellen die H_1-Histamin-Rezeptoren dar. Sie sind für folgende Wirkungen des Histamins verantwortlich: mangelndes Hungergefühl, Wachsein, verstärkte Nozizeption, verbesserte Lernfähigkeit und erhöhte motorische Aktivität. Die zentral wirksamen H_1-Antihistaminika blockieren die H_1-Histamin-Rezeptoren und verursachen eine Hemmung der entsprechenden physiologischen Wirkungen des Histamins im ZNS. Zu diesen Substanzen gehören folgende Antihistaminika: Promethazin, Doxylamin, Diphenhydramin und Hydroxyzin. Neben ihrer Affinität zu H_1-Histamin-Rezeptoren besitzen diese Substanzen eine Affinität zu Acetylcholinrezeptoren vom muskarinischen Typ. Daher können sich bei diesen Medikamenten anticholinerge Wirkungen wie Mundtrockenheit, Akkomodationsstörungen, Harnverhaltung und Verstopfung manifestieren. Andere Nebenwirkungen inkludieren Müdigkeit, Reaktionsverminderung, Kopfschmerzen, Appetitzunahme und Verwirrtheit. Ihre zusätzliche antiemetische Wirkung lässt sich durch gleichzeitige Hemmung der histaminergen und muskarinischen Rezeptoren ableiten (Böhm, 2012; Möhler, 2009).

Weissman et al. (2009) verglichen die Effekte von parenteraler und epiduraler opioider Analgesie auf die mütterliche HRV während des Geburtsvorgangs. Die parenterale Analgesie inkludierte Meperidin und Promethazin. Die epidurale Analgesie inkludierte Buvipacain und Fentanyl. Die Forscher führten HRV-Messungen vor und nach dem Geburtsvorgang durch. Frauen, die Meperidin und Promethazin bekamen, wiesen eine deutlich erhöhte Herzrate auf. Darüber hinaus wurden bei solchen Patientinnen deutliche Anstiege des LF/HF-Verhältnisses und deutliche Abfälle der HF beobachtet. Meperidin und seine opioiden Wirkungen sind für die typischen Nebenwirkungen bekannt. Die Frage ist jedoch, ob Promethazin auch zum Teil zu den parasympatholytischen Wirkungen der parenteralen Analgesie beiträgt.

Der Forschungsstand ist allerdings wie bei den Azaspironen begrenzt. Es müssen noch weitere Studien durchgeführt werden, um die obligaten autonomen Wirkungen dieser Medikamente festzustellen.

10.2.4 Anxiolytika, Hypnotika und Sedativa – wichtige Grundsätze

Schlafstörungen sowie Angst- und Panikstörungen sind einige der häufigsten psychischen Erkrankungen. Sie können sowohl mental als auch körperlich äußerst belastend für die Patienten sein. Daher ist es nur verständlich, dass diese Störungen auch die HRV betreffen können. Die HRV als ein Index für den Zustand des autonomen Nervensystems und des Herz-Kreislauf-Systems kann auf verschiedenen Ebenen betroffen sein.

Mehrere Studien stellten einen Zusammenhang zwischen diesen Störungen und der verminderten HRV fest. Der negative Einfluss solcher Erkrankungen äußert sich durch die Reduktion von HF und die Erhöhung von LF und somit auch durch ein erhöhtes LF/HF-Verhältnis. Außerdem ist auch die Herzrate negativ betroffen. Solche Änderungen gehen normalerweise mit einer reduzierten Variabilität des Herzschlags einher (Braeken et al., 2013; Alvares et al., 2013; Pittig et al., 2013; Henje Blom et al., 2010; Chalmers et al., 2014; Chang et al., 2013; Miu et al., 2009; Licht et al., 2009; Mujica-Parodi et al., 2009; Martens et al., 2008; Gorman & Sloan, 2000; Friedman & Thayer, 1998; Francis et al., 2009; Stein & Pu, 2012; Henelius et al., 2014; Michels et al., 2013; Takase et al., 2004; Farina et al., 2014; Spiegelhalder et al., 2011). Daher benötigen solche Therapien multidisziplinäre Therapieansätze, die nicht nur symptomatisch wirksam, sondern auch in der Behebung der Ätiologie erfolgreich sind. Eine patientenorientierte Therapie und ein interdisziplinärer Therapieansatz sind am wichtigsten für den klinischen Erfolg, die Verbesserung der Lebensqualität und den Erhalt der HRV bei Patienten, die an Schlaf- und Angststörungen leiden.

Literatur

Agelink MW et al. Short-term effects of intravenous benzodiazepines on autonomic neurocardiac regulation in humans: a comparison between midazolam, diazepam, and lorazepam. Crit Care Med 2002; 30: 997–1006.

Alvares GA et al. Reduced heart rate variability in social anxiety disorder: associations with gender and symptom severity. PLoS One 2013; 8: e70468.

Baker B et al. Correlates of therapeutic response in panic disorder presenting with palpitations: heart rate variability, sleep, and placebo effect. Can J Psychiatry 2003; 48: 381–387.

Bandelow B, Gruber O, Falkai P. Neurotische, Belastungs- und somatoforme Störungen. Kurzlehrbuch Psychiatrie. Beerfelden: Steinkopff 2008a.

Bandelow B, Gruber O, Falkai P. Verhaltensauffälligkeiten in Verbindung mit körperlichen Störungen und Faktoren. Kurzlehrbuch Psychiatrie. Beerfelden: Steinkopff 2008b.

Braeken MA et al. Pregnant mothers with resolved anxiety disorders and their offspring have reduced heart rate variability: implications for the health of children. PLoS One 2013; 8: e83186.

Chalmers JA et al. Anxiety disorders are associated with reduced heart rate variability: a meta-analysis. Front Psychiatry 2014; 5: 80.

Chang HA et al. Generalized anxiety disorder, comorbid major depression and heart rate variability: a case-control study in Taiwan. Psychiatry Investig 2013; 10: 326–335.

Cubuk R et al. Effect of an oral anxiolytic medication and heart rate variability on image quality of 64-slice MDCT coronary angiography. Radiol Med 2011; 116: 47–55.

Dmitriev KV, Fedorova VI, Nedostup AV. Clonazepam in the treatment of labile arterial hypertension in the elderly. Ter Arkh 2001; 73: 58–61.

Farina B et al. Heart rate and heart rate variability modification in chronic insomnia patients. Behav Sleep Med 2014; 12: 290–306.

Francis JL et al. Association between symptoms of depression and anxiety with heart rate variability in patients with implantable cardioverter defibrillators. Psychosom Med 2009; 71: 821–827.

Friedman BH, Thayer JF. Autonomic balance revisited: panic anxiety and heart rate variability. J Psychosom Res 1998; 44: 133–151.

Gorman JM, Sloan RP. Heart rate variability in depressive and anxiety disorders. Am Heart J 2000; 140: 77–83.

Henelius A et al. Heart rate variability for evaluating vigilant attention in partial chronic sleep restriction. Sleep 2014; 37: 1257–1267.

Henje Blom E et al. Heart rate variability (HRV) in adolescent females with anxiety disorders and major depressive disorder. Acta Paediatr 2010; 99: 604–611.

Howell SJ et al. Effects of propofol and thiopentone, and benzodiazepine premedication on heart rate variability measured by spectral analysis. Br J Anaesth 1995; 74: 168–173.

Ikeda T et al. Effects of midazolam and diazepam as premedication on heart rate variability in surgical patients. Br J Anaesth 1994; 73: 479–483.

Jobert M et al. ECG activity in the sleep of insomniac patients under the influence of lormetazepam and zopiclone. Neuropsychobiology 1995; 31: 204–209.

Jouanin JC et al. Short half-life hypnotics preserve physical fitness and altitude tolerance during military mountainous training. Mil Med 2009; 174: 964–970.

Kenwright DA et al. The discriminatory value of cardiorespiratory interactions in distinguishing awake from anaesthetised states: a randomised observational study. Anaesthesia 2015; 70: 1356–1368.

Keyl C et al. Perioperative changes in cardiac autonomic control in patients receiving either general or local anesthesia for ophthalmic surgery. Anesth Analg 1996; 82: 113–118.

Kitajima T et al. Diazepam reduces both arterial blood pressure and muscle sympathetic nerve activity in human. Neurosci Lett 2004; 355: 77–80.

Komatsu T et al. Effects of fentanyl-diazepam-pancuronium anesthesia on heart rate variability: a spectral analysis. J Cardiothorac Vasc Anesth 1992; 6: 444–448.

Komatsu T et al. Differential effects of ketamine and midazolam on heart rate variability. Can J Anaesth 1995; 42: 1003–1009.

Licht CM et al. Association between anxiety disorders and heart rate variability in The Netherlands Study of Depression and Anxiety (NESDA). Psychosom Med 2009; 71: 508–518.

Lindqvist A et al. The effects of midazolam and ephedrine on post-exercise autonomic chronotropic control of the heart in normal subjects. Clin Auton Res 1996; 6: 343–349.

Machado C et al. Zolpidem arousing effect in persistent vegetative state patients: autonomic, EEG and behavioral assessment. Curr Pharm Des 2014; 20: 4185–4202.

Machado C et al. A Cuban perspective on management of persistent vegetative state. MEDICC Rev 2012; 14: 44–48.

Martens EJ et al. Depression and anxiety as predictors of heart rate variability after myocardial infarction. Psychol Med 2008; 38: 375–383.

Michaloudis D et al. The influence of premedication on heart rate variability. Anaesthesia 1998; 53: 446–453.

Michels N et al. Children's sleep and autonomic function: low sleep quality has an impact on heart rate variability. Sleep 2013; 36: 1939–1946.

Miu AC, Heilman RM, Miclea M. Reduced heart rate variability and vagal tone in anxiety: trait versus state, and the effects of autogenic training. Auton Neurosci 2009; 145: 99–103.

Möller HJ, Laux G, Deister A. Angst- und Panikstörungen. Psychiatrie und Psychotherapie (4. Aufl.). Stuttgart: Thieme 2009a.

Möller HJ, Laux G, Deister A. Schlafstörungen. Psychiatrie und Psychotherapie Stuttgart: Thieme 2009b.

Mujica-Parodi LR et al. Limbic dysregulation is associated with lowered heart rate variability and increased trait anxiety in healthy adults. Hum Brain Mapp 2009; 30: 47–58.

Nedostup AV, Fedorova VI, Dmitriev KV. Labile hypertension in elderly: clinical features, autonomic regulation of circulation, approaches to treatment. Klin Med (Mosk) 2000; 78: 27–32.

Niwa H et al. Cardiovascular effects of epinephrine under sedation with nitrous oxide, propofol, or midazolam. Oral Surg Oral Med Oral Pathol Oral Radiol Endod 2006; 102: e1–e9.

Pittig A et al. Heart rate and heart rate variability in panic, social anxiety, obsessive-compulsive, and generalized anxiety disorders at baseline and in response to relaxation and hyperventilation. Int J Psychophysiol 2013; 87: 19–27.

Ristikankare M et al. Effect of conscious sedation on cardiac autonomic regulation during colonoscopy. Scand J Gastroenterol 2000; 35: 990–996.

Sevoz-Couche C et al. Involvement of the dorsomedial hypothalamus and the nucleus tractus solitarii in chronic cardiovascular changes associated with anxiety in rats. J Physiol 2013; 591: 1871–1887.

Smith AL, Owen H, Reynolds KJ. Can short-term heart rate variability be used to monitor fentanyl-midazolam induced changes in ANS preceding respiratory depression? J Clin Monit Comput 2015; 29: 393–405.

Spiegelhalder K et al. Heart rate and heart rate variability in subjectively reported insomnia. J Sleep Res 2011; 20: 137–145.

Stein PK, Pu Y. Heart rate variability, sleep and sleep disorders. Sleep Med Rev 2012; 16: 47–66.

Takase B et al. Effects of chronic sleep deprivation on autonomic activity by examining heart rate variability, plasma catecholamine, and intracellular magnesium levels. Biomed Pharmacother 2004; 58: 35–39.

van Geijn HP et al. The effect of diazepam administration during pregnancy or labor on the heart rate variability of the newborn infant. Eur J Obstet Gynecol Reprod Biol 1980; 10: 187–201.

Weissman A et al. The effects of meperidine and epidural analgesia in labor on maternal heart rate variability. Int J Obstet Anesth 2009; 18: 118–124.

Win NN et al. The different effects of intravenous propofol and midazolam sedation on hemodynamic and heart rate variability. Anesth Analg 2005; 101: 97–102, table of contents.

Win NN et al. Haemodynamic changes and heart rate variability during midazolam-propofol co-induction. Anaesthesia 2007; 62: 561–568.

Zickmann B et al. Changes in heart rate variability during induction of anesthesia with fentanyl and midazolam. J Cardiothorac Vasc Anesth 1996; 10: 609–613.

Zykov VP et al. Autonomic cardiovascular regulation in patients with tics and Tourette syndrome. Zh Nevrol Psikhiatr Im S S Korsakova 2005; 105: 18–22.

10.3 Stimulantien

Stimulantien stellen eine Gruppe von Psychopharmaka dar, die durch eine hauptsächlich erregende psychoaktive Wirkung im Zentralnervensystem gekennzeichnet sind. Sie erhöhen den Antrieb und verbessern die Denk- und Wahrnehmungsfähigkeit. Darüber hinaus wirken sie leistungssteigernd und verstärken den Wachzustand, indem sie Schlaf und Müdigkeitsgefühl unterdrücken. Die zwei wesentlichen Gruppen der Stimulantien, die eine therapeutische Bedeutung haben, sind Methylxanthine und Phenylethylamin-Derivate vom 1-Phenylpropan-2-amin-Typ (auch als alpha-Methylphenethylamin oder Amphetamin bekannt). Substanzen aus letzterer Gruppe werden oft „Weckamine“ genannt.

10.3.1 Methylxanthine

Methylxanthine sind methylierte Derivate der im Purinstoffwechsel vorkommenden Base Xanthin. Sie gehören zur Gruppe der Alkaloide, die in verschiedenen Pflanzen vorkommen. Aufgrund ihrer bronchodilatierenden Wirkung fungieren sie als Antiasthmatika. Darüber hinaus haben sie eine erregende Wirkung im Zentralnervensystem. Deshalb werden sie auch als Stimulantien klassifiziert und ähneln in dieser Hinsicht den Weckaminen. Die klinisch verwendeten Vertreter dieser Substanzen sind Theophyllin und das weltweit am meisten verwendete, in verschiedenen Genussmitteln enthaltene psychoaktive Pharmakon Koffein. Eine andere Substanz aus dieser Gruppe ist Theobromin, das in Kakaobohnen enthalten ist. Theobromin wirkt nur schwach und hat somit keine therapeutische Bedeutung.

Im Gegensatz zu Theophyllin ist Koffein in vielen Pflanzenarten zu finden, die als Genussmittel dienen. Koffein ist die zurzeit meistgebrauchte psychoaktive Substanz. Theophyllin und Koffein haben ihren Platz in der Therapie von Asthma und Apnoe bei Frühgeborenen gefunden. Darüber hinaus ist Koffein

Bestandteil vieler analgetischer Zubereitungen, da es die Wirkung von Analgetika verstärken kann (Starke, 2009).

10.3.2 Phenylethylamin-Derivate – „Weckamine"

Der Begriff „Weckamine" bezieht sich auf die psychoaktiv wirksame Substanz Amphetamin und seine Derivate. Ähnlich wie Catecholamine (Adrenalin, Noradrenalin und Dopamin) sind diese Substanzen Derivate des Phenylethylamins.

Der Wirkmechanismus von Weckaminen beruht auf einer kompetitiven Hemmung des axolemmalen Noradrenalintransports in die Speichervesikel. Darüber hinaus hemmen die Weckamine den Abbau von Noradrenalin. Alle indirekten Sympathomimetika wirken peripher ähnlich wie Noradrenalin und rufen eine starke Aktivierung des Sympathikus hervor. Da durch wiederholte Gaben von solchen Substanzen der Noradrenalin-Vorrat in den Speichervesikeln entleert wird, kommt es nach wiederholten Einnahmen in kleinen Intervallen zur Erschöpfung der Wirkung. Dieselben Wirkmechanismen gelten auch für die dopaminergen und adrenergen Neuronen.

Die zentralen Wirkungen der Phenylethylamin-Derivate sind von klinischer Bedeutung. Ihre peripheren Wirkungen wie Tremor, Erhöhung des Blutdrucks, Tachykardie, reflektorische Bradykardie und Mundtrockenheit werden in dieser Hinsicht als Nebenwirkungen betrachtet. Daher könnten sich aus ihren sympathikotonischen Effekten auch solche auf die HRV ergeben. Die zentralen Wirkmechanismen sind gleich wie die peripheren und beruhen auf erhöhter Freisetzung von Noradrenalin, Adrenalin und Dopamin im Zentralnervensystem.

Die euphorisierenden Effekte dieser Substanzenklasse beruhen auf der Erhöhung der Dopaminfreisetzung und der Aktivierung der Dopaminrezeptoren. Bei Überdosierung kann es sogar bis zum Herzstillstand und zum tödlichen Ausgang kommen. Daher werden diese Medikamente nur noch bei Narkolepsie (übermäßige und unkontrollierbare Tagesschläfrigkeit) und bei Patienten eingesetzt, die an Aufmerksamkeitsdefizitsyndrom (auch als ADS oder ADHS bekannt) leiden. Aufgrund ihres Potenzials für Abhängigkeits- und Toleranzentwicklung unterliegen diese Medikamente vielen Verschreibungsverordnungen und Betäubungsmittelgesetzen (Bönisch et al., 2009).

10.3.3 Stimulantien & HRV

Richardson et al. (2009) untersuchten die kardiale Dysfunktion bei Patienten, die einen Myokardinfarkt mit ST-Hebung (STEMI – ST Elevation Myocardial Infarction) überlebten sowie die Effekte von Kaffee. Myokardiale Dysfunktion nach einem Herzinfarkt stellt einen Risikofaktor für erhöhte kardiale Mortalität dar. Solche Patienten weisen in den ersten Monaten nach dem Infarkt eine höhere Mortalität im Vergleich zu Patienten auf, die einen solchen Infarkt ohne nachfolgende myokardiale Dysfunktion überlebt haben. Das Forscherteam wies nach, dass koffeinhaltiger Kaffee im Gegensatz zu entkoffeiniertem einen deutlich signifikanten Anstieg von parasympathischen Werten hervorruft. Koffeinhaltiger Kaffee war für den Anstieg in folgenden Parametern am fünften Tag nach dem Myokardinfarkt verantwortlich: SNN50, SDNN, SDNNi und RMSSD. Darüber hinaus wiesen Patienten, die einen solchen Kaffee tranken, keine erhöhte Inzidenz von Herzrhythmusstörungen auf, die typischerweise mit einem STEMI-Herzinfarkt einhergehen.

Bertoia et al. (2013) beschäftigten sich mit der Beziehung zwischen langfristigem Konsum von Alkohol und Koffein und dem Risiko für plötzlichen Herztod bei Frauen. Die Ergebnisse dieser prospektiven Studie zeigten, dass ein Alkoholkonsum von 5–15 Gramm pro Tag (ein Getränk) mit einer niedrigen, statistisch nicht signifikanten Risikoverminderung verbunden ist. Koffeinhaltiger Tee und Kaffee sowie entkoffeinierter Kaffee riefen keine Änderung des Risikos für plötzlichen Herztod hervor.

Die Effekte von Koffein auf das Herz-Kreislauf-System sind immer noch umstritten. Patienten, die einen länger bestehenden Diabetes mellitus vom Typ I haben, stellen eine Risikogruppe für plötzlichen Herztod und Versagen des autonomen Nervensystems dar. Richardson et al. (2004) setzten sich mit Effekten von Koffein auf die HRV bei Patienten mit Typ I Diabetes mellitus auseinander. Solche Patienten wiesen am Anfang der Studie deutlich niedrigere HRV-Werte auf. Nach zwei Wochen Koffeineinnahme wurde ein 103-prozentiger Anstieg von SNN50 beobachtet. Die Probanden aus der Kontrollgruppe wiesen auch einen 38-prozentigen Anstieg im selben HRV-Parameter auf. Diese Studie deutet auf einen potenziell günstigen Effekt von Koffein auf die HRV bei Patienten mit Typ I Diabetes mellitus hin. Sie öffnet neue Wege für Koffein in der Prävention von kardialen Ereignissen bei Patienten mit Typ I Diabetes mellitus.

Thomas et al. (2016) untersuchten in ihrer placebokontrollierten Studie die Effekte des CYP1A2-Polymorphismus auf die HRV nach der Einnahme von Koffein. Die Probanden fuhren nach der Einnahme dieses Stimulans noch 15 Minuten Rad. Danach wurden die HRV-Parameter erhoben. Die Ergebnisse zeigten, dass der CYP1A2-Polymorphismus nur die Stabilisierung des RMSSD-Wertes nach einer körperlichen Übung beeinflusst. Andere Parameter waren durch genetische Variationen in diesem Gen nicht wesentlich betroffen.

Bunsawat et al. (2014) zeigten andererseits in einer placebokontrollierten Studie, dass Koffein in der Lage ist, autonome Funktion und ventrikuläre De- und Repolarisation zu beeinflussen. Dazu wurden die HRV und die QTc-Zeit 5, 15 und 30 Minuten nach einer Übung und der Einnahme von Placebo/Koffein gemessen. Sie konnten nachweisen, dass die HRV bei beiden Gruppen im Vergleich zur Ausgangssituation erhöht war. Der Unterschied in der HRV war in der Koffein-Gruppe nach 5 und 15 Minuten weniger ausgeprägt. Die QTc-Zeit war in beiden Gruppen verlängert, sie war jedoch länger in der Koffein-Gruppe.

Ulanovsky et al. (2014) erforschten den Einfluss von Koffein auf die HRV bei Neugeborenen mit Schlafapnoe. Sie behandelten Neugeborene mit Koffein und analysierten die HRV. Die Ergebnisse zeigten, dass Koffein zu keiner signifikanten Änderung der HRV, des Blutdrucks oder des Tonus vom ANS führte. Dieser Studie zufolge scheint Koffein bei Neugeborenen einen neutralen Effekt auf die HRV zu haben.

Karapetian et al. (2012) erforschten die etwaigen Effekte von Koffein auf die autonome Kontrolle, unter anderem auch die HRV, vor und während progressiver Körperübungen. Es wurden die Werte von Blutgasen, Laktat und HRV gemessen. Koffein erhöhte in Ruhe die Blutkonzentration von Laktat und den O_2-Verbrauch, die CO_2-Produktion und das Atemminutenvolumen. Darüber hinaus wurde in Ruhe auch der Variationskoeffizient der HRV erhöht. Während der körperlichen Übung wurden mit Ausnahme von erhöhtem Atemminutenvolumen keine signifikanten Unterschiede im Vergleich zur Ausgangssituation beobachtet.

Rauh et al. (2006) untersuchten ebenfalls die Wirkung von Koffein auf die HRV bei Menschen mit moderatem Koffeinkonsum. Die HRV-Parameter wurden vor und 90 Minuten nach der Einnahme von Koffeintabletten gemessen. Es stellte sich kein signifikanter Unterschied zwischen der Kontrollgruppe und den Gruppen, die jeweils 100 oder 200 Milligramm Koffein zu sich nahmen, heraus. Die meisten Studienteilnehmer waren junge gesunde Probanden. Betrachtet man die Studie von Richardson et al., so stellt sich die Frage, ob Koffein nur bei etwaigen autonomen Dysfunktionen seine positive Wirkung auf die HRV entfaltet. Allerdings sind weitere Forschungen nötig, um einen klaren und signifikanten Effekt feststellen zu können.

Waring et al. (2003) untersuchten den Effekt derselben Substanz auf den Blutdruck. Sie entdeckten, dass Koffein sowohl den systolischen als auch den diastolischen Blutdruck im ZNS erhöht. Der periphere Blutdruck wurde aber nicht signifikant beeinflusst.

Nishijima und seine Kollegen (2002) beschäftigten sich mit Effekten von Koffein auf die Aktivität des autonomen Nervensystems während Ausdauersport. Es wurden die HRV-Parameter sowie Blutdruck und Gasaustausch zwei Stunden vor und während des Radfahrens erhoben. Dabei wurden keine Unterschiede im Blutdruck zwischen der Koffein- und der Placebo-Gruppe beobachtet. Andererseits waren die Werte von LF und TP in der Gruppe erhöht, die Koffein eingenommen hatte. Dies deutet auf eine Erhöhung der autonomen Aktivität hin, die durch Koffein bewirkt wird. Darüber hinaus wiesen die Probanden aus dieser Gruppe einen niedrigeren diastolischen Blutdruck sowie einen niedrigeren Respirationsquotienten während der Übung auf. Das deutet auf eine erhöhte oxidative Aktivität mit entsprechend erhöhter Oxidation von Fettsäuren hin.

Nakanishi und Yoshimura (1993) beschäftigten sich mit der HRV als einem der Parameter für das Funktionieren des autonomen Nervensystems. Ihre Forschung enthält unter anderem die Gabe von Koffein, einen acht Stunden langen Arbeitstag mit Schlafentzug und einige Medikamente. Sie stellten fest, dass Koffein bei jungen Erwachsenen keinen Effekt auf die HRV oder ventrikuläre Extrasystolen hat. Bei älteren adipösen Probanden war das nicht der Fall. Bei ihnen verringerte Koffein die HRV, und es wurde eine erhöhte Anzahl von ventrikulären Extrasystolen beobachtet. Ein acht Stunden langer Arbeitstag mit Schlafentzug verursachte einen Anstieg von Catecholaminen im Blut und führte ebenfalls zur HRV-Reduktion. Arzneimittel wie Aprindine, Enalapril und Tofisopam steigerten die HRV signifikant. Das lässt ihre Verwendung zur Aufrechterhaltung der normalen ANS-Funktion sinnvoll erscheinen.

Die Studie von Mokra und Mitarbeitern (2013) illustrierte die Effekte von Aminophyllin (ein Salz aus Ethylendiamin und Theophyllin) bei Mäusen nach einer Aspiration von Mekonium. In dieser Untersuchung wurde zwei Gruppen von Raten eine Kochsalzlösung oder Mekonium in die Luftröhre injiziert. Die Studie untersuchte Effekte von Aminophyllin auf Herzrate, Blutdruck und HRV während und nach der Injektion von Aminophyllin oder Kochsalzlösung. Bei der Gruppe, in der Mekonium in die Luftröhre injiziert wurde, wiesen die Ratten einen Anstieg von HRV, mittlerem Blutdruck und Herzfrequenz bereits 5 Minuten nach der Injektion von Aminophyllin auf. Die Werte kehrten allerdings nach 5 Stunden auf die der Ausgangssituation zurück. Dies deutet auf potenziell günstige Effekte von Aminophyllin auf die HRV nach einer Mekoniumaspiration hin. Es sind jedoch weitere Studien beim Menschen notwendig, um die gleichen Effekte im menschlichen Organismus nachzuweisen.

Andere Forscher beschäftigten sich mit Derivaten von Phenylethylamin, die heutzutage meistens in der Therapie der Aufmerksamkeitsdefizit-/Hyperaktivitätsstörung verwendet werden. Andere Mitglieder dieser Gruppe wie MDMA oder Metamphetamin werden nur mehr als Rauschmittel verwendet und haben keine therapeutische Bedeutung in der Medizin. Einige der Autoren, die sich mit Effekten dieser Rauschmittel beschäftigt haben, sind Brody und seine Kollegen. Sie verglichen die HRV in Ruhe bei Probanden, die regelmäßig MDMA einnahmen, mit jener von Personen, die kein MDMA nahmen. Bei wiederholtem MDMA-Konsum zeigte sich ein vom Parasympathikus beeinträchtigter Kardiotonus. Bei einigen MDMA-Konsumenten wurde zusätzlich keine Bradykardie nach Beenden des Valsalva-Manövers beobachtet, die die physiologische Antwort darstellt (Brody et al., 1998).

Ein anderes Derivat des Phenylethylamins ist Metamphetamin. Es ist ein außerordentlich stimulierendes psychoaktives Neurotoxin mit Abhängigkeitspotenzial. Dolezal et al. (2014) fanden heraus, dass die Metamphetaminabhängigkeit starke autonome Dysfunktion hervorruft, was im Vergleich der HRV zwischen gesunden Probanden und Metamphetaminkonsumenten signifikant war. Die Forscher stellten fest, dass die ehemaligen Metamphetaminkonsumenten eine höhere Ruhefrequenz sowie höhere Werte von LF und LF/HF haben. Darüber hinaus zeigten sie, dass körperliches Training eine deutliche Besserung von SDNN, RMSSD, pNN50, HF und Ruhefrequenz hervorruft. Dies lässt sich auf einen erhöhten Vagotonus und eine verbesserte autonome Kontrolle zurückführen. Henry et al. (2012) erforschten ebenso die Folgen der Metamphetaminabhängigkeit auf die HRV. Da die HRV ein guter Indikator für den Funktionszustand des ANS ist, untersuchten sie diese bei Probanden, die einen jahrelangen Konsum von Metamphetamin hinter sich hatten. Daraus resultierte, dass diese Patienten ein deutlich höheres LF/HF-Verhältnis sowie höhere LF-Werte aufweisen. Darüber hinaus stellten sie bei diesen Probanden einen signifikanten Abfall von HF, RMSSD und pNN50 fest.

Culbertson et al. (2010) verglichen die Effekte der Metamphetaminabhängigkeit, insbesondere das von den Probanden angegebene Craving nach der Substanz. Sie setzten die Patienten einem Videospiel mit Szenen von Metamphetamineinnahme aus. Es stellte sich heraus, dass Probanden mit starkem Cravinggefühl eine höhere Aktivität im HF-Bereich haben, während sich bei den Probanden mit geringerem Cravinggefühl höhere Aktivität im LF-Bereich manifestiert. Dies deutet auf potenziell verschiedene physiologische Effekte einer Abhängigkeit von Metamphetamin hin.

Die letzte Substanz aus der Gruppe der Phenylethylaminderivate ist Methylphenidat. Zusammen mit Amphetamin hat es seine Bedeutung in der Therapie der Aufmerksamkeitsdefizit-/Hyperaktivitätsstörung (ADHS) erlangt. Die beiden Substanzen haben einen stimulierenden Effekt. Sie wirken beruhigend auf Symptome der ADHS und erhöhen auch die Aufmerksamkeitsspanne bei Patienten, die an dieser Erkrankung leiden. Buchhorn und Kollegen untersuchten die HRV als einen Parameter für autonome Kontrolle bei gesunden Kindern sowie bei Kindern, die an ADHS leiden. Im Vergleich zu gesunden Kindern hatten die an dieser Erkrankung leidenden Kinder signifikant höhere Herzfrequenzen und niedrigere Werte von pNN50 sowie RMSSD. Außerdem waren diese Werte auch niedriger bei gesunden Kindern als bei der historischen Vergleichsgruppe aus dem Jahr 1997 (Buchhorn, 2014). Daher könnte man vermuten, dass eine inkomplette oder beeinträchtigte Entwicklung des autonomen Nervensystems eines der Symptome der ADHS ist.

Eine andere Studie von Buchhorn und seinen Mitarbeitern untersuchte die potenziell ungünstigen Effekte von Stimulantien, insbesondere Methylphenidat, bei Kindern mit ADHS. Die immer höhere Anzahl von Verschreibungen stellte die potenziellen Nebenwirkungen dieser Medikamente in den Mittelpunkt wissenschaftlicher Untersuchung im Bereich Psychologie und Psychiatrie. Diese retrospektive Studie analysierte 100 Echokardiogramme von Kindern mit ADHS. Insgesamt 9 Kinder hatten ventrikuläre Parasystolen, darunter 4 von ihnen mit einem schnellen idioventrikulären Rhythmus. Die Forschergruppe beobachtete zudem einen signifikanten Einfluss von circadianer Rhythmik, Training und Körperlage auf die Inzidenz paraventrikulärer Parasystolen. Dies deutet auf die dafür wichtige Rolle des autonomen Nervensystems hin. Darüber hinaus korrelierten die beobachteten Ereignisse auch mit dem Vagotonus, der durch RMSSD ($r = -0.83$) aufgefasst wurde. Ventrikuläre Arrhythmie blieb jedoch unbeeinflusst bei Kindern, die Methylphenidat bekamen, und verringerte sich während der Therapie mit Metoprolol bei 2 Kindern. Dies deutet auf eine bereits bestehende autonome Dysfunktion bei Kindern in Therapie mit Methylphenidat hin und nicht unbedingt auf die Nebenwirkungen desselben Medikaments (Buchhorn & Christian, 2014).

Eine andere Studie von Buchhorn et al. aus dem Jahr 2012 setzte sich ebenfalls mit Methylphenidat und HRV bei Kindern mit ADHS auseinander. Die Forscherkollegen untersuchten HRV-Parameter bei 23 Kindern mit ADHS. Von den 23 Kindern erhielten 11 Methylphenidat. Die anderen wurden einer Untersuchung ohne medikamentöse Therapie zugewiesen. Im Laufe der Studie wurden 8 Kinder nochmals untersucht und erhielten ebenfalls Methylphenidat als Therapie. 19 Kinder ohne bestehende Geschichte von kardiovaskulären Erkrankungen wurden als Kontrollgruppe herangezogen. Im Vergleich zur Kontrollgruppe zeigten alle Kinder aus der ADHS-Gruppe eine deutlich erhöhte Herzfrequenz. RMSSD und pNN50 waren am niedrigsten bei Kindern mit ADHS, die keine medikamentöse Therapie erhielten, und am höchsten bei der Kontrollgruppe. Die niedrigsten Werte von RMSSD und pNN50 wurden zwischen 05.00 und 06.00 Uhr beobachtet. Die Forscher fanden jedoch keine negativen Effekte von Methylphenidat auf die HRV. Das ergaben auch die Ergebnisse anderer Studien (Buchhorn et al., 2012).

Kim et al. (2015) untersuchten die HRV bei Kindern mit ADHS vor dem Beginn einer Therapie mit Methylphenidat und 12 Wochen danach. Die Ergebnisse zeigten, dass Methylphenidat zu einer Verminderung aller HRV-Parameter außer VLF und LF führt. Insbesondere zeigten RMSSD und HF signifikante Abfälle im Vergleich zur Ausgangssituation.

Negrao et al. (2011) beschäftigten sich mit autonomen Korrelaten bei Kindern mit ADHS in Ruhe und während evozierter Aufmerksamkeit. Sie beobachteten die Kinder vor und während der Therapie mit Methylphenidat. Die HRV-Parameter wurden während der evozierten Aufmerksamkeit und in Ruhe analysiert. Kinder, die an ADHS litten, wiesen niedrige Aktivität des Sympathikus und einen erhöhten Parasympathikotonus im Vergleich zur Kontrollgruppe auf. Die mit Methylphenidat behandelte Gruppe zeigte ein verbessertes autonomes Gleichgewicht. Die Werte bei dieser Gruppe wichen jedoch von den Normalwerten ab. Darüber hinaus zeigten Kinder mit ADHS ohne Therapie mit Methylphenidat eine Neigung zum erhöhten Sympathikotonus während der fokussierten Aufmerksamkeit. Bei der Gruppe, die Methylphenidat erhielt, war dies nicht der Fall. Methylphenidat hob diesen Effekt also auf und scheint in der Lage zu sein, eine normale autonome Balance wiederherzustellen. Andererseits hemmt Methylphenidat die normale Antwort des autonomen Nervensystems in Bezug auf eine kognitive Herausforderung. Dies deutet darauf hin, dass Methylphenidat eine hemmende Wirkung auf die normale Stressantwort hat. Daher stellt sich die Frage, ob Kinder mit ADHS von diesem Medikament tatsächlich profitieren. Dementsprechend sind weitere Forschungen über kognitive Funktion und emotionale Antwort bei Kindern mit dieser Erkrankung nötig.

Literatur

Bertoia ML et al. Long-term alcohol and caffeine intake and risk of sudden cardiac death in women. Am J Clin Nutr 2013; 97: 1356–1363.

Bönisch H et al. Psychopharmaka – Pharmakotherapie psychischer Erkrankungen. Allgemeine und spezielle Pharmakologie & Toxikologie (10. Aufl.). München: Elsevier 2009.

Brody S et al. Cardiovascular autonomic dysregulation in users of MDMA („Ecstasy"). Psychopharmacol (Berl) 1998; 136: 390–393.

Buchhorn R. Why are psychiatric disorders in children becoming more and more common? Int J Emerg Ment Health 2014; 16: 322–325.

Buchhorn R, Christian W. Ventricular arrhythmias in children with attention deficit disorder – a symptom of autonomic imbalance? Cardiol Young 2014; 24: 120–125.

Buchhorn R et al. Heart rate variability and methylphenidate in children with ADHD. Atten Defic Hyperact Disord 2012; 4: 85–91.

Bunsawat K et al. Caffeine Delays Autonomic Recovery Following Acute Exercise. Eur J Prev Cardiol 2014; 22 (11): 1473–1479.

Culbertson C et al. Methamphetamine craving induced in an online virtual reality environment. Pharmacol Biochem Behav 2010; 96: 454–460.

Dolezal BA et al. Exercise training improves heart rate variability after methamphetamine dependency. Med Sci Sports Exerc 2014; 46: 1057–1066.

Henry BL, Minassian A, Perry W. Effect of methamphetamine dependence on heart rate variability. Addict Biol 2012; 17: 648–658.

Karapetian GK et al. Effect of caffeine on LT, VT and HRVT. Int J Sports Med 2012; 33: 507–513.

Kim HJ, Yang J, Lee MS. Changes of heart rate variability during methylphenidate treatment in attention-deficit hyperactivity disorder children: a 12-week prospective study. Yonsei Med J 2015; 56: 1365–1371.

Mokra D et al. Cardiovascular side effects of aminophylline in meconium-induced acute lung injury. Adv Exp Med Biol 2013; 756: 341–347.

Nakanishi T, Yoshimura M. Recent progress in Holter electrocardiography, focussed on heart rate variability. Rinsho Byori 1993; 41: 1206–1213.

Negrao BL et al. Autonomic correlates at rest and during evoked attention in children with attention-deficit/hyperactivity disorder and effects of methylphenidate. Neuropsychobiol 2011; 63: 82–91.

Nishijima Y et al. Influence of caffeine ingestion on autonomic nervous activity during endurance exercise in humans. Eur J Appl Physiol 2002; 87: 475–480.

Rauh R et al. Acute effects of caffeine on heart rate variability in habitual caffeine consumers. Clin Physiol Funct Imaging 2006; 26: 163–166.

Richardson T et al. Influence of caffeine on heart rate variability in patients with long-standing type 1 diabetes. Diabetes Care 2004; 27: 1127–1131.

Richardson T et al. Randomized control trial investigating the influence of coffee on heart rate variability in patients with ST-segment elevation myocardial infarction. QJM 2009; 102: 555–561.

Starke K. Pharmakologie noradrenerger und adrenerger Systeme – Pharmakotherapie des Asthma bronchiale – Doping. Allgemeine und spezielle Pharmakologie & Toxikologie. München: Elsevier 2009.

Thomas RM et al. Influence of a CYP1A2 polymorphism on post-exercise heart rate variability in response to caffeine intake: a double-blind, placebo-controlled trial. Ir J Med Sci 2016.

Ulanovsky I et al. The effects of caffeine on heart rate variability in newborns with apnea of prematurity. J Perinatol 2014; 34: 620–623.

Waring WS et al. Acute caffeine intake influences central more than peripheral blood pressure in young adults. Am J Hypertens 2003; 16: 919–924.

10.4 Neuroleptika

Neuroleptika (auch Antipsychotika genannt) werden unter anderem in der Elimination von motorischer und psychischer Erregung sowie von Wahn und Halluzinationen eingesetzt. Darüber hinaus vermindern sie Ausdrucksmotorik, Antrieb, affektive Erregbarkeit, Vigilanz und spontane Bewegungen. Der wichtigste Wirkmechanismus aller Neuroleptika ist ihre antagonistische/partial-agonistische Wirkung an den dopaminergen Rezeptoren.

Substanzen, die als Agonisten an Dopaminrezeptoren fungieren, können Schizophrenie verschlechtern. Zudem verursachen die Substanzen, die zur vermehrten Ausschüttung dieses Neurotransmitters führen, schizophrene Symptome. Substanzen, die zur Entleerung der Dopaminvesikel in Neuronen führen, können die schizophrenieartigen Symptome abschwächen. Daher üben die typischen Antipsychotika aufgrund ihres Dopaminantagonismus eine antischizophrene Wirkung aus.

10.4.1 Neuroleptika & HRV

Die Entdeckung der Neuroleptika stellte einen Meilenstein in der Therapie verschiedener psychiatrischer Erkrankungen dar. Sie brachte einen klaren Vorteil für den Patienten gegenüber der Lobotomie, die bis zu diesem Zeitpunkt als die einzig effektive Therapie betrachtet worden war. Heute haben die Neuroleptika eine unentbehrliche Rolle in der Therapie verschiedener psychiatrischer Erkrankungen, vor allem in der Schizophrenie-Therapie. Da ihr klinischer Erfolg auch durch gewisse Nebenwirkungen geprägt ist, forschten viele Wissenschaftler nicht nur nach den therapeutischen Wirkungen, sondern auch nach den Nebenwirkungen und klinischen Begleiterscheinungen.

Ikawa et al. (2001) untersuchten die Effekte einer kombinierten Therapie mit Neuroleptika auf die HRV. Die pharmakologische Therapie inkludierte Biperiden (Anticholinergik, wurde als Antiparkinsonmittel eingesetzt) und Chlorpromazin. Sie fanden heraus, dass der anticholinergische Teil der Therapie (Biperiden) einen statistisch signifikanten Effekt auf die Reduktion der RR-Intervalle sowie auf den Variationskoeffizienten der HRV hatte. Darüber hinaus beobachteten sie keine Korrelation zwischen der Gabe von Chlorpromazin und der Reduktion in HRV-Parametern.

Cohen et al. (2001b) untersuchten die Effekte von verschiedenen Neuroleptika auf QT-Intervalle und HRV bei Schizophreniekranken. Sie unterzogen Patienten den Therapien mit Clozapin, Haloperidol und Olanzapin. Die Ergebnisse zeigten, dass die Therapie mit Clozapin einen höheren Anstieg von Herzrate und LF-Komponente der HRV im Vergleich zu den anderen drei Gruppen (Haloperidol, Olanzapin und Kontrollgruppe) verursachte. Außerdem wiesen die Patienten, die eine solche Therapie bekamen, niedrigere HF-Komponenten der HRV auf. Verlängerte QTc-Intervalle waren häufiger bei Patienten, die eine neuroleptische Therapie bekamen. Das Forscherteam beobachtete keine statistisch signifikanten Veränderungen der PR- und QRS-Intervalle.

Agelink et al. (1998) untersuchten die Effekte einer Therapie mit Clozapin oder Haloperidol auf die autonome Reaktivität des kardiovaskulären Systems. Die Ergebnisse zeigten, dass Patienten, die auf die Therapie ansprachen, eine niedrigere Herzrate hatten. Darüber hinaus wurde bei solchen Patienten eine erhöhte HRV beobachtet, die auf einem frühen Neuroleptika induzierten Abfall der sympathischen Aktivität beruht und einem therapeutischen Erfolg vorangehen kann. Die Ergebnisse zeigten zudem, dass die Therapie mit Clozapin mit einer deutlichen Beeinträchtigung der kardiovaskulären Reaktivität einhergeht.

Hempel und seine Kollegen (2009) erforschten die kardiovaskuläre Variabilität im Rahmen einer Therapie mit Haloperidol, Olanzapin und Risperidon. Die nicht therapierten schizophrenen Patienten wiesen eine erhöhte Herzrate sowie niedrigere HF-Ausgangswerte im Vergleich zu den gesunden Probanden auf. Andererseits zeigten die Patienten, die eine Haloperidol-Therapie erhielten, niedrigere LF-Werte und eine niedrigere systolische Blutdruckvariabilität im Vergleich zu den Patienten, die Olanzapin bekamen. Risperidon zeigte hingegen keinen statistisch signifikanten Änderungen der untersuchten Parameter. Letztendlich beobachteten die Wissenschaftler keine Unterschiede in ihren parasympathischen Wirkungen.

Silke et al. (2002) untersuchten die Effekte von Thioridazin, Risperidon und Olanzapin auf die HRV während einer zehn Stunden langen EKG-Messung. Olanzapin verursachte eine Erhöhung der HRV. Im Gegensatz dazu beobachteten die Forscher Abfälle der HRV bei Patienten, die Thioridazin bekamen. Risperidon hatte jedoch keinen Effekt auf die HRV. Die Ergebnisse weisen auf den potenziell prädiktiven Wert der HRV in der Früherkennung der Kardiotoxizität hin.

Die Studie von Agelink et al. aus dem Jahr 2001 beschäftigte sich ebenfalls mit Effekten von Amisulprid, Olanzapin, Sertindol und Clozapin auf neurokardiale Funktionen. Sie zeigte, dass alle Medikamente die mittlere QTc-Zeiten verlängerten. Dies war jedoch nur im Fall von Sertindol statistisch signifikant. Darüber hinaus erhöhten Sertindol und Clozapin die mittlere Herzrate. Nur Clozapin verursachte einen statistisch signifikanten Abfall des parasympathischen Tonus.

Wang et al. (2008) verglichen die Effekte einer Therapieumstellung auf die atypischen Neuroleptika Amisulprid und Olanzapin. Sie stellten fest, dass die Patienten, deren Therapie auf Amisulprid umgestellt wurde, signifikant höhere Werte von LF und RR-Intervallen aufwiesen. Die Ergebnisse dieser Studie deuten auf vagotone Effekte von Amisulprid und seine höhere kardiovaskuläre Sicherheit im Vergleich zu Olanzapin hin.

Eschweiler et al. (2002) untersuchten die anticholinergen Effekte von Clozapin und Olanzapin bei Patienten mit Schizophrenie. Sie fanden heraus, dass Clozapin im Vergleich zu Olanzapin deutlich größere Beeinträchtigungen von LF, HF und RMSSD hervorruft. Darüber hinaus korrelierte der Plasmaspiegel von Clozapin mit dem Ausmaß der Beeinträchtigung. Dies gibt einen Hinweis auf den potenziell günstigen und nicht invasiven Einsatz der HRV-Analyse im Drug-Monitoring.

Die Ergebnisse der Studie von Rechlin et al. zeigten eine ähnliche Wirkung von Clozapin auf die HRV. Das Rechlin-Team entdeckte, dass sich eine vier Wochen lange Therapie mit Clozapin negativ auf alle HRV-Parameter auswirkte (Rechlin, 1995b). Eine andere Studie vom selben Autor untersuchte die Effekte der trizyklischen Psychopharmaka Doxepin, Amitriptylin und Clozapin auf HRV-Parameter. Patienten aus allen drei Gruppen zeigten signifikant reduzierte Parameter der HRV (Rechlin, 1995a).

Mehta und Van Lieshout (2016) analysierten in ihrer systematischen Übersichtsarbeit die Effekte von Clozapin auf den Fetus. Sie wiesen nach, dass die Einnahme von Clozapin während der Schwangerschaft zur Verminderung der HRV führt. Darüber hinaus kommt es unter Clozapin öfters zur Entstehung von Floppy Infant Syndrome und kindlichen Epilepsieanfällen. Die Studienlage ist jedoch unklar, da es sich in dieser Arbeit um eine Zusammenfassung von Fallberichten und Fallserien handelt.

Zahn und Pickar (1993) verglichen die Effekte von Clozapin und Fluphenazin auf die Reaktionszeit nach Geräuschen bei schizophrenen Patienten. Sie beobachteten sowohl eine erhöhte Herzrate als auch eine reduzierte HRV in der Clozapin-Gruppe. Viele dieser Effekte können auf die anticholinergen und die antihistaminischen Wirkungen von Clozapin zurückgeführt werden.

Mann et al. (2004) untersuchten die HRV im Schlaf nach der Einstellung einer Therapie mit Olanzapin. Sie zeigten, dass Olanzapin nur geringe Änderungen der HRV hervorruft. Die spektrale Analyse ergab eine geringe Verschiebung in Richtung Sympathikotonus. Diese ist durch eine geringe Erhöhung der Herzrate gekennzeichnet.

Wang et al. (2014) stellten fest, dass eine durch Olanzapin bedingte Gewichtszunahme mit signifikant niedrigerer HRV assoziiert ist. Im Gegensatz dazu wiesen die Patienten ohne signifikante Gewichtszunahme unter Therapie mit Olanzapin deutlich höhere Werte auf. Ein Abfall der HRV korrelierte signifikant mit einer Zunahme des Body Mass Index.

Bar et al. (2008) untersuchten Patienten mit akuter Schizophrenie vor und nach dem Therapiebeginn. Die Therapie inkludierte das atypische Neuroleptikum Olanzapin. Es zeigte sich, dass Olanzapin die vagale Funktion des Herzens verringert. Dies ist durch eine Reduktion der HF-Power und der SDNN gekennzeichnet.

Cohen et al. (2001a) verglichen die Effekte von Therapien mit verschiedenen Neuroleptika auf die HRV. Im Detail verglichen sie die Herzrate von Patienten, die mit Clozapin, Haloperidol oder Olanzapin therapiert wurden. Die Ergebnisse zeigten, dass Patienten, die einer Clozapin-Therapie unterzogen waren, deutlich höhere Herzraten und LF-Werte sowie eine verringerte HRV und HF aufwiesen. Alle drei Neuroleptika riefen eine Verlängerung des QTc-Intervalls hervor.

Literatur

Agelink MW et al. Cardiovascular autonomic reactivity in schizophrenics under neuroleptic treatment: a potential predictor of short-term outcome? Neuropsychobiol 1998; 38: 19–24.

Agelink MW et al. Effects of newer atypical antipsychotics on autonomic neurocardiac function: a comparison between amisulpride, olanzapine, sertindole, and clozapine. J Clin Psychopharmacol 2001; 21: 8–13.

Bar KJ et al. Influence of olanzapine on QT variability and complexity measures of heart rate in patients with schizophrenia. J Clin Psychopharmacol 2008; 28: 694–698.

Cohen H et al. Association of autonomic dysfunction and clozapine. Heart rate variability and risk for sudden death in patients with schizophrenia on long-term psychotropic medication. Br J Psychiatry 2001a; 179: 167–171.

Cohen H et al. Heart rate variability in schizophrenic patients treated with antipsychotic agents. Harefuah 2001b; 140: 1142–1147, 1231.

Eschweiler GW et al. Heart-rate variability (HRV) in the ECG trace of routine EEGs: fast monitoring for the anticholinergic effects of clozapine and olanzapine? Pharmacopsychiatry 2002; 35: 96–100.

Hempel RJ et al. Cardiovascular variability during treatment with haloperidol, olanzapine or risperidone in recent-onset schizophrenia. J Psychopharmacol 2009; 23: 697–707.

Ikawa M et al. Effects of combination psychotropic drug treatment on heart rate variability in psychiatric patients. Psychiatry Clin Neurosci 2001; 55: 341–345.

Mann K et al. Heart rate variability during sleep in patients with schizophrenia treated with olanzapine. Int Clin Psychopharmacol 2004; 19: 325–330.

Mehta TM, Van Lieshout RJ. A review of the safety of clozapine during pregnancy and lactation. Arch Womens Ment Health 2016.

Rechlin T. Decreased R-R variation: a criterium for overdosage of tricyclic psychotropic drugs. Intensive Care Med 1995a; 21: 598–601.

Rechlin T. Effects of psychopharmacologic therapy on heart rate variation. Nervenarzt 1995b; 66: 678–685.

Silke B, Campbell C, King DJ. The potential cardiotoxicity of antipsychotic drugs as assessed by heart rate variability. J Psychopharmacol 2002; 16: 355–360.

Wang YC et al. Heart rate variability in schizophrenic patients switched from typical antipsychotic agents to amisulpride and olanzapine. 3-month follow-up. Neuropsychobiology 2008; 57: 200–205.

Wang YC et al. Olanzapine-induced weight gain plays a key role in the potential cardiovascular risk: evidence from heart rate variability analysis. Sci Rep 2014; 4: 7394.

Zahn TP, Pickar D. Autonomic effects of clozapine in schizophrenia: comparison with placebo and fluphenazine. Biol Psychiatry 1993; 34: 3–12.

10.5 Psychoaktive Substanzen & HRV

10.5.1 Ethanol

Ethanol ist eine psychoaktive Substanz. Es wirkt sowohl auf das zentrale als auch auf das periphere Nervensystem. Dementsprechend kann es auch die Funktion des autonomen Nervensystems beeinflussen und somit die HRV. Spaak et al. (2010) zeigten, dass Ethanol entsprechend seinem Blutspiegel verschiedene Effekte auf das autonome Nervensystem ausübt. Zwei Gruppen von Probanden erhielten entweder zwei Glas Rotwein (155 ml, 12 % Ethanol) oder eine entsprechende 12-prozentige Lösung von Ethanol. Die Kontrollgruppe erhielt normales Wasser. Die Ergebnisse zeigten, dass ein Glas Wein/Ethanollösung, abgesehen von der Reduktion des RMSSD, keine wesentliche Änderung der HRV hervorruft. Nach dem zweiten Glas beobachtete das Forscherteam jedoch statistisch signifikante Änderungen der HRV im Vergleich zur Kontrollgruppe und zu den Ausgangswerten. Es zeigten sich signifikante Anstiege des LF/HF-Verhältnisses und des LF-Wertes. Darüber hinaus sanken auch der HF-Wert sowie RMSSD. Dies unterstützt die derzeitige Studienlage und deutet auf die potenziell neutralen/günstigen Effekte eines moderaten Alkoholkonsums hin.

Buckman et al. (2015) verglichen die HRV während einer kognitiven Aufgabe vor und nach gleichzeitiger Gabe von Alkohol, Placebo oder einem alkoholfreien Getränk. Probanden, die ein alkoholisches Getränk zu sich nahmen, wiesen eine niedrigere HRV und eine höhere Herzfrequenz auf. Bei den anderen zwei Gruppen wurden keine wesentlichen Veränderungen der HRV beobachtet.

Platisa et al. (2014) verglichen die Effekte von Wein und einer äquivalenten Menge von Ethanol auf die HRV. Die Forscher konnten in ihrer Studie keine wesentlichen Unterschiede zwischen Wein und einer entsprechenden Dosis von Ethanol feststellen. Beides, Wein und Ethanol, führte zu einer Verminderung der Variabilität der RR-Intervalle.

Minami et al. (2002) untersuchten die Effekte von Ethanol bei japanischen Patienten mit homozygoten oder heterozygoten defekten Aldehyddehydrogenase-Allelen. Etwa 50 % der Asiaten weisen verschiedene Varianten des ADH-Gens auf und haben somit eine herabgesetzte Enzymaktivität. Man fand heraus, dass homozygote Probanden nach Gabe von Ethanol eine erhöhte 24-Stunden-Herzrate sowie deutlich erniedrigte abendliche LF- und HF-Werte haben. Dies könnte ein Hinweis dafür sein, dass Metaboliten von Ethanol, und nicht Ethanol selbst, für seine schädlichen Wirkungen verantwortlich sind.

Wiklund et al. (2009) zeigten die Gefährlichkeit der Kombination von Alkohol mit einem Energydrink. Die Probanden wurden in drei Gruppen eingeteilt. Jede Gruppe musste das Fahrrad 15 Minuten lang bei maximaler Leistung fahren. Eine Gruppe erhielt einen Energydrink und eine andere eine Kombination aus Energydrink und Wodka. Die HRV-Parameter wurden innerhalb von 30 Minuten nach dem Training gemessen. Die Probanden aus der Gruppe, die Energydrink und Wodka erhielt, wiesen eine deutlich gestörte Erholung der HRV auf. Bei ihnen wurden deutlich niedrigere Total Power-, HF- und LF-Werte 30 Minuten nach dem Training gemessen. Im Vergleich zu den beiden anderen Gruppen stellten die Forscher eine signifikant höhere Herzrate fest, die sich langsamer normalisierte.

Vaschillo et al. (2008) untersuchten den Effekt von Ethanol auf die emotionalen Reaktionen der Probanden. Sie zeigten ihnen positive, negative und neutrale Bilder. Währenddessen beobachteten die Wissenschaftler Änderungen der HRV. Im Vergleich zu der Kontrollgruppe und Placebo stellten sie in der Alkoholgruppe signifikante Absenkungen der Werte von pNN50, SDNN und HF fest. Auch der LF-Wert war sowohl in der Placebo- als auch in der Kontrollgruppe erniedrigt. Dies weist auf die Interaktion zwischen Ethanol und kognitiven Fähigkeiten und ihre Effekt auf die HRV hin. Bates et al. (2011) verwendeten eine ähnliche Methodik. Sie untersuchten die geschlechtsabhängigen Effekte von Ethanol auf die emotionale Reaktion auf Bilder mit neutralem, positivem oder negativem Inhalt. Die Forscher fanden heraus, dass Männer deutlich höhere Abfälle der LF, HF und Total Power sowie ein höheres LF/HF-Verhältnis aufwiesen.

Sagawa et al. (2011) zeigten auch, dass Alkohol dosisabhängige Effekte auf das autonome Nervensystem hat. Sie stellten einen Abfall der frequenzabhängigen Parameter der HRV fest sowie einen dosisabhängigen Anstieg des LF/HF-Verhältnisses. Die oben angeführten Forschungsarbeiten dokumentieren, dass bei vielen Substanzen die Dosierung tatsächlich die negative Wirkung bestimmt. Ethanol ist noch ein weiteres Beispiel einer Substanz, die ihre Wirkungen auf die HRV dosisabhängig entfalten kann.

Literatur

Bates ME et al. The redistribution of power: neurocardiac signaling, alcohol and gender. PLoS One 2011; 6: e28281.

Buckman JF et al. Immediate and complex cardiovascular adaptation to an acute alcohol dose. Alcohol Clin Exp Res 2015; 39: 2334–2344.

Minami J et al. Effects of alcohol intake on ambulatory blood pressure, heart rate, and heart rate variability in Japanese men with different ALDH2 genotypes. J Hum Hypertens 2002; 16: 345–351.

Platisa MM et al. Quantification of the acute effect of a low dose of red wine by nonlinear measures of RR and QT interval series in healthy subjects. Comput Biol Med 2014; 53: 291–296.

Sagawa Y et al. Alcohol has a dose-related effect on parasympathetic nerve activity during sleep. Alcohol Clin Exp Res. 2011; 35(11): 2093–2100.

Spaak J et al. Dose-related effects of red wine and alcohol on heart rate variability. Am J Physiol Heart Circ Physiol 2010; 298: H2226–H2231.
Vaschillo EG et al. Heart rate variability response to alcohol, placebo, and emotional picture cue challenges: effects of 0.1-Hz stimulation. Psychophysiology 2008; 45: 847–858.
Wiklund U et al. Influence of energy drinks and alcohol on post-exercise heart rate recovery and heart rate variability. Clin Physiol Funct Imaging 2009; 29: 74–80.

Teil 6

Fallbeispiele aus der Praxis

1 Die HRV als Spiegel des täglichen Lebens

Das Messen der HRV ist eine hochsensitive und präzise Analysemethode. Ihre Anwendungsmöglichkeiten sind so vielfältig wie die Lebens- und Tätigkeitsbereiche von Menschen. Aus diesem Grund stellt sie nicht nur einen höchst aufschlussreichen Indikator für die Auswirkungen des täglichen Lebens und die Veränderungen im Gesundheitszustand eines Menschen dar. Die HRV wird auch als objektiver, valider „Datensammler" für wissenschaftliche Evaluierungen genutzt.

Die folgenden Beispiele blicken mit der HRV-Brille auf den normalen beruflichen und privaten Alltag von zehn sehr unterschiedlichen Menschen. Nur ihr Name, jedoch nicht ihr Alter und ihr Geschlecht, wurde geändert.

Die Messungen wurden mit der hochspezialisierten HRV-Software von Autonom Health® analysiert. Alle dargestellten Grafiken und Ergebnisse wurden unmittelbar nach jedem Datenupload automatisiert erstellt und sind jederzeit, mit Passwort geschützt, im Internet abrufbar.

Jeder der 288 Fünf-Minuten-Zeitabschnitte einer 24-Stunden-Messung wurde im Kontext zu einzelnen Tätigkeiten und zur Gesamtmessung sowie im Vergleich zur Alters- und Geschlechtsgruppe berechnet, um daraus einen nachvollzieh- und verstehbaren Befund mit darauf aufbauenden motivierenden Empfehlungen zu erstellen. Damit können interpretatorische Verzerrungen auf Basis unterschiedlichen Wissens- und Erfahrungsstandes zu 100 % vermieden werden.

2 Gesunder junger Mann

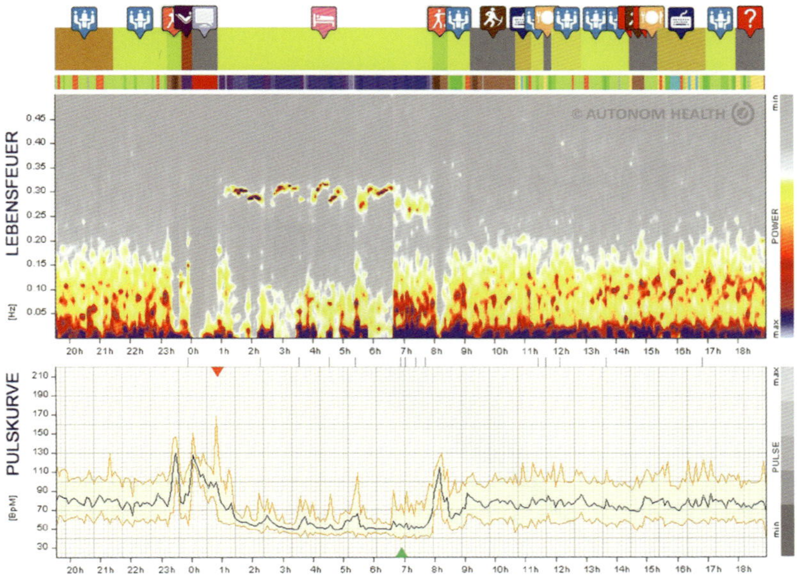

Abb. 6.1 Gesunder junger Mann in HRV-Spektrogramm und Pulskurve (Quelle: Autonom Health®, 2013).

Klaus F., 22 Jahre	
Aktuelles funktionelles biologisches Alter	**20 Jahre**
Anzahl Herzschläge in 24 h	**98.525**
Mittlere HR gesamt	**67,67 BpM**
Mittlere HR Tag	**76,76 BpM**
Mittlere HR Nacht	**54,04 BpM**
pNN50 ganze Messung	**30,00 %**
Total Power ganze Messung	**7.858,92 ms²**

Es liegt in der Natur der Dinge, dass junge Menschen vitaler sind als alte. Auch die HRV von jungen Organismen unterscheidet sich von alten sowohl im Lebensfeuer®-Spektrogramm, das dichter, höher und farbintensiver „brennt", als auch in den durchwegs besseren Analysedaten.

Das Fallbeispiel von Klaus F. zeigt so ein typisches kräftiges Feuer eines gesunden jungen Mannes im Zenit seiner Leistungsfähigkeit.

Klaus F. legt als Wirtschaftsstudent schon aus Gründen seines angestrebten Berufs Wert auf Ökonomie und Leistung. Diese Anforderungen stellt der 22-Jährige auch an seine körperliche Performance. Und diese ist höchst bemerkenswert. Sämtliche HRV- und Herzleistungsdaten sind im sehr guten Bereich. Seine beeindruckende Total Power von fast 8.000 ms^2 ist ein unwiderlegbarer Beweis für Gesundheit und Lebensenergie.

Scatterplot und Histogramm

Abschnitt 1:
Aktivitäten wie „Gehen", „Fernsehen" etc. = höhere Herzraten

Abschnitt 2:
Tagesaktivitäten wie „Kommunikation", „PC Arbeiten", „Essen" etc. = mittlere Herzraten

Abschnitt 3:
Ruhigste Aktivität „Schlafen" = niedrige Herzraten

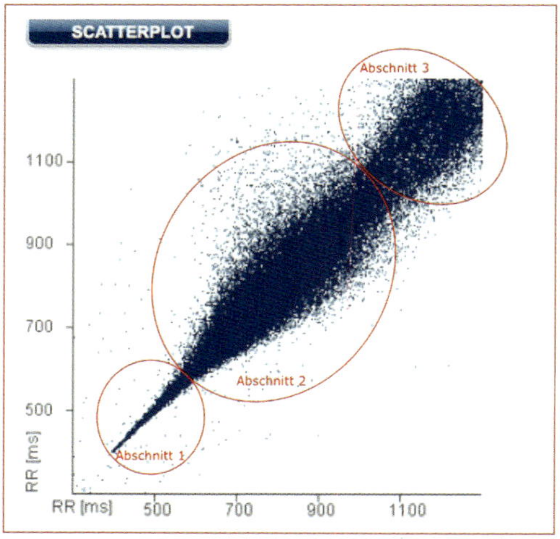

Abb. 6.2 Gesunder junger Mann im Scatterplot (Quelle: Autonom Health®, 2013).

Abbildung 6.2 zeigt die typische Torpedoform des Scatterplots eines Gesunden. Ihre Spitze im linken unteren Bereich repräsentiert die beiden abendlichen Aktivitäten „Gehen" und „TV" mit höheren Pulswerten. Es folgt eine erste „Ausbuchtung" zwischen 700 und 1.000 Millisekunden, entsprechend den Pulswerten des Tages mit ihrem Mittelwert von 76,8 Schlägen pro Minute (775 ms). Der rechte obere Teil des Scatterplots repräsentiert den Schlaf.

Abschnitt 1:
kurze Messstrecken zwischen 400 und 550 ms (= Herzraten von 150 bis 110 Schlägen pro Minute)

Abschnitt 2:
breiter und hoher Bereich von 550 bis 1100 ms (= Herzraten von 110 bis 55 Schlägen pro Minute)

Abschnitt 3:
rechter Bereich bis knapp an die 1400 ms (entspricht den sieben Stunden Schlaf mit den niedrigsten Herzraten der Messung)

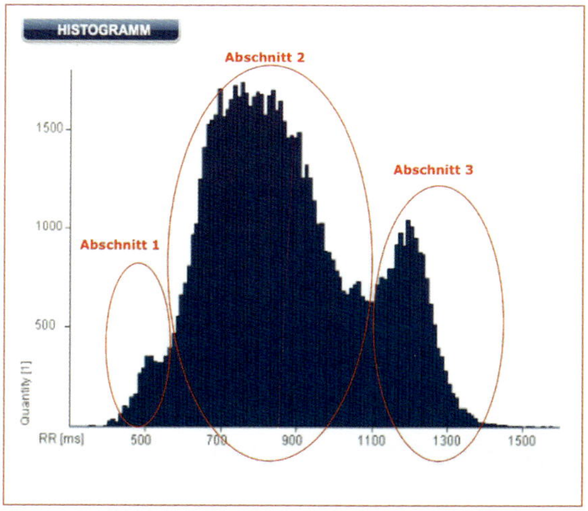

Abb. 6.3 Gesunder junger Mann im Histogramm (Quelle: Autonom Health®, 2013).

Das Histogramm in Abbildung 6.3 zeigt die Häufigkeitsverteilung der Abstände zwischen allen Herzschlägen und den aus diesen Werten errechneten Herzraten. Die kurzen Messstrecken zwischen etwa 400 und 550 Millisekunden links im Histogramm entsprechen Herzraten von 150 bis 110 Schlägen pro Minute. Der anschließende breite und hohe Bereich von 550 bis 1.100 ms, der Herzraten von 110 bis 55 Schläge pro Minute abgebildet, repräsentiert den überwiegenden Messzeitraum mit den Tätigkeiten „Kommunikation", „Zeit am PC", „Essen" etc. Der rechte Bereich bis knapp an die 1.400 ms entspricht den sieben Stunden Schlaf mit den niedrigsten Herzraten der Messung.

Kraft tanken im Schlaf

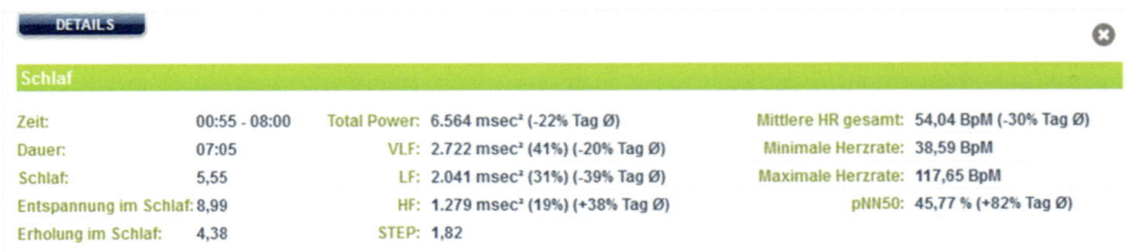

Abb. 6.4 Kraft tanken im Schlaf anhand diverser HRV-Parameter (Quelle: Autonom Health®, 2021).

Sein ohnehin starker Parasympathikus mit einer pNN50 von 30 % im Schnitt der gesamten Messung steigt im Schlaf um 82 % gegenüber dem Tagesmittelwert an. Das ist der Beweis, dass sich Klaus F. trotz eher kurzer Schlafdauer gut erholt hat.

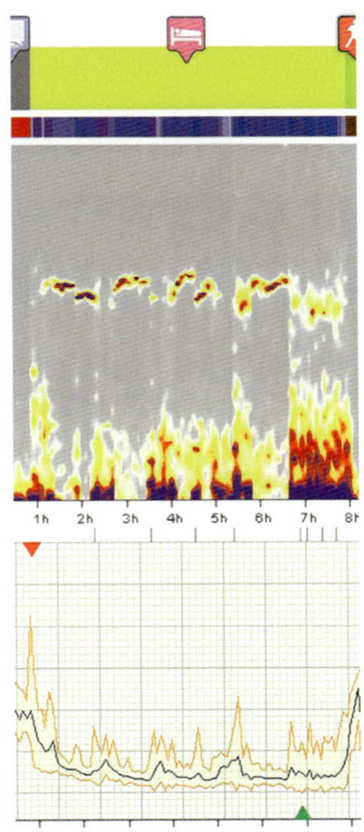

Abb. 6.5 Kraft tanken im Schlaf im HRV-Spektrogramm (Quelle: Autonom Health®, 2013).

Energiereich durch den Tag

Obwohl der Tag von Klaus F. mit vielen Aktivitäten ausgefüllt ist, bricht die HRV in keiner Phase ein. Das Feuer bleibt die gesamte Zeit über dicht und kompakt. Auch der Puls (siehe Pulsbalken in Abb. 6.6) bleibt während des ganzen Tages konstant. Trotz unterschiedlicher Tagesaktivitäten ist er stets im ökonomischen Bereich.

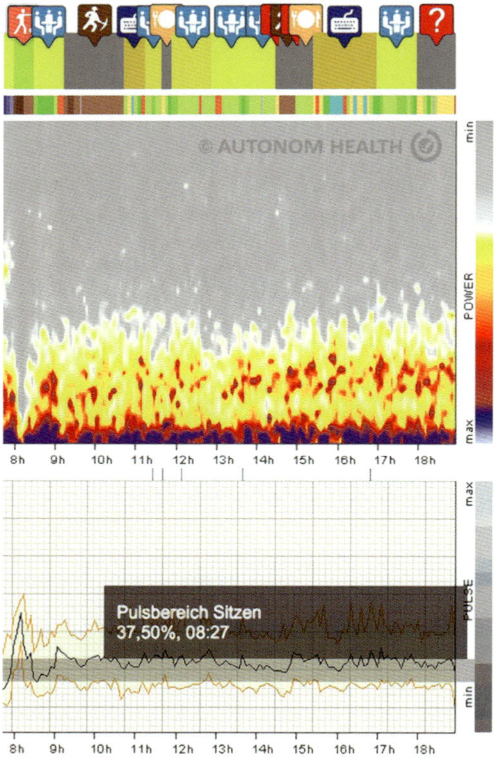

Abb. 6.6 Gesunder junger Mann energiereich durch den Tag (Quelle: Autonom Health®, 2013).

Durch die Lupe betrachtet

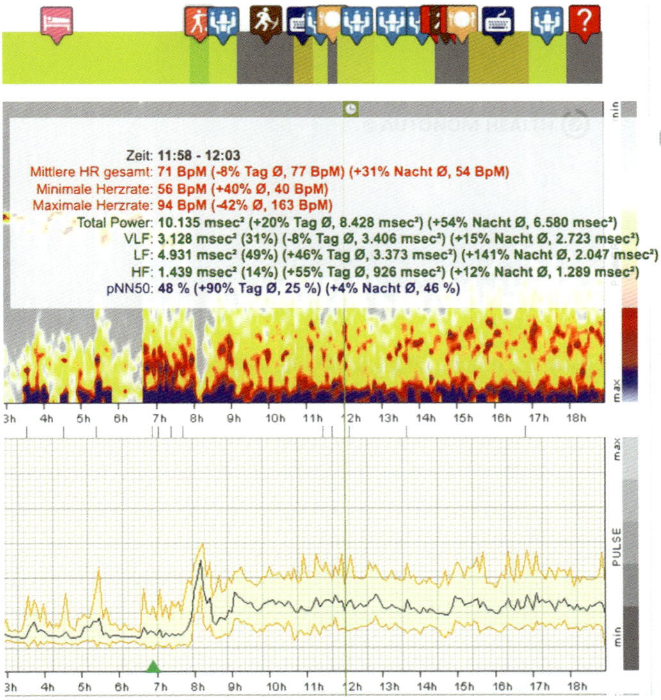

Abb. 6.7 „Click & See" in der HRVmed deutet auf beginnende Müdigkeit hin (Quelle: Autonom Health®, 2013).

Unmittelbar nach seinem kurzen Mittagessen, dann, wenn andere ihrer sogenannten postprandialen Müdigkeit anheimfallen, steigt die Total Power bei Klaus F. als Zeichen erhöhter Leistungsbereitschaft sogar an.

Die Lupenfunktion „Click & See" in der HRVmed Analyse von 11.58 bis 12.03 Uhr lässt jedoch erkennen, was auch das Muster der drei analysierten Frequenzbereiche zeigt: Klaus F. könnte noch besser performen.

Der VLF-Bereich sinkt als Zeichen körperlicher Entspannung. Die Low Frequency steigt vor allem im 0,1-Hz-Bereich als Ausdruck mentaler Fokussierung, jedoch nicht so stark wie der HF-Anteil und vor allem die pNN50. Diese liegt sogar während der angezeigten 5 Minuten absolut höher als im Schlaf, was auf beginnende Müdigkeit hinweist. Mit einem Power Napping oder einer kurzen Ruhephase könnte Klaus F. noch mehr aus seinem Tag machen.

3 Leistungsstarke Topmanagerin

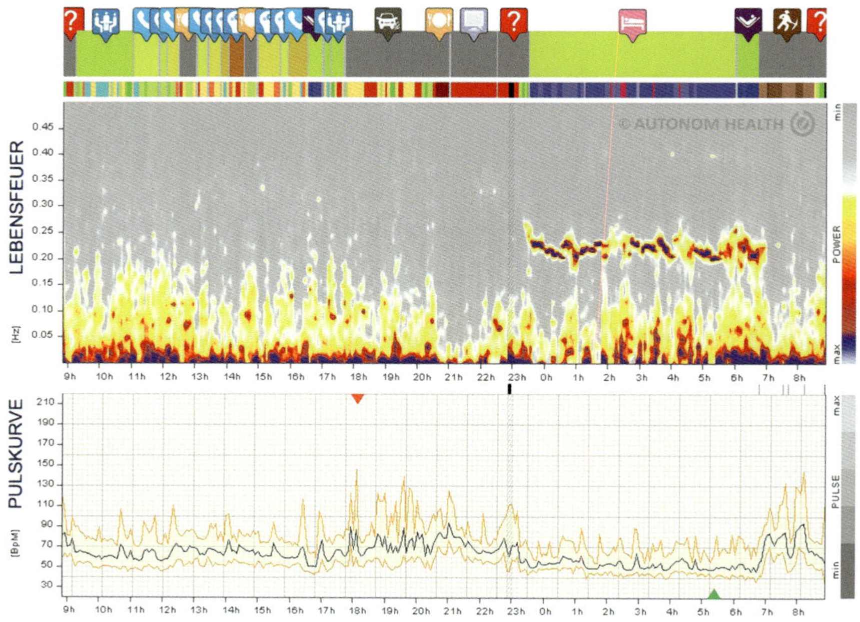

Abb. 6.8 Leistungsstarke Topmanagerin in HRV-Spektrogramm und Pulskurve (Quelle: Autonom Health®, 2011).

Theresa N., 53 Jahre	
Aktuelles funktionelles biologisches Alter	**23 Jahre**
Anzahl Herzschläge in 24 h	**87.508**
Mittlere HR gesamt	**60,77 BpM**
Mittlere HR Tag	**64,83 BpM**
Mittlere HR Nacht	**52,02 BpM**
pNN50 ganze Messung	**34,95 %**
Total Power ganze Messung	**6.245,33 ms²**

Menschen sind individuell. Auch wenn man glaubt, ein anspruchsvoller Spitzenjob und private Mehrfachbelastungen führten oft schnell ins Burn-out, kann es doch ganz anders sein.

Theresa N. ist mit 53 Jahren Abteilungsleiterin eines Weltkonzerns. Sie bekleidet nicht nur eine verantwortungsvolle, sondern auch eine höchst fordernde Position. Häufig muss sie beruflich ins Ausland reisen, sie pendelt von einem Meeting zum anderen, ihr Terminkalender ist voll. Nicht nur der permanente Zeitdruck ist belastend, auch die vielen Nächte in Hotelbetten sowie die unregelmäßigen, teilweise ungewohnten Mahlzeiten in Restaurants entsprechen nicht ihrer Idealvorstellung.

Theresa N. ist übergewichtig und betreibt keinen Sport. Als Alleinerzieherin einer Tochter im Grundschulalter leidet sie unter dem schlechten Gewissen, zu wenig Zeit für das Kind zu haben.

Dennoch zeigt die Messung keinerlei Belastungen oder Schwächen. Ihr Lebensfeuer® flammt hoch und bleibt über die gesamte Messzeit dicht. Auch die Analysedaten erhärten den bildlichen Eindruck ihres äußerst guten Zustandes im Lebensfeuer®: Mit ihren 53 Jahren funktioniert ihr Vegetativum wie das einer 23-Jährigen. Die Total Power lässt mit 6.245,33 ms² Rückschlüsse auf eine sehr gute Konstitution zu. Die Herzraten sind ebenfalls ausschließlich im sehr guten Bereich.

Meetings, Telefonate und E-Mails – ganz normaler Berufsalltag

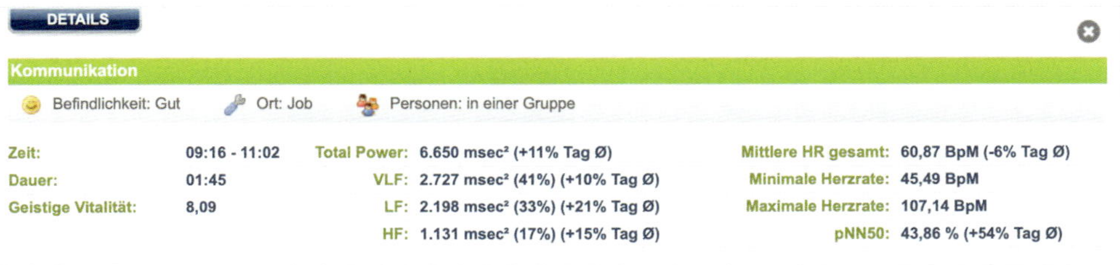

Abb. 6.9 Kommunikation anhand diverser HRV-Parameter (Quelle: Autonom Health®, 2021).

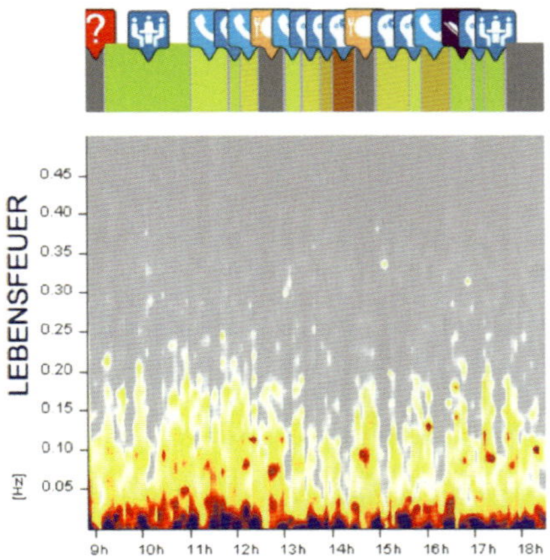

Abb. 6.10 Berufsalltag in HRV-Spektrogramm und Pulskurve (Quelle: Autonom Health®, 2011).

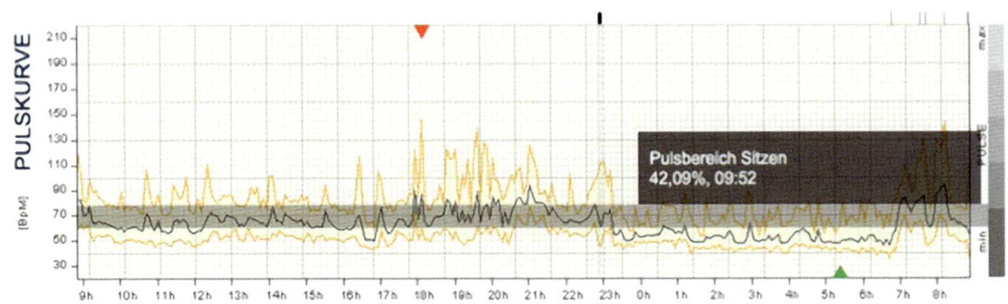

Theresa Ns. Berufsalltag ist vollgepackt mit Meetings, Telefonaten und dem Bearbeiten von E-Mails. Kommunikation steht an erster Stelle. Und gerade dabei ist sie in ihrem Element: Das Spektrogramm zeigt ein Hochflammen. Ihre Herzrate ist in diesen Phasen niedriger als im Tagesdurchschnitt. Kurz, sie ist in dieser Zeit ganz im Flow. Das Verhältnis ihrer Frequenzbänder könnte nicht besser sein. Alle drei steigen: VLF im Sinne körperlicher Entspannung am geringsten, LF infolge hoher Leistungsbereitschaft am meisten, gefolgt von HF als Zeichen der Ökonomie. Diese beweist auch die Herzrate. Sie liegt mit 6 % unter dem Tagesschnitt im optimalen Bereich für sitzende Tätigkeiten (siehe Balken in der Pulskurve).

Essen – eine Herausforderung für den Organismus

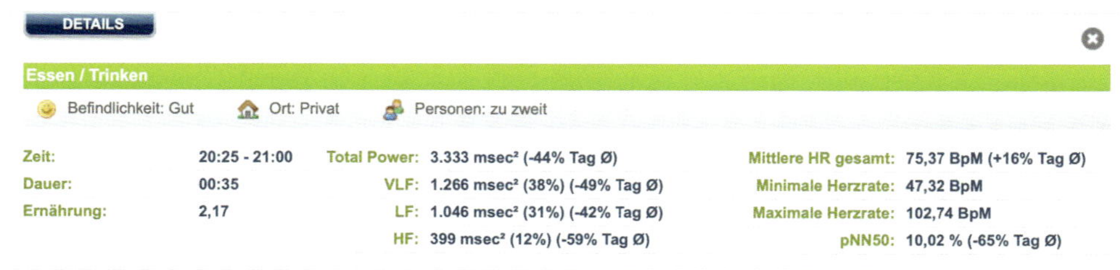
DETAILS
Essen / Trinken
Befindlichkeit: Gut
Ort: Privat
Personen: zu zweit
Zeit: 20:25 - 21:00
Dauer: 00:35
Ernährung: 2,17
Total Power: 3.333 msec² (-44% Tag Ø)
VLF: 1.266 msec² (38%) (-49% Tag Ø)
LF: 1.046 msec² (31%) (-42% Tag Ø)
HF: 399 msec² (12%) (-59% Tag Ø)
Mittlere HR gesamt: 75,37 BpM (+16% Tag Ø)
Minimale Herzrate: 47,32 BpM
Maximale Herzrate: 102,74 BpM
pNN50: 10,02 % (-65% Tag Ø)

Abb. 6.11 Essen/Trinken als Herausforderung anhand diverser HRV-Parameter (Quelle: Autonom Health®, 2021).

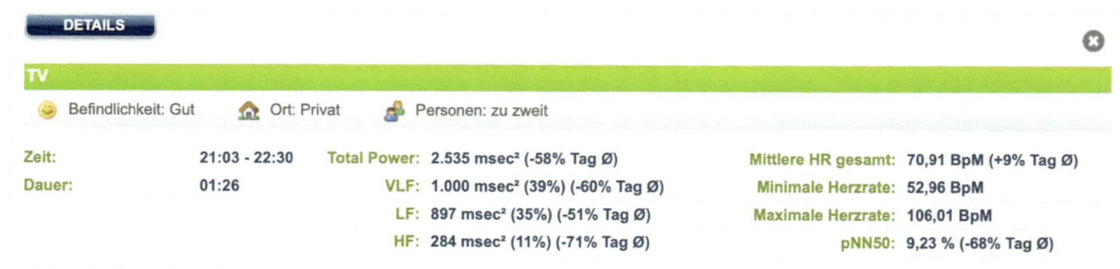

Abb. 6.12 Auswirkungen des Essens/Trinkens auf TV anhand diverser HRV-Parameter (Quelle: Autonom Health®, 2021).

Eine interessante Phase in der Messung ist der Einbruch der HRV beim Abendessen von 20.25 bis 21.00 Uhr und vor allem danach während des Fernsehens ab 21.03 Uhr, gekennzeichnet durch einen Abfall der Total Power um 44 % während des Essens und um bis zu 58 % beim Fernsehen. Der gleichzeitig schnelle Puls beim Essen und während des anschließenden Fernsehens zeigt ein Muster, das bei und nach den anderen Mahlzeiten nicht aufgetreten ist. Hier ergeben sich sinnvolle Ansätze, um über das Was und Wie des Abendessens nachzudenken.

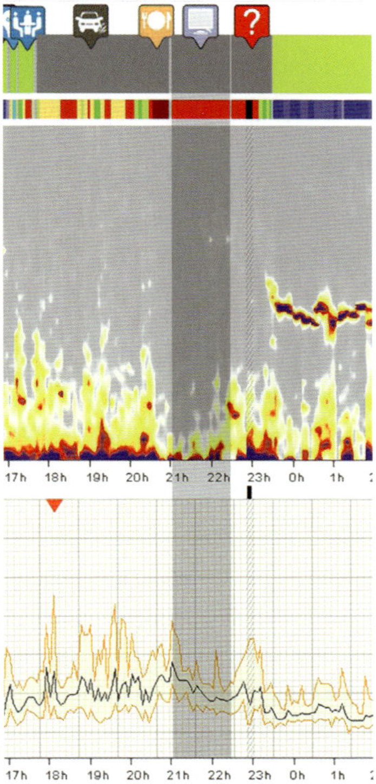

Abb. 6.13 Einbruch der HRV nach Essen/Trinken während TV in HRV-Spektrogramm und Pulskurve (Quelle: Autonom Health®, 2011).

Wenn der Vagus tanzt

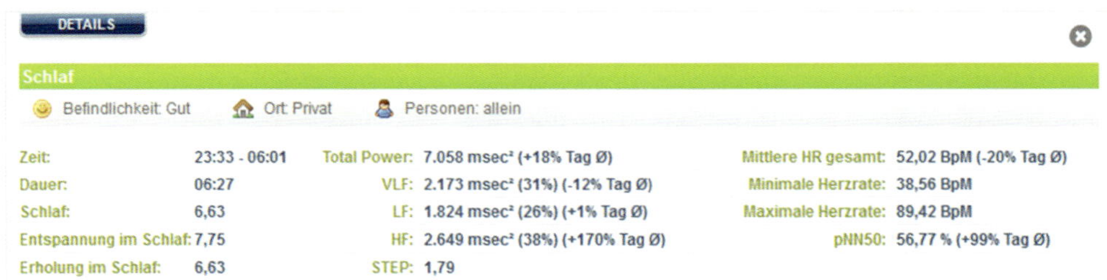
DETAILS
Schlaf
Befindlichkeit: Gut
Ort: Privat
Personen: allein
Zeit: 23:33 - 06:01
Dauer: 06:27
Schlaf: 6,63
Entspannung im Schlaf: 7,75
Erholung im Schlaf: 6,63
Total Power: 7.058 msec² (+18% Tag Ø)
VLF: 2.173 msec² (31%) (-12% Tag Ø)
LF: 1.824 msec² (26%) (+1% Tag Ø)
HF: 2.649 msec² (38%) (+170% Tag Ø)
STEP: 1,79
Mittlere HR gesamt: 52,02 BpM (-20% Tag Ø)
Minimale Herzrate: 38,56 BpM
Maximale Herzrate: 89,42 BpM
pNN50: 56,77 % (+99% Tag Ø)

Abb. 6.14 Guter Schlaf anhand diverser HRV-Parameter (Quelle: Autonom Health®, 2021).

Eine der wichtigsten Ressourcen für hohe Vitalität ist der Schlaf.

Theresa N. schläft ausgesprochen gut. Sie selbst empfindet diese für sie wichtigste Zeit der Regeneration als Genuss. Mit einer außergewöhnlich hohen pNN50 von 56,77 %, niedrigen Herzraten und einem HF-Anteil, der um 170 % höher ist als am Tag, entsprechen die Analysedaten sowohl der Botschaft im Spektrogramm als auch ihrer subjektiven Wahrnehmung. Eine blaue RSA mit 53 Jahren ist bemerkenswert. Und wie die Gaußsche Kurve beweist, hat keine ihrer Altersgenossinnen mehr Vagusaktivität im Schlaf als sie (Abb. 6.16).

Allein die angegebene Schlafdauer von 6 Stunden und 27 Minuten ist auch für ihre Fähigkeit zur Regeneration etwas knapp und könnte durchaus erweitert werden.

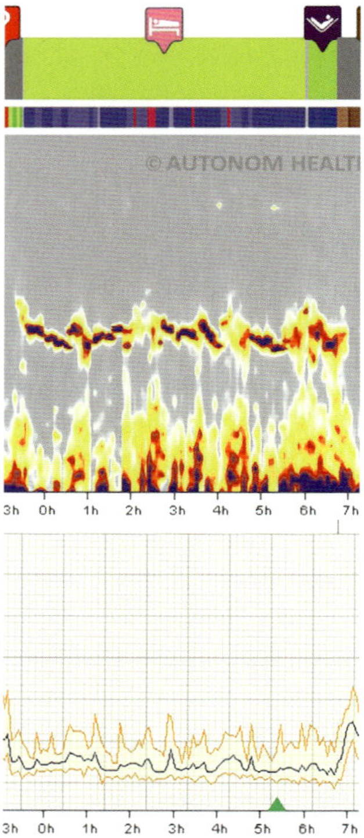

Abb. 6.15 Eine schöne RSA im Schlaf in HRV-Spektrogramm und Pulskurve (Quelle: Autonom Health®, 2011).

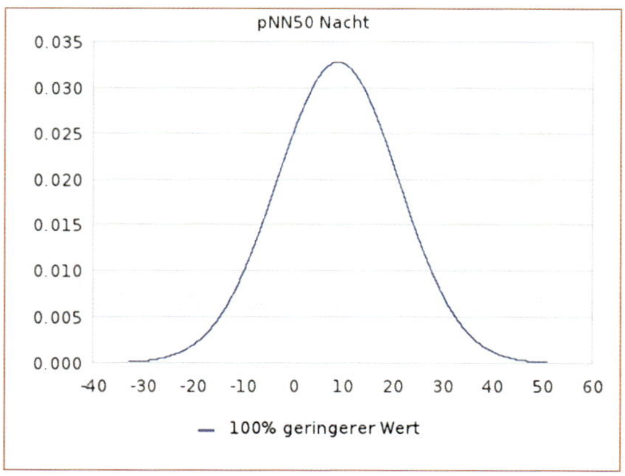

Abb. 6.16 pNN50 in der Nacht im Vergleich zu gleichaltrigen Frauen (Quelle: Autonom Health®, 2011).

Atmung in Einklang mit dem Herzen

Die unbewusste, dennoch optimale Koordination von Atmung und Herzschlag spiegelt sich auch in der Kohärenz der beiden um Mitternacht wider.

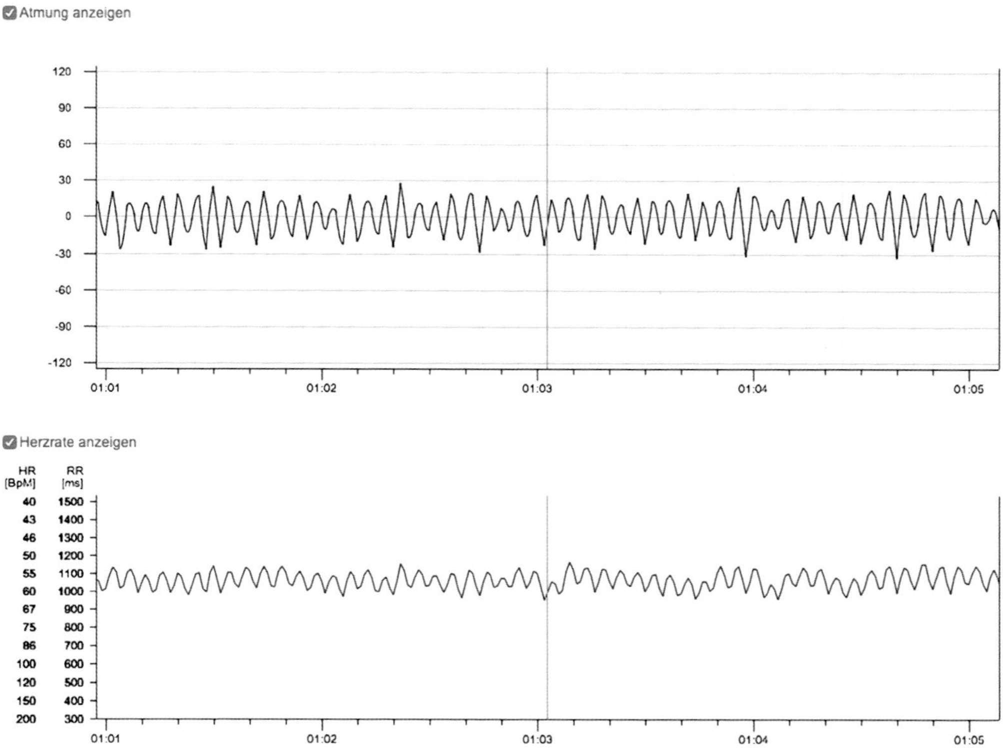

Abb. 6.17 Darstellung von Gleichklang von Atmung und Herzschlag (Quelle: Autonom Health®, 2011).

Über dem Durchschnitt

Ein Blick auf die Detailergebnisse der Messung lässt erkennen, dass Theresa N. eine – besonders für ihr Alter – ausgezeichnete Performance liefert. Alle Werte befinden sich in einem außergewöhnlich guten Bereich:

DETAILS DER MESSUNG

Aktuelles Biologisches Alter	23 Jahre	**General Vitality Index**	498
Anzahl Herzschläge	85.546	**Anzahl Herzschläge in 24h**	87.508
Minimale Herzrate	39 BpM um 05:54:10 (Schlaf)	**Dynamik A**	13 BpM
Maximale Herzrate	144 BpM um 18:09:24 (Autolenken)	**Dynamik B**	106 BpM

Parameter	Tag	Schlaf	Ganze Messung
Mittlere Herzrate	64,83 BpM	52,02 BpM	60,77 BpM
Total Power	5.973,48 msec²	7.018,08 msec²	6.245,33 msec²
ULF	697,60 msec² (11,68 %)	405,95 msec² (5,78 %)	618,51 msec² (9,90 %)
VLF	2.479,14 msec² (41,50 %)	2.166,45 msec² (30,87 %)	2.387,67 msec² (38,23 %)
LF	1.814,56 msec² (30,38 %)	1.826,36 msec² (26,02 %)	1.812,21 msec² (29,02 %)
HF	982,18 msec² (16,44 %)	2.619,32 msec² (37,32 %)	1.426,94 msec² (22,85 %)
pNN50	28,51 %	56,77 %	34,95 %
SDNN	159,91 msec	128,59 msec	185,02 msec
RMSSD	64,52 msec	80,46 msec	68,48 msec

Pulsstatistik	Protokolliert	Tatsächliches Aktivierungsniveau	
Schlaf, Entspannen / Ruhen	07:35 (31,58%)	10:26 (44,49%)	Pulsbereich Schlafen
Sitzende Tätigkeiten	13:50 (57,59%)	09:50 (41,93%)	Pulsbereich Sitzen
Gehen / Radfahren, manuelle Arbeit	01:45 (7,28%)	02:52 (12,28%)	Pulsbereich Gehen, Manuelle Arbeit, etc.
Sport	00:00 (0,00%)	00:00 (0,01%)	Pulsbereich Grundlagenausdauer
	---	00:00 (0,00%)	Pulsbereich Spitzenpuls

Abb. 6.18 Detailergebnisse einer hervorragenden Performance (Quelle: Autonom Health®, 2021).

Fast alle Gaußschen Kurven beweisen ebenfalls Theresa Ns. überdurchschnittliche Vitalität:

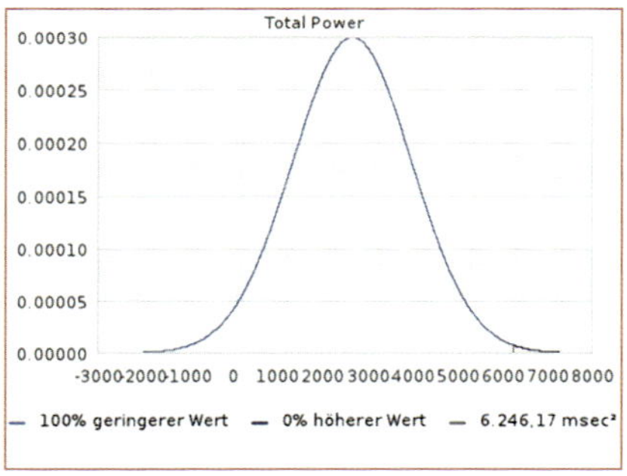

Abb. 6.19 Total Power im Vergleich zu gleichaltrigen Frauen (Quelle: Autonom Health®, 2011).

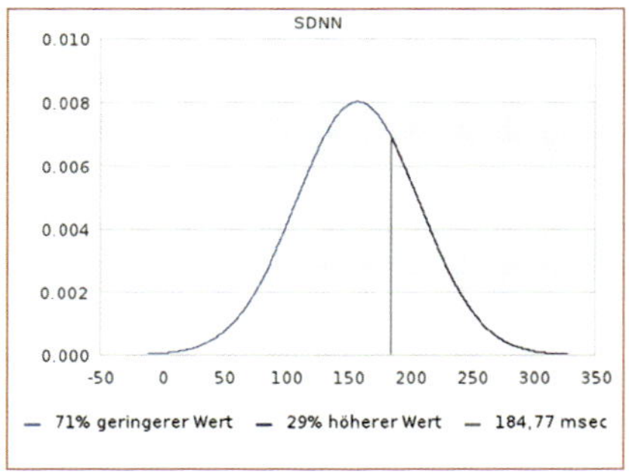

Abb. 6.20 SDNN im Vergleich zu gleichaltrigen Frauen (Quelle: Autonom Health®, 2011).

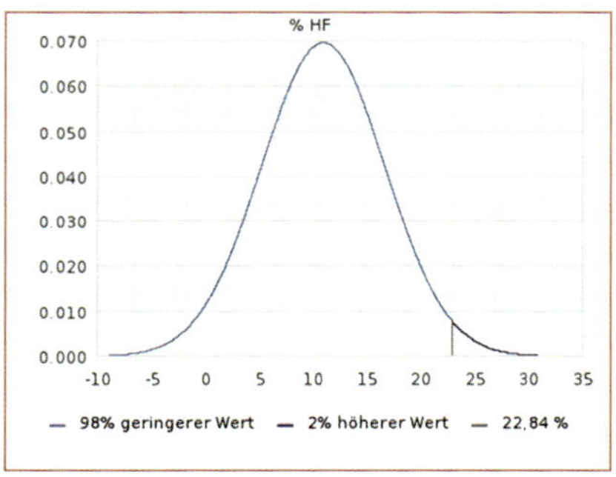

Abb. 6.21 % HF im Vergleich zu gleichaltrigen Frauen (Quelle: Autonom Health®, 2011).

4 Beeindruckende Regenerationsfähigkeit

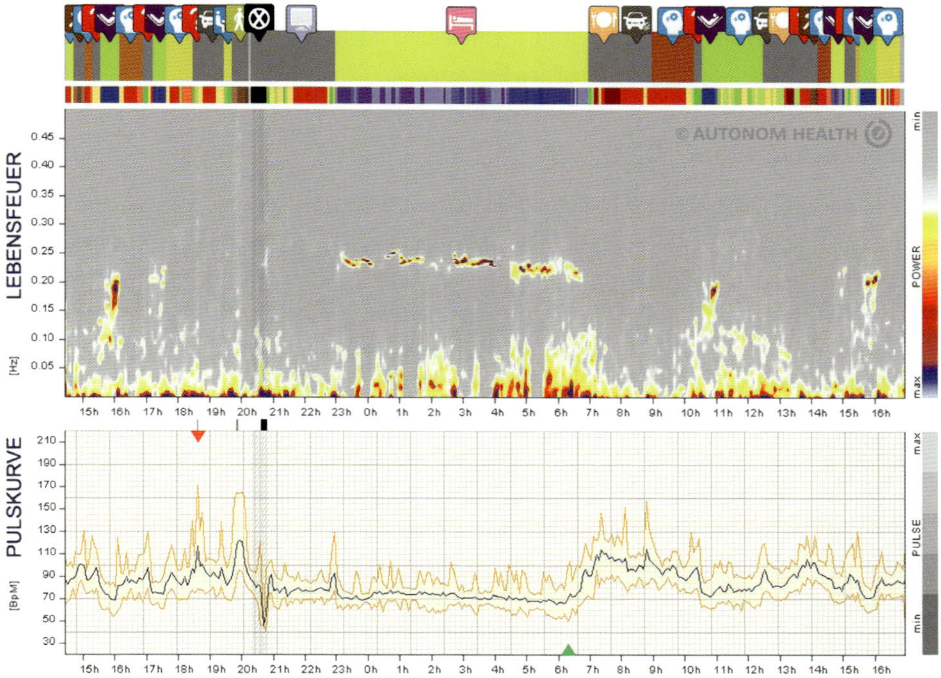

Abb. 6.22 Beeindruckende Regenerationsfähigkeit in HRV-Spektrogramm und Pulskurve (Quelle: Autonom Health®, 2013).

Roman B., 44 Jahre	
Aktuelles funktionelles biologisches Alter	**50 Jahre**
Anzahl Herzschläge in 24 h	**117.261**
Mittlere HR gesamt	**81,43 BpM**
Mittlere HR Tag	**86,45 BpM**
Mittlere HR Nacht	**72,06 BpM**
pNN50 ganze Messung	**4,41 %**
Total Power ganze Messung	**2.042,17 ms^2**

Roman B. ist ein 44-jähriger Bankangestellter. Er ist verheiratet und hat zwei Kinder im Alter von 15 und 12 Jahren. Als Ausgleich zu seiner fordernden Banktätigkeit und um die notwendige Konzentrationsfähigkeit aufrechtzuerhalten, wendet er gerne Entspannungstechniken an, teilweise in Arbeitspausen, teilweise sogar am Abend. Obwohl er dies gar nicht immer regelmäßig tut, reagiert sein Organismus deutlich beim Wechsel vom „Leistungsmodus“ in den „Regenerationsmodus“.

Diese Messung kam während eines Wochenendseminars zum Thema „Work-Life-Balance“ zustande. An beiden Seminartagen wurden verschiedene Entspannungstechniken (Autogenes Training, Progressive Muskelrelaxation nach Jacobson und Fantasiereisen) vorgestellt und geübt. Die Auswirkungen auf den Organismus werden in der Messung deutlich sichtbar. Ein weiterer interessanter Aspekt ist die unterschiedliche Wirkung der verschiedenen Techniken auf den Gemessenen.

Pause ist nicht gleich Pause

Auch wenn manche glauben, Kaffee trinken und plaudern wäre eine entspannende oder gar regenerative Pause, für den Organismus bleibt es „Arbeit“. Das zeigt eindrucksvoll der Vergleich einer Seminarpause mit der gleich im Anschluss stattfindenden Gruppenübung „Autogenes Training“. Hier die Analysedaten:

Pause
von 15.20 bis 15.35 Uhr

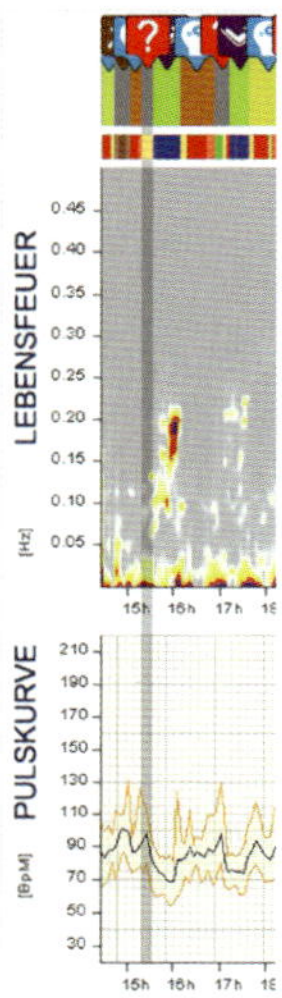

Total Power: 2.138 ms^2

pNN50: 3,51 %

HF: 247 ms^2

LF: 889 ms^2

VLF: 584 ms^2

Mittlere HR: 91,44 BpM

Abb. 6.23 Ausschnitt aus HRV-Spektrogramm und Pulskurve während einer Seminarpause (Quelle: Autonom Health®, 2013).

Autogenes Training
von 15.35 bis 16.10 Uhr

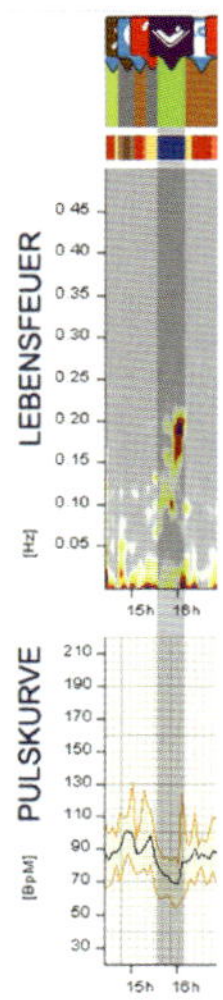

Total Power: 3.980 ms^2

pNN50: 18,34 %

HF: 1.930 ms^2

LF: 1.134 ms^2

VLF: 708 ms^2

Mittlere HR: 71,90 BpM

Abb. 6.24 Ausschnitt aus HRV-Spektrogramm und Pulskurve während Autogenem Training (Quelle: Autonom Health®, 2013).

DETAILS

Andere Tätigkeit

Zeit:	15:20 - 15:35	Total Power:	2.138 msec² (+13% Tag Ø)	Mittlere HR gesamt:	91,44 BpM (+6% Tag Ø)
Dauer:	00:15	VLF:	584 msec² (27%) (-13% Tag Ø)	Minimale Herzrate:	64,79 BpM
		LF:	889 msec² (42%) (+56% Tag Ø)	Maximale Herzrate:	123,20 BpM
		HF:	247 msec² (12%) (-31% Tag Ø)	pNN50:	3,51 % (-7% Tag Ø)

Notiz: Kaffeepause

Abb. 6.25 HRV-Details während einer Seminarpause (Quelle: Autonom Health®, 2021).

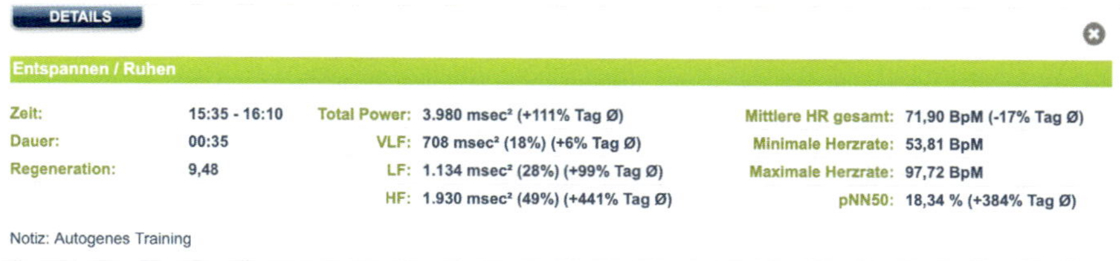

Abb. 6.26 HRV-Details während Autogenem Training (Quelle: Autonom Health®, 2021).

Die Total Power als valide Messgröße für die Vitalität erhöht sich zwar in der Kaffeepause im Vergleich zum Tagesdurchschnitt um 96 %, beeindruckend wird es aber im Entspannungstraining von 15.35 bis 16.10 Uhr: Um fast 2.000 ms^2 steigert sich die Total Power gegenüber dem Tagesdurchschnitt. Ganz deutlich drücken die pNN50-Werte die Qualitätsunterschiede der beiden Erholungsphasen aus: Durch die Aktivierung der Atmung in der Trainingseinheit steigert sich dieser wichtige Vaguswert um ganze 384 %, während er in der Kaffeepause von 15.20 bis 15.35 Uhr sogar um 7 % sinkt, weshalb die „Pause" sicher zu keiner Erholung geführt hat. Besonders bemerkenswert ist diese Messung, weil die Atmung beim Autogenen Training nicht explizit angesprochen wird.

Fantasiereise versus Progressive Muskelrelaxation

Nicht nur Pause ist nicht gleich Pause, auch Entspannungstechniken wirken sich individuell unterschiedlich aus. Wie Roman B. auf die verschiedenen Techniken reagiert, zeigen die Analysedaten am deutlichsten:

Progressive Muskelrelaxation von 17.15 bis 17.40 Uhr

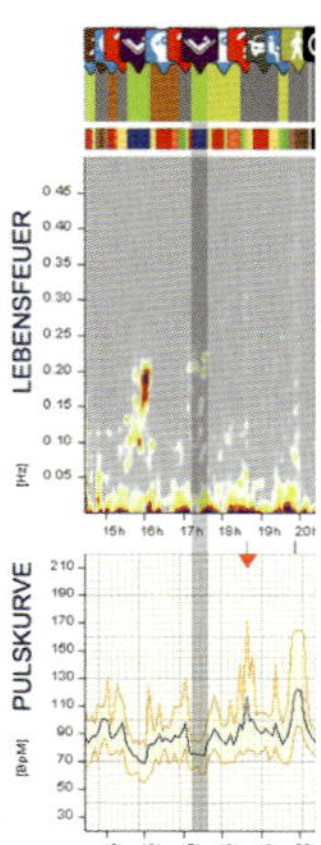

Total Power: 2.359 ms^2

pNN50: 8,50 %

HF: 583 ms^2

LF: 586 ms^2

VLF: 743 ms^2

Mittlere HR: 75,45 BpM

Abb. 6.27 Ausschnitt aus HRV-Spektrogramm und Pulskurve während einer progressiven Muskelrelaxation (Quelle: Autonom Health®, 2013).

Fantasiereise von 10.35 bis 11.05 Uhr

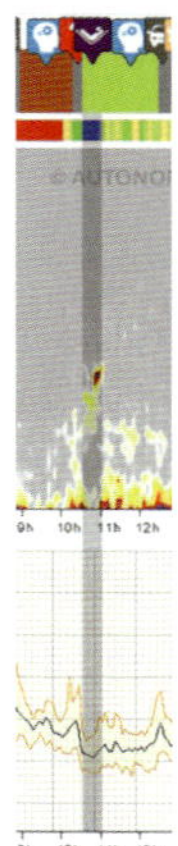

Total Power: 3.096 ms^2

pNN50: 14,73 %

HF: 1.214 ms^2

LF: 908 ms^2

VLF: 730 ms^2

Mittlere HR: 74,50 BpM

Abb. 6.28 Ausschnitt aus HRV-Spektrogramm und Pulskurve während einer Fantasiereise (Quelle: Autonom Health®, 2013).

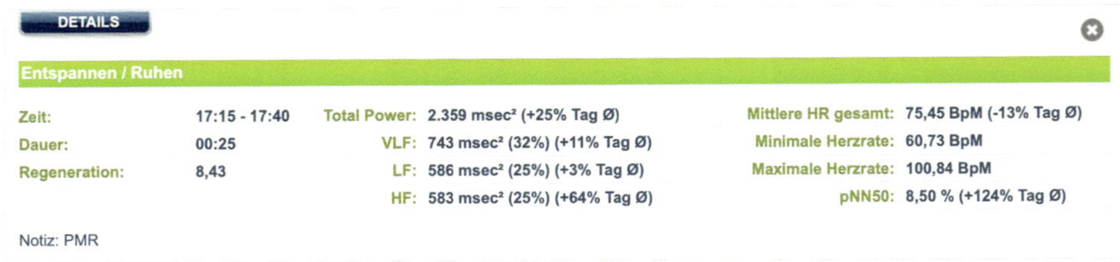

Abb. 6.29 HRV-Details während einer Progressiven Muskelrelaxation (Quelle: Autonom Health®, 2021).

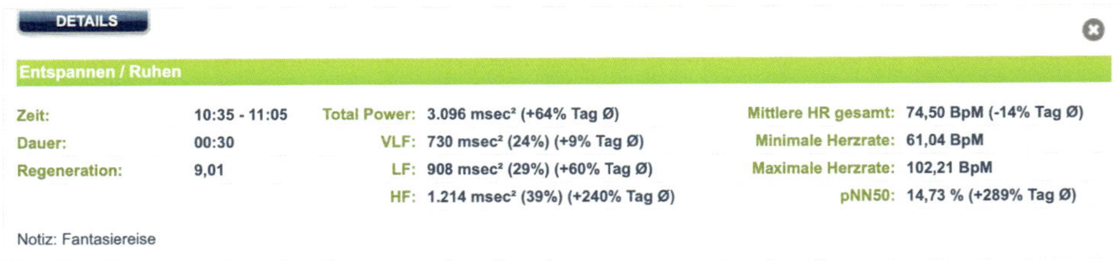

Abb. 6.30 HRV-Details während einer Fantasiereise (Quelle: Autonom Health®, 2021).

Während der 25-minütigen Progressiven Muskelrelaxation von 17.15 bis 17.40 Uhr am ersten Tag hat Roman B. eine Total Power von 2.359 ms^2. Während der um 5 Minuten längeren Fantasiereise von 10.35 bis 11.05 Uhr am nächsten Tag sinkt die Herzrate ein wenig, die Steigerung der Vitalität um 737 ms^2 ist jedoch deutlich.

Die gewünschte Entspannung gelingt während der Progressiven Muskelrelaxation etwas besser, die Low Frequency ist um 322 ms^2 geringer. Im Gegensatz dazu findet während der Fantasiereise eine deutlichere Erholung statt, die sich durch eine Zunahme im HF-Bereich zeigt. Hier sieht man auch die wohl augenscheinlichste Auswirkung der beiden Entspannungstechniken: Während der Fantasiereise steigt die Energiedichte im HF-Bereich um 240 % zum Tagesschnitt, während der Progressiven Muskelrelaxation nur um 64 %. Hierbei ist zu erwähnen, dass Roman B. zum Zeitpunkt der Messung mit der Technik der Fantasiereise kaum Erfahrung hatte.

Was ist hier passiert? Roman B. ist es gelungen, den Herzrhythmus mit dem Atemrhythmus zu synchronisieren. Das hatte zur Folge, dass während der Fantasiereise durch die entstandene Kohärenz Energie mobilisiert wurde, die vorher offensichtlich nicht zur Verfügung gestanden war. Roman B. konnte das nicht nur in einer deutlichen Steigerung seiner Vitalität während der nachfolgenden geistigen Aktivitäten am zweiten Tag um 9.00 Uhr und auch um 11.05 Uhr spüren. Sowohl das Bild als auch alle Analysedaten sprechen eine eindeutige Sprache: Das Lebensfeuer® ist dichter und höher flammend. Alle Werte wurden durch die vorangegangene Entspannungsübung verbessert:

Geistige Aktivität
von 09.00 bis 10.20 Uhr

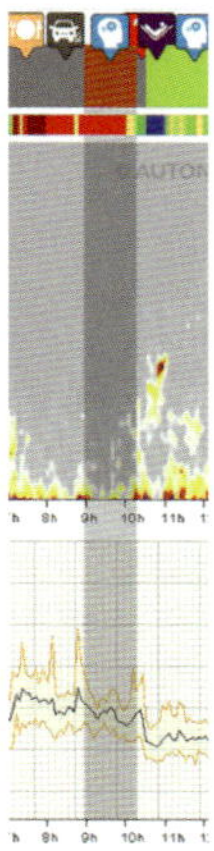

Total Power: 1.149 ms²

pNN50: 0,76 %

HF: 120 ms²

LF: 514 ms²

VLF: 399 ms²

Mittlere HR: 94,48 BpM

Abb. 6.31 Ausschnitt aus HRV-Spektrogramm und Pulskurve einer geistigen Aktivität ohne vorhergehender Entspannungseinheit (Quelle: Autonom Health®, 2013).

Geistige Aktivität
von 11.05 bis 12.30 Uhr

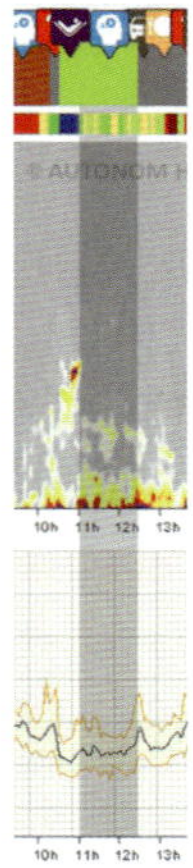

Total Power: 2.510 ms²

pNN50: 5,99 %

HF: 315 ms²

LF: 831 ms²

VLF: 994 ms²

Mittlere HR: 79,36 BpM

Abb. 6.32 Ausschnitt aus HRV-Spektrogramm und Pulskurve einer geistigen Aktivität nach Entspannungseinheit (Quelle: Autonom Health®, 2013).

DETAILS

Geistige Aktivität					
Zeit:	09:00 - 10:20	Total Power:	1.149 msec² (-39% Tag Ø)	Mittlere HR gesamt:	94,48 BpM (+9% Tag Ø)
Dauer:	01:20	VLF:	399 msec² (35%) (-40% Tag Ø)	Minimale Herzrate:	74,72 BpM
Geistige Vitalität:	1,65	LF:	514 msec² (45%) (-10% Tag Ø)	Maximale Herzrate:	126,32 BpM
		HF:	120 msec² (10%) (-66% Tag Ø)	pNN50:	0,76 % (-80% Tag Ø)

Abb. 6.33 HRV-Details einer geistigen Aktivität ohne vorhergehende Entspannungseinheit (Quelle: Autonom Health®, 2021).

DETAILS

Geistige Aktivität					
Zeit:	11:05 - 12:30	Total Power:	2.510 msec² (+33% Tag Ø)	Mittlere HR gesamt:	79,36 BpM (-8% Tag Ø)
Dauer:	01:25	VLF:	994 msec² (40%) (+48% Tag Ø)	Minimale Herzrate:	59,41 BpM
Geistige Vitalität:	8,56	LF:	831 msec² (33%) (+46% Tag Ø)	Maximale Herzrate:	115,61 BpM
		HF:	315 msec² (13%) (-12% Tag Ø)	pNN50:	5,99 % (+58% Tag Ø)

Abb. 6.34 HRV-Details einer geistigen Aktivität nach Entspannungseinheit (Quelle: Autonom Health®, 2021).

Fazit: Verbesserungen dieser Art spielen im Arbeitsalltag eine nicht unwesentliche Rolle. Das Erbringen von hohen Arbeitsleistungen und das Aufrechterhalten der Konzentration sind ausschlaggebende Faktoren. Unschätzbar wertvolle Basis für einwandfreies Arbeiten ist jedoch die Motivation und Arbeitsfreude des einzelnen Mitarbeiters. Sinnvolle und effektive Erholungspausen müssen daher als unentbehrlicher Teil der Arbeit selbst gesehen werden.

Firmeninterne Angebote für sinnvolle Pausengestaltung mit Möglichkeiten für Entspannungsübungen (Stichwort „Ruheraum") verbessern nicht nur die subjektive Befindlichkeit. Sie haben auch eine messbare Leistungssteigerung und die Erhöhung der Mitarbeiterzufriedenheit zur Folge.

5 Von Müdigkeit zu Erschöpfung

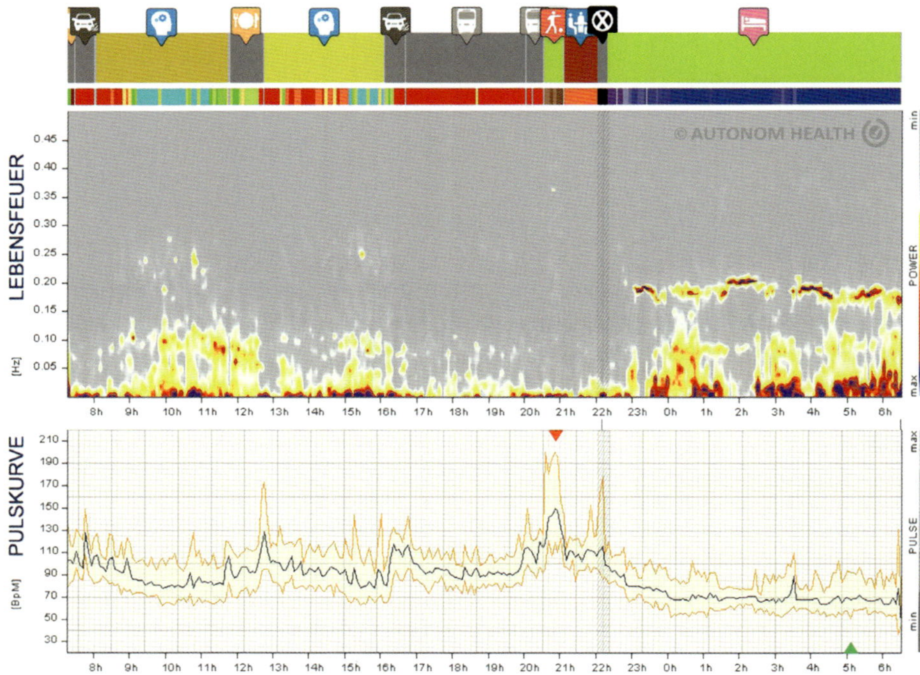

Abb. 6.35 Von Müdigkeit zu Erschöpfung in HRV-Spektrogramm und Pulskurve (Quelle: Autonom Health®, 2012).

Ulrich K., 41 Jahre	
Aktuelles funktionelles biologisches Alter	**44 Jahre**
Anzahl Herzschläge in 24 h	**121.342**
Mittlere HR gesamt	**83,56 BpM**
Mittlere HR Tag	**93,27 BpM**
Mittlere HR Nacht	**70,68 BpM**
pNN50 ganze Messung	**7,32 %**
Total Power ganze Messung	**2.841,40 ms²**

Ulrich K. ist leitender Angestellter eines international tätigen Konzerns und für den wirtschaftlichen Erfolg in drei Ländern verantwortlich. Das verursacht nicht nur Druck durch Zielvorgaben, auch der durch zahlreiche Reisetätigkeiten bedingte Lebenswandel macht ihm zu schaffen.

Ulrich K. ist verheiratet und Vater eines 5-jährigen Zwillingspärchens. Die Kinder sind zwar Quelle der Freude, die Nächte und Tage mit ihnen jedoch schlaf- und kräfteraubend. Trotz schlechten Gewissens ob der Vorwürfe seiner Frau, er sei so selten zu Hause und würde all die Arbeit mit den Kindern ihr überlassen, genießt er seine Geschäftsreisen. Sie verschaffen ihm Abstand von der Tageshektik und vor allem ungestörte Nächte.

Seine HRV-Messung zeigt anschaulich einen stufenweisen Weg von Müdigkeit in die Erschöpfung.

Phase 1: Müdigkeit

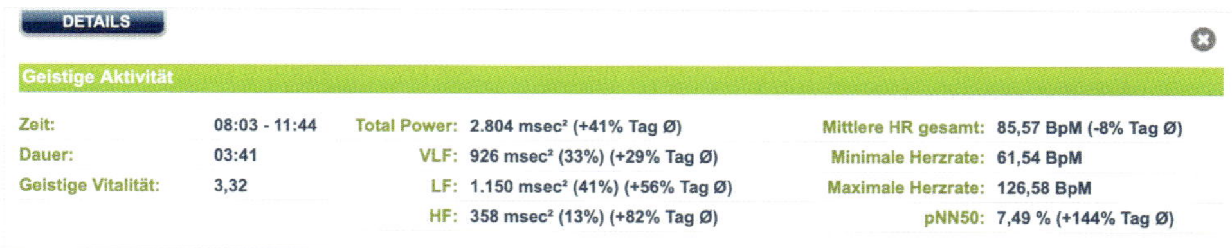

Abb. 6.36 HRV-Details von latenter Müdigkeit während geistiger Aktivität (Quelle: Autonom Health®, 2021).

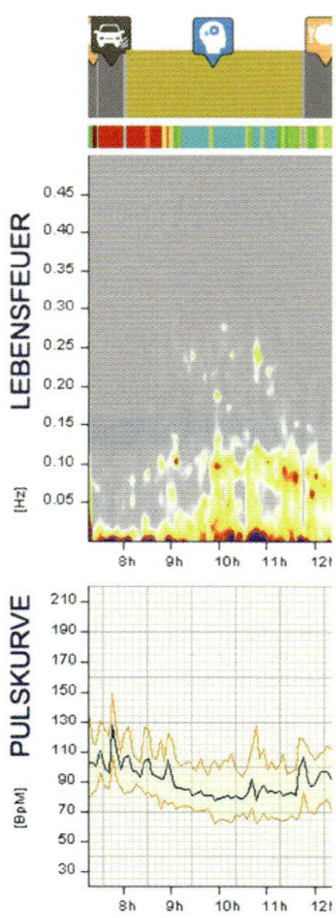

Sein Tag beginnt um 8.00 Uhr im Büro, das er nach einer 30-minütigen Autofahrt erreicht. Der Vormittag gestaltet sich abwechslungsreich mit PC-Arbeit, Telefonaten und Besprechungen. Ulrich K. fühlt sich gut und leistungsfähig. Die latente Müdigkeit, die er zwar subjektiv spürt und als etwas störend erlebt, versucht er mit einigen Tassen Kaffee zu überwinden.

Mit einer pNN50 von 7,49 % und einer Total Power von 2.804 ms^2 liegt er ziemlich genau in seinem Tagesdurchschnitt. Seine Herzrate zeigt mit 85,57 BpM den niedrigsten Wert der gesamten Tageszeit. Erst im Schlaf erreicht sie wieder niedrigere Werte.

Abb. 6.37 Ausschnitt aus HRV-Spektrogramm und Pulskurve von latenter Müdigkeit während geistiger Aktivität (Quelle: Autonom Health®, 2012).

Phase 2: Die Batterie wird leer

DETAILS

Geistige Aktivität

Zeit:	12:46 - 16:04	Total Power:	2.269 msec² (+14% Tag Ø)	Mittlere HR gesamt:	92,00 BpM (-1% Tag Ø)
Dauer:	03:18	VLF:	897 msec² (40%) (+25% Tag Ø)	Minimale Herzrate:	62,70 BpM
Geistige Vitalität:	4,38	LF:	705 msec² (31%) (-4% Tag Ø)	Maximale Herzrate:	160,00 BpM
		HF:	214 msec² (9%) (+9% Tag Ø)	pNN50:	3,51 % (+14% Tag Ø)

Abb. 6.38 HRV-Details von geistiger Aktivität nach der Mittagspause (Quelle: Autonom Health®, 2021).

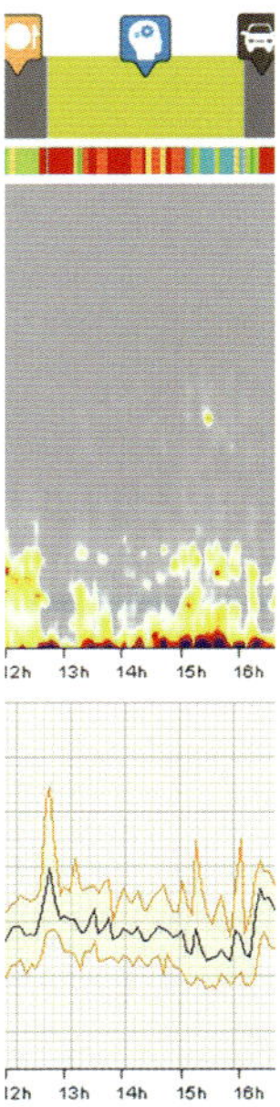

Nach einer knapp einstündigen Mittagspause beginnt sich das am Vormittag noch gute Bild zu wandeln. Ab 12.46 Uhr, während geistiger Aktivität, beginnt die HRV von Ulrich K. zu sinken, sein Lebensfeuer® lodert längst nicht mehr so dicht wie am Vormittag. Es wird „löchrig". Der LF-Bereich, ein Indikator für Leistungsbereitschaft, wird schwächer, die Müdigkeit nimmt zu. Sein Körper beginnt, seine Energiereserven anzugreifen.

Abb. 6.39 Ausschnitt aus HRV-Spektrogramm und Pulskurve von geistiger Aktivität nach der Mittagspause (Quelle: Autonom Health®, 2012).

Phase 3: Erschöpfung

DETAILS

Bus, U-Bahn etc.

Zeit:	16:43 - 20:02	Total Power:	982 msec² (-50% Tag Ø)	Mittlere HR gesamt:	93,38 BpM (+0% Tag Ø)
Dauer:	03:18	VLF:	392 msec² (40%) (-46% Tag Ø)	Minimale Herzrate:	72,90 BpM
		LF:	362 msec² (37%) (-51% Tag Ø)	Maximale Herzrate:	142,52 BpM
		HF:	77 msec² (8%) (-61% Tag Ø)	pNN50:	0,43 % (-86% Tag Ø)

Notiz: Zugfahrt + PC

Abb. 6.40 HRV-Details von Erschöpfung als Folge von PC-Arbeit im Zug (Quelle: Autonom Health®, 2021).

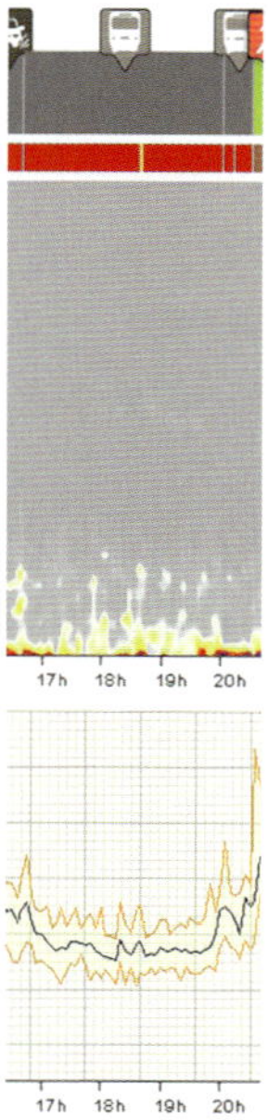

Am späteren Nachmittag steht um 16.43 Uhr eine Zugfahrt mit Arbeit am PC auf dem Programm. Statt die Zeit für ein kurzes Schläfchen zur Erholung zu nutzen, arbeitet Ulrich K. am Laptop und bringt damit seinen Organismus an den Rand seiner Leistungsfähigkeit. Die Total Power sinkt auf 982 ms^2 ab und alle Frequenzbereiche reduzieren sich deutlich. Die pNN50 sinkt auf den alarmierenden Wert von 0,43 %, das ist 86 % unter dem Tagesdurchschnitt.

Ohne sich dessen bewusst zu sein, befindet sich Ulrich K. im Energie konsumierenden Bereich.

Abb. 6.41 Ausschnitt aus HRV-Spektrogramm und Pulskurve von Erschöpfung als Folge von PC-Arbeit im Zug (Quelle: Autonom Health®, 2012).

Phase 4: Regeneration im Schlaf

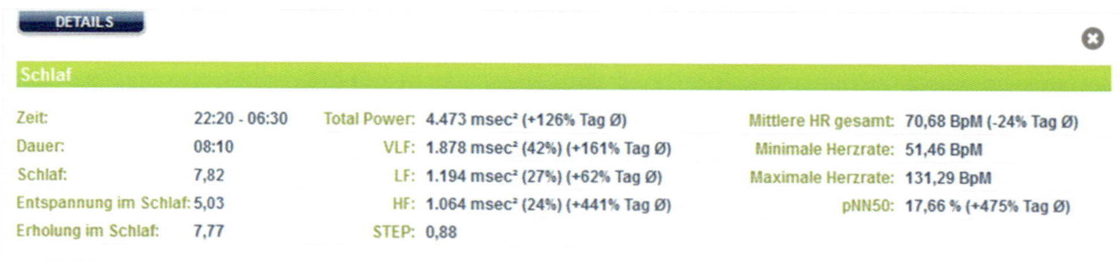
DETAILS

Schlaf

Zeit:	22:20 - 06:30	Total Power:	4.473 msec² (+126% Tag Ø)	Mittlere HR gesamt:	70,68 BpM (-24% Tag Ø)
Dauer:	08:10	VLF:	1.878 msec² (42%) (+161% Tag Ø)	Minimale Herzrate:	51,46 BpM
Schlaf:	7,82	LF:	1.194 msec² (27%) (+62% Tag Ø)	Maximale Herzrate:	131,29 BpM
Entspannung im Schlaf:	5,03	HF:	1.064 msec² (24%) (+441% Tag Ø)	pNN50:	17,66 % (+475% Tag Ø)
Erholung im Schlaf:	7,77	STEP:	0,88		

Abb. 6.42 HRV-Details des erholsamen Schlafs (Quelle: Autonom Health®, 2021).

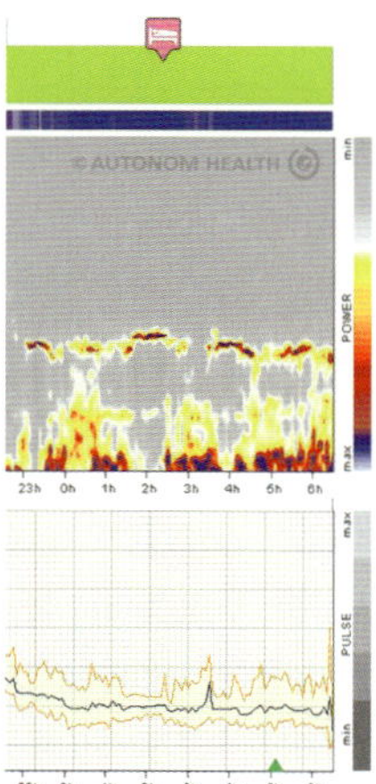

„Man wird jeden Tag ein wenig kränker und jede Nacht ein wenig gesünder." Diese Feststellung zeigt sich auch in Ulrich Ks. Messergebnissen: Der achtstündige Schlaf von 22.20 bis 06.30 Uhr bringt die notwendige Erholung, damit Ulrich K. nicht krank wird und am nächsten Tag wieder seine Aufgaben erfüllen kann.

Seine ausgezeichnete Schlafarchitektur und eine intensive RSA bilden die Basis für seinen erholsamen Schlaf. Eindrucksvoll ist der Anstieg in der HF-Bande um 441 % verglichen zum Tag. Der pNN50-Wert liegt bei 17,66 %.

Abb. 6.43 Ausschnitt aus HRV-Spektrogramm und Pulskurve eines erholsamen Schlafs (Quelle: Autonom Health®, 2012).

6 Im Burn-out

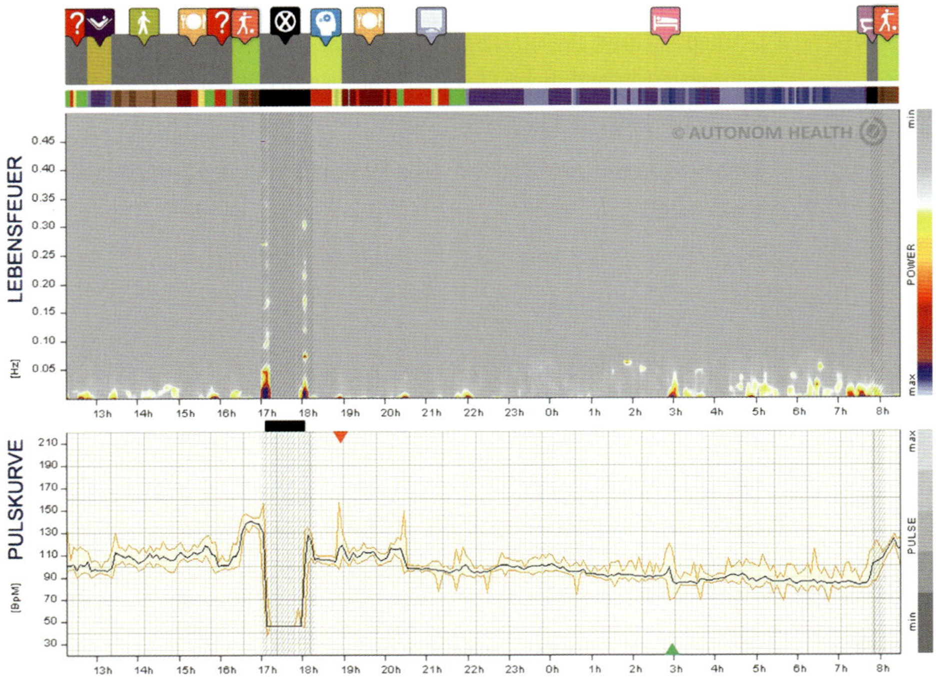

Abb. 6.44 Im Burn-out in HRV-Spektrogramm und Pulskurve (Quelle: Autonom Health®, 2012).

Charlotte H., 50 Jahre	
Aktuelles funktionelles biologisches Alter	**70 Jahre**
Anzahl Herzschläge in 24 h	**140.877**
Mittlere HR gesamt	**96,57 BpM**
Mittlere HR Tag	**104,71 BpM**
Mittlere HR Nacht	**90,72 BpM**
pNN50 ganze Messung	**0,10 %**
Total Power ganze Messung	**248,50 ms^2**

Charlotte H. ist eine 50-jährige Krankenschwester. Sie ist verheiratet und hat drei Kinder. Zwei Teenager wohnen noch zu Hause, der älteste Sohn studiert. Neben der Erziehung ihrer Kinder und der Betreuung des Haushalts hat sie mit ihrer beruflichen Tätigkeit immer zur Aufbesserung des knappen Familienbudgets beigetragen. Um die Schulden für das neue Haus im Grünen leichter abzahlen zu können, hat sie sich –

so oft wie möglich – für Nachtdienste eintragen lassen. Als ihre Schwiegermutter zum Pflegefall wurde, erklärte sie sich sofort bereit, sie bei sich zu Hause aufzunehmen und sich um sie zu kümmern.

Doch plötzlich kam der Moment, ab dem Charlotte H. die ständigen An- und Überforderungen nicht mehr kompensieren konnte. Nachdem sie wieder einmal einen ihrer zahlreichen Nachtdienste hinter sich gebracht hatte, setzte sie sich in den frühen Morgenstunden in ihr Auto, um den Heimweg anzutreten. Und da saß sie nun: regungslos, wie gelähmt, nicht mehr fähig, das Auto zu starten und loszufahren, unfähig, ihr Handy zu bedienen, um ihren Mann anzurufen, unfähig, auch nur irgendetwas zu tun. Nach einigen Stunden wurde sie, stumm vor sich hinstarrend, von einer Arbeitskollegin gefunden.

Diese HRV-Messung wurde während eines Aufenthalts in einer Burn-out-Klinik durchgeführt. Charlotte Hs. prekärer Zustand wird darin deutlich sichtbar.

Scatterplot und Histogramm

Je länger ein Herz mit unökonomisch hoher Frequenz kontrahiert und je weniger sich diese Frequenz dabei unterschiedlichen Aktivitäten anpasst, z. B. bei körperlicher Aktivierung steigt und in Ruhephasen sinkt, desto prekärer ist der Gesundheitszustand eines Menschen.

Charlotte Hs. Herz schlägt während der Messung durchschnittlich mit fast 100 Schlägen pro Minute, im Schlaf mit mehr als 90.

Die grafische Erscheinung eines solch starren Systems von hochgradig reduzierter Anpassungsfähigkeit und unökonomisch hohen Herzraten ist sowohl im Scatterplot als auch im Histogramm klar erkennbar. In beiden Diagrammen finden sich jeweils nur überaus kurze und schmale Areale in inadäquat schnellen Pulsbereichen. Die isolierte Säule bei 1.300 ms im Histogramm stammt von vereinzelten Rhythmusstörungen.

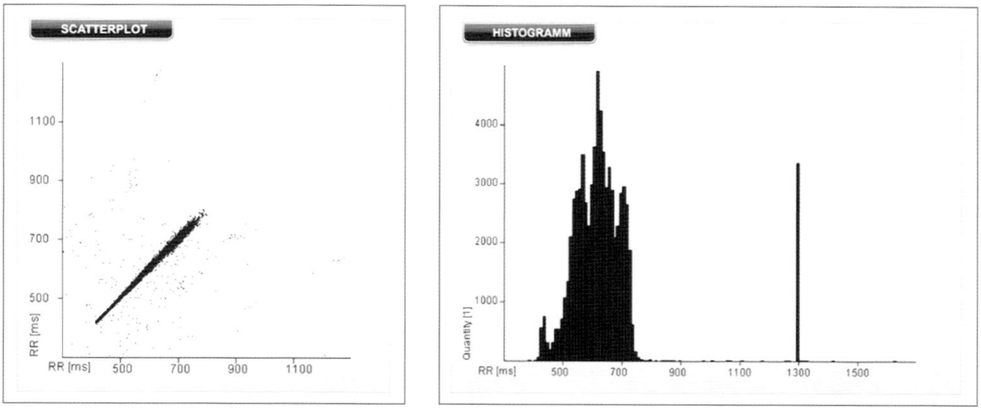

Abb. 6.45 Im Burn-out in Scatterplot und Histogramm (Quelle: Autonom Health®, 2012).

Vollständige vegetative Erschöpfung

Ihre geringe HRV lässt den Erschöpfungszustand von Charlotte H. deutlich erkennen. Während einer 5-Minuten-Sequenz von 21.02 bis 21.07 Uhr (Abb. 6.47) vor dem Fernsehapparat pendelt Charlotte Hs. Herzschlag im geringen Ausmaß zwischen 98 und 101 Schlägen pro Minute. Die Total Power ihrer HRV beträgt 27 ms^2. Das ist weniger als 1 % des Durchschnittswertes Gleichaltriger.

Die beeindruckende Starre des Systems wird auch im Tachogramm, der genauen Wiedergabe jedes einzelnen Herzschlags, demonstriert: Der „Maschinenpuls" rattert wie der Motor einer Nähmaschine. Die Variabilität ist praktisch aufgehoben. Der HRV-Lehrsatz für die Diagnose eines Erschöpfungssyndroms „geringe Dynamik auf hohem Niveau" beweist sich hier äußerst eindrucksvoll.

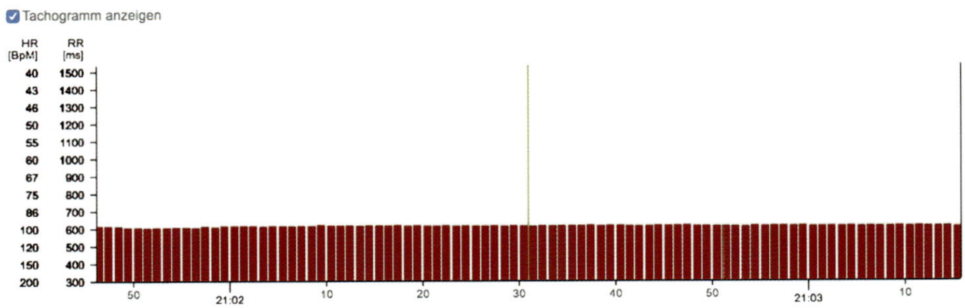

Abb. 6.46 Die geringe HRV im Burn-out wird durch das geringe Pendel des Herzschlags im Tachogramm ersichtlich (Quelle: Autonom Health®, 2012).

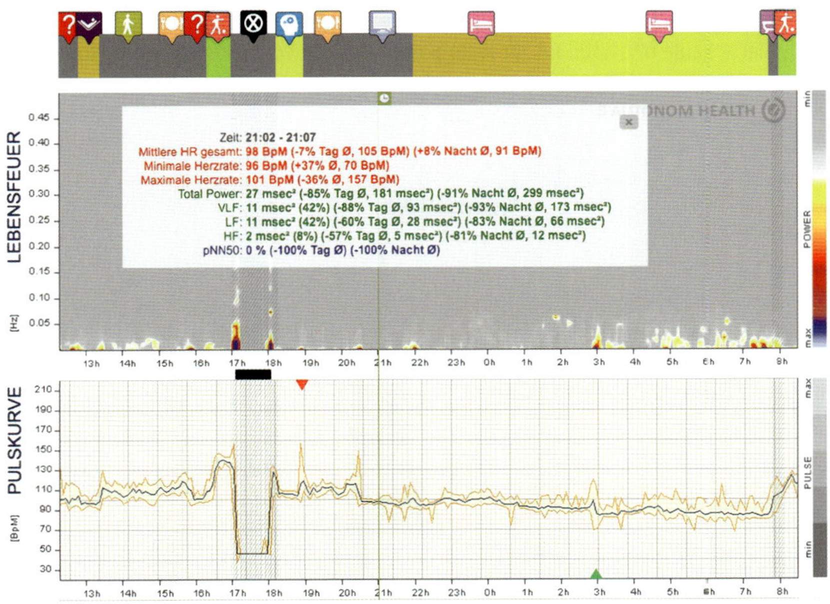

Abb. 6.47 Im Burn-out im Detail in HRV-Spektrogramm und Pulskurve (Quelle: Autonom Health®, 2012).

Entspanne dich doch einfach ...

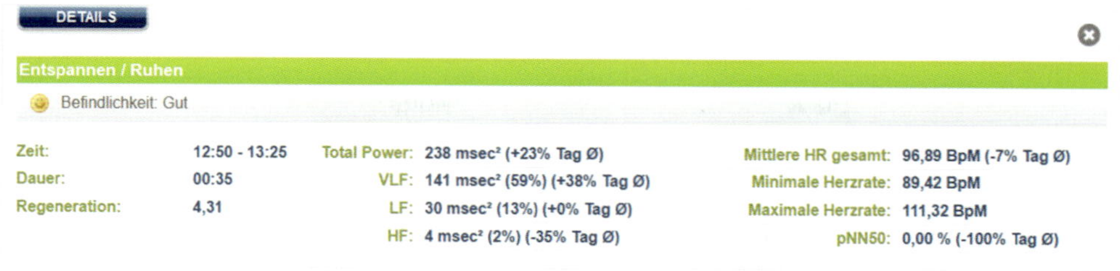

Abb. 6.48 HRV-Details während Entspannen/Ruhen (Quelle: Autonom Health®, 2021).

Den Satz „Entspann dich doch einfach" hört man als „guten Ratschlag" schnell. Was aber ist „Entspannung"? Und wie leicht lässt sich der Ratschlag verwirklichen?

Entspannung bedingt eine Reduktion des Sympathikotonus. Da dieser Nerv jedoch Teil des autonomen Nervensystems ist, ist die bewusste, willentliche Steuerung kaum möglich. Daher werden Entspannungstechniken – wie etwa die Progressive Muskelentspannung – gerne genutzt, um diesen Leistungsnerv zu beeinflussen.

Charlotte H. bemüht sich, von ihrer halbstündigen Entspannungsphase von 12.50 bis 13.25 Uhr bestmöglich zu profitieren. Die Herzrate sinkt dank der Ruhephase für den Körper zwar um wenige 7 % ab, doch zeigt sich im VLF-Bereich eine Zunahme um 38 %. Eigentlich ist Charlotte H. angespannt. Der den Parasympathikus repräsentierende zuständige hochfrequente HRV-Bereich sinkt sogar um 35 % gegenüber dem Tagesschnitt ab. Das beweist, Charlotte H. konnte sich in dieser Phase überhaupt nicht erholen. Die pNN50 von 0,00 % offenbart es am deutlichsten: Der angestrebte Entspannungs- und Erholungseffekt blieb gänzlich aus.

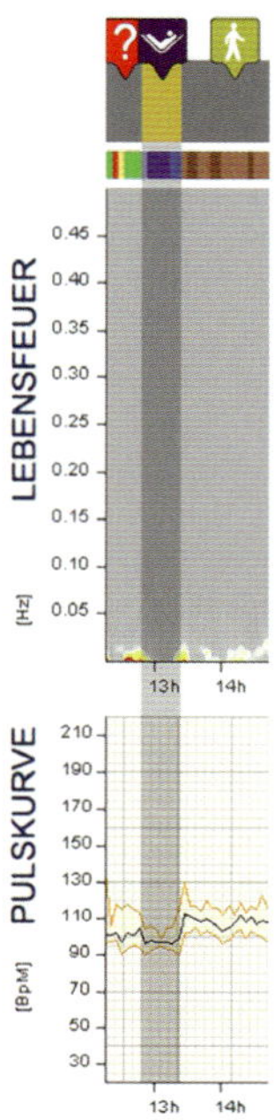

Abb. 6.49 Ausschnitt aus HRV-Spektrogramm und Pulskurve während Entspannen/Ruhen (Quelle: Autonom Health®, 2012).

Schlafphasen

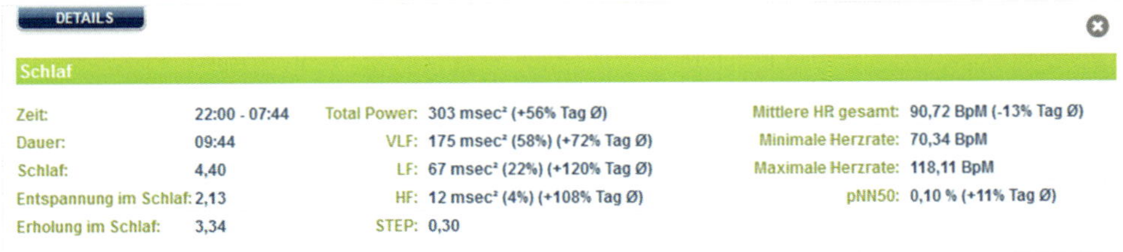

Abb. 6.50 HRV-Details über die gesamte Schlafphase (Quelle: Autonom Health®, 2021).

Betrachtet man den fast zehnstündigen Schlaf von Charlotte H., erkennt man einen Übergang von Erschöpfungsschlaf in Erholungsschlaf. In der ersten Schlafphase bis 01.47 Uhr befinden sich alle Werte auf einem alarmierend niedrigen Niveau. Charlotte H. ist vollkommen erschöpft. Ihr Organismus kann keine Reparaturprozesse in den Körperzellen mehr durchführen. Nach knapp vier Stunden bessert sich die bedrohliche Situation, eine gewisse Variabilität wird erkennbar. Die Werte verbessern sich und der Organismus kann in den darauffolgenden sechs Stunden von einer geringen Erholung profitieren.

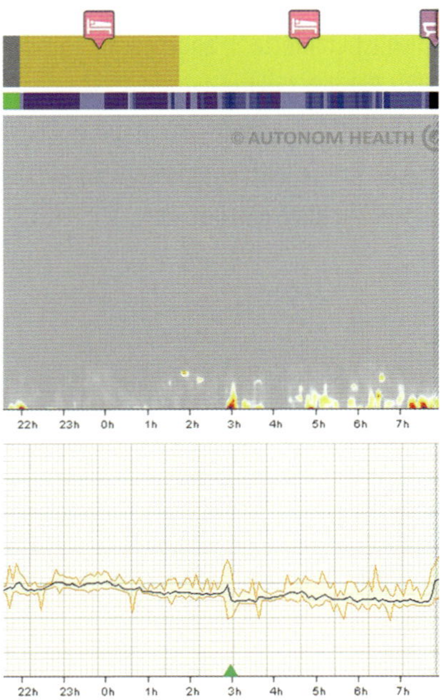

Abb. 6.51 Ausschnitt des Schlafes in HRV-Spektrogramm und Pulskurve (Quelle: Autonom Health®, 2012).

Wesentliche Werte im Überblick			
	Schlafphase 1	**Schlafphase 2**	**Ganze Messung**
Total Power	135 ms²	411 ms²	248,50 ms²
Mittlere HR gesamt	96,34 BpM	87,46 BpM	96,57 BpM
pNN50	0,02 %	0,16 %	0,10 %

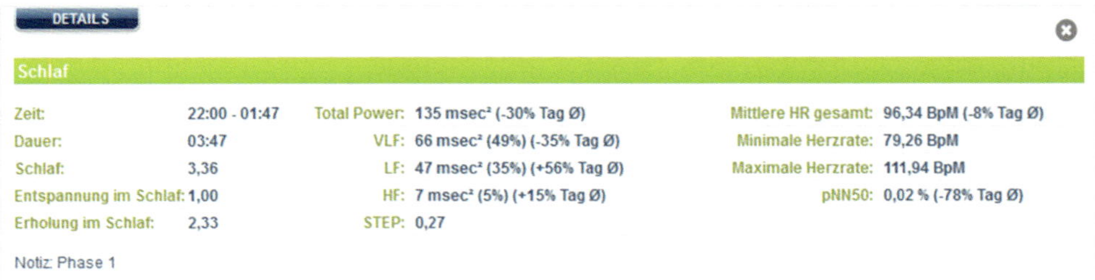

Abb. 6.52 HRV-Details der ersten Schlafphase (Quelle: Autonom Health®, 2021).

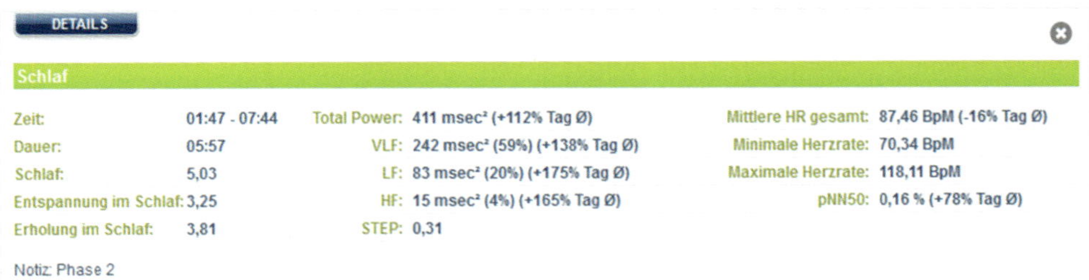

Abb. 6.53 HRV-Details der zweiten Schlafphase (Quelle: Autonom Health®, 2021).

Vitalanalyse im roten Bereich

Auch in der Analyse der Vitalparameter liegt Charlotte H. im Vergleich zu ihrer Alters- und Geschlechtsgruppe durchgehend im tiefroten, also bedenklichen Bereich:

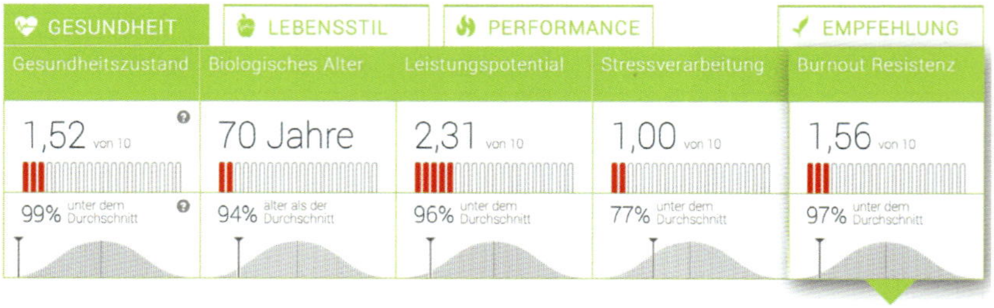

Abb. 6.54 Im Burn-out: Analysegrafiken zum Gesundheitszustand (Quelle: Autonom Health®, 2021).

ERKLÄRUNG

Dieser Wert beschreibt Ihre **Widerstandsfähigkeit gegenüber Anzeichen von Burnout**, also dem Ausgebrannt-Sein, und wo sich Ihr Leistungs- und Regenerationsvermögen derzeit befindet. Kennzeichen für eine geringe Burnout Resistenz sind ein hohes biologisches Alter, erhöhter Puls mit ungenügendem Rückgang in einer Ruhephase, eine Kombination von reduziertem Leistungspotential und mangelnder Regeneration, geringer körperliche und geistiger Performance und schlechtem Schlaf.

ERGEBNIS

Ihr Ergebnis zeigt, dass sich Ihre Burnout-Resistenz definitiv im **kritischen Bereich** befindet. Auf einer Skala von 1-10 liegt Ihre Widerstandsfähigkeit gegenüber dem Ausgebrannt-Sein bei 1,56, jene gleichaltriger Frauen bei 6,74.

Sie sollten handeln. Nehmen Sie **professionelle Unterstützung** in Anspruch. Möglicherweise handelt es sich auch nur um eine Erkrankung, nach deren Genesung Ihr Wert in einem ganz anderen Bereich liegen kann. Am wichtigsten ist es jetzt, in jedem Fall Ihre Substanz zu schonen und Belastungen zu vermeiden. Konsequente regelmäßige Entspannungspausen mit der richtigen Atemtechnik vermitteln Ihrem System die wichtige Botschaft, dass Sie Ihre unbewusste Programmierung auf permanente Leistungsbereitschaft nicht mehr ständig aufrechterhalten müssen.

Abb. 6.55 Im Burn-out: Erläuterungen zur Burn-out-Resistenz (Quelle: Autonom Health®, 2021).

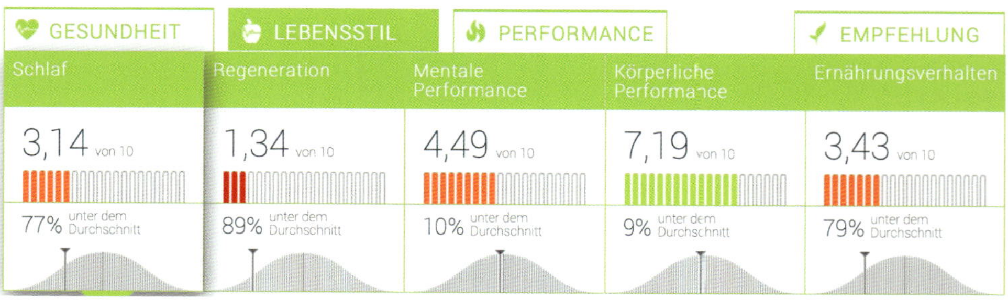

Abb. 6.56 Im Burn-out: Analysegrafiken zum Lebensstil (Quelle: Autonom Health®, 2021).

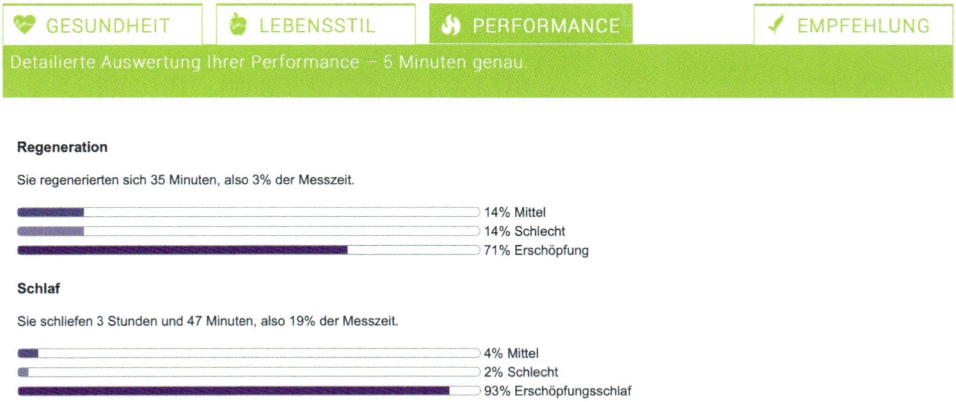

Abb. 6.57 Im Burn-out: Analysegrafiken zur Performance bei Regeneration und Schlaf (Quelle: Autonom Health®, 2021).

Unterdurchschnittlich

Die Gaußschen Kurven mit den Werten gleichaltriger Geschlechtsgenossinnen bestätigen ebenfalls in allen Details der Messung den prekären Gesundheitszustand von Charlotte H.:

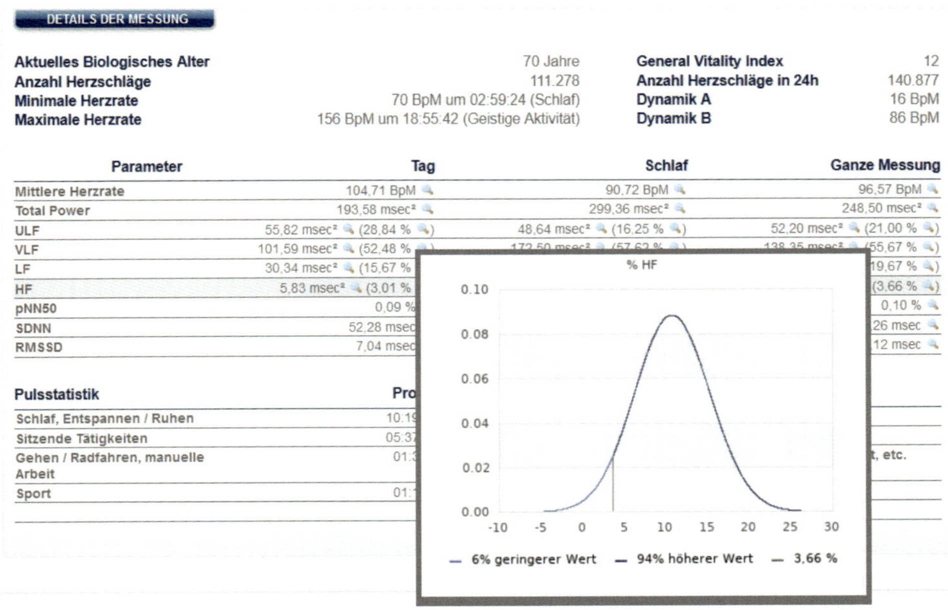

Abb. 6.58 HRV-Übersichtstabelle und % HF gleichaltriger Frauen (Quelle: Autonom Health®, 2021).

7 Schnarchen

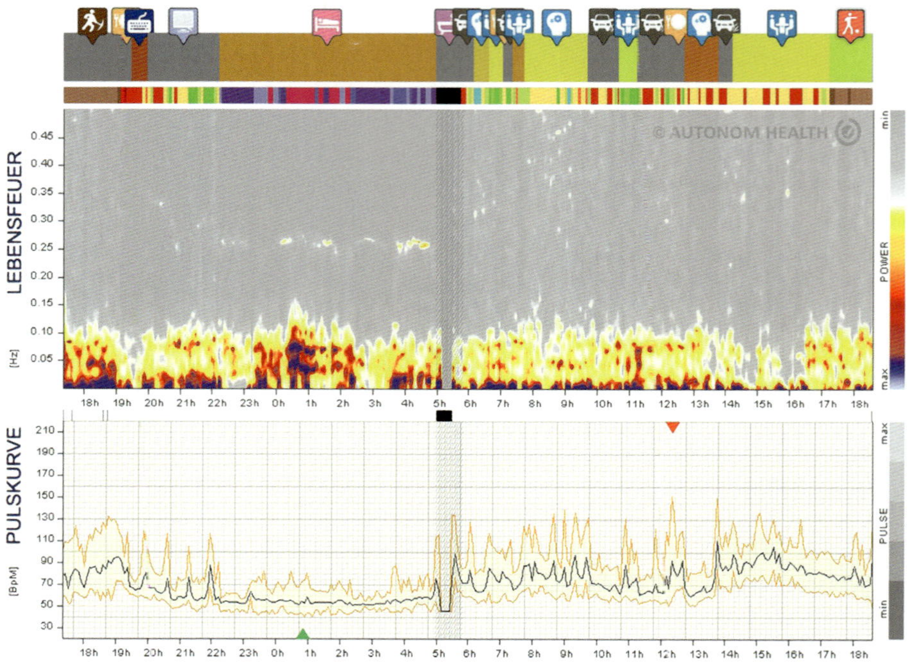

Abb. 6.59 Schnarchen in HRV-Spektrogramm und Pulskurve (Quelle: Autonom Health®, 2016).

Wilfried G., 56 Jahre	
Aktuelles funktionelles biologisches Alter	**28 Jahre**
Anzahl Herzschläge in 24 h	**97.345**
Mittlere HR gesamt	**67,15 BpM**
Mittlere HR Tag	**74,30 BpM**
Mittlere HR Nacht	**54,42 BpM**
pNN50 ganze Messung	**27,09 %**
Total Power ganze Messung	**4.648,47 ms^2**

Wilfried G. ist 56 Jahre alt, glücklich verheiratet und dreifacher Vater von bereits erwachsenen Kindern. Als Außendienstmitarbeiter eines Elektronikkonzerns hat er beruflich häufig Kundenbesuche zu absolvieren. Ihn erwartet meist ein dichtes Programm von Autofahrten, Gesprächen und dem Verfassen von Protokollen. Dank seiner Vitalität und seinen vielen ausgleichenden Hobbys, wie gemütliche Wanderungen in der Natur oder ausgedehnte Radtouren, kann er seinen fordernden Berufsalltag gut kompensieren. Ganz besonders wohl fühlt er sich bei seiner liebsten Freizeitbeschäftigung, der Gartenarbeit im Wochenendhäuschen im Grünen als Ausgleich zu den vielen Stunden im Auto unter der Woche.

Wilfried G. und seine Frau legen viel Wert auf ein harmonisches Familien- und Sozialleben. Sowohl Freunde als auch die Kinder kommen mit ihren Familien gerne zu Besuch. Wilfried G. ist mit seinem Leben rundum zufrieden.

Highlight Gartenarbeit

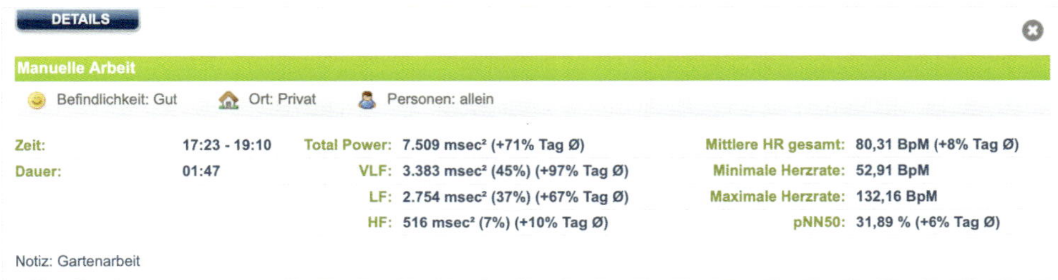

Abb. 6.60 HRV-Details der Gartenarbeit als Highlights (Quelle: Autonom Health®, 2021).

Eindeutiges Highlight der Messung ist die Gartenarbeit am späteren Nachmittag von 17.23 bis 19.10 Uhr. Mit einer Total Power von 7.509 ms^2 zeigt Herr G., wie viel Vitalität in einem 56-jährigen Mann stecken kann. Alle Frequenzbereiche steigen an. Besonders eindrucksvoll ist der Wert der pNN50 von knapp 32 % – ein eindeutiger Beweis dafür, dass Wilfried G. während der Zeit im Garten in seinem Element ist. Von der Müdigkeit, die ihm sonst tagsüber immer mehr zu schaffen macht, ist hier keine Spur.

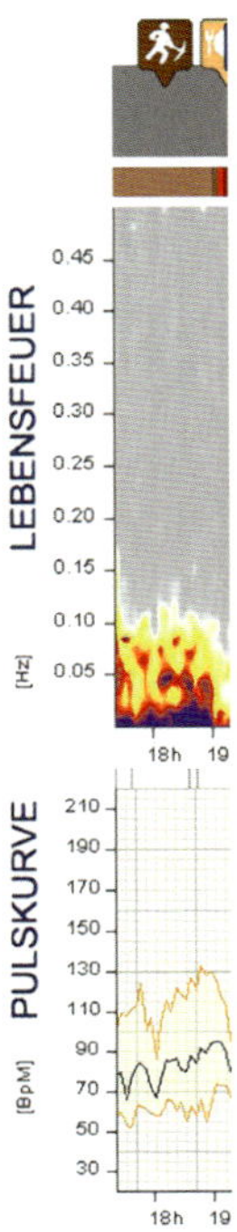

Abb. 6.61 Ausschnitt aus HRV-Spektrogramm und Pulskurve während Gartenarbeit (Quelle: Autonom Health®, 2016).

Laute Nächte

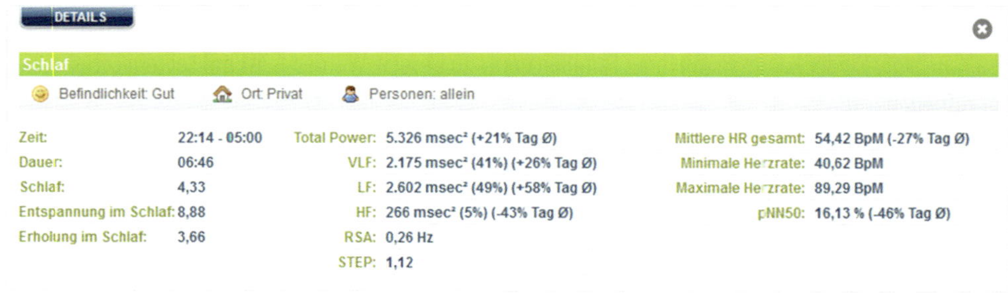

Abb. 6.62 HRV-Details im Schlaf geben Hinweise auf Schnarchen (Quelle: Autonom Health®, 2021).

Seine Frau Gerda weiß es aus leidvoller Erfahrung, Willfried G. meint, kein Problem damit zu haben: Er neigt dazu, phasenweise im Schlaf zu schnarchen. Und die HRV-Messung liefert den Beweis: Intensive Detektionen im 0,05-Hz-Bereich während der Schlafphase zwischen 00.17 und 01.57 Uhr weisen deutlich auf Schnarchen hin.

Übrigens wird das Schnarchen im Schlaf bei vielen Menschen durch den Genuss von Alkohol und durch Überanstrengung am Tag begünstigt.

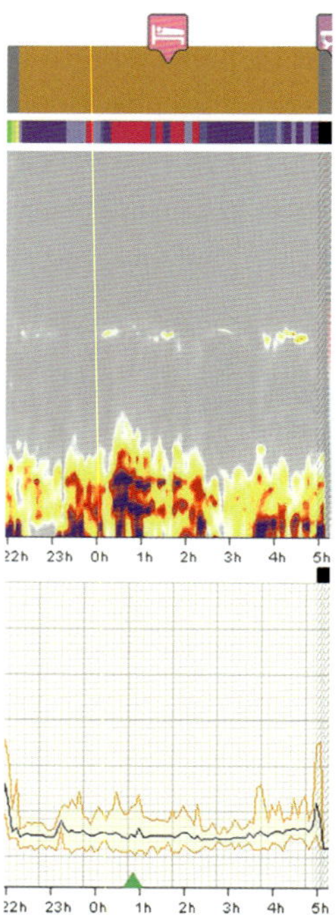

Abb. 6.63 Ausschnitt aus HRV-Spektrogramm und Pulskurve vom Schlaf mit Schnarchepisoden (Quelle: Autonom Health®, 2016).

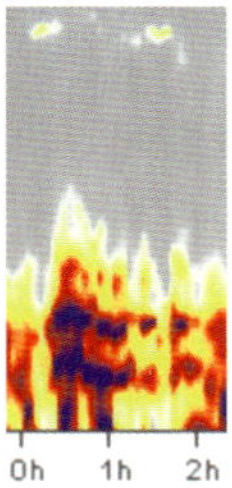

Abb. 6.64 Falsch positiv „buntes" Lebensfeuer® während einer Schnarchphase (Quelle: Autonom Health®, 2016).

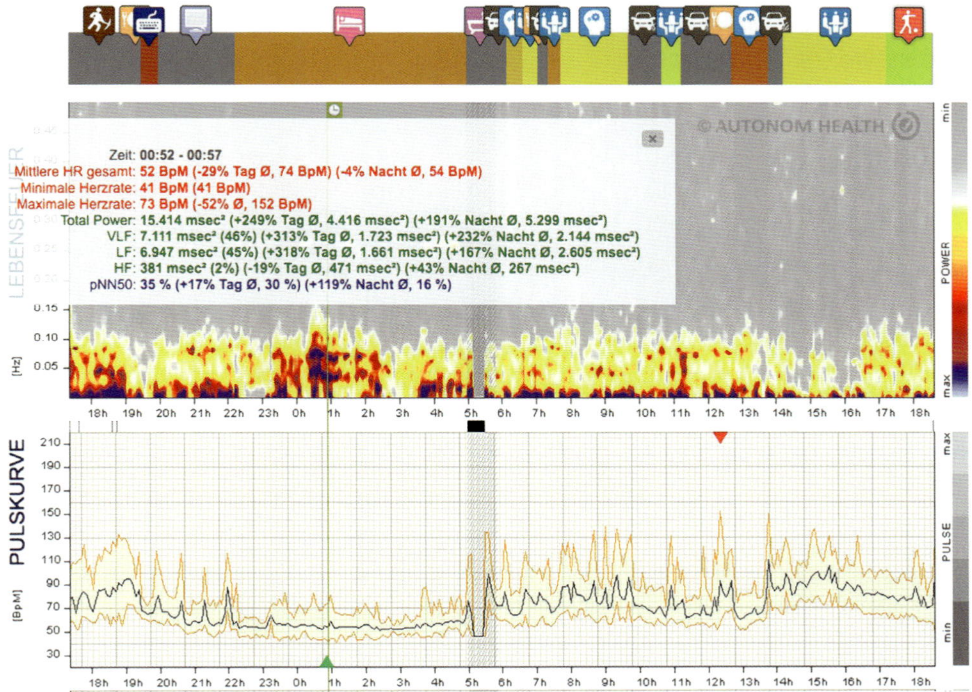

Abb. 6.65 „Click & See" in der HRVmed deutet auf Schnarchen hin (Quelle: Autonom Health®, 2016).

Schnarchen

In einem typischen 5-Minuten-Messzeitraum während einer intensiven Schnarchphase, hier in der „Click & See"-Funktion von 00.52 bis 00.57 Uhr erkennt man einen unphysiologischen Anstieg der LF-Power um 318 % gegenüber dem Tagesschnitt, hervorgerufen von der mit dem Schnarchen verbundenen extrem niedrigen Atemfrequenz.

Diese fällt offensichtlich auch in den VLF-Bereich. Sie erklärt dessen Zunahme gegenüber dem Tagesschnitt um ebenfalls mehr als das Dreifache. Erhärtet wird die Verdachtsdiagnose „Schnarchen" durch die Relation der einzelnen Frequenzbänder zur Total Power mit Dominanz der LF, und schließlich durch das Erreichen oder sogar Überschreiten der 95. Perzentile der LF absolut und in Prozentpunkten im Vergleich zur Alters- und Geschlechtsgruppe.

DETAILS DER MESSUNG

Aktuelles Biologisches Alter	28 Jahre	**General Vitality Index**	336
Anzahl Herzschläge	98.429	**Anzahl Herzschläge in 24h**	97.345
Minimale Herzrate	41 BpM um 00:53:26 (Schlaf)	**Dynamik A**	20 BpM
Maximale Herzrate	152 BpM um 12:22:54 (Essen / Trinken)	**Dynamik B**	111 BpM

Parameter	Tag	Schlaf	Ganze Messung
Mittlere Herzrate	74,30 BpM	54,42 BpM	67,15 BpM
Total Power	4.401,91 msec^2	5.299,52 msec^2	4.648,47 msec^2
ULF	562,26 msec^2 (12,77 %)	282,54 msec^2 (5,33 %)	483,45 msec^2 (10,40 %)
VLF	1.719,58 msec^2 (39,06 %)	2.144,55 msec^2 (40,47 %)	1.838,41 msec^2 (39,55 %)
LF	1.651,36 msec^2 (37,51 %)	2.605,19 msec^2 (49,16 %)	1.913,73 msec^2 (41,17 %)
HF	468,71 msec^2 (10,65 %)	267,24 msec^2 (5,04 %)	412,87 msec^2 (8,88 %)
pNN50	30,08 %	16,13 %	27,09 %
SDNN	156,61 msec	88,05 msec	196,85 msec
RMSSD	80,62 msec	41,14 msec	73,98 msec

Pulsstatistik	Protokolliert	Tatsächliches Aktivierungsniveau	
Schlaf, Entspannen / Ruhen	06:46 (26,81%)	07:39 (31,56%)	Pulsbereich Schlafen
Sitzende Tätigkeiten	14:33 (57,64%)	08:50 (36,41%)	Pulsbereich Sitzen
Gehen / Radfahren, manuelle Arbeit	01:47 (7,07%)	07:42 (31,76%)	Pulsbereich Gehen, Manuelle Arbeit, etc.
Sport	01:20 (5,28%)	00:01 (0,12%)	Pulsbereich Grundlagenausdauer
	---	00:00 (0,00%)	Pulsbereich Spitzenpuls

Abb. 6.66 Details der Messung in der Übersicht (Quelle: Autonom Health®, 2021).

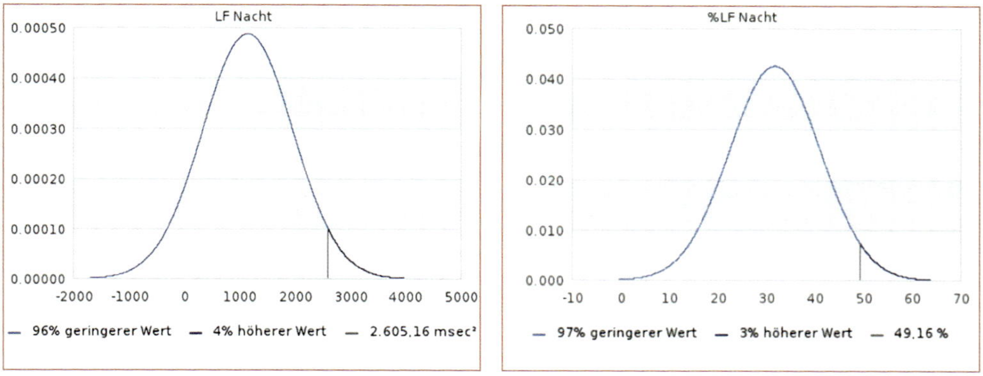

Abb. 6.67 LF Nacht (links) und % LF Nacht (rechts) im Vergleich zu gleichaltrigen Männern als Hinweis auf Schnarchen (Quelle: Autonom Health®, 2016).

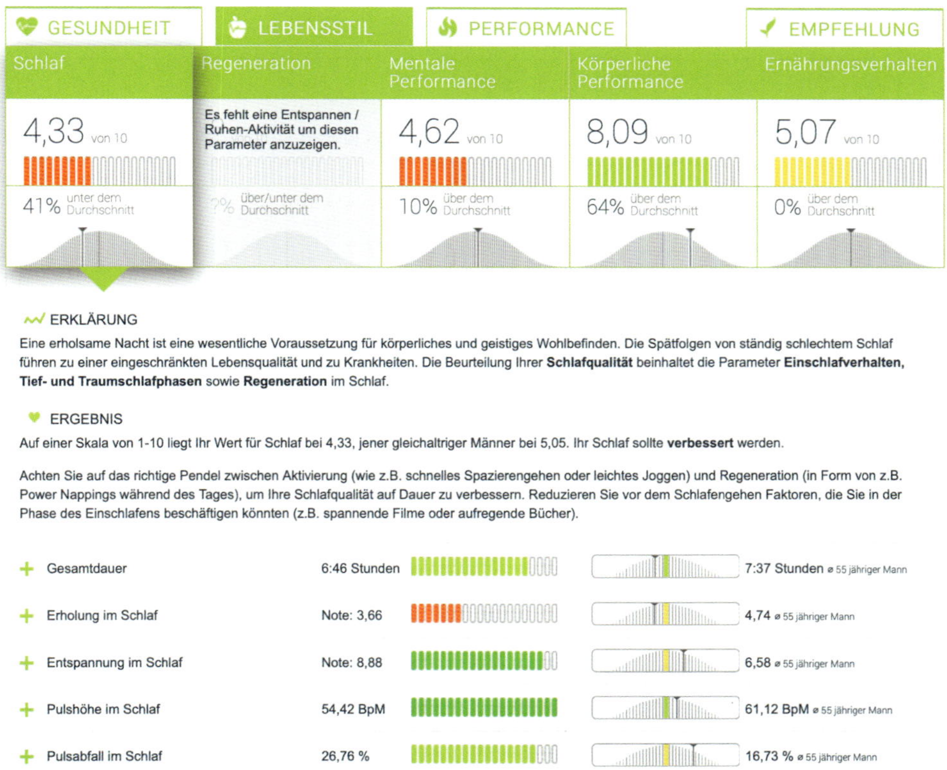

Abb. 6.68 Schnarchen: Analysegrafiken und Details zur Schlafqualität (Quelle: Autonom Health®, 2021).

Schlafapnoe

Die Verdachtsdiagnose „Schnarchen" erhärtet sich durch Hinweise auf Atemaussetzer unter genauer Betrachtung von Atmung und Herzschlag. Um 00.53 Uhr kommt es zu einer Verflachung und schließlich zum Sistieren der Atmung. Die damit verbundene Sauerstoffmangelversorgung führt zum reflektorischen Herzfrequenzanstieg von 53 auf 84 BpM.

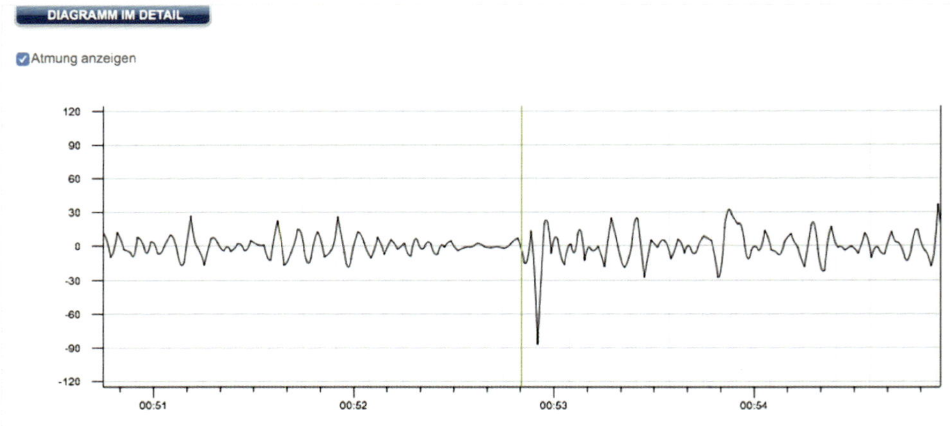

Abb. 6.69 Atmung und Herzrate um 00.53 mit Hinweise auf Atemaussetzer (Quelle: Autonom Health®, 2016).

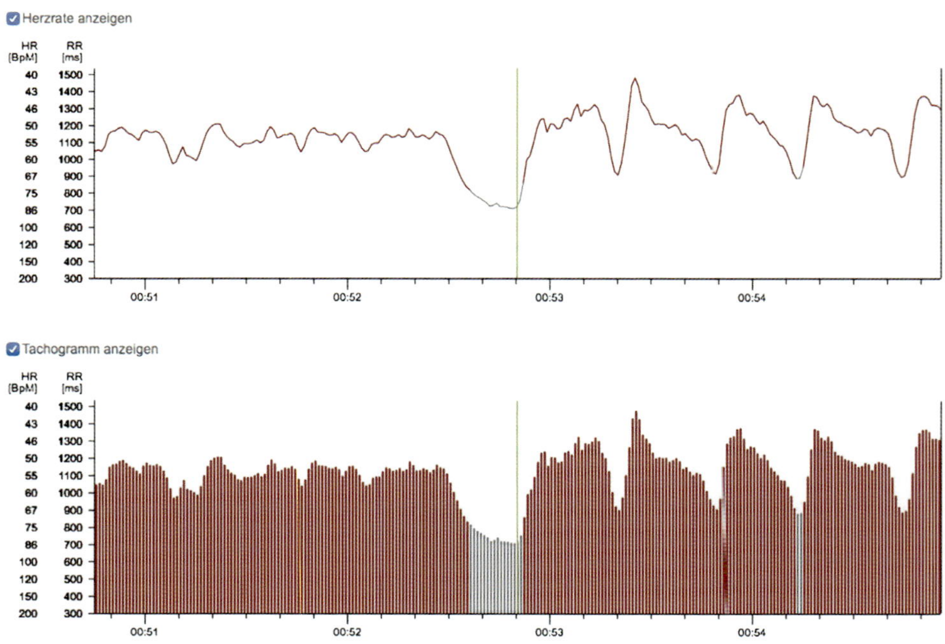

Abb. 6.70 Auch im Tachogramm sind die Atemaussetzer deutlich zu sehen (Quelle: Autonom Health®, 2016).

Tagesmüdigkeit

DETAILS

Geistige Aktivität

Befindlichkeit: Gut | Ort: Privat | Personen: zu zweit

Zeit:	06:10 - 06:38	Total Power:	4.865 msec² (+11% Tag Ø)	Mittlere HR gesamt:	65,16 BpM (-12% Tag Ø)
Dauer:	00:28	VLF:	1.896 msec² (39%) (+10% Tag Ø)	Minimale Herzrate:	52,96 BpM
Geistige Vitalität:	3,27	LF:	1.503 msec² (31%) (-9% Tag Ø)	Maximale Herzrate:	98,85 BpM
		HF:	760 msec² (16%) (+62% Tag Ø)	pNN50:	43,20 % (+44% Tag Ø)

Abb. 6.71 Tagesmüdigkeit wird in den HRV-Details am nächsten Morgen sichtbar (Quelle: Autonom Health®, 2021).

Am nächsten Vormittag sinkt die Herzrate bei vielen Tätigkeiten in Ruhe, insbesondere während der geistigen Aktivität, hier zum Beispiel von 06.10 bis 06.38 Uhr. Gleichzeitig steigen die Parasympathikus-Werte HF und pNN50 deutlich an. Zusammen mit der auftretenden RSA (Respiratorische Sinusarrhythmie) ist das ein klarer Hinweis auf Müdigkeit, das Resultat einer zu geringen Erholung in der Nacht, bedingt durch Schnarchen. Untersuchungen an Schlafapnoe-Patienten machen sichtbar, dass diese kaum die für funktionierende Regeneration entscheidenden Tiefschlafphasen 3 und 4 erreichen.

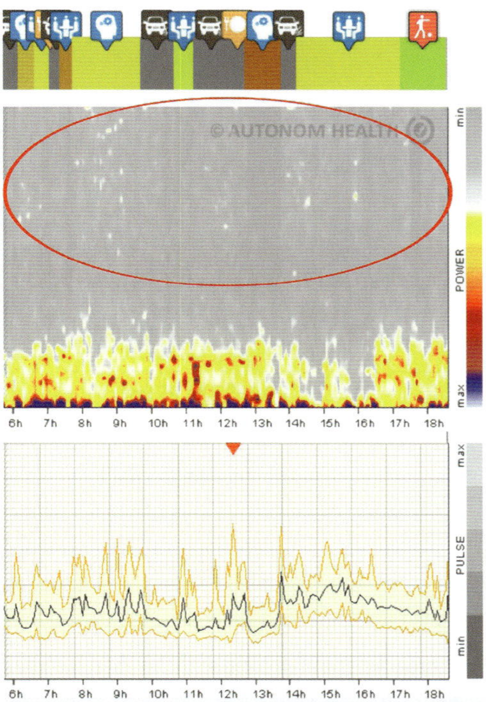

Abb. 6.72 Auch im HRV-Spektrogramm wird die Tagesmüdigkeit deutlich (Quelle: Autonom Health®, 2016).

8 Passageres Vorhofflimmern

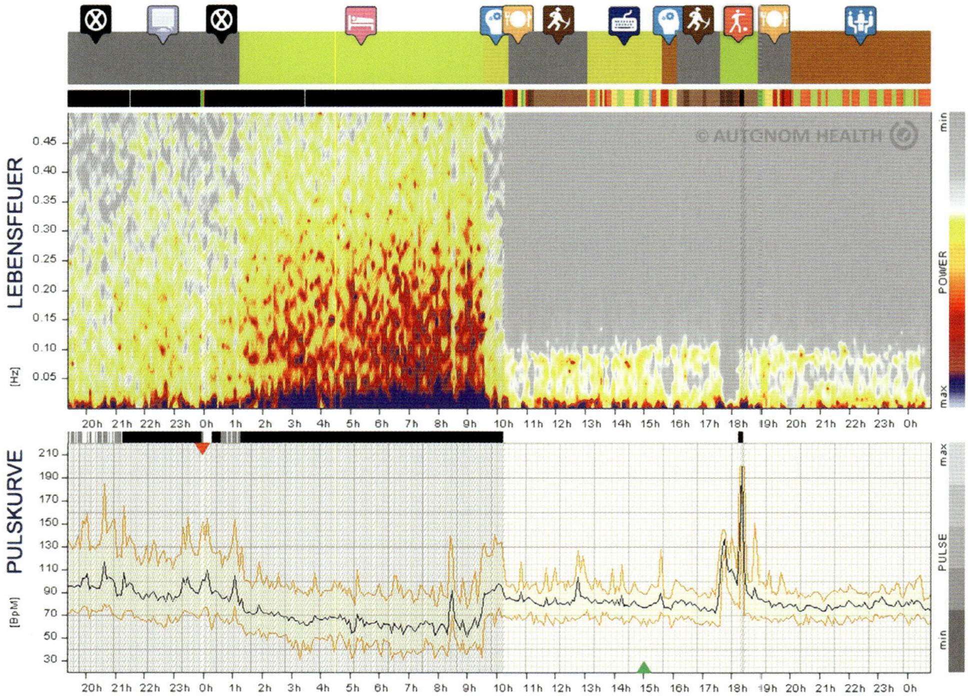

Abb. 6.73 Passageres Vorhofflimmern in HRV-Spektrogramm und Pulskurve (Quelle: Autonom Health®, 2012).

Robert D., 62 Jahre	
Aktuelles funktionelles biologisches Alter	**49 Jahre**
Anzahl Herzschläge in 24 h	**117.127**
Mittlere HR gesamt	**80,05 BpM**
Mittlere HR Tag	**80,05 BpM**
Mittlere HR Nacht	**80,31 BpM**
pNN50 ganze Messung	**3,74 %**
Total Power ganze Messung	**2.342,00 ms²**

Der 62-jährige Jurist Robert D. hat sich nach über 30 Jahren aufgrund gesundheitlicher Beschwerden aus seiner Rechtsanwaltskanzlei zurückgezogen. Nun ist er als Berater tätig. Bis zur Durchführung dieser HRV-Messung wusste Robert D. nichts von seinen Herzrhythmusstörungen. Für die unklaren Leistungseinbußen machte er einfach seinen Alterungsprozess und berufsbedingten Stress verantwortlich. Diese eingeschränkte Leistungsfähigkeit hindert ihn jedoch nicht daran, seine Unternehmungslust und Reisefreudigkeit im Privatleben auszukosten. So unternimmt Robert D. gemeinsam mit seiner Partnerin mehrmals im Jahr Reisen in alle Welt. An sonnigen Tagen liebt er es, Ausfahrten mit seinem Motorrad zu machen.

An der Messung sind die seinem Alter von 62 Jahren entsprechenden Werte augenscheinlich, wie z. B. eine Total Power von 2.342 ms^2 oder ein funktionelles biologisches Alter von 49 Jahren. Dazu kommt der Hinweis des Analysesystems auf einen Fehleranteil von 43,52 %. Auffällig ist zudem die außergewöhnlich intensive Flammenstruktur im linken Teil des Lebensfeuer®-Bildes. Was ist der Grund dafür?

Vorhofflimmern

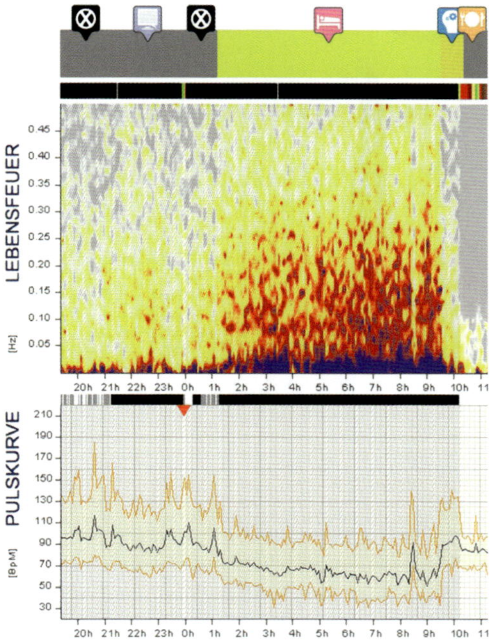

Abb. 6.74 Passageres Vorhofflimmern im Ausschnitt des HRV-Spektrogramms und der Pulskurve (Quelle: Autonom Health®, 2012).

Wie schon der Titel dieses Fallbeispiels verrät, leidet Robert D. unter passagerem Vorhofflimmern seines Herzens. Das bedeutet, die Erregungsbildung geht phasenweise nicht vom Sinusknoten aus, sondern von unterschiedlichsten Arealen im rechten Vorhof. Daraus folgt, dass es bei Vorhofflimmern zu einem völlig irregulären, chaotischen Herzrhythmus kommt. Die ungerichteten elektrischen Erregungen über die Vorhöfe führen auch zu schnellen ungeordneten Bewegungen der Herzwände von rechtem und linkem Vorhof mit einer Frequenz von 300–600 Herzschlägen pro Minute, eben dem Flimmern. Klinische Konsequenzen sind Leistungseinbußen und vor allem ein erhöhtes Risiko für Schlaganfall und Herzinsuffizienz. Dieses Vorhofflimmern tritt jedoch nicht durchgängig auf, sondern nur fallweise, daher der Ausdruck „passager".

Im Fall von Robert D. ist das Flimmern des Herzens in den Ruhephasen und besonders im Schlaf deutlich an der überschießenden Flammendarstellung des Lebensfeuer®-Bildes erkennbar.

Die falsch positiven Analysewerte wurden vom Filtersystem der Software exkludiert. Sie fließen nicht in die Auswertung der Daten ein.

Scatterplot und Histogramm

Im Scatterplot erkennt man neben einem dichten Zentrum, das den Anteil normaler Herzschläge repräsentiert, zusätzlich einen ausgedehnten, abnorm großen „Hof" aufgrund der chaotischen Erregungsbildung durch das Vorhofflimmern.

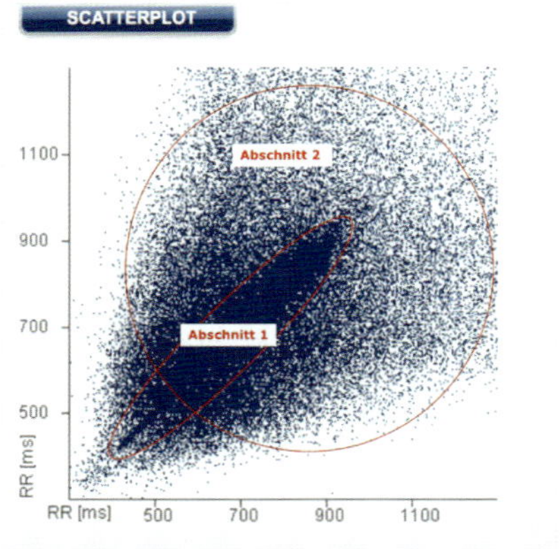

Abb. 6.75 Passageres Vorhofflimmern im Scatterplot.
Abschnitt 1: dichtes Zentrum = normale Herzschläge.
Abschnitt 2: großer Hof = Vorhofflimmern (Quelle: Autonom Health®, 2012).

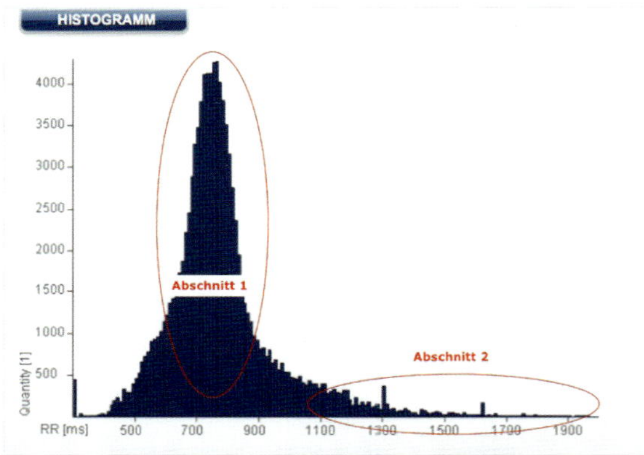

Abb. 6.76 Passageres Vorhofflimmern im Histogramm: Abschnitt 1 zeigt schnelle Herzschläge; Abschnitt 2 zeigt langsame Herzschläge (Quelle: Autonom Health®, 2012).

Im Histogramm finden sich lediglich dezente Hinweise auf die Pathologie in Form der Repräsentanz besonders schneller und langsamer Herzfrequenzen.

Tachogramm

Das Tachogramm zeigt in den Phasen von Vorhofflimmern zwar einige physiologische Herzfrequenzen im Bereich zwischen 120 und 50 Schlägen pro Minute. Ein extremer Wechsel jedoch, beispielsweise zwischen einer Frequenz von 88 und 43 BpM von einem Herzschlag zum nächsten, ist ein eindeutiger Beweis für eine Pathologie. Die grau markierten Säulen im Tachogramm zeigen die vom System gefilterte, unphysiologische Herzschlagfolge. Gefilterte Bereiche fließen nicht in die Analysedaten ein.

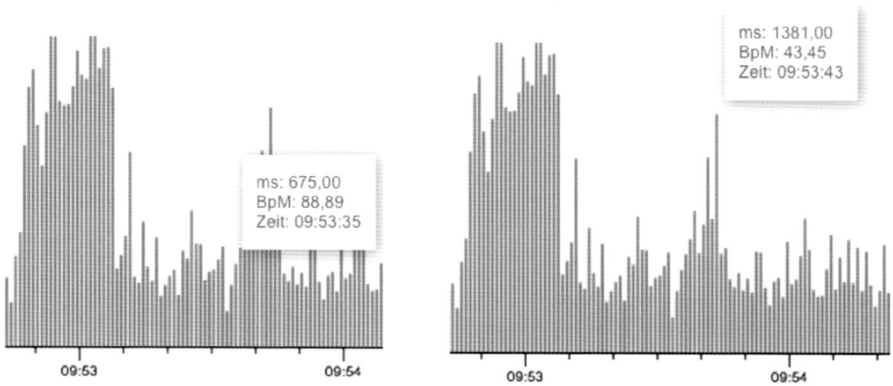

Abb. 6.77 Ein extremer Wechsel zwischen einer Frequenz von 88,89 auf 43,45 BpM als eindeutiger Beweis für eine unphysiologische Herzschlagfolge (Quelle: Autonom Health®, 2012).

Die folgenden Ausschnitte identifizieren den Übergang von gefilterten zu regulären Herzschlägen als genau die Phase, in der auch in der Lebensfeuer®-Darstellung die HRV wieder in den Normbereich kommt.

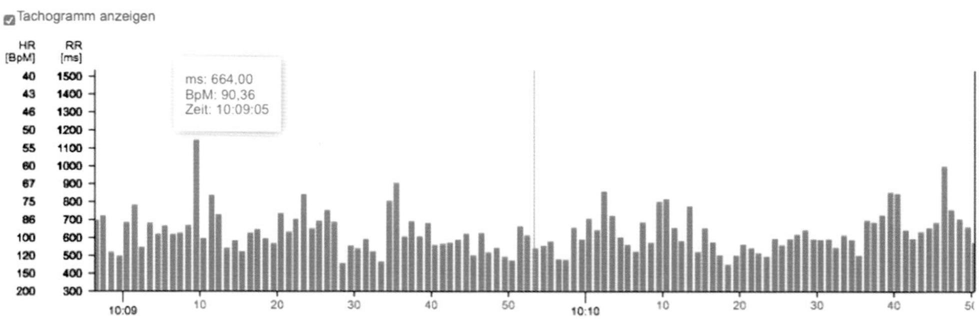

Abb. 6.78 Grau markierte Säulen im Tachogramm zeigen die gefilterten Herzschläge an (Quelle: Autonom Health®, 2012).

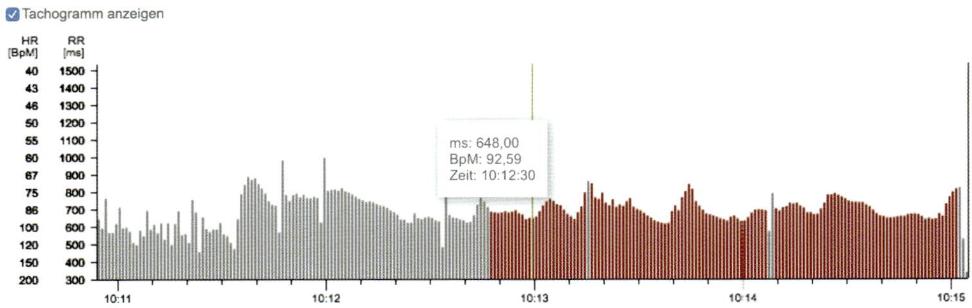

Abb. 6.79a Übergang von gefilterten zu regulären Herzschlägen im Tachogramm (Quelle: Autonom Health®, 2012).

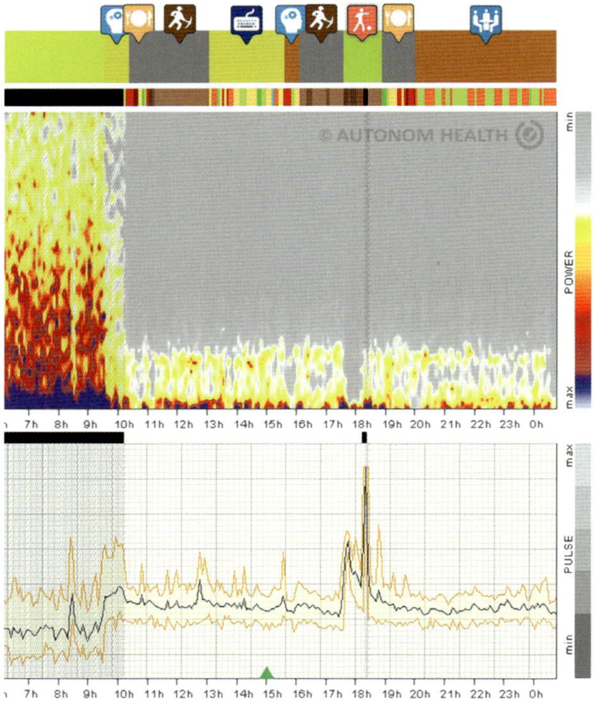

Abb. 6.79b Der Übergang als deutlicher Beweis für passageres Vorhofflimmern in HRV-Spektrogramm und Pulskurve (Quelle: Autonom Health®, 2012).

Im Laufe des Tages, ganz konkret ab 10.17 Uhr bis zum Ende der Messung, weist Robert D. eine vollkommen unauffällige Herztätigkeit auf.

Die Abbildungen 6.79a und b zeigen nach diesem Zeitpunkt rhythmische, physiologisch vollkommen unauffällige Herzschläge. Im Spektrogramm des Lebensfeuers® ist diese Phase anschaulich auf einen Blick erkennbar.

DETAILS DER MESSUNG

Aktuelles Biologisches Alter	49 Jahre	**General Vitality Index**	142
Anzahl Herzschläge	70.500	**Anzahl Herzschläge in 24h**	117.127
Minimale Herzrate	60 BpM um 15:02:48 (PC)	**Dynamik A**	1 BpM
Maximale Herzrate	152 BpM um 23:59:00 (TV)	**Dynamik B**	92 BpM

Parameter	Tag	Schlaf	Ganze Messung
Mittlere Herzrate	80,05 BpM	80,31 BpM	80,05 BpM
Total Power	2.342,00 msec²	823,50 msec²	2.342,00 msec²
ULF	315,80 msec² (13,48 %)	97,43 msec² (11,83 %)	315,80 msec² (13,48 %)
VLF	950,52 msec² (40,59 %)	344,69 msec² (41,86 %)	950,52 msec² (40,59 %)
LF	948,33 msec² (40,49 %)	279,84 msec² (33,98 %)	948,33 msec² (40,49 %)
HF	127,36 msec² (5,44 %)	101,54 msec² (12,33 %)	127,36 msec² (5,44 %)
pNN50	3,60 %	85,25 %	3,74 %
SDNN	86,64 msec	156,53 msec	86,85 msec
RMSSD	28,36 msec	202,07 msec	29,64 msec

Abb. 6.80 Die Analyse der Messung ist trotz 40% Fehleranteil mit passagerem Vorhofflimmern aufgrund der Filterung aussagekräftig (Quelle: Autonom Health®, 2012).

9 Jugendlicher PC-Junkie

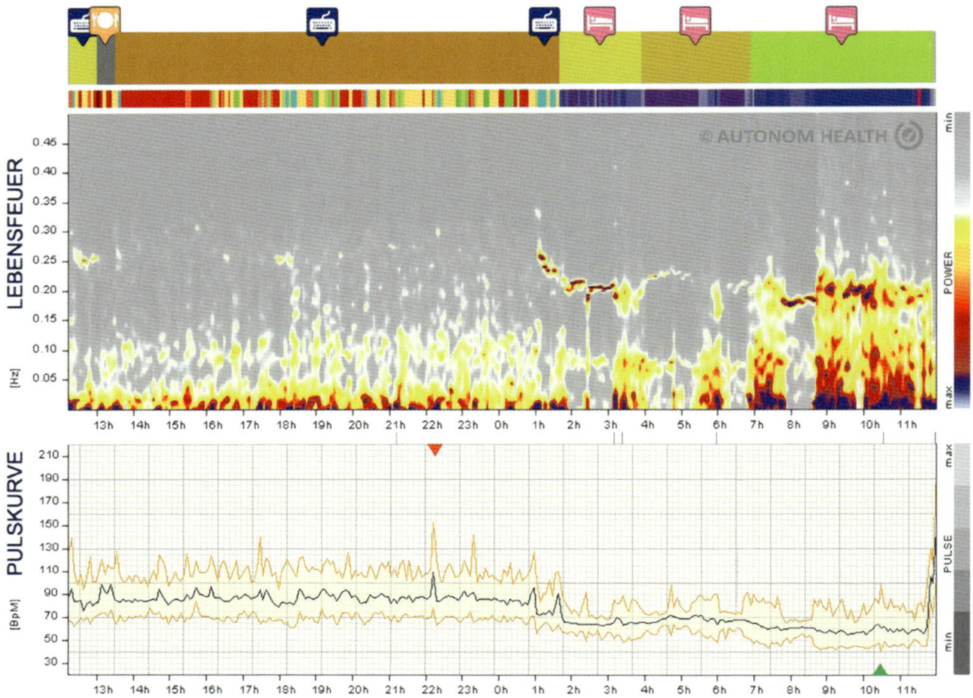

Abb. 6.81 Jugendlicher PC-Junkie in HRV-Spektrogramm und Pulskurve (Quelle: Autonom Health®, 2013).

Finn A., 16 Jahre	
Aktuelles funktionelles biologisches Alter	**31 Jahre**
Anzahl Herzschläge in 24 h	**106.778**
Mittlere HR gesamt	**74,15 BpM**
Mittlere HR Tag	**85,36 BpM**
Mittlere HR Nacht	**63,13 BpM**
pNN50 ganze Messung	**14,39 %**
Total Power ganze Messung	**4.700,12 ms^2**

Finn ist mit seinen 16 Jahren ein Vertreter der „Digital-Native-Generation“. Als Oberstufen-Schüler wird sein Alltag zwar von den Lernanforderungen seiner Schule geprägt, dennoch widmet er sich, wann immer möglich, gerne der Aktivität, die für ihn am schönsten ist: dem Computerspiel!

PC und Internet haben heute für fast alle Menschen einen hohen Stellenwert und sind aus dem Leben nicht mehr wegzudenken. Die viele Zeit, die allerdings vor und mit den Geräten verbracht wird, hat starken Einfluss auf die Gesundheit. Gesundheitsexperten plädieren zu Recht für Abwechslung und Ausgleich im Tagesablauf durch Bewegung, vorzugsweise an der frischen Luft. Finns Beispiel veranschaulicht das Gegenteil dieser Empfehlungen, nämlich eine extreme Form der Freizeitbeschäftigung in der digitalen Welt. Die Messung und Veröffentlichung der anonymisierten Daten erfolgte mit Zustimmung der Eltern.

6 Liter Eistee und 13 Stunden PC

Dass sich Mäßigung und abwechslungsreiche Beschäftigungen bei manchen Jugendlichen noch herumsprechen müssen, zeigt Finns Messung. Für ihn und auch für seine Freunde ist ein exzessiver PC-Konsum völlig normal, besonders an den Wochenenden. Finns Aktivitätenprotokoll von Samstag auf Sonntag spricht eine eindeutige Sprache:

Zeit	Sport	Gehen	Radfahren	manuelle Arbeit	Autolenken	Bus U-Bahn...	Kommunikation	PC	geistige Aktivität	Essen Trinken	TV	Körperpflege	Sex	Entspannen Ruhen	Schlaf	andere Tätigkeiten
9:00								x								
12:00										x						
13:00														x		
12:15								x								
13:00										x						
13:30								x								
01:40															x	
11:58										x						

Abb. 6.82 Aktivitätenprotokoll zur Messung eines jugendlichen PC-Junkies (Quelle: Autonom Health®, 2013).

DETAILS

PC

Zeit:	13:30 - 00:55	Total Power:	3.221 msec² (-2% Tag Ø)	Mittlere HR gesamt:	86,06 BpM (+1% Tag Ø)
Dauer:	11:25	VLF:	1.270 msec² (39%) (-1% Tag Ø)	Minimale Herzrate:	61,41 BpM
Geistige Vitalität:	2,94	LF:	1.071 msec² (33%) (+3% Tag Ø)	Maximale Herzrate:	152,67 BpM
		HF:	566 msec² (18%) (-7% Tag Ø)	pNN50:	10,55 % (-3% Tag Ø)

Abb. 6.83 HRV-Details von mehr als 11 Stunden PC (Quelle: Autonom Health®, 2021).

Es gibt lediglich fünf Einträge innerhalb von 24 Stunden. Die durchgehenden 13 Stunden am Computer überschreiten die von Medizinern und Psychologen angesetzte Obergrenze um ein Vielfaches. Da die im Computerspiel geforderte Aufmerksamkeit durstig macht, wird der Durst mit insgesamt 6 Litern Eistee gestillt. Die Vitalanalyse bestätigt, dass 13 Stunden PC-Arbeit die mentale Leistung beeinträchtigen und zu einer Erschöpfung des Organismus führen.

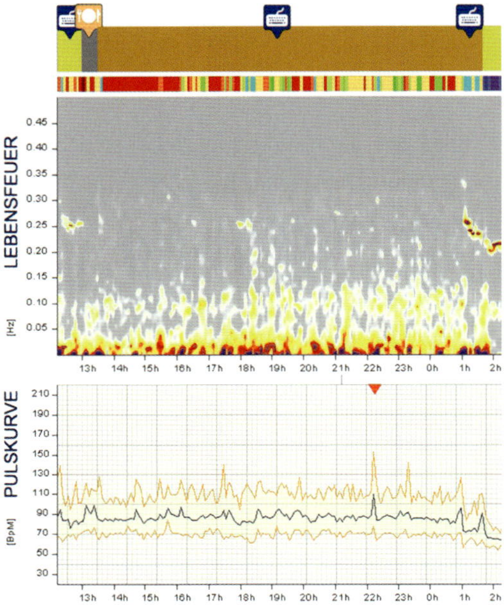

Abb. 6.84 Die Auswirkungen von 13 Stunden PC in HRV-Spektrogramm und Pulskurve (Quelle: Autonom Health®, 2013).

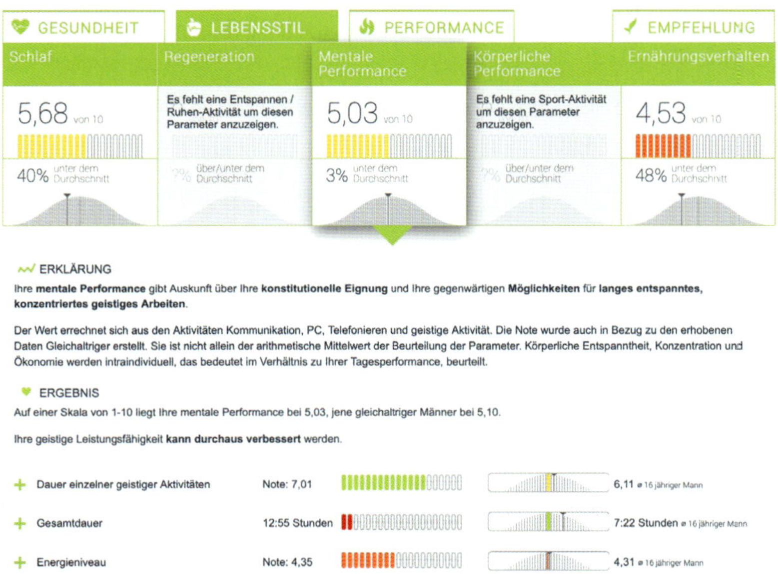

Abb. 6.85 13 Stunden PC und dessen Auswirkung auf Konzentration und mentale Performance (Quelle: Autonom Health®, 2021).

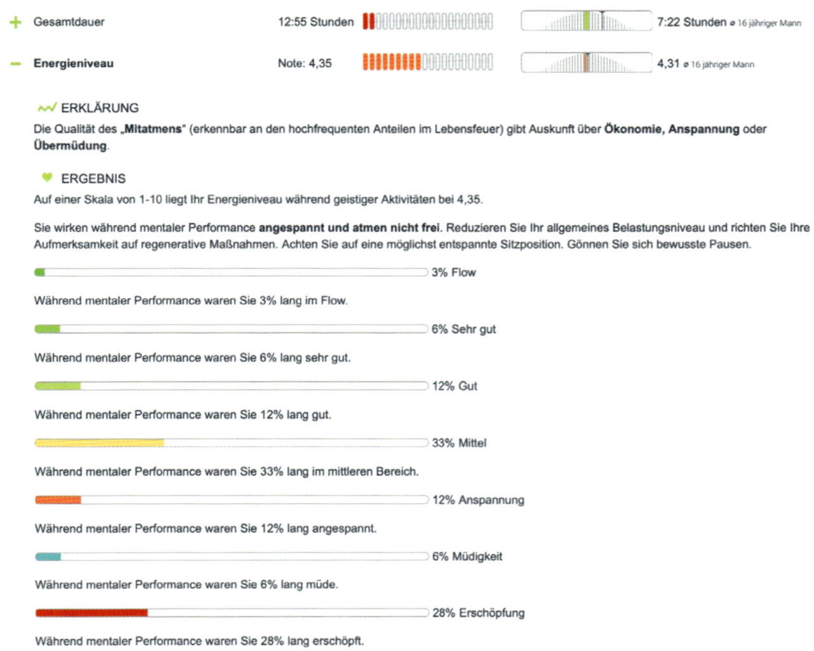

Abb. 6.86 Die Übermüdung bei 13 Stunden PC wird auch hier deutlich sichtbar (Quelle: Autonom Health®, 2021).

Körperlich aktiv vor dem Computer

Obwohl Finn viele Stunden (von 12.15 bis 01.40 Uhr) sitzend vor dem Computer verbringt, liegt sein Pulsniveau durchgehend in einem Bereich, der eigentlich dem körperlicher Arbeit entspricht. Die im Pulsbereich nach oben versetzte Verlaufskurve demonstriert anschaulich eine Belastung für das Herz, die 11 Stunden und 35 Minuten dauert. Es muss damit fast 50 % der Messdauer unter erhöhter Beanspruchung seine Arbeit verrichten.

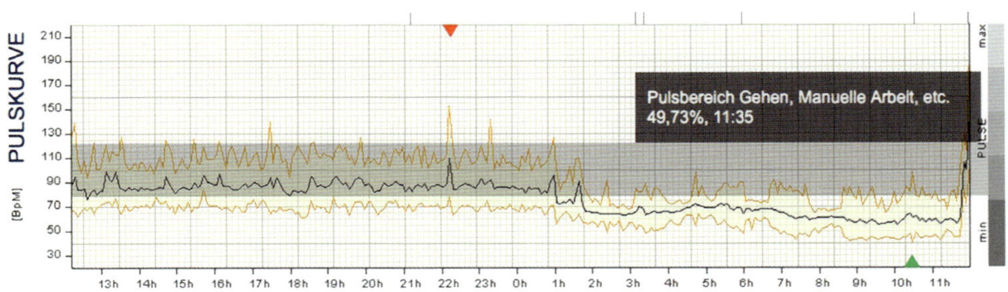

Abb. 6.87 Der Pulsbereich deutet trotz sitzender Tätigkeit auf körperliche Arbeit hin und veranschaulicht deutlich die Belastung für das Herz (Quelle: Autonom Health®, 2013).

Schlafphasen

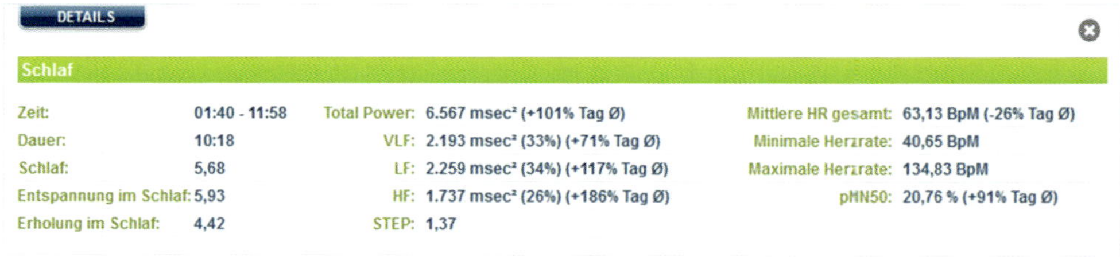

Abb. 6.88 HRV-Details des Schlafs (Quelle: Autonom Health®, 2021).

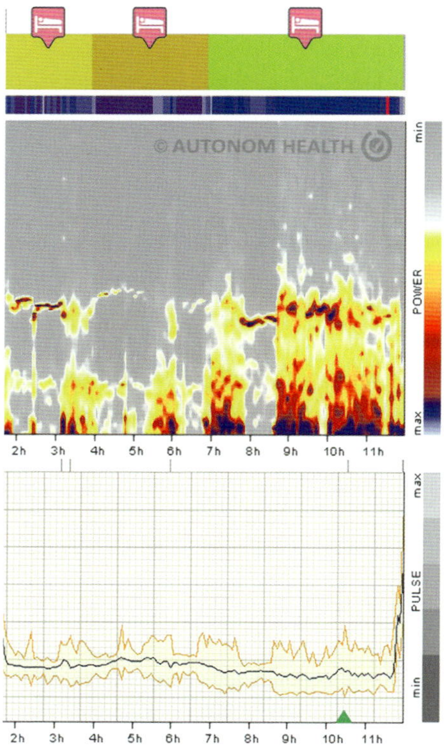

Abb. 6.89 Im Schlaf sind drei qualitativ unterschiedliche Phasen zu erkennen (Quelle: Autonom Health®, 2013).

Finns langer Schlaf von über zehn Stunden (von 01.40 bis 11.58 Uhr) lässt drei unterschiedliche Phasen erkennen:

Phase 1 (01.40 bis 03.45 Uhr):

Eine erste gute Tiefschlafphase ermöglicht seinem Organismus, essenzielle Reparaturprozesse durchzuführen.

Phase 2 (03.45 bis 06.54 Uhr):

Gefolgt wird die Tiefschlafphase von einem dreistündigen Erschöpfungsschlaf. Darin läuft eine Reihe von Verarbeitungsprozessen seines vorhergegangenen „mentalen Overloads" quasi „offline" ab.

Phase 3 (06.54 bis 11.58 Uhr):

Erst danach, zu einer Zeit, in der im normalen circadianen Rhythmus eigentlich bereits wieder eine Wachphase vorliegt, kommt es zum normalen Schlafverhalten. Es ist erkennbar an der Total Power, die 100 % über der des Tages liegt, und an einer altersentsprechend guten RSA.

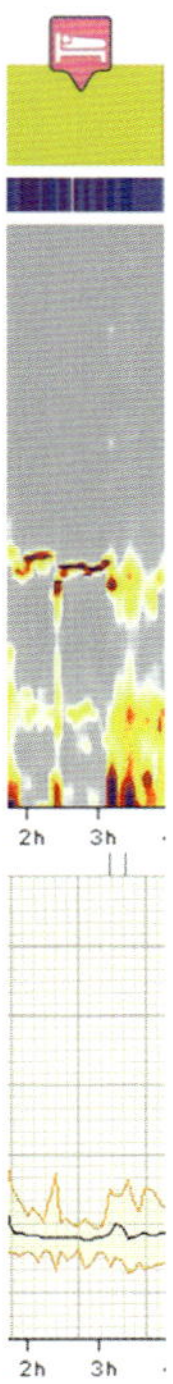

Phase 1

Abb. 6.90 Schlafphase 1 in HRV-Spektrogramm und Pulskurve (Quelle: Autonom Health®, 2013).

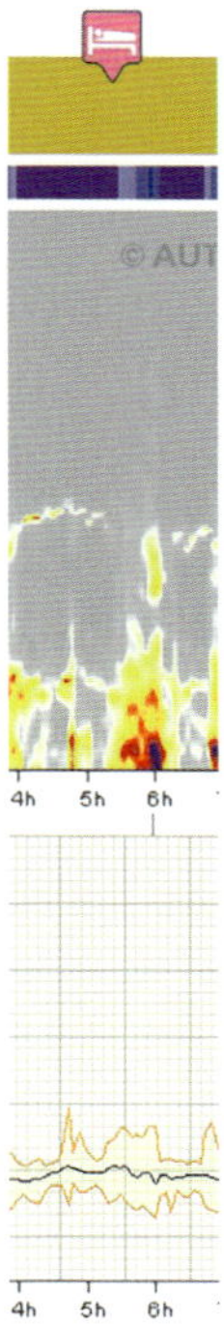

Phase 2

Abb. 6.91 Schlafphase 2 in HRV-Spektrogramm und Pulskurve (Quelle: Autonom Health®, 2013).

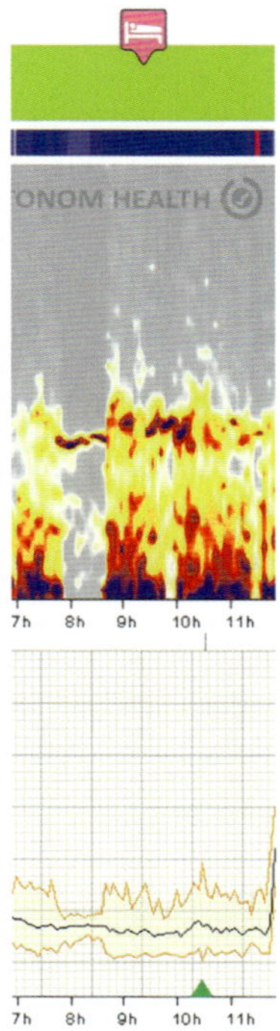

Phase 3

Abb. 6.92 Schlafphase 3 in HRV-Spektrogramm und Pulskurve (Quelle: Autonom Health®, 2013).

10 Juvenile Selbstvernichtung

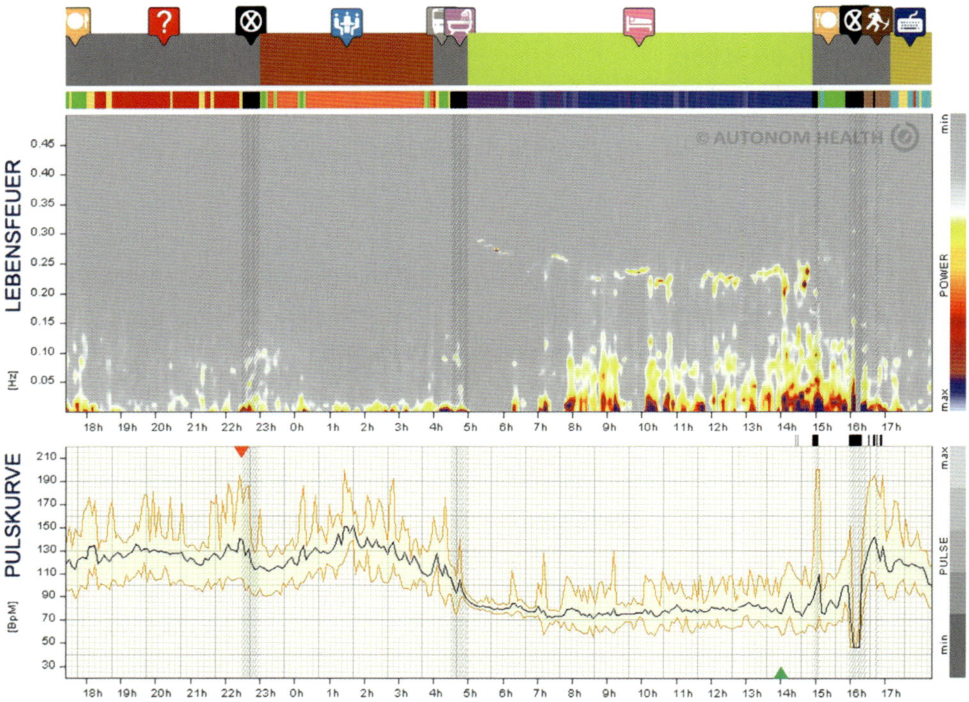

Abb. 6.93 Juvenile Selbstvernichtung in HRV-Spektrogramm und Pulskurve (Quelle: Autonom Health®, 2012).

Kevin R., 19 Jahre	
Aktuelles funktionelles biologisches Alter	**55 Jahre**
Anzahl Herzschläge in 24 h	**140.700**
Mittlere HR gesamt	**97,71 BpM**
Mittlere HR Tag	**119,81 BpM**
Mittlere HR Nacht	**77,84 BpM**
pNN50 ganze Messung	**2,46 %**
Total Power ganze Messung	**1.536,26 ms^2**

Diese Messung zeigt einen 19-jährigen Jugendlichen, der vor kurzer Zeit eine für ihn ungünstige Komponente in seinem Leben eingeführt hat: Kevin hat die Welt der Drogen und Aufputschmittel entdeckt. Sie helfen ihm nicht nur, der Langeweile und Tristesse seines Alltags zu entfliehen, sie machen für ihn auch aus langen Partynächten „grenzgeniale Erlebnisse im Bereich der Bewusstseinserweiterung".

Arbeit in der Gastronomie

Kevin R. ist gerade dabei, seine Lehre als Koch und Kellner abzuschließen. Dazu gehören Spätschichten im Service eines Restaurants. Diese sind für ihn so anstrengend und nervenaufreibend, dass er vor Arbeitsbeginn Kokain konsumiert, um Stress und Druck aushalten zu können.

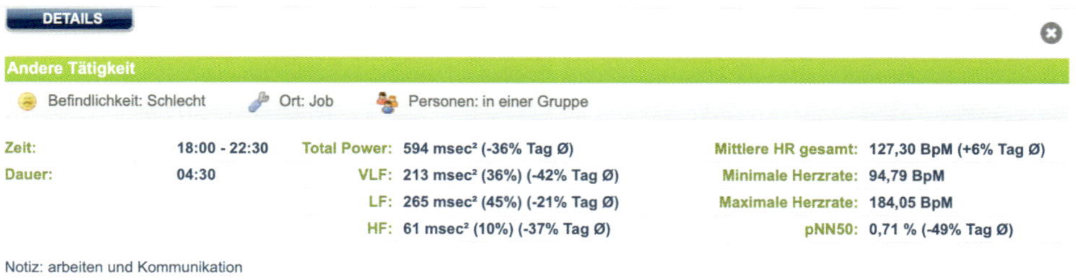

Abb. 6.94 HRV-Details nach Kokainkonsum vor Arbeitsbeginn (Quelle: Autonom Health®, 2021).

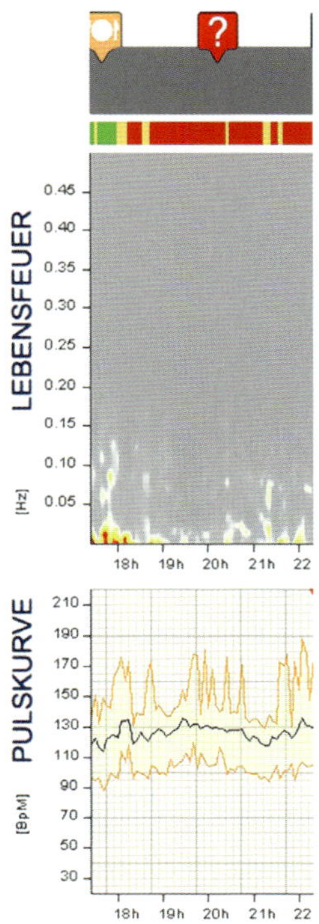

Das Ergebnis ist höchst aufschlussreich: In der Spätschicht von 18.00 bis 22.30 Uhr sinkt die Total Power um 36 % des Tagesschnitts auf 594 ms^2. Das bedeutet, seine ohnehin schon geringe Leistungsfähigkeit reduziert sich um ein Drittel. Die Abnahme der Werte in allen drei Frequenzbereichen beweist den Leistungsabfall und verdeutlicht, unter welchem Druck der junge Mann seine Arbeit verrichtet: körperlich wie mental grenzwertig, nicht belastbar, eigentlich arbeitsunfähig. Extrem niedrig ist zudem der pNN50-Wert von 0,71 %. Die mittlere Herzrate von 127,30 BpM liefert mit allen anderen Werten den Beweis: Kevins Herz und Organismus nähern sich der Belastungsgrenze.

Um 22.30 Uhr beginnt seine Freizeit. Nach einer ausgiebigen Dusche startet Kevin ins Nachtleben.

Abb. 6.95 Ausschnitt aus HRV-Spektrogramm und Pulskurve nach Kokainkonsum (Quelle: Autonom Health®, 2012).

Der mit den Drogen spielt

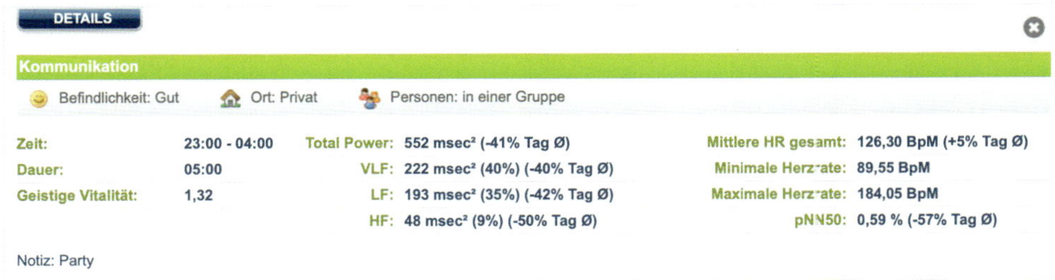

Abb. 6.96 HRV-Details während einer Party (Quelle: Autonom Health®, 2021).

It's Partytime! Um 23.00 Uhr bringt sich Kevin in Stimmung und seinen Organismus an den Rand des Abgrundes. Die Total Power sinkt auf 552 ms². Dennoch reicht sie aus, um Kevin ein fünfstündiges Nachtvergnügen zu gewähren.

Alle Frequenzbereiche sind um knapp die Hälfte vermindert, vor allem der High Frequency Bereich zeigt nur noch 48 ms². Der Erholungsparameter pNN50, der vor allem in der nächtlichen Ruhephase deutlich höhere Werte als am Tag zeigen sollte, bringt es auf den verschwindenden Wert von 0,59 %. Nur die Herzrate steigt auf 126,30 BpM an.

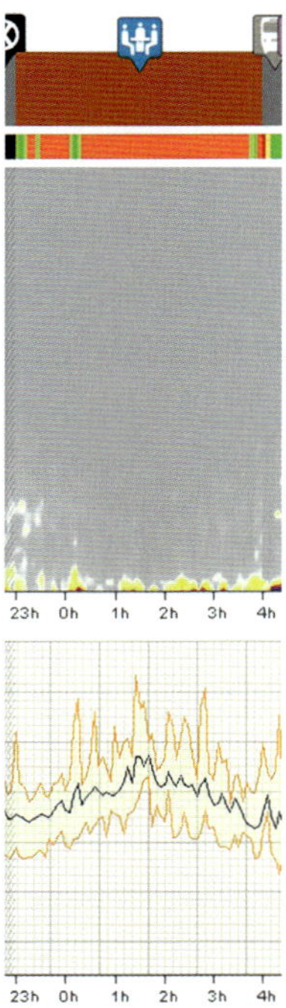

Abb. 6.97 Ausschnitt aus HRV-Spektrogramm und Pulskurve während einer Party (Quelle: Autonom Health®, 2012).

Permanente Arbeit für das Herz

Obwohl Kevin sich während der Messung nicht sportlich betätigt, liegt sein Pulsniveau ganze sieben Stunden lang im Bereich eines seiner Konstitution entsprechenden Grundlagen-Ausdauertrainings. Über 4,5 Stunden muss sein Organismus sogar im Spitzenpulsbereich durchhalten.

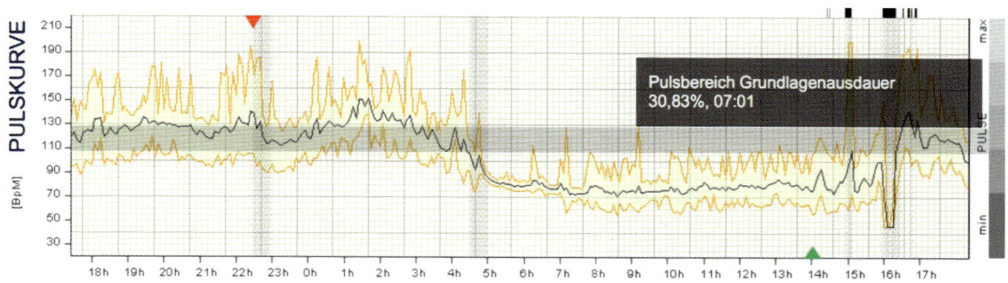

Abb. 6.98 Pulsbereich Grundlagenausdauer in der Pulskurve, hervorgerufen durch einen konsumierenden Lebensstil (Quelle: Autonom Health®, 2012).

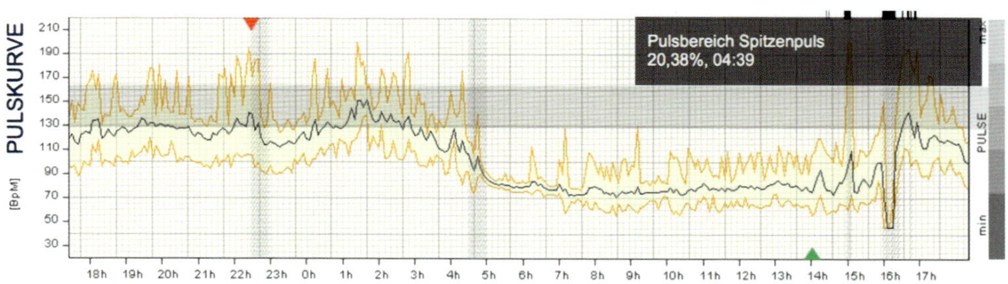

Abb. 6.99 Pulsbereich Spitzenpuls in der Pulskurve, hervorgerufen durch einen konsumierenden Lebensstil (Quelle: Autonom Health®, 2012).

Schlaf und „Wiederauferstehung"

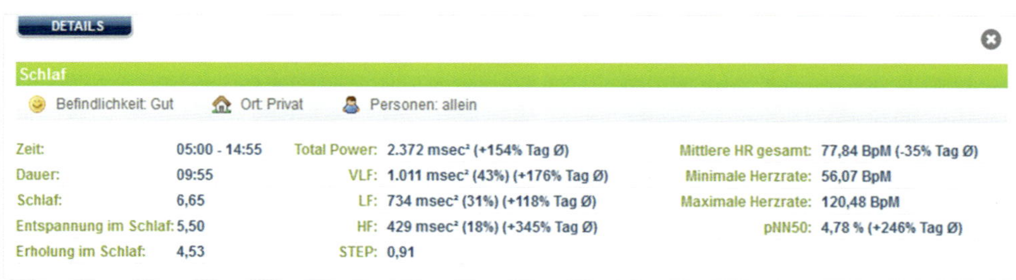
DETAILS
Schlaf
Befindlichkeit: Gut
Ort: Privat
Personen: allein
Zeit: 05:00 - 14:55
Dauer: 09:55
Schlaf: 6,65
Entspannung im Schlaf: 5,50
Erholung im Schlaf: 4,53
Total Power: 2.372 msec² (+154% Tag Ø)
VLF: 1.011 msec² (43%) (+176% Tag Ø)
LF: 734 msec² (31%) (+118% Tag Ø)
HF: 429 msec² (18%) (+345% Tag Ø)
STEP: 0,91
Mittlere HR gesamt: 77,84 BpM (-35% Tag Ø)
Minimale Herzrate: 56,07 BpM
Maximale Herzrate: 120,48 BpM
pNN50: 4,78 % (+246% Tag Ø)

Abb. 6.100 HRV-Details im Schlaf (Quelle: Autonom Health®, 2021).

Um 5.00 Uhr Früh ist es dann so weit: Der junge Mann geht zu Bett und gönnt sich das, was für ihn in diesem Moment am wichtigsten ist – Regeneration.

Seine Schlafdauer ist mit fast zehn Stunden auch lang genug und zeigt eindrucksvoll Kevins anfänglichen Erschöpfungszustand. Von 5.00 Uhr bis ca. 9.00 Uhr ist ein vollständiger Sympathikusrückgang mit einer schwachen RSA zu sehen. Doch dann gewinnt Kevins Vitalität dank seines noch jugendlichen Alters langsam wieder die Oberhand: Die RSA wird intensiver, ein gewisser Schlafrhythmus setzt ein. Der Erholungsparameter pNN50 steigert sich um 246 %.

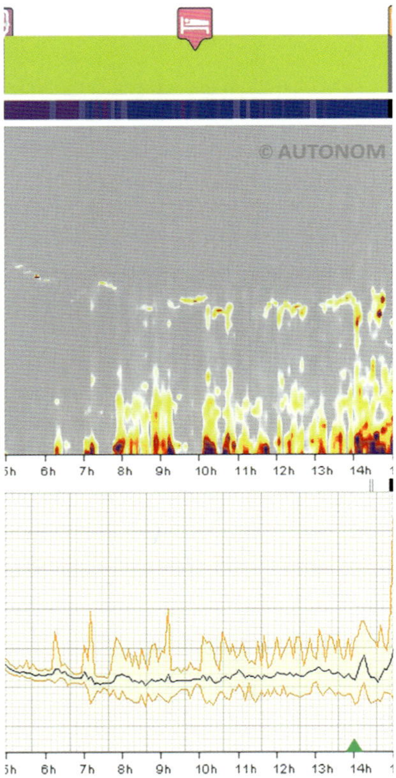

Abb. 6.101 Ausschnitt aus HRV-Spektrogramm und Pulskurve am Übergang vom Erschöpfungsschlaf zu einem normalen Schlafbild (Quelle: Autonom Health®, 2012).

Die drei Phasen im Überblick

Arbeit:

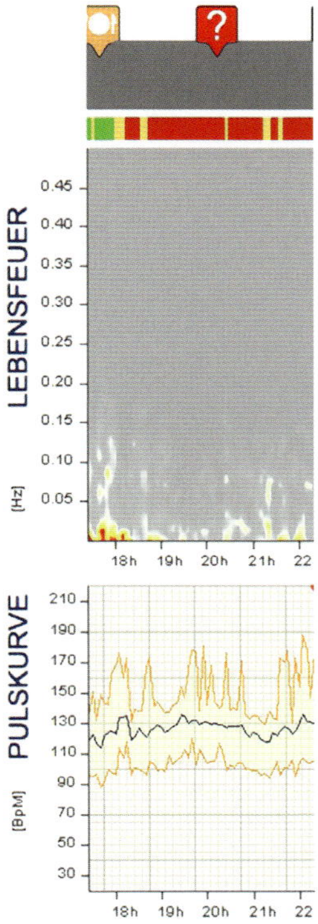

Abb. 6.102 Ausschnitt aus HRV-Spektrogramm und Pulskurve nach Kokainkonsum (Quelle: Autonom Health®, 2012).

Total Power: 594 ms^2

pNN50: 0,71 %

HF: 61 ms^2

LF: 265 ms^2

VLF: 213 ms^2

Mittlere HR: 127,30 BpM

Party:

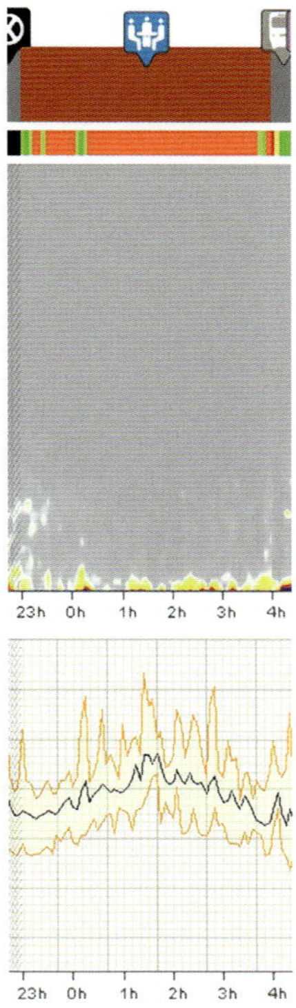

Abb. 6.103 Ausschnitt aus HRV-Spektrogramm und Pulskurve während einer Party (Quelle: Autonom Health®, 2012).

Total Power: 552 ms^2

pNN50: 0,59 %

HF: 48 ms^2

LF: 193 ms^2

VLF: 222 ms^2

Mittlere HR: 126,30 BpM

Schlaf:

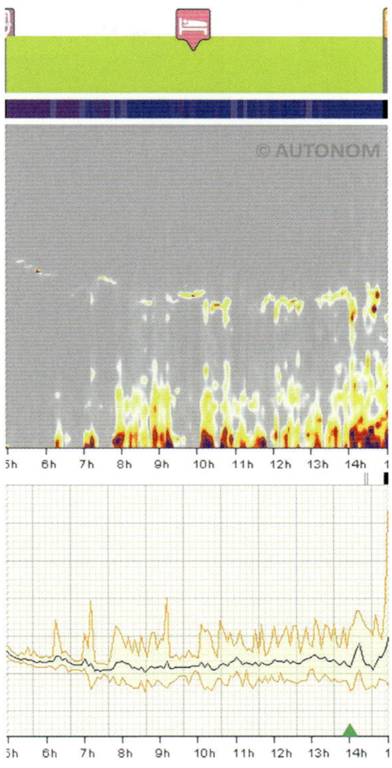

Abb. 6.104 Ausschnitt aus HRV-Spektrogramm und Pulskurve , der den Verlauf vom Erschöpfungszustand hin zu einem gewissen Schlafrhythmus zeigt (Quelle: Autonom Health®, 2012).

Total Power: 2.372 ms^2

pNN50: 4,78 %

HF: 429 ms^2

LF: 734 ms^2

VLF: 1.011 ms^2

Mittlere HR: 77,84 BpM

11 Akuter grippaler Infekt und eine Woche danach

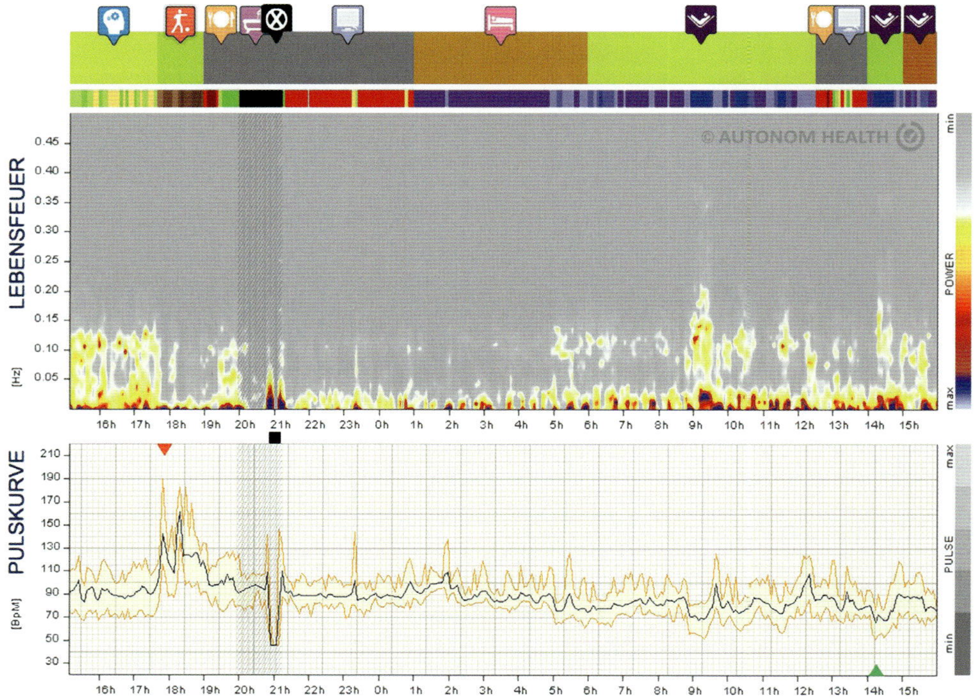

Abb. 6.105 Auswirkungen eines akuten grippalen Infekts in HRV-Spektrogramm und Pulskurve (Quelle: Autonom Health®, 2014).

Monika W., 31 Jahre	
Aktuelles funktionelles biologisches Alter	**58 Jahre**
Anzahl Herzschläge in 24 h	**125.973**
Mittlere HR gesamt	**86,08 BpM**
Mittlere HR Tag	**85,55 BpM**
Mittlere HR Nacht	**88,04 BpM**
pNN50 ganze Messung	**1,62 %**
Total Power ganze Messung	**1.703,01 ms^2**

Monika W. ist mit ihren 31 Jahren begeisterte Amateursportlerin. Als Ausgleich zu ihrer Tätigkeit im öffentlichen Dienst schwingt sie sich gerne nach der Arbeit auf ihr Fahrrad oder trainiert im Schwimmbad für ihren nächsten Triathlon-Wettkampf.

Sie hat keine Kinder und lebt in Partnerschaft mit einem ebenso sportbegeisterten Mann. Dies macht es ihr leicht, die notwendigen Ressourcen für diese zeitintensive Sportart aufbringen.

Krankheitsbild

Monika W. möchte mit ihrer Messung den Effekt einer intensiven Sporteinheit am späteren Nachmittag auf ihren Schlaf herausfinden. Schon während der ersten Messstunde in der Phase von geistiger Aktivität fühlt sich Monika W. nicht wohl, hat starke Kopfschmerzen und ein leichtes Kältegefühl. Gegen 18.00 Uhr steigt sie auf ihr Zimmerfahrrad, auch um ihre Unpässlichkeiten zu vertreiben. Das gelingt sogar für die Dauer der Sporteinheit. Auch danach fühlt sich Monika W. deutlich besser. Jedoch Stunden später, während der körperlichen Ruhephase beim Fernsehen von 21.15 bis 01.00 Uhr, ändert sich alles. Monika W. fühlt sich schwach und matt, die Kopfschmerzen sind wieder da, alle Glieder beginnen zu schmerzen. Vor Erschöpfung schläft sie ein.

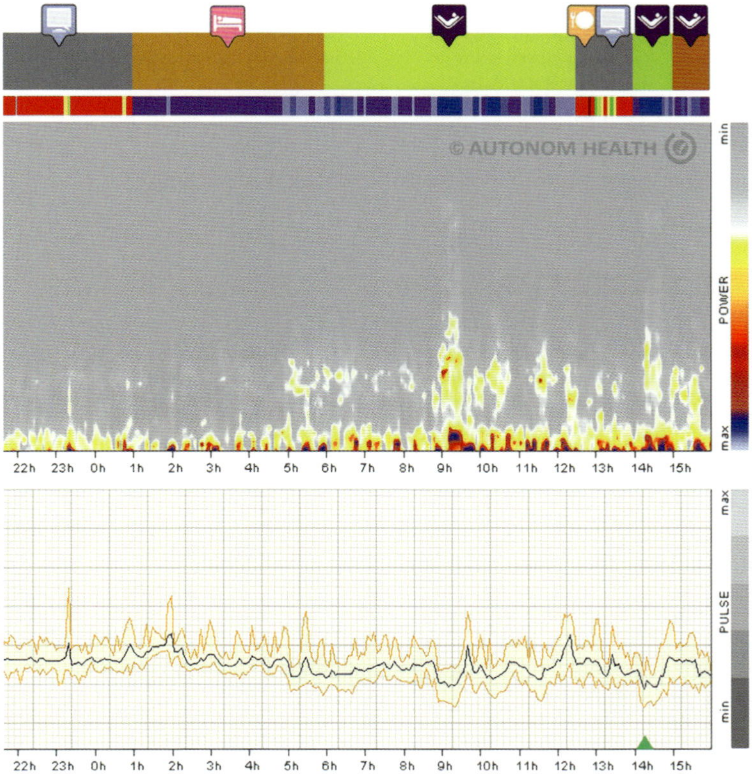

Abb. 6.106 Beginn des grippalen Infekts in HRV-Spektrogramm und Pulskurve (Quelle: Autonom Health®, 2014).

Der körperliche Verfall ist beindruckend: Alle Analysewerte reduzieren sich in den ersten beiden Phasen, die Herzrate steigt trotz der körperlichen Ruhe. Besonders die extrem niedrigen pNN50-Werte von 0,21 % in der TV-Phase und 0,39 % im Schlaf von 01.00 bis 06.00 Uhr beweisen einen massiven körperlichen Belastungsprozess.

Monika W. kämpft mit einem akuten grippalen Infekt. Die Krankheit reduziert ihre sonst so ausgezeichnete Vitalität deutlich: Das funktionelle biologische Alter von 58, eine für ihren normalen Vitalitätszustand extrem reduzierte Total Power und ein Rückgang in allen Frequenzbereichen zeigen den dramatischen Kampf des Organismus gegen die unerwünschten Viren.

Am nächsten Tag ist das Krankheitsbild noch deutlich sichtbar, auch wenn sich Monika W. und ihre Gesundheitswerte langsam wieder erholen.

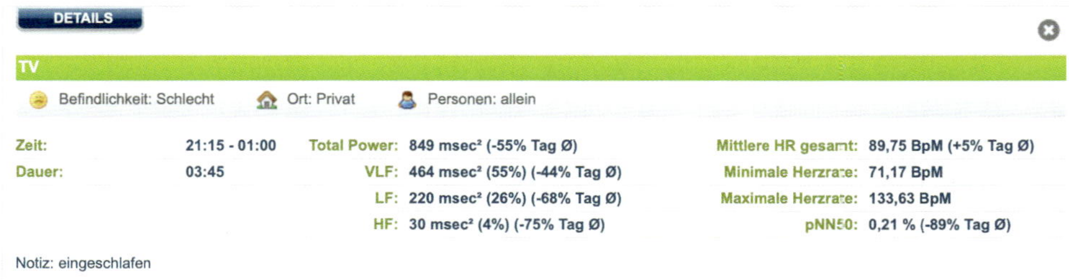

Abb. 6.107 HRV-Details während TV zu Beginn des grippalen Infekts (Quelle: Autonom Health®, 2021).

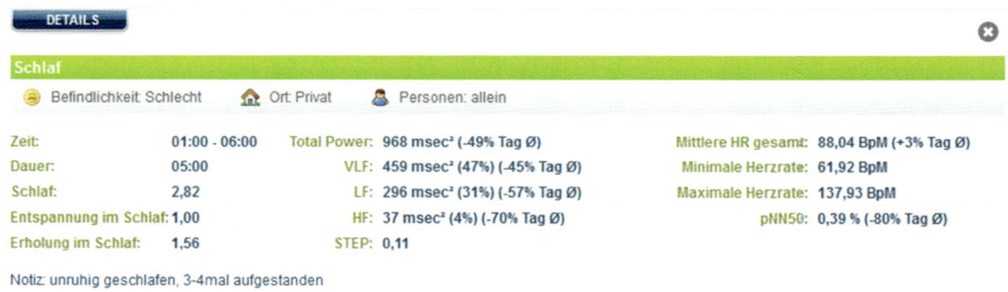
DETAILS
Schlaf
Befindlichkeit: Schlecht
Ort: Privat
Personen: allein
Zeit: 01:00 - 06:00
Dauer: 05:00
Schlaf: 2,82
Entspannung im Schlaf: 1,00
Erholung im Schlaf: 1,56
Total Power: 968 msec² (-49% Tag Ø)
VLF: 459 msec² (47%) (-45% Tag Ø)
LF: 296 msec² (31%) (-57% Tag Ø)
HF: 37 msec² (4%) (-70% Tag Ø)
STEP: 0,11
Mittlere HR gesamt: 88,04 BpM (+3% Tag Ø)
Minimale Herzrate: 61,92 BpM
Maximale Herzrate: 137,93 BpM
pNN50: 0,39 % (-80% Tag Ø)
Notiz: unruhig geschlafen, 3-4mal aufgestanden

Abb. 6.108 HRV-Details im Schlaf zu Beginn des grippalen Infekts (Quelle: Autonom Health®, 2021).

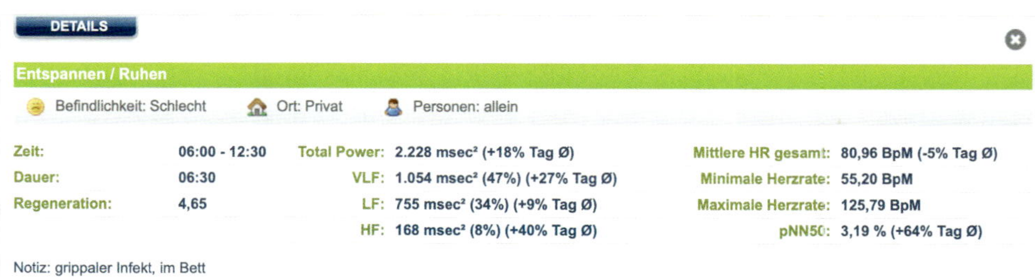
DETAILS
Entspannen / Ruhen
Befindlichkeit: Schlecht
Ort: Privat
Personen: allein
Zeit: 06:00 - 12:30
Dauer: 06:30
Regeneration: 4,65
Total Power: 2.228 msec² (+18% Tag Ø)
VLF: 1.054 msec² (47%) (+27% Tag Ø)
LF: 755 msec² (34%) (+9% Tag Ø)
HF: 168 msec² (8%) (+40% Tag Ø)
Mittlere HR gesamt: 80,96 BpM (-5% Tag Ø)
Minimale Herzrate: 55,20 BpM
Maximale Herzrate: 125,79 BpM
pNN50: 3,19 % (+64% Tag Ø)
Notiz: grippaler Infekt, im Bett

Abb. 6.109 HRV-Details beim Entspannen/Ruhen während grippalem Infekt (Quelle: Autonom Health®, 2021).

8 Tage später

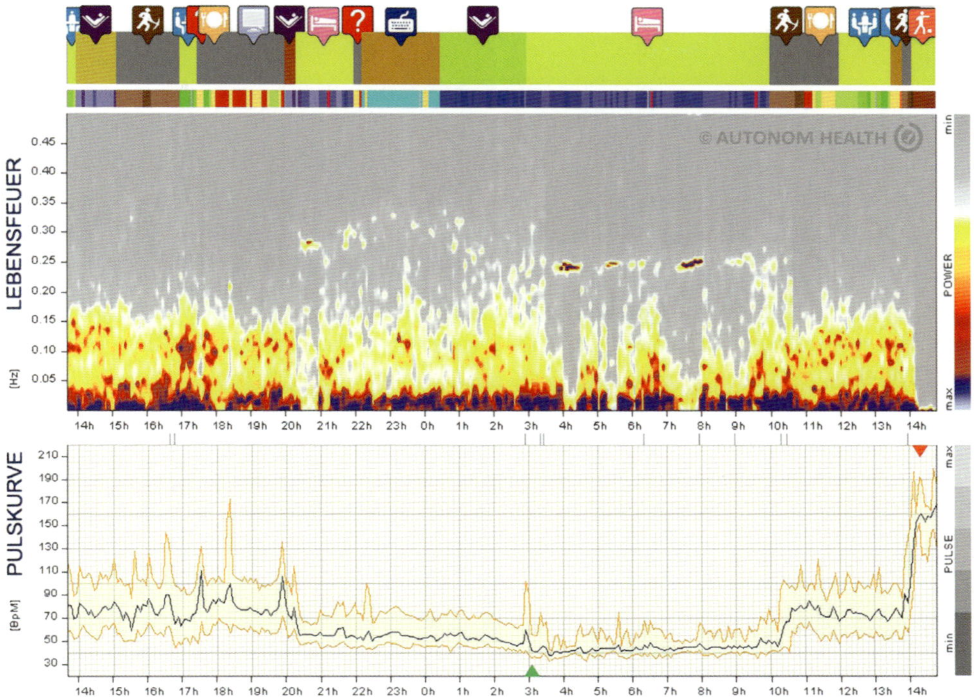

Abb. 6.110 Eine Woche nach grippalem Infekt in HRV-Spektrogramm und Pulskurve (Quelle: Autonom Health®, 2014).

Monika W., 31 Jahre	
Aktuelles funktionelles biologisches Alter	**22 Jahre**
Anzahl Herzschläge in 24 h	**82.451**
Mittlere HR gesamt	**56,18 BpM**
Mittlere HR Tag	**65,22 BpM**
Mittlere HR Nacht	**45,05 BpM**
pNN50 ganze Messung	**27,41 %**
Total Power ganze Messung	**7.692,51 ms^2**

Wie schnell sich ein gesunder, trainierter Organismus erholen kann, belegt die Messung der 31-jährigen Monika W. nur acht Tage nach dem grippalen Infekt. Schon kurze Zeit nach einem doch intensiven Krankheitsverlauf setzen sich ihre ausgezeichnete Vitalität und ihre sportliche Kondition wieder voll durch. Praktisch alle Werte befinden sich auf einem überdurchschnittlich guten Niveau:

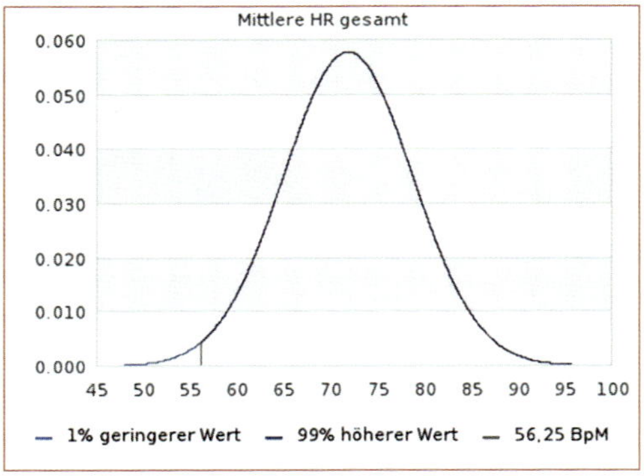

Abb. 6.111 Mittlere HR gesamt in der Gaußschen Kurve im Vergleich zu gleichaltrigen Frauen (Quelle: Autonom Health®, 2014).

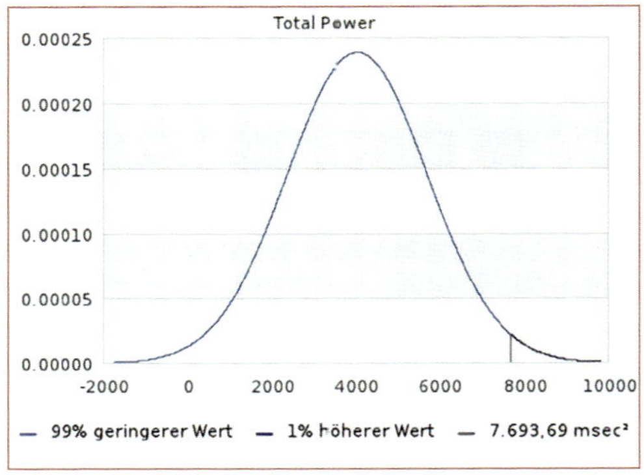

Abb. 6.112 Total Power im Vergleich zu gleichaltrigen Frauen (Quelle: Autonom Health®, 2014).

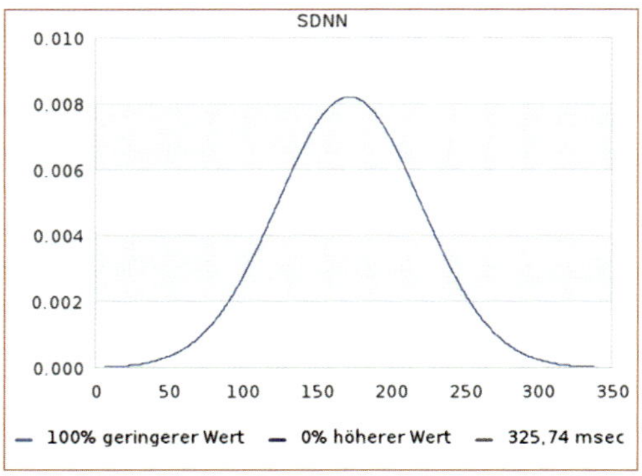

Abb. 6.113 SDNN im Vergleich zu gleichaltrigen Frauen (Quelle: Autonom Health®, 2014).

Hohe Dynamik, guter Allgemeinzustand

Auch die minimale Herzrate von 40,00 BpM und der Maximalpuls von 188,09 BpM illustrieren die beachtliche Dynamik und den hervorragenden Trainingszustand von Monika W.

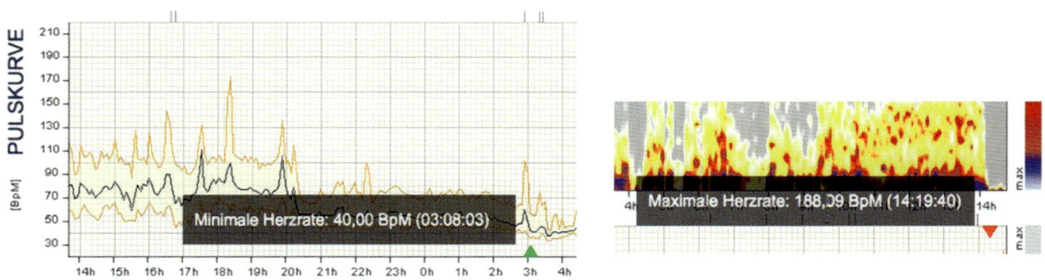

Abb. 6.114 Die minimale Herzrate von 40,00 BpM (links) und die maximale Herzrate von 188,09 BpM (rechts) verdeutlichen die hervorragende Dynamik (Quelle: Autonom Health®, 2014).

Scatterplots während der Krankheit und danach

Die grundlegende Keulenstruktur der Punktwolken während des fieberhaften Infekts und danach ist klar erkennbar. Ebenso bemerkenswert ist, dass sich ähnlich hohe Pulswerte im Bereich der Kreuzung von x- und y-Achse finden. Das in der ersten Ansicht „weggesprengte" Areal der doppelt so großen Vagusdominanz erscheint im zweiten Bild umso eindrucksvoller. Die doppelt so große Breite der Verteilung spiegelt die größere HRV auch während des Tages im gesunden Zustand wider.

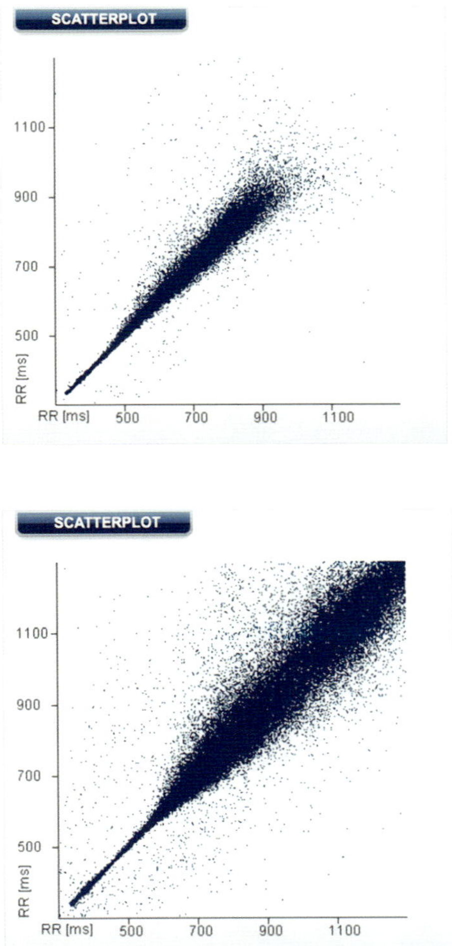

Abb. 6.115 Oben zeigt der Scatterplot die Virusinfektion, unten den gesunden Zustand (Quelle: Autonom Health®, 2014).

Histogramm mit Zuwachs

Im ersten Histogramm erkennt man die sehr eingeschränkte, eingipfelige Verteilung der RR-Abstände, entsprechend dem hohen Durchschnittspuls von 86 Schlägen pro Minute. Das zweite Histogramm hingegen verteilt sich mit großer Häufigkeit über mehrere Bereiche, vom hochpulsigen Training über den hochökonomischen Tagesablauf und die abendliche Entspannung bis hin zur Schlafphase mit einem Durchschnittspuls von 45 Schlägen pro Minute.

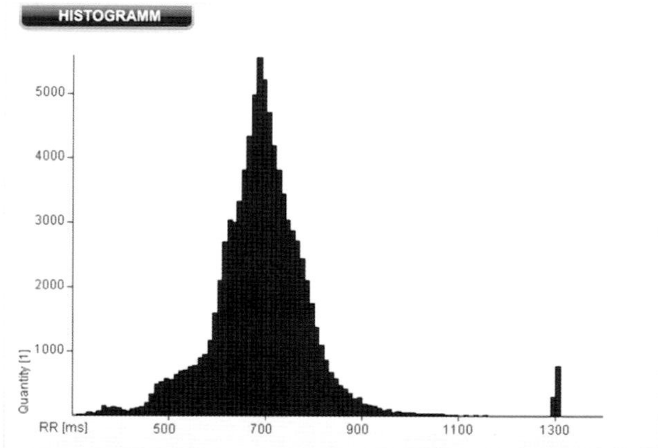

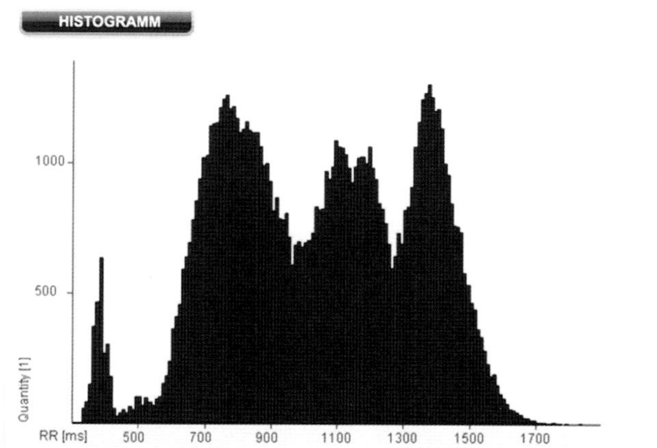

Abb. 6.116 Das Histogramm zeigt oben die Virusinfektion, unten den gesunden Zustand (Quelle: Autonom Health®, 2014).

Pulskurven in Krankheit und Gesundheit

Monika Ws. Puls ist während der Krankheit permanent erhöht und befindet sich großteils im Pulsbereich „Gehen und Manuelle Arbeit".

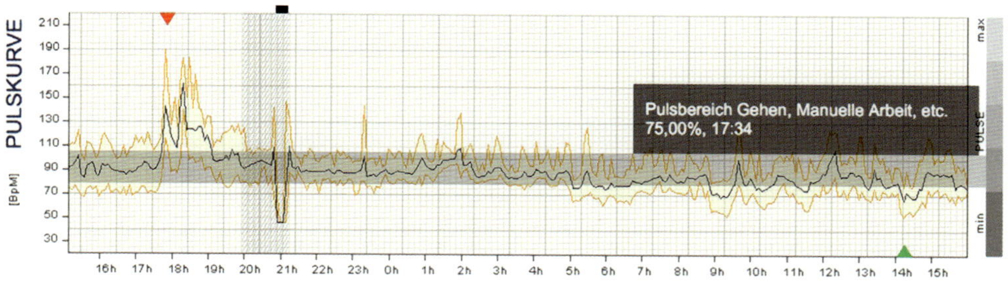

Abb. 6.117 Während dem grippalen Infekt bewegt sich der Puls die meiste Zeit im Pulsbereich Gehen/manuelle Arbeit etc. (Quelle: Autonom Health®, 2014).

Nur acht Tage später hat sich die Pulskurve sichtlich auf ein wesentlich niedrigeres Niveau gesenkt. Sie beweist den guten körperlichen Trainingszustand von Monika W.

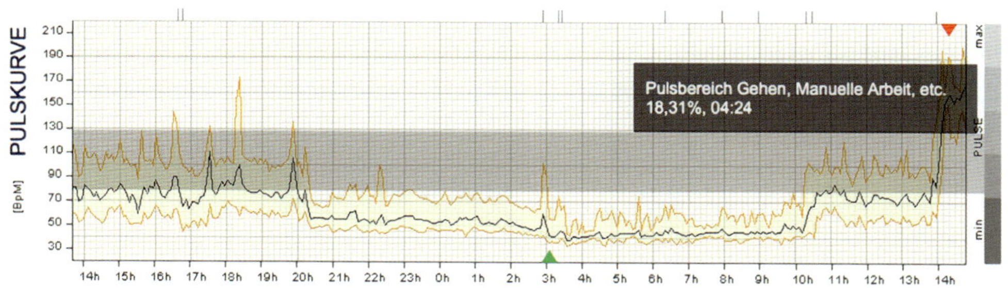

Abb. 6.118 Nach überstandenem Infekt ist die Herzrate deutlich abgesunken (Quelle: Autonom Health®, 2014).

Atmung im Vergleich

Im Krankheitszustand ist die Atmung relativ vertieft und liegt in Wach- und Ruhephasen bei etwa 12 Atemzügen pro Minute. Der Quotient aus Puls- und Atemfrequenz (QPA) verläuft über 24 Stunden unruhig und nie im Bereich eines ganzzahligen Vielfachen.

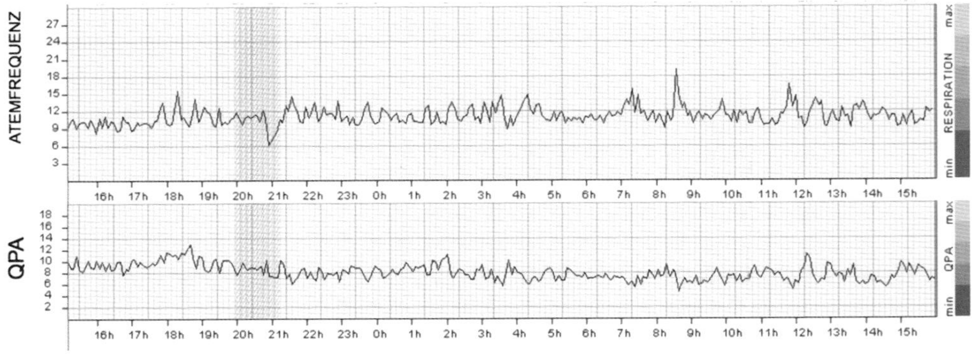

Abb. 6.119 Die Auswirkungen des grippalen Infekts zeigen sich auch in der Atemfrequenz und im QPA (Quelle: Autonom Health®, 2014).

Ganz anders sehen die Kurven bei der gesunden Monika W. aus. Sie atmet tagsüber etwa 9- bis 12-mal pro Minute aus und ein, im Schlaf durchschnittlich 15-mal. Jedoch verläuft auch hier der QPA noch nicht ganz bilderbuchmäßig ruhig und geradlinig im Idealbereich von 4:1, entsprechend vier Herzschlägen während eines Ein- und Ausatemzyklus.

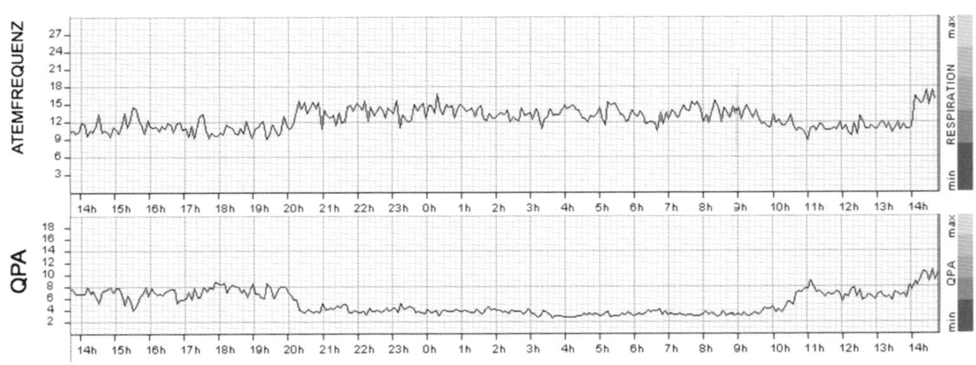

Abb. 6.120 Nach dem grippalen Infekt normalisieren sich auch die Atemfrequenz und der QPA (Quelle: Autonom Health®, 2014).

12 Schilddrüsenunterfunktion vor und nach Therapie

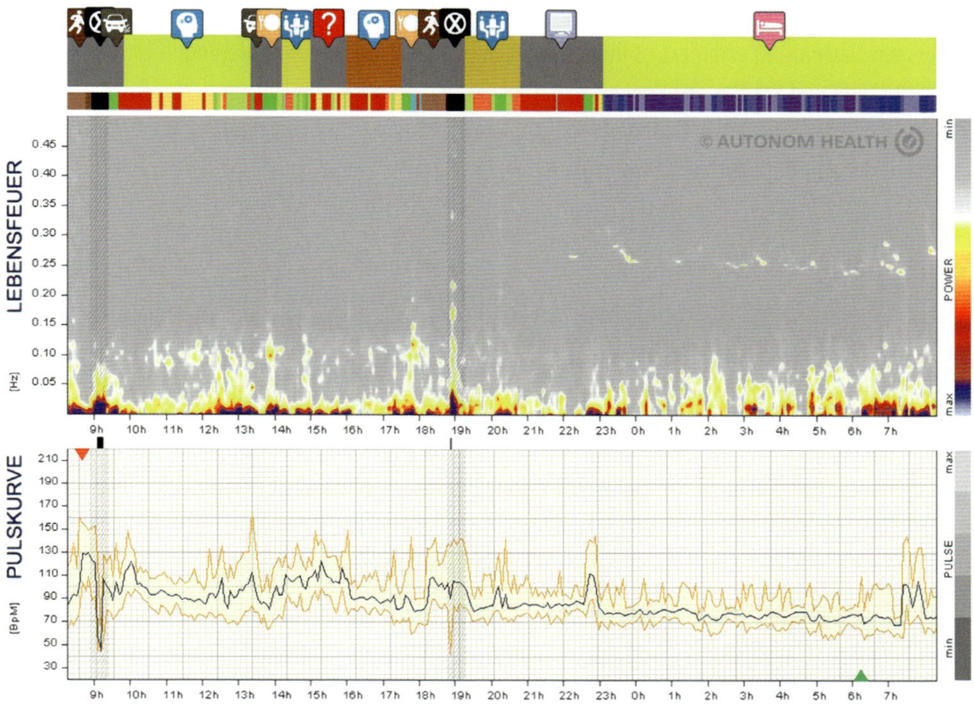

Abb. 6.121 Schilddrüsenunterfunktion vor der Therapie in HRV-Spektrogramm und Pulskurve (Quelle: Autonom Health®, 2014).

Eva P., 47 Jahre	
Aktuelles funktionelles biologisches Alter	**60 Jahre**
Anzahl Herzschläge in 24 h	**123.580**
Mittlere HR gesamt	**85,82 BpM**
Mittlere HR Tag	**93,34 BpM**
Mittlere HR Nacht	**76,57 BpM**
pNN50 ganze Messung	**1,63 %**
Total Power ganze Messung	**1.780,65 ms^2**

Als Lehrerin engagiert sich Eva P. mit Begeisterung für ihre Schülerinnen und Schüler. Das Berufsfeld Schule ist ihre Berufung. Auch wenn sie häufig ihre Kräfte und Nerven beanspruchen, würde Eva P. die damit einhergehenden beruflichen Herausforderungen nie missen wollen. Auch privat ist die verheiratete Mutter dreier Kinder im Alter von 12, 14 und 17 Jahren durch ihre Familie voll ausgelastet. So bilden ihr Familienleben, die Erziehung ihrer Kinder und ihre Schüler zentrale Aspekte im sozialen Denken und Leben von Eva P.

Bremsklötze

Seit einiger Zeit fühlt sich Eva P. zunehmend erschöpft. Die täglichen Anforderungen machen ihr zu schaffen, ihr gewohnter Schwung, mit dem sie Dinge immer erledigen konnte, hat spürbar nachgelassen. Besonders am Nachmittag erfordert es immer mehr Mühe, die täglichen Anforderungen zu meistern. Sie fühlt sich müde und kraftlos, ihr Kopf schmerzt, die Augen brennen, ein konzentriertes Arbeiten ist nur noch mit großen Willensanstrengungen möglich. Eva P. hat das Gefühl, als ob dicke Bremsklötze an ihr kleben würden, die ihr jegliche Energie rauben.

Krankheitsbild

Wegen ihrer fortschreitenden Erschöpfung geht Eva P. schließlich zu ihrem Hausarzt. Dieser führt eine HRV-Messung in Kombination mit einer Blutuntersuchung durch.

Die dem Hausarzt beschriebenen Symptome wie Müdigkeit und Erschöpfung, Konzentrationsstörungen, Kopfschmerzen, schneller Puls u. a. spiegeln sich in der HRV-Messung deutlich wider. Die HRV ist zwar nicht spezifisch, d. h. konkrete Symptome oder Erkrankungen können nicht diagnostiziert werden, dennoch ist diese Methode der vegetativen Funktionsdiagnostik hochsensitiv: Eine verringerte HRV deutet immer auf eine Disbalance im Organismus, auf eine Störung bzw. Erkrankung hin.

Beispielgebend für eine spezifische Störung im Organismus ist der nachmittägliche Einbruch in der Phase der geistigen Aktivität von 15.59 Uhr bis 17.30 Uhr (Abb. 6.122 und 6.123). Eva P. versucht, Unterrichtsvorbereitungen zu erledigen, fühlt sich dabei jedoch ausgebrannt und hat Mühe, ihre Konzentration aufrechtzuerhalten. Die Daten bestätigen ihre subjektive Befindlichkeit: Eine Total Power von 1.361 ms^2 und ein für die sitzende Tätigkeit zu hoher Puls von knapp 90 BpM begründen den kraftlosen Zustand von Eva P. Alle Frequenzbereiche sind reduziert, dabei ganz besonders der High Frequency Bereich und die pNN50 von 0,55 % (minus 57 % gegenüber dem Tagesschnitt) – keine guten Voraussetzungen, um konzentriert und kreativ arbeiten zu können.

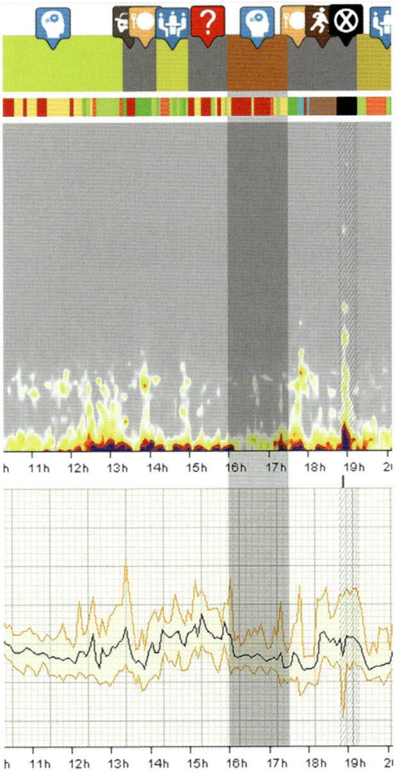

Abb. 6.122 Ausschnitt aus HRV-Spektrogramm und Pulskurve mit erhöhter Herzrate und reduzierter HRV (Quelle: Autonom Health®, 2014).

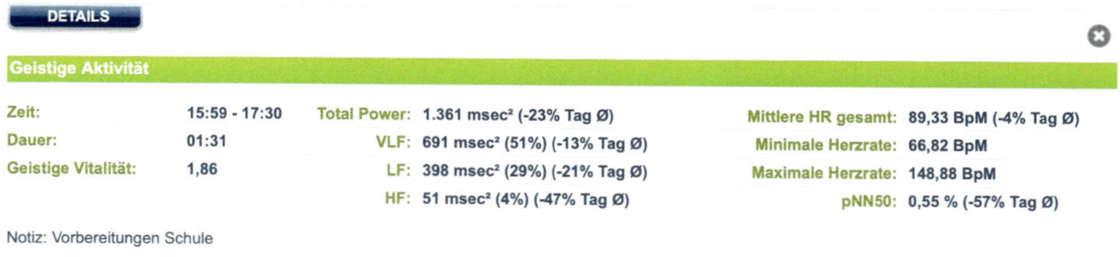

Abb. 6.123 HRV-Details während geistiger Aktivität zeigen den reduzierten Allgemeinzustand (Quelle: Autonom Health®, 2021).

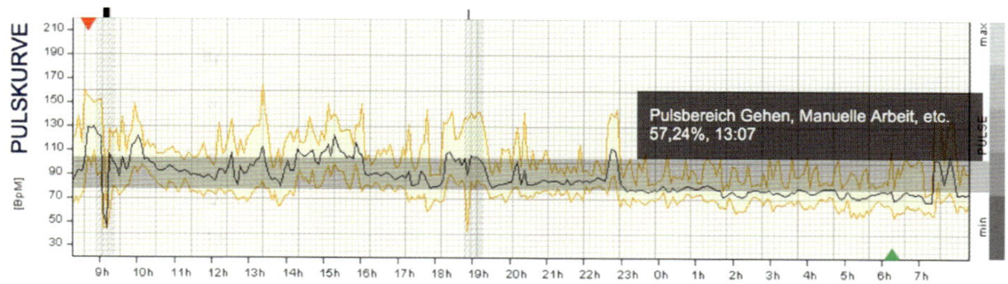

Abb. 6.124 Die Auswirkungen der Schilddrüsenunterfunktion in der Pulskurve (Quelle: Autonom Health®, 2014).

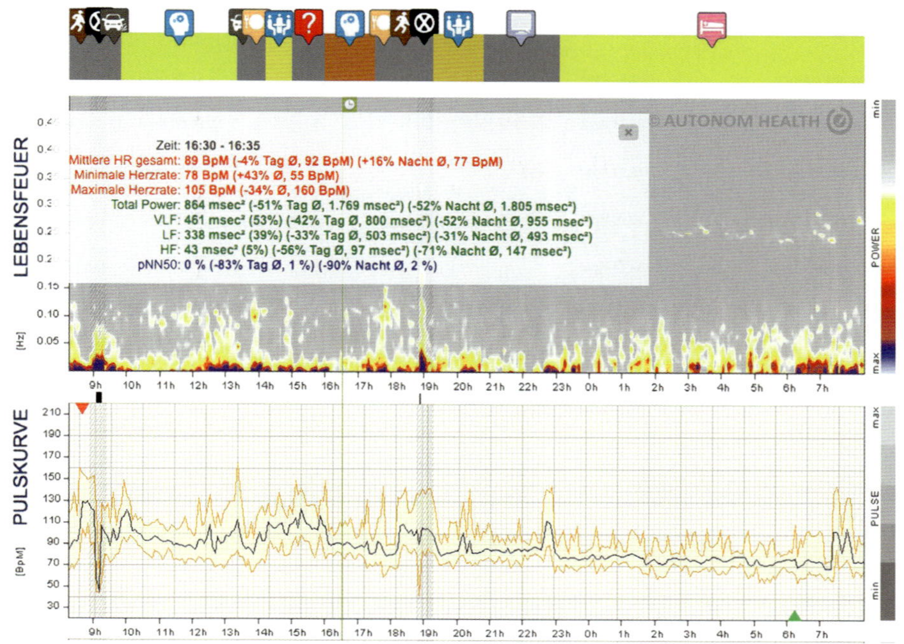

Abb. 6.125 „Click & See" in der HRVmed zeigt den reduzierten Allgemeinzustand noch deutlicher (Quelle: Autonom Health®, 2014).

In „Click & See“, der Zoom-Funktion zur Darstellung eines 5-Minuten-Abschnitts der Messung, sprechen die Zahlen eine noch deutlichere Sprache: Sie zeigen einen viel zu hohen Puls (89 Schläge pro Minute im Sitzen bei „business as usual“) und zugleich alle Frequenzbereiche „im Keller“, die pNN50 bei 0 %. Dieser Zustand gleicht einem Motor, der hochtourig ohne Leistung und Drehmoment läuft. Sowohl für den Motor als auch für den Menschen ist das eine gefährliche Kombination.

Die mittleren Herzraten von Eva P. liegen deutlich über jenen der Gleichaltrigen, wobei sich die Werte der alters- und geschlechtsspezifischen Kontrollgruppe selbst auch nicht im idealen ökonomischen Bereich befinden.

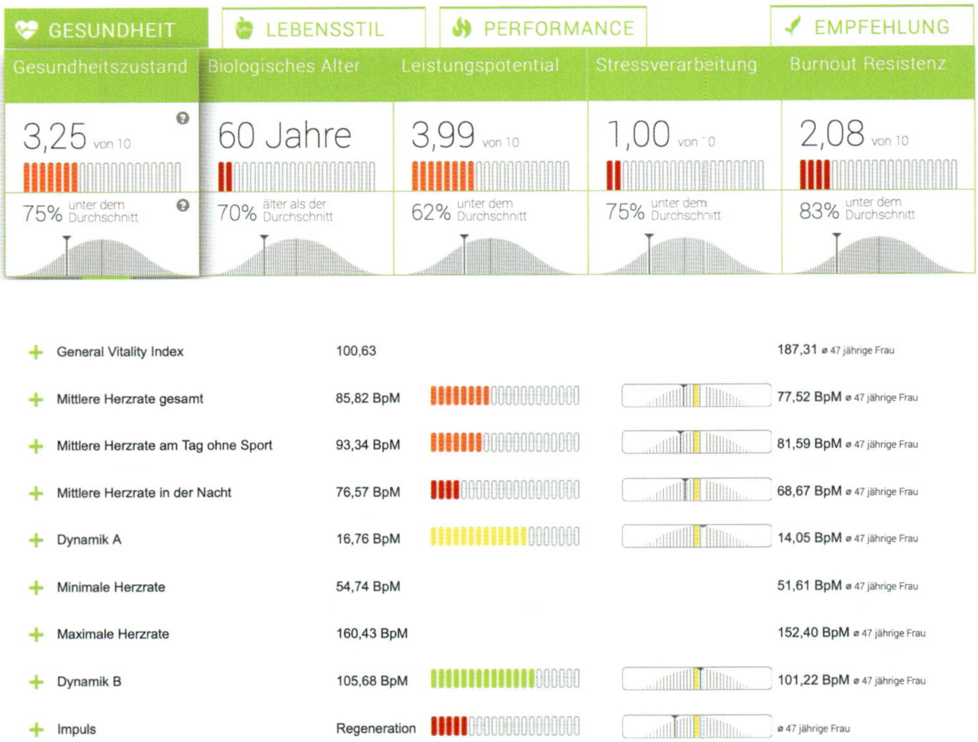

Abb. 6.126 Reduzierte Gesundheitsindikatoren und deutlich erhöhte Herzraten tagsüber und im Schlaf (Quelle: Autonom Health®, 2021).

Wie schon in der Phase der geistigen Aktivität oben beschrieben, zeigt die HRV-Messung von Eva P. eine deutliche Reduktion der HF, dem Maß für Ökonomie und Erholung. Das bedeutet einen höheren Energieeinsatz, um Leistung zu erbringen, und einen verminderten Energieaufbau in den Schlaf- und Ruhephasen; kurz: eine prekäre Konstellation im Energiemanagement eines Individuums.

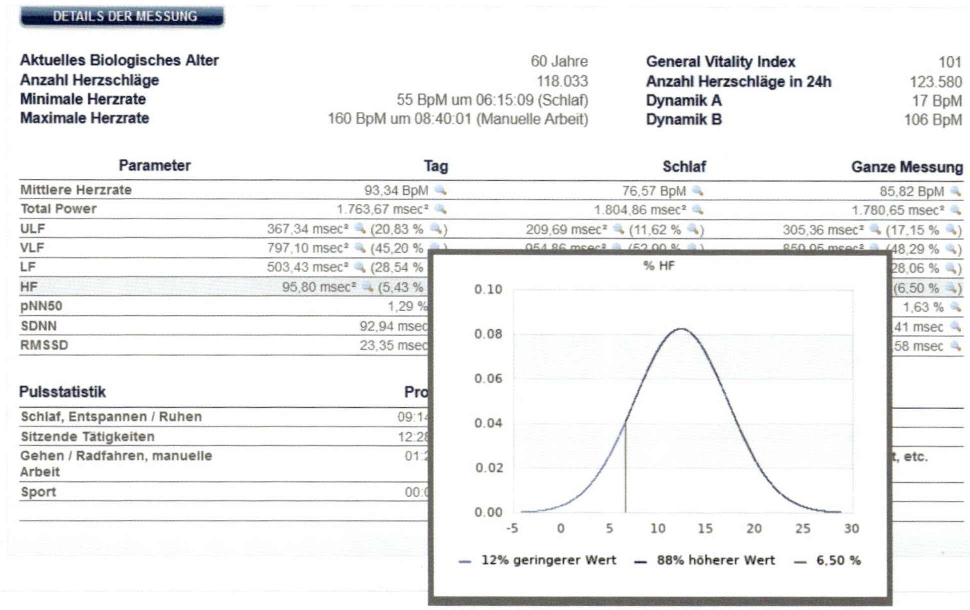

Abb. 6.127 % HF im Vergleich zu gleichaltrigen Frauen vor medikamentöser Intervention (Quelle: Autonom Health®, 2021).

Autoimmunthyreoiditis

Bei Eva P. wurde eine Unterfunktion der Schilddrüse diagnostiziert, eine Erkrankung, die bei jeder zehnten Frau ihres Alters auftritt. Zugegeben, der schnelle Puls ist eher symptomatisch für eine Überfunktion dieses lebensnotwendigen Organs, er wird aber auch bei einer Unterfunktion, wie bei Eva P., nicht selten als Kompensationsmechanismus aufgrund eines niedrigen Blutdrucks beobachtet. Die sofort eingeleitete Substitutionstherapie mit einem Schilddrüsenmedikament wirkt rasch und effektiv.

Erfolgreiche medikamentöse Intervention

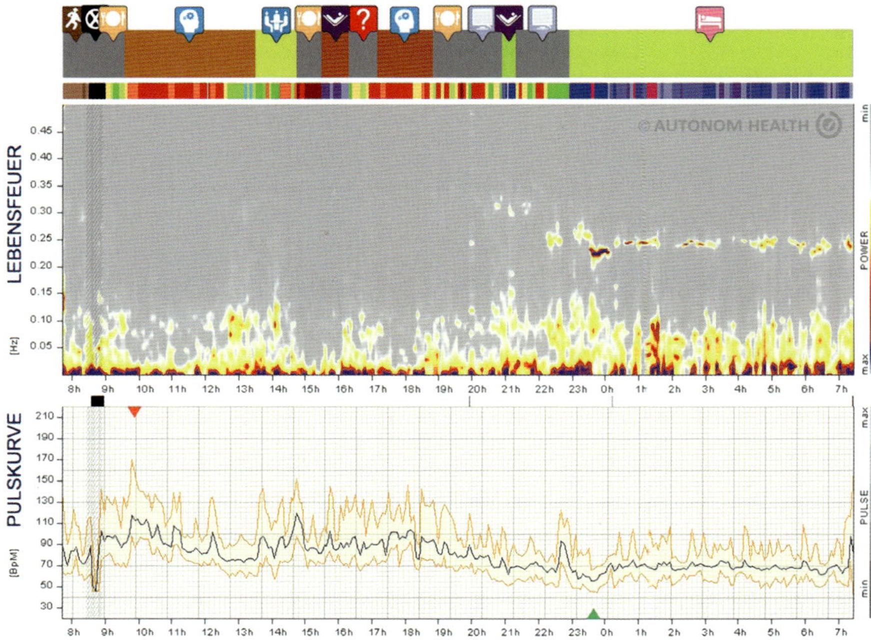

Abb. 6.128 Schilddrüsenunterfunktion nach der Therapie in HRV-Spektrogramm und Pulskurve (Quelle: Autonom Health®, 2014).

Eva P., 47 Jahre	
Aktuelles funktionelles biologisches Alter	**43 Jahre**
Anzahl Herzschläge in 24 h	**111.444**
Mittlere HR gesamt	**77,39 BpM**
Mittlere HR Tag	**84,34 BpM**
Mittlere HR Nacht	**67,70 BpM**
pNN50 ganze Messung	**8,50 %**
Total Power ganze Messung	**3.087,29 ms²**

Schilddrüsenhormon-Substitutionstherapie

Zwei Monate nach Beginn der täglichen, lege artis durchgeführten Substitution mit einem Schilddrüsenhormon haben sich der subjektive Gesundheitszustand, die Leistungsfähigkeit und die Schlafqualität von Eva P. dramatisch verbessert. Das belegen auch die objektiven HRV-Messdaten einer Kontrollmessung nach acht Wochen. Die Total Power hat sich fast verdoppelt, ihre pNN50 mehr als verfünffacht und die mittleren Herzraten liegen fast wieder auf dem Niveau Gleichaltriger, ebenso wie ihr Parasympathikus. Eva Ps. „Motor" läuft wieder rund und kann die erwartete Leistung bringen.

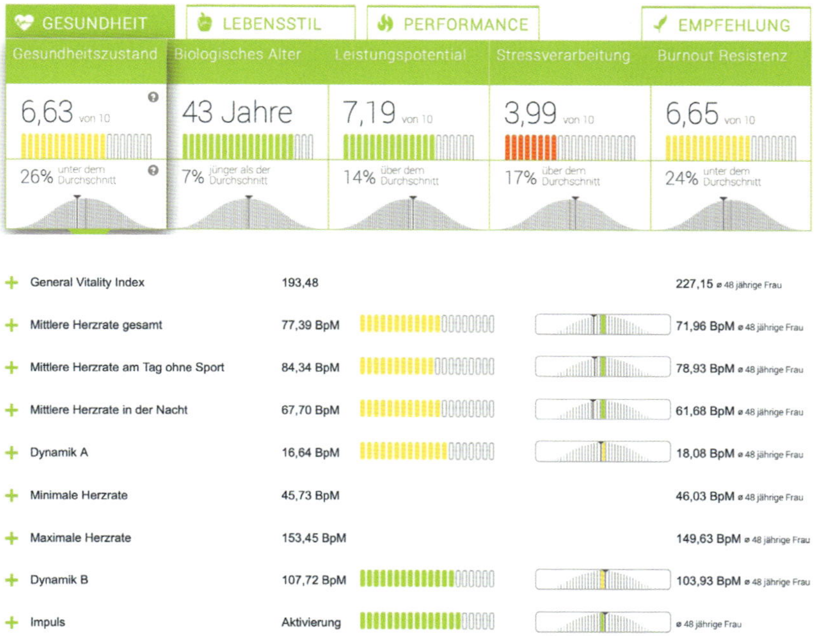
GESUNDHEIT
LEBENSSTIL
PERFORMANCE
EMPFEHLUNG
Gesundheitszustand
Biologisches Alter
Leistungspotential
Stressverarbeitung
Burnout Resistenz
6,63 von 10
43 Jahre
7,19 von 10
3,99 von 10
6,65 von 10
26% unter dem Durchschnitt
7% jünger als der Durchschnitt
14% über dem Durchschnitt
17% über dem Durchschnitt
24% unter dem Durchschnitt
General Vitality Index 193,48 227,15 ø 48 jährige Frau
Mittlere Herzrate gesamt 77,39 BpM 71,96 BpM ø 48 jährige Frau
Mittlere Herzrate am Tag ohne Sport 84,34 BpM 78,93 BpM ø 48 jährige Frau
Mittlere Herzrate in der Nacht 67,70 BpM 61,68 BpM ø 48 jährige Frau
Dynamik A 16,64 BpM 18,08 BpM ø 48 jährige Frau
Minimale Herzrate 45,73 BpM 46,03 BpM ø 48 jährige Frau
Maximale Herzrate 153,45 BpM 149,63 BpM ø 48 jährige Frau
Dynamik B 107,72 BpM 103,93 BpM ø 48 jährige Frau
Impuls Aktivierung ø 48 jährige Frau

Abb. 6.129 Die Vitalwerte haben sich nach der medikamentösen Intervention deutlich verbessert. (Quelle: Autonom Health®, 2021).

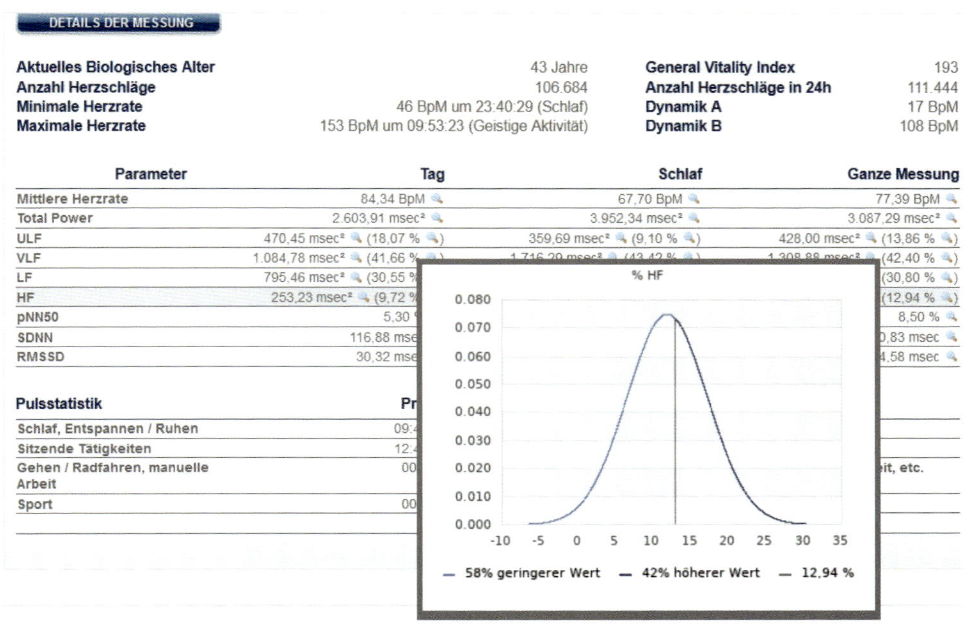

Abb. 6.130 % HF im Vergleich zu gleichaltrigen Frauen nach medikamentöser Intervention (Quelle: Autonom Health®, 2021).

Anhang

Das HRV-Glossar

Abendmensch
Ist am Abend leistungsstärker als am Morgen. Das Spektrogramm erscheint am Abend intensiver und dichter als am Morgen, wo selbst nach guter Nacht die Herzrate nur träge ansteigt und RSA vorliegen kann.

Abtastrate
Maß für die Genauigkeit eines EKGs. Standard in der Rhythmusdiagnostik (Holter-EKG) ist eine Abtastrate von 250 oder 500 Hz (Hertz). In der HRV sollte 1.000-mal in der Sekunde abgetastet werden.

Aktuelles biologisches Alter
Momentaner Allgemeinzustand. Veranlagung und der bisherige mehr oder weniger sorgsame Umgang mit den eigenen Ressourcen bestimmen das aktuelle biologische Alter. Im Gegensatz zum im Verlauf eher statischen organischen biologischen Alter, spiegelt das aus der HRV generierte biologische Alter ein dynamisches Potenzial an Gesamtvitalität, das durchaus innerhalb weniger Wochen um mehrere Jahre differieren kann.

Anzahl Herzschläge [n]
Anzahl der während der Messung aufgezeichneten Herzschläge, die nicht als Artefakt markiert oder gefiltert wurden.

Artefakt Ratio [%]
Anzahl der als Artefakt markierten oder gefilterten Herzschläge im Verhältnis zu allen im Messbereich aufgezeichneten Herzschlägen.

Autonome Neuropathie
Nervenstörung der inneren Organe. Sie gehört zu den Folgeerkrankungen des Diabetes mellitus und äußert sich häufig in unspezifischen Symptomen, die alle Organsysteme betreffen können: z. B. Magen-Darm-Trakt (Magenentleerungsstörungen, Übelkeit), Herz (Verringerung der Herzratenvariabilität), Sexualorgane (erektile Dysfunktion), Blase (Entleerungsstörungen).

Autonomes Nervensystem (ANS)
Teil des Nervensystems, das unbewusst arbeitet und alle wesentlichen Funktionsabläufe im menschlichen Organismus steuert. Reguliert, moduliert, koordiniert die Funktionen der Organe usw. Man untergliedert das autonome Nervensystem nach funktionellen und anatomischen Gesichtspunkten in sympathisches, parasympathisches und enterisches Nervensystem (ENS).
Die „Kernkompetenz" des ANS liegt in der Aufrechterhaltung der Homöodynamik des Gesamtsystems. Permanente Anpassung und Koordination erlauben ein Höchstmaß an bedarfsgerechtem Pendeln zwischen Leistung (Sympathikusanteil des ANS) und Erholung (Parasympathikusanteil des ANS).

Biofeedback
Methode, um körperliche Funktionen kontinuierlich zurückzumelden (optisch, akustisch, taktil). Positive Veränderungen werden verstärkt, sodass gewünschtes Verhalten erlernt wird. Hauptziel: Entwicklung von Selbstkontrolle über körperliche Vorgänge.

Blutdruckrhythmik
10 +/−1 Sekundenrhythmik (0,10 Hz). Etwa alle 10 Sekunden wird der systemische Blutdruck an die aktuellen Erfordernisse angepasst. Bei starker individueller Ausprägung und/oder mentaler bzw. emotionaler Fokussierung finden sich im Spektrogramm deutliche Detektionen im 0,10-Hz-Bereich.

BpM
Beats per Minute = Herzschläge pro Minute, Herzfrequenz (Hf), Herzrate (HR).

BRAC
Basic Rest and Activity Cycle, Basaler Ruhe-Aktivitäts-Zyklus. Leistungs- und Erholungsbereitschaft wechseln in einem natürlichen Rhythmus. Der Begriff kommt aus der Schlafforschung und beschreibt den Schlafzyklus, der zwischen 90 und 120 Minuten dauert (REM-Phasen, Tiefschlafphasen). Am Tag bewirkt dieser Zyklus eine subjektiv wahrgenommene erhöhte und verminderte Leistungsfähigkeit. Im HRV-Spektrogramm sollte die Periodizität am Tag nur angedeutet vorliegen. Wenn sie deutlich erkennbar wird, weist dies auf Übermüdung hin, ihr Wegfall auf Burn-out-Tendenz oder Krankheit.

Bradykardie
Medizinischer Fachausdruck für einen ungewöhnlich langsamen Puls. Untere Grenzfrequenz = 50 Schläge pro Minute, wobei bei Ausdauer-Leistungssportlern auch Werte von 30–40 Schlägen pro Minute noch nicht als pathologisch angesehen werden.

Burn-out
„Ausgebrannt Sein“. Mittlere Herzraten auf hohem Niveau, die im Extremfall auch im Schlaf nicht absinken und bei Belastung nicht mehr adäquat ansteigen können. Die typischen Merkmale des Burn-out-Syndroms sind: hohes aktuelles biologisches Alter, reduzierte Dynamik A und B, reduzierter GVI, erhöhte Herzrate, schlechter Schlaf, gestörte biologische Rhythmen.

Burn-out-Resistenz
Dieser Wert beschreibt die Widerstandsfähigkeit gegenüber Anzeichen von Burn-out, also dem Ausgebrannt-Sein, und wo sich das Leistungs- und Regenerationsvermögen derzeit befindet.
Kennzeichen für eine geringe Burn-out-Resistenz sind ein hohes biologisches Alter, erhöhter Puls mit ungenügendem Rückgang in einer Ruhephase, eine Kombination von reduziertem Leistungspotential und mangelnder Regeneration, geringer körperlicher und mentaler Performance und schlechtem Schlaf.

Chronobiologie
(griech. *chronos* = Zeit, *bios* = Leben). Wissenschaft, die sich mit biologischen Rhythmen und Prozessen beschäftigt. Durch die Chronobiologie wird deutlich, dass alle Abläufe in der Natur in definierten Zeitabständen erfolgen. Die Chronobiologie erklärt, wie diese „innere Uhr“ alle lebenden Organismen steuert.

Dauerleistungstest (DLT)
Als Basis bzw. IST-Erfassung der individuellen Trainingsbereiche dient ein von Seppi Neuhauser, einem österreichischen Extremläufer und HRV-Professional, entwickelter Test auf Basis einer 30 Minuten Maximalbelastung. Die Auswertung erfolgt über die Aktivität „Leistungstest“. Der Test kann in jeder Ausdauersportart (ausgenommen Schwimmen) durchgeführt werden. Er ermittelt die empfohlene Herzfrequenz für die Trainingsbereiche: Regeneration – Stabilisierung – Entwicklungsbereich – Grenzbereich zu den Sportarten „Laufen“ und „Rad“. Andere Sportarten sind nach physiologisch ähnlichen Grundbelastungen zu bewerten.

Der Test wird am besten im Rahmen eines Wettkampfs durchgeführt, weil hier die Leistungsbereitschaft in der Regel am höchsten ist. Ziel ist es, in der vorgegebenen Zeit so weit wie möglich zu laufen/fahren bzw. die vorgegebene Wettkampfstrecke so schnell wie möglich zu absolvieren. Bei erfahrenen Sportlern kann die Dauer auch durchaus auf bis zu 60 min. erhöht werden.
Zur Analyse ist in der Aktivität „Leistungstest" nur noch die Streckenlänge (in Metern) zu erfassen sowie die Sportart, in der der Test durchgeführt wurde. Wird der Test in einer anderen Sportart absolviert, dient die physiologische Belastung als Grundlage für die Auswahl „Laufen" oder „Rad". Die Werte aus dem Test können nach Auswertung direkt in das „Profil" des Sportlers übernommen werden. Auf die Trainingsbereiche im Profil wird in Folge bei der Aktivität „Sport" zurückgegriffen.

Deep breathing test
Atemtest mit tiefer Atmung und 6 Atemzügen pro Minute (s. auch RSA). Dauer: 1 Minute. Test der parasympathischen kardialen Funktion und der Baroreflexsensitivität.

Down-Regulation
Abfall der Herzrate und der HRV bei verminderter Aktivität, z. B. in Pausen oder beim Einschlafen. Je steiler der Abfall der Herzrate ist, desto besser ist die Down-Regulation.

Durchblutungsrhythmik
Verhältnismäßig träge rhythmische Anpassung der Durchblutung in der Körperperipherie (Muskulatur, Unterhautgewebe). Spiegelt die „Substanz" abhängig von genetischer Disposition, Ernährung, Lebensstil etc. wider. Reduziert bei konsumierenden Prozessen (chron. Erkrankung, Burn-out). Spiegelt sich in der VLF wider.

Dynamik A
Durchschnittliche mittlere Herzrate am Tag minus durchschnittliche mittlere Herzrate im Schlaf. Guter Spiegel für den derzeitigen Lebensstil und aktuelle Belastungen.

Dynamik B
Maximale Herzrate minus minimale Herzrate. Ist nicht nur von der Veranlagung und vom Lebensstil abhängig, sondern in erster Linie davon, ob und wie intensiv man sich während der Messung belastet hat. Ist auch vom Lebensalter und vom Trainingszustand abhängig: je jünger der Mensch ist, desto schneller kann sein Herz schlagen; je besser das Herz-Kreislauf-System auf Belastung adaptiert ist, desto langsamer und somit auch ökonomischer schlägt das Herz im Schlaf (niedriger Ruhepuls).

Dynamik C
Parallel zur NPB wird im Training die Dynamik C (= Absenkung nach dem Training) ermittelt. Liegt z. B. der NPB-Wert im Bereich von 80 und ist die Dynamik C sehr hoch, muss überdacht werden, ob der Übergang von der Be- zur Entlastungsphase der Trainingseinheit gut ermöglicht wurde.

Entspannung
Entspannung ist die Folge von Anspannung, das „Herunterfahren" des Sympathikus, jenes Teils des autonomen Nervensystems, der Leistung ermöglicht. Entspannung ist das Sich-fallen-Lassen nach körperlicher Aktivierung im Sinne von Actio und Reactio. Im HRV-Spektrogramm ist sie erkennbar an einem Rückgang von Intensität und Dichte in den Frequenzanteilen im VLF-Bereich (körperliche Entspannung) und im LF-Bereich (verringerter Sympathikusanteil, geistige Entspannung). In der Herzratenveränderung ist sie erkennbar am Absinken der Herzrate. Durch spezielle Entspannungstechniken (z. B. Autogenes Training, Progressive Muskelrelaxation nach Jacobson, Meditation, Yoga) kann die Entspannungsfähigkeit enorm gesteigert werden.

Erholung

Erholung findet statt, wenn der Parasympathikus, jener Teils des autonomen Nervensystems, der Energiebereitstellung und Heilung ermöglicht, aktiv ist. Regelmäßiges, entspanntes und „freies" Atmen (v. a. im Tiefschlaf) aktiviert den Parasympathikus. Erholung zeigt sich in der Zunahme der Vagusaktivität durch Betonung der Atmung, im relativ höheren HF-Anteil, im Idealfall in einer RSA und einem ruhig verlaufenden Puls-Atem-Quotienten (QPA) von 4:1 oder einem anderen ganzzahligen Vielfachen.

Ernährungsverhalten

Regelmäßiges Essen und Trinken ist für das Überleben unabdingbar. Gleichzeitig ist es damit möglich, den eigenen Gesundheitszustand in eine positive oder negative Richtung zu verändern. Als fixer Bestandteil jedes Tages sind Essen und Trinken geprägt von sozialen und psychischen Faktoren.

Was, wie, wo, warum, mit wem und wann gibt Auskunft über das Ernährungsverhalten. Das entscheidet in hohem Ausmaß über Gesundheit und Wohlbefinden.

Frequenzanalyse

Transformation der Daten der HRV aus dem Zeitbereich in den Frequenzbereich mittels Fouriertransformation oder Autokorrelation (mathematische Verfahren). Die Farbcodierung folgt der Intensität einer Gasflamme und entspricht:

hellblau	$> 1.200\ ms^2$
mittelblau	$> 400\ ms^2$
dunkelblau	$> 320\ ms^2$
dunkelrot	$> 240\ ms^2$
hellrot	$> 180\ ms^2$
orange	$> 60\ ms^2$
gelb	$> 30\ ms^2$
weiß	$> 10\ ms^2$
grau	$= 0\ ms^2$

Frequenzbänder, normalisierte

Schematische Darstellung der Frequenzbänder (Frequenzbereiche in Prozent) zur Einschätzung der vegetativen Balance (Verhältnis Sympathikus/Parasympathikus = LF/HF) und der in Relation vorhandenen körperlichen Ressourcen (VLF).

Frequenzbereiche

Unterteilung des HRV-Spektrogramms in vier Frequenzbereiche:

ULF-Bereich	(ultra low frequency):	$< 0{,}0033$ Hz
VLF-Bereich	(very low frequency):	0,0033–0,04 Hz
LF-Bereich	(low frequency):	0,04–0,15 Hz
HF-Bereich	(high frequency):	0,15–0,40 Hz

General Vitality Index (GVI)

Summe aller Gesamtleistungsdaten im Verhältnis zu Herzrate, Atmung und Aktivitäten. Diese Kennzahl für die gegenwärtig mögliche Performance liegt in den meisten Fällen im dreistelligen Bereich, wird bei Krankheit und im hohen Alter zweistellig und kann bei jungen Spitzensportlern sogar vierstellig sein (50 bis 1.500).

Gesamtenergie

Siehe Total Power.

Gesundheitszustand
Siehe Vitalität

Health-Index
Der Health-Index fasst die erhobenen Parameter in einem Wert als Gesamttrend zusammen.

Herzkohärenz
Aufeinander abgestimmtes Zusammenspiel zwischen Atmung, Herzschlag und Blutdruck. Bei Stresszuständen, Angst, Depression oder Ärger wird der Rhythmus des Pulses ungleichmäßig bzw. chaotisch. HRV-Biofeedback in Verbindung mit positiven Emotionen führt zur Synchronisation innerer Rhythmen wie Atmung und Herzschlag.

Herzrate (HR)
Anzahl der Herzschläge pro Minute (BpM oder Beats per Minute). Beat-to-beat-Berechnung: HR = 60.000/Zeit zwischen 2 Herzschlägen in Millisekunden.

Herzraten-Trend
Veränderung der Herzrate (tätigkeitsbedingt) über 24 Stunden.

Herzratenvariabilität (HRV)
Beste und einfachste Möglichkeit zur Funktionsdiagnostik neurovegetativer Zustände aus Langzeit-EKG-Aufzeichnungen. Fähigkeit des Herzens, den Abstand von einem Herzschlag zum nächsten laufend zu verändern. Flexible Anpassung des Herzens an ständig wechselnde Herausforderungen der Umwelt, z. T. auch beeinflusst von inneren Rhythmen (z. B. Blutdruckrhythmik alle 10 sec.).
Maß für die allgemeine Regulationsfähigkeit und Gesundheit des Gesamtorganismus. Die Herzperiodendauer (HPD) oder ihr Kehrwert, die momentane Herzrate (HR), ist unter keinen Bedingungen zeitlich völlig konstant, was als Herzratenvariabilität bezeichnet wird. Die HRV wird durch die Wirkung des autonomen Nervensystems (ANS) auf die Schrittmacherfunktion des Sinusknotens im rechten Vorhof des Herzens gestaltet.
Das Phänomen der HRV wird unter anderem in Form von Spektralanalysen dargestellt. Dabei werden vier Frequenzbereiche differenziert (ultra low-, very low-, low- und high frequency/ULF, VLF, LF und HF).

Histogramm
Das Histogramm ist eine grafische Darstellung der Häufigkeitsverteilung der in Millisekunden gemessenen Abstände zwischen allen Herzschlägen einer Messung. Es zeigt die Relation der Anzahl der unterschiedlichen Herzraten in deren Häufigkeitsdichte.

HRV-Kurzzeitmessung
In der Regel zwischen 5 und 30 Minuten lang, ermöglicht sie eine zeitlich flexible Beurteilung der HRV mit vergleichbar geringem Aufwand.

HRV-Langzeitmessung
24-Stunden-Messung der HRV mittels EKG. In der klinischen Anwendung der HRV findet überwiegend eine Analyse der Langzeitvariabilität statt.

HRV-Leistungsdaten
Geben Auskunft über Reserven und Potenziale der grundlegenden Körperfunktionen.

HRV-Spektrogramm
Darstellung des momentanen Gesamtzustandes eines Menschen in Form eines farbcodierten Spektrogramms, das sich aus den in Millisekunden gemessenen Abständen zwischen den Herzschlägen errechnet. Je mehr an farblicher Intensität (Powerbalken), Dichte und „Hochflammen" erkennbar ist, desto mehr Vitalität liegt zugrunde. Basis ist eine 24-Stunden-HRV-Messung mit hoher Abtastrate. Das HRV-Spektrogramm wird aus der Messung der jedem Herzschlag vorangehenden elektrischen Erregung des Herzens errechnet. Über mathematisch-statistische Methoden werden die aus der Biosignalverarbeitung gewonnenen Daten niedrig-, mittel- und hochfrequenten rhythmischen Veränderungen der Herzratenvariabilität (HRV) zugeordnet (etwa 100.000 Herzschläge als Signale bei einer 24-Stunden-Messung). Grundlage hierfür bilden soziophysiologische Gesetzmäßigkeiten, die zwingende Zusammenhänge des menschlichen Leistungsvermögens mit unterschiedlichen Aktivierungszuständen des autonomen Nervensystems erklären.

Hz
Abkürzung für Hertz, physikalische Einheit für die Frequenz. 1 Hz = 1 Ereignis pro Sekunde.

Impuls
Erfülltes Leben voll Gesundheit und Leistungsfähigkeit verläuft im gesunden Rhythmus von Aktivierung und Regeneration. Im Ergebnis der aktuellen HRV-Messung wird ausgewiesen, ob der Gemessene in der unmittelbar nächsten Zeit besonders von Aktivierung, Regeneration oder der Balance zwischen diesen beiden Polen profitieren wird.

Körperliche Performance
Der „globale Trainingszustand" gibt Auskunft über die physische Substanz und die Leistungsstärke des Herz-Kreislauf-Systems. Zur Beurteilung werden die Substanz, der Ruhepuls sowie die Performance während der körperlichen Aktivitäten herangezogen.

Leistungs-Index
Der Leistungs-Index erfasst die aktuelle Gesamtvariabilität der HRV.

Leistungspotenzial
Beschreibt die Möglichkeiten, die der Organismus für Leistung zur Verfügung hat. Gibt Auskunft über die gesamten vorhandenen Leistungsreserven, die physische Substanz (VLF-Bereich) und die Aktivität des Sympathikus (LF-Bereich), die allgemeine und maximale Leistungsfähigkeit sowie über körperliche und geistige Potenziale. Weitere Parameter: aktuelles biologisches Alter, Dynamik A und B, mittlere HR gesamt.

LF/HF-Ratio
Der sogenannte LF/HF-Quotient gibt das Verhältnis der Power im LF-Band zur Power im HF-Band an. Er wird oft als Ausdruck der vegetativen Balance von Parasympathikus und Sympathikus betrachtet. Dies ist aber nur bedingt zutreffend. Zwar ist der HF-Bereich zuverlässig dem Parasympathikus zuzuordnen, der LF-Bereich enthält allerdings sowohl sympathisch als auch parasympathisch vermittelte Regulationen der Herzfrequenz. Liegt beispielsweise eine ausgeprägte Respiratorische Sinusarrhythmie bei langsamer und tiefer Atmung vor, erhält man einen sehr großen LF/HF-Quotienten, der aber keine starke Sympathikusaktivität anzeigt, sondern Ausdruck einer gut funktionierenden parasympathischen Regulation ist.

log (LF/HF)
Maß für das Verhältnis von Low- zu High Frequency. Starke Abhängigkeit von Alter (Verschiebung zu höheren Werten), Typ (Abnahme bei Vagotonie) und Aktivität (negative Werte im Tiefschlaf durch RSA bei gleichzeitiger Sympathikusreduktion). 24-Stunden-Werte meist von 0,1 (Jugendliche) bis 1,0. Bei Werten von > 1,1: Sympathikotonie, Stress, Alter. Aus verschiedenen Gründen wird die Aussagekraft dieses Parameters zunehmend kontroversiell betrachtet.

Maximale Herzrate (max. HR)
Diese kann bei jungen gut trainierten Menschen bis in den Bereich von 220 Schlägen pro Minute reichen. Ältere können ihren Puls oft nur mehr bis auf 160 oder auch weniger steigern.

Mentale Performance
Beschreibt die konstitutionelle Eignung und die gegenwärtigen Möglichkeiten für geistiges Leistungsvermögen.

Messung
Eine HRV-Messung gibt Auskunft über die physische und psychische Befindlichkeit, die Gesundheit, den Lebensstil und die Leistungsfähigkeit des Gemessenen.

Minimale Herzrate (min. HR)
Gilt als Maß für die Anpassung des Herz-Kreislauf-Systems an Trainingsreize, die auch schon Jahre zurückliegen können. Meist im letzten Viertel des Nachtschlafs zu finden. Kann bei extremen Ausdauersportlern bei unter 30 BpM liegen (bei Frauen höher).

Mittlere HR gesamt
Abhängig vom allgemeinen Aktivierungs- und Belastungszustand und den Tages- und Nachtaktivitäten; höher bei mehreren Stunden Sport, jedoch auch relativ hoch, wenn über lange Zeit keine Bewegung gemacht wurde. Der Mittelwert liegt bei Männern bei 70,0 und bei Frauen bei 73,4 Schlägen pro Minute.

Mittlere HR Schlaf
Korreliert mit der allgemeinen Schlafqualität und ist als Folge der Tagesaktivität zu sehen. Der Mittelwert liegt bei Männern bei 59,3 und bei Frauen bei 62,7 Schlägen pro Minute.

Mittlere HR Tag
Abhängig vom allgemeinen Aktivierungs- und Belastungszustand und den Tagesaktivitäten; höher bei mehreren Stunden Sport, jedoch auch relativ hoch, wenn über lange Zeit keine Bewegung gemacht wurde. Der Mittelwert liegt bei Männern bei 75,7 und bei Frauen bei 79,3 Schlägen pro Minute.

Mittlerer RR-Abstand [ms]
RR = NN (normal zu normal). Mittlerer Abstand aller RR-Intervalle. Durchschnittliches RR-Intervall aller Herzschläge einer Messung.

Morgenmensch
Dieser Typus ist am Morgen leistungsstärker als am Abend. Das Spektrogramm erscheint am Morgen intensiver und dichter als am Abend, wo oftmals die Herzrate trotz Aktivität eher absinkt, die HRV zurückgeht und RSA vorliegen kann.

Neurophysiologische Belastung (NPB)
Misst die Wirkung auf die kardiorespiratorische Vitalität (hauptsächlich für Ausdauer) im Training (Aktivität „Sport“). NPB-Werte bedeuten:

< 0	unterschwellig, regenerative Maßnahmen empfohlen
0–30	Funktion erhaltend
30–95/100	Funktion fördernd (überschwelliger Reiz)
$>$ 95/100	Overreaching

Die Auswertung der NPB dient der exakten Beurteilung einer definierten Trainingseinheit.

Niveau
Beschreibt die Belastbarkeit des Organismus, ausgehend von der mittleren Herzrate Tag und Nacht (Leistungsreserve). Niedrige mittlere Herzrate bei gleichzeitig hoher HRV = größtmögliche Leistungsreserve. Je niedriger das Niveau am Tag ist, desto mehr Spielraum nach oben in Richtung Leistung kann genutzt werden. Je niedriger das Niveau im Schlaf ist, desto besser regeneriert der Mensch.

NN50 [n]
Anzahl der Paare benachbarter NN-Intervalle in der gesamten Aufzeichnung, die mehr als 50 ms voneinander abweichen.

Normal-Schläge NN (kardiolog.)
Regulärer Herzschlag, Sinusrhythmus.

Parasympathikus
Einer der drei Teile des autonomen Nervensystems (ANS), auch als Vagus oder „Ruhenerv" bezeichnet. Verlagert in Richtung Trophik, der Regeneration und des Aufbaus körpereigener Reserven. Sorgt für Ruhe, Erholung, Schonung, unterstützt Heilung.

Pause (kardiolog.)
Pathologische Verlängerung der Zeit zwischen zwei Herzschlägen. Sinusbradykardie (Frequenz < 50 BpM, normal im Schlaf und bei Sportlern). AV-Überleitungsstörungen (Impuls vom Sinusknoten gelangt nicht in die Herzkammern → langsame Kammereigenfrequenz übernimmt die Schrittmacherrolle → kardiologische Abklärung). Differenzierung zu EKG mit niedrigen R-Zacken (nicht als Normalschlag wahrgenommen) und Artefakten.

pNN50 [%]
Maß für die Vagusaktivität und die generellen Reserven. Prozentsatz aufeinanderfolgender RR-(NN)-Intervalle, die sich um mehr als 50 ms voneinander unterscheiden. Höhere Werte weisen auf vermehrte parasympathische Aktivität hin.

Power HF-Band [ms²]
High Frequency (0,15–0,40 Hz) umfasst Schwingungen im Sekundenbereich (7–2,5 Sekunden) und ist die einzige Frequenz, die lediglich vom Vagus beeinflusst wird.
Im Bereich zwischen 0,20 und 0,35 Hz findet sich die Respiratorische Sinusarrhythmie (RSA) im Schlaf, bei Regeneration und auch bei Müdigkeit. Als RSA wird der „Gleichklang von Atmung und Herzschlag" bezeichnet. Die Atmung beeinflusst den Herzschlag. Beim Einatmen kommt es zu einer Frequenzzunahme und beim Ausatmen zu einer Frequenzabnahme. Die RSA hat eine Regulationsfunktion und kann Aspekte der autonomen Funktionen widerspiegeln.
Die Ausrichtung des Gesamtsystems auf Erholung wird hier sichtbar.
Anteil an der Gesamtvariabilität ca. 10 %, bei Jugendlichen bis 20 %. Absolutwerte spiegeln das Ausmaß an „Atem-Substanz" wider; meist im dreistelligen Bereich; bei Krankheit, hohem Alter, Burn-out zweistellig; bei Jugendlichen, Sportlern, Sängern auch vierstellig möglich.

Power LF-Band [ms²]
Low Frequency (0,04–0,15 Hz) umfasst Schwingungen im Sekundenbereich (25–7 Sekunden).
Schwingungen im Bereich von etwa 10 Sekunden stimmen mit der periodischen Aktivität des vasomotorischen Teils der Baroreflex-Schleife (Mayer-Wellen-Aktivität) überein. Sowohl Sympathikus als auch Parasympathikus sind an der Ausprägung der LF beteiligt. Der Sympathikus vermag kaum Rhythmen über 0,10 Hz auszulösen, während der Parasympathikus die HRV durch vertiefte, also verlangsamte Atmung bis in den Bereich von 0,05 Hz, entsprechend einem 20-Se-

kunden-Rhythmus, zu modulieren vermag. Detektionen im LF-Bereich treten u. a. während mentaler Aktivitäten auf, die einen gewissen Stress in der Person verursachen.
Die Ausrichtung des Gesamtsystems auf Leistung wird hier sichtbar.
Bei Fokussierung auf mentale, emotionale Prozesse finden sich prägnante Detektionen im Bereich von 0,10 Hz. Grundlage dieses Phänomens ist das im Zuge hoher mentaler Aktivierung wichtige Zusammenspiel mit dem Blutdruck, der etwa alle 10 Sekunden angepasst wird.
Anteil an der Gesamtvariabilität zwischen 25 % und 35 %. Absolutwerte spiegeln u. a. die Leistungsbereitschaft wider und liegen gewöhnlich im oberen dreistelligen Bereich; bei Jugendlichen und Sportlern vierstellig bis über 2.000 ms^2.

Power VLF-Band [ms^2]
Very Low Frequency (0,0033–0,04 Hz) umfasst Schwingungen im Minuten- bis Sekunden-Bereich (5 Minuten – 25 Sekunden).
Beeinflusst durch Atemmuster, Thermoregulation, vasoaktive Substanzen, hormonelle Faktoren wie jene des Renin-Angiotensins, Höhenlage und Körperposition sowie Grad der körperlichen Aktivierung. Sollte wegen seiner Zykluslängen nur in Langzeitvariabilitätsmessungen beurteilt werden.
Steigt bei Gesunden im Schlaf, vor allem in den Traum- und Leichtschlafphasen sowie während kurzer Wachphasen (Arousals), mit zunehmender Schlafdauer. Spiegelt die Basis/Substanz des Individuums wider.
Der Anteil an der Gesamtvariabilität liegt meist im Bereich zwischen 40 und 50 %. Extreme finden sich bei weniger als 1.000 und mehr als 10.000 ms^2.

Power ULF-Band [ms^2]
Ultra Low Frequency ($< 0{,}0033$ Hz) umfasst Veränderungen der Herzrate von mehr als 5 Minuten.
Lässt sich wegen der Zykluslänge nur in Langzeitvariabilitätsmessungen berechnen. Spiegelt den tageszeitlichen Rhythmus und zeigt sich gegenüber Verhaltenseffekten weitgehend robust. Wahrscheinlich werden diese extrem niedrigen Frequenzen durch einen intrinsischen Mechanismus reguliert, bei dem thermoregulatorische Prozesse, humorale Einflüsse und die Abbildung der circadianen Rhythmen eine wesentliche Rolle spielen. Die Mechanismen der Entstehung dieser niederfrequenten Bänder sind derzeit noch nicht genau erforscht.
Der Anteil an der Gesamtvariabilität liegt meist im Bereich zwischen 10 und 15 %.

Puls
(Lat. *pellere* „schlagen, klopfen“; PPP: *pulsum*), beschreibt die mechanischen Auswirkungen von Herzaktionen auf die direkte Umgebung oder deren Fortleitung in entferntere Regionen des Körpers durch das Gefäßsystem. Als Puls bezeichnet man sowohl die Pulsfrequenz, also die Zahl der Impulse pro Minute, als auch die Qualität dieser Impulse (z. B. „weicher“, „schwacher“ oder „schwirrender“ Puls). Die Herzschlagfrequenz in Ruhe beträgt bei einem gesunden Menschen 50–100 Schläge pro Minute. Manchmal ist der peripher getastete Puls langsamer als die Herzfrequenz im EKG. Das hängt mit früh einfallenden Extraschlägen zusammen, die zu einer mechanisch unwirksamen Herzaktion führen. Man spricht dann von einem Pulsdefizit. Der Ruhepuls eines trainierten Ausdauersportlers liegt meistens zwischen 32 und 45 Schlägen pro Minute. Seltener ist ein Ruhepuls von weniger als 30 Schlägen pro Minute. Das Schlagvolumen und meist auch das Lungenvolumen dieser Sportler sind dabei erhöht.
Durchschnittlicher Ruhepuls:

bei Feten:	ca. 150/min
bei Säuglingen:	ca. 130/min
bei Kindern:	ca. 100/min
bei Jugendlichen:	ca. 85/min
bei Erwachsenen:	ca. 70/min
bei Senioren:	ca. 90/min

QPA
Quotient Puls-Atmung, auch Puls-Atem-Quotient; im Optimalfall 4:1 bzw. ganzzahliges Verhältnis, z. B. 60 Herzschläge und 15 Ein- und Ausatemzüge pro Minute.

Regeneration
Regeneration ist die Kombination aus Entspannung (Sympathikusreduktion) und Erholung (Aktivierung des Parasympathikus). Bewusstes Genießen der Entspannung als naturgemäße Folge von Anspannung bei gleichzeitiger tiefer Bauchatmung. Optimale Bedingungen für Entgiftungs- und Reparaturvorgänge im Organismus = Regeneration im eigentlichsten Wortsinn. Regeneration hat sich als wirksamste Maßnahme gegen Stress erwiesen und stellt die beste Investition zur Verbesserung geistiger und körperlicher Leistungsfähigkeit dar. Sympathikusrückgang + Vagusaktivierung.

Regulationsfähigkeit
Fähigkeit des Organismus, sich ständig in möglichst kurzer Zeit mit geringstem Energieaufwand äußeren und inneren Veränderungen anzupassen. Wechselwirkung zwischen körperlich und geistig bestimmten Rhythmen mit von außen vorgegebenen Rhythmen (z. B. Jahreszeit) und Taktvorgaben (z. B. Wecker, Arbeitszeiten u. Ä.). Up- und Down-Regulation als Kennzeichen für die Stabilität des körpereigenen Rhythmus.

Rel. Power HF-Band [%]
Rel. Power LF-Band [%]
Rel. Power VLF-Band [%]
Rel. Power ULF-Band [%]
Die relative Power eines Frequenzbands gibt den Anteil der Power des Frequenzbands an der Total Power in Prozent an.

REM-Schlaf
Siehe Traumschlaf.

Respiratorische Sinusarrythmie (RSA)
Horizontal verlaufende Detektionen in Ruhe, die allerdings neben den nerval bedingten Einflüssen auch peripheren (intrathorakale Druckänderungen in der Exspirations- und Inspirationsphase) unterliegt. Wird auch als „Gleichklang von Atmung und Herzschlag" bezeichnet. Die Atmung beeinflusst den Herzschlag: Beim Einatmen kommt es zu einer Frequenzzunahme, beim Ausatmen verlangsamt sich der Herzschlag wieder. Im Spektrogramm ist die RSA horizontal im Frequenzbereich zwischen 0,20 und 0,35 Hz zu sehen (Schlaf, Ruhepausen). Senkrechte, über 0,15 Hz hinausgehende Detektionen gelten als Hinweis auf synergistische Vagusaktivierung, ökonomisierendes „Mitatmen", Zusammenwirken von Sympathikus und Vagus.

Rhythmus
(Griech.), gleichmäßiger, harmonischer, sich regelmäßig wiederholender, systemhaft gegliederter Ablauf. Ähnliches wiederholt sich in ähnlichen Abständen (z. B. Schlafzeiten), dynamische Anpassung (z. B. Einschlafen und Aufwachen) passiert nicht schlagartig, Ausgleich von Polaritäten. Ausgeglichenheit von Leistung und Erholung. (Siehe auch BRAC).

r-MSSD/RMSSD [ms]
Quadratwurzel aus dem arithmetischen Mittel der quadrierten Differenzen zwischen benachbarten NN-Intervallen. Höhere Werte weisen auf vermehrte parasympathische Aktivität hin.

Scatterplot

Das Scatterplot (auch als Poincaré-Plot oder Lorenz-Plot bezeichnet) ist eine Darstellungsform von zwei Wertepaaren in einem Streudiagramm. Je dichter und größer sich die dadurch ergebende Punktwolke darstellt, desto besser.

Schlafarchitektur

Wechsel von Tiefschlaf- und REM-Schlafphasen. Dauer zwischen 90 und 120 Minuten. In einer normalen Nacht werden meist fünf Schlafzyklen durchlaufen, wobei Tief- und Traumschlaf kontroversielle zeitliche Dominanz zeigen (längster und intensivster Tiefschlaf im ersten Schlafzyklus, Traumschlaf am längsten in der letzten Phase des Schlafs). Der Traumschlaf nimmt etwa 15 % (alter Mensch) bis 25 % (Jugendlicher) der Gesamtschlafdauer ein (1 bis 2 Stunden).

Schlafphasen/Schlafzyklen

Verschiedenen Schlafphasen von insgesamt etwa 90 Minuten folgen regelmäßig aufeinander: Leichtschlaf, Tiefschlaf (Stadium 1–4), REM-Schlaf. Dieses Auf und Ab von verschiedenen Schlafphasen kann sich in einer normalen Nacht mit sieben bis acht Stunden Schlafdauer bis zu fünfmal wiederholen. Dabei verändern sich die prozentualen Anteile der Schlafphasen pro Zyklus allmählich. Gegen Morgen verlieren die Tiefschlafphasen an Länge, dagegen nehmen die Traumschlafphasen zu. Die Schlaftiefe verringert sich demnach zunehmend in der zweiten Nachthälfte. Dann überwiegt der REM-Schlaf gegenüber dem eher um Mitternacht vorherrschenden Tiefschlaf. Schlafenszeitverteilung im Durchschnitt während einer erholsamen Nacht:

Einschlafen:	2–5 %
Leichtschlaf:	44–45 %
Mittelleichtschlaf:	3–8 %
Tiefschlaf:	10–15 %
REM-Schlaf:	20–25 %
Wachanteil (Arousals):	5 %

SD1 [ms] und SD2 [ms]

SD1 und SD2 beschreiben die Streuung der Herzschläge im Scatterplot. SD1 drückt die Breite der Punktwolke aus und ist ein Maß für die kurzfristige Variabilität. SD2 drückt die Länge der Punktwolke aus und ist eher ein Maß für die langfristige Variabilität.

SDANN [ms]

Standardabweichung der für 5-min-Abschnitte berechneten Mittelwerte der NN-Intervalle des Messzeitraums.

SDANN-i [ms]

Standardabweichung des mittleren normalen NN-Intervalls für alle 5-Minuten-Abschnitte bei einer Aufzeichnung von 24 Stunden.

SDNN [ms]

Standardabweichung aller NN-Intervalle im gesamten Messzeitraum. Die SDNN steigt naturgemäß mit der Messdauer. Daher sind Vergleiche von SDNN-Werten nur bei gleicher Messdauer aussagekräftig.

SDNN-i [ms]

Mittelwert der Standardabweichungen aller NN-Intervalle für alle 5-Minuten-Abschnitte bei 24-Stunden-Aufzeichnungen.

SDSD [ms]

Standardabweichung der Differenzen zwischen benachbarten NN-Intervallen.

Spektrogramm

Die Darstellung des zeitlichen Verlaufs des Leistungsspektrums eines Signals.
Im Bereich der Herzfrequenzvariabilität ist es die Transformation der Daten der HRV aus dem Zeitbereich in den Frequenzbereich mittels Fouriertransformation oder Autokorrelation (mathematische Verfahren – zeitvariante Darstellung der Frequenzverteilung mit Hilfe der Short-Time-Fourier-Transformation).

Standardabweichung (St. Dev.) [ms] – Variationskoeffizient (HF) [%]

Parameter aus der deskriptiven Statistik. Beschreiben das Ausmaß der Streuung von Messwerten um einen Mittelwert. Nutzung in der HRV, da man Herzfrequenzvariabilität als statistisches Phänomen auffassen kann: die Herzfrequenzen schwanken um einen Mittelwert, wobei größere Abweichungen vom Mittelwert weniger wahrscheinlich sind als kleinere Abweichungen. Messwerte verteilen sich in der Regel mehr oder weniger stark um einen Mittelwert.
Der Variationskoeffizient VK fasst Mittelwert und Standardabweichung in einer Zahl zusammen.

Er errechnet sich aus: $\frac{\text{Standardabweichung}}{\text{Mittelwert}} \times 100 = \text{VK}$

Der VK wird in Prozent angegeben. Ein VK von 10 % bedeutet, dass beispielsweise 68,2 % der gemessenen Herzfrequenzen in dem Bereich 10± % des Mittelwerts zu finden sind. Also je höher die Standardabweichung bzw. der VK ist, desto größer ist die Herzfrequenzvariabilität.

Stress-Erholungs-Parameter (STEP)

Der STEP-Wert wird aus den HRV-Daten der Aktivität „Schlaf" im Verhältnis zum Tag ermittelt. Er ist übergeordnet zu betrachten, da hier alle Stressoren der 24-Stunden-Messung einfließen und die Trainings- und Alltagsreize des Tages der Vagusaktivität der Nacht gegenübergestellt werden. In Verbindung mit der NPB erhält man wesentlich aussagekräftigere Informationen hinsichtlich der Bewertung der Gesamtbelastung als über die alleinige Beobachtung der HR in Ruhe.
STEP-Werte unter 1 weisen auf Überforderung und Erschöpfung hin. Bei einem Ergebnis von 1–1,5 ist die Balance von Reiz und Reizverarbeitung gegeben; ab 1,5 liegen Entspannung, Erholung und Kompensation im beruhigenden Bereich. Je höher der Wert ist, umso effektiver ist die Regeneration in der Nacht. War z. B. das Training sehr effektiv, liegt aber der STEP im unteren Bereich, müssen die verantwortlichen Stressoren im Alltag identifiziert und „unschädlich" gemacht werden. Schließlich liegt das Geheimnis des Erfolgs immer in der Kombination von perfektem Training und perfektem Alltag.

Stressindex

Der Stressindex stammt aus der russischen Weltraummedizin und geht auf Professor Roman Baevsky zurück. Der Stressindex reagiert sensitiv auf Verschiebungen des vegetativen Gleichgewichts zwischen Sympathikus und Parasympathikus. Er stellt eine mathematische Beschreibung des Histogramms dar:

$$\text{Stressindex} = \frac{\text{Amo}}{2 \times \text{Mo} \times \text{MxDMn}}$$

Mo = Modalwert, häufigster Wert des RR-Intervalls; Amo = Anzahl der dem Modalwert entsprechenden RR-Intervalle in Prozent der Gesamtzahl aller Messwerte; MxDMn = Variabilitätsbreite, Differenz der maximalen und minimalen RR-Intervalle.

Aufgrund seiner Empfindlichkeit ist der Stressindex ein gutes Maß, um Veränderungen innerhalb eines Probanden über die Zeit zu registrieren. Er ist aber stark vom Gesamtzustand der neurovegetativen Regulation beeinflusst. Das heißt, liegt eine organisch bedingte Einschränkung der HRV vor, wird dies durch einen hohen bis sehr hohen Stressindex angezeigt, ohne dass eine Stressbelastung vorliegen muss.

Stressverarbeitung
Die Stressverarbeitung bzw. vegetative Resilienz beschreibt die Fähigkeit, mit Stress und Belastungen konstruktiv umgehen zu können und trotzdem gut zu regenerieren.

SVE/SV-Ereignis (kardiolog.)
Supraventrikuläre Extrasystolen = Extraschläge (unproblematisch).

sympathikoton/Sympathikotonie
Leistungsbereitschaft bei hoher Intensität und Dichte des Spektrogramms, vorwiegend in den niederfrequenten Bereichen, insbesondere LF, mitunter deutliche Detektionen im Bereich von 0,10 Hz. RSA oft eher mittelmäßig ausgeprägt bzw. fehlend. Bei manchen Menschen auch Veranlagung.

Sympathikus
Einer der drei Teile des autonomen Nervensystems (ANS), auch als „Leistungsnerv" bezeichnet. Bewirkt eine Leistungssteigerung des Organismus. Steht für Kampf/Flucht. Steigert u. a. Herztätigkeit, Blutdruck, Durchblutung der Muskulatur, Glykolyse, Stoffwechsel.

Tachogramm
Darstellung jedes einzelnen Herzschlags während der Messung.

Tachykardie
(Griech.), anhaltend beschleunigter Puls über 100 Schläge pro Minute, ist bei körperlicher Anstrengung als normal zu betrachten.

Tiefschlaf
Diese Schlafphase hat die heilsamste und regulierendste Wirkung, da hier Regeneration bis in den Zellkern ermöglicht wird. Lagewechsel und leichte Bewegungen des Körpers finden statt. Es gibt auch Traumanteile in dieser Schlafphase zur deklarativen Gedächtnisbildung (45 bis 65 Minuten).

Total Power [ms^2]
Beschreibt die Gesamtenergie eines Menschen. Summe aus ULF, VLF, LF und HF. Beinhaltet den gesamten Frequenzbereich von 0,00 bis 0,40 Hz. Der Mittelwert vom Gesamtausmaß aller Abstände zwischen sämtlichen Herzschlägen einer Messung. Wird in Millisekunden zum Quadrat angegeben und liegt in etwa in folgenden Bereichen:

über	15.000	bei absoluten Spitzensportlern
um	10.000	bei gesunden Jugendlichen
um	6.000	bei unter 30-Jährigen
um	4.000	bei 40-Jährigen
um	3.000	bei 50-Jährigen
unter	2.000	bei über 60-Jährigen

Trainings-Readiness
Die Auswertung misst und bewertet die Balance zwischen Aktivität und Regeneration aus Sport und allen sonstigen Tätigkeiten, Regenerations- und Erholungsphasen sowie die daraus resultierende Belastungsfähigkeit. Als wichtigste Parameter zur Beurteilung dienen der STEP sowie die Höhe der RSA. Zusammen mit dem Wert der NPB sowie der Dynamik C erhält man aussagekräftige Informationen hinsichtlich der Beibehaltung oder Anpassung des weiteren Trainingsplans.

Traumschlaf = REM-Schlaf
Diese Schlafphase wird aufgrund des Phänomens des rapid eye movement (= REM/schnelle Augenbewegung) auch als REM-Schlaf bezeichnet. In dieser intensiven Traumschlafphase schlägt das Herz schneller, die Atemfrequenz steigt und doch erscheint der Körper regungslos, ein Muskeltonus ist fast nicht vorhanden. Die Muskulatur erscheint wie gelähmt, selbst Muskeleigenreflexe (z. B. der Patellarsehnenreflex) erlöschen im Traumschlaf, es findet keine Bewegung statt. Die Pupillen sind weit und die Augen regen sich unter den Lidern, die Augäpfel rollen sehr schnell und unkoordiniert in alle Richtungen. Wenn diese Phase im Sitzen durchgemacht wird, klappt der Kopf meist in Richtung Brustkorb oder rollt von einer Schulter auf die andere. Oft finden sich Anzeichen sexueller Erregung (1–5 Minuten).

Up-Regulation
Anstieg der Herzrate und der HRV bei gesteigerter Aktivität, z. B. beim Aufstehen. Anpassung an geänderte Verhältnisse im Sinne adäquater Aktivierung. Je steiler, desto besser ist die Up-Regulation.

vagoton/Vagotonie
Erholungsorientiert; relativ starke HRV im HF-Bereich, deutliches Hochflammen vor allem bei schwacher Basis; dichte, intensive RSA im Schlaf, u. U. tagsüber durchgehende weißliche RSA (kein Zeichen für Müdigkeit in diesem Fall); Intensität und Dichte im VLF- und LF-Bereich erscheinen abgeschwächt. Bei manchen Menschen auch Veranlagung.

Vagus
Einer der drei Teile des autonomen Nervensystems (ANS), wichtigster und größter Teil des Parasympathikus. Verlagert den Organismus in Richtung Trophik, die Regeneration und den Aufbau körpereigener Reserven. Sorgt für Ruhe, Erholung, Schonung, unterstützt Heilung.

Valsalva-Manöver
Versuchtes Ausatmen über 15–20 Sekunden gegen die Nasen- oder Mundöffnung oder gegen ein Ventil; Druck von 40 mmHg bei gleichzeitigem Einsatz der Bauchpresse. Evaluation der sympathischen und parasympathischen Antwort.

Valsalva-Ratio
Quotient aus längstem RR-Intervall nach Ende des Pressmanövers (reflektorische Bradykardie) und kürzestem RR-Intervall während des Pressmanövers.

Variationskoeffizient (VK, VC) [%]
Ausmaß der Streuung von Messwerten um einen Mittelwert. (Siehe auch Standardabweichung).

VE/V-Ereignisse (kardiolog.)
Ventrikuläre Extrasystolen = Extraschläge, nicht vom Sinusknoten oder Vorhof ausgehend, sondern von einer Herzkammer. Unproblematisch, wenn gelegentlich vorkommend.

Vitalität/Gesundheitszustand

Der Gesundheitszustand beschreibt die generelle Verfassung, das Ausmaß an Ressourcen, das dem Menschen zur Verfügung steht, um lange gesund und glücklich zu leben. Ein biologisch junger und dynamischer Organismus zeichnet sich durch ausreichend Substanz, hohe Leistung und optimale Regeneration aus. Die Ingredienzien für diese „Triade der Gesundheit" sind adäquate Bewegung, hochwertige Ernährung, guter Schlaf und Achtsamkeit mit sich und seiner Umwelt. Mit anderen Worten, der Lebensstil und die Qualität der Beziehung zu sich selbst und anderen Menschen steuert die Gene. (Siehe auch aktuelles biologisches Alter).

Danksagung

Ein Buch dieser Art schreibt man nicht in kurzer Zeit und nicht aufgrund einer zündenden Idee. Und man schreibt es schon gar nicht ohne Inspiration und tatkräftiger Unterstützung von Menschen, die selbst Experten im Thema sind und dafür brennen.

Ich möchte mich bei meinen ersten Lehrern Erich Lackner, Maximilian Moser und Thomas Niederl bedanken. Ihre Begeisterung für die damals noch relativ unbedeutende Methode der HRV stellte wichtige Weichen in meinem Leben.

Hannelore Willmroth, die es geschafft hat, die Zusammenarbeit aller an diesem Buch Beteiligten perfekt zu koordinieren und die unzähligen Veränderungen und Ergänzungen an Texten und Abbildungen im Lauf der Monate nicht nur zu überblicken, sondern auch in exzellenter Weise zu lektorieren.

Patricia-Maria Böhm hat als Klinische und Gesundheitspsychologin nicht nur das Kapitel zur psychischen Gefährdungsanalyse verfasst. Ihr ist auch zu verdanken, dass dieses Buch doch sehr kompakt geblieben ist, indem sie die wesentlichsten aus vielen hunderten Literaturzitaten so dem Text zuordnete, dass auch die Vertiefung in spezifische Thematiken für die Leser handhabbar bleibt.

Dank Seppi Neuhauser ist das vorliegende Buch ein entscheidendes Stück mehr Praxislehrbuch geworden. Es gibt wohl niemanden, der akribischer mit der HRV, sowohl in der eigenen Trainingssteuerung als auch in der umfassenden Betreuung seiner Sportler arbeitet als Seppi.

Erich Schwarz sei Dank für seinen wichtigen Beitrag zum Praxisteil des Buches und Benjamin Hadzimuratovic für seine umfassenden Recherchen zum Thema HRV und Medikamente.

Schließlich gebührt mein innigster Dank meiner Frau Andrea Lohninger, die den eigentlichen Keim zu diesem Buch gesät hat, als sie vor zwölf Jahren die ersten Skripten zu unserer Ausbildungsreihe in der HRV verfasste. Ihre große Erfahrung im HRV-Coaching spiegelt sich unter anderem in den von ihr verfassten Fallbeispielen im Buch.

Nicht zuletzt gilt mein Dank den brillanten Lektorinnen Frau Dr. Marion Soceanu und Frau Mag. Katharina Stadler sowie Frau Dr. Sigrid Neulinger und dem Facultas Universitätsverlag für die wirklich perfekte Unterstützung und Zusammenarbeit.

Stichwortverzeichnis

Über den Autor

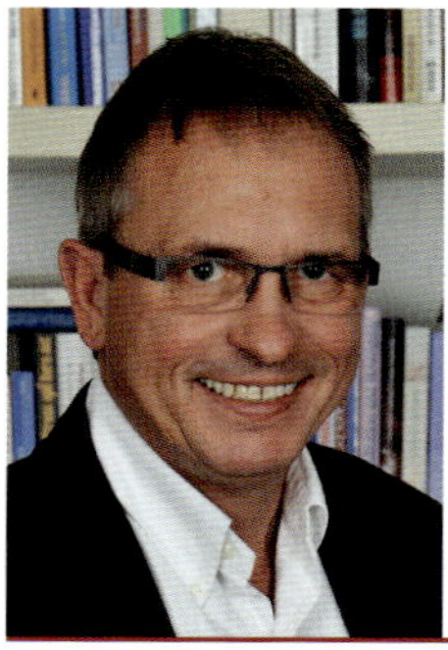

Dr. med. Alfred Lohninger
ist Chronomediziner, Gynäkologe und Arzt für Allgemeinmedizin.

Nach seiner Ausbildung an der Universitätsfrauenklinik Wien ist er als Frauenarzt und Lebensstilmediziner privatmedizinisch tätig.

Er beschäftigt sich seit vielen Jahren mit vegetativer Funktionsdiagnostik und gründete 2005 die Autonom Health GesundheitsbildungsGmbH in Wien. Die von ihm entwickelte Analysesoftware ist Teil eines umfassenden diagnostisch-therapeutischen Konzepts, das von namhaften Institutionen im deutschen Sprachraum erfolgreich umgesetzt wird.

www.autonomhealth.com